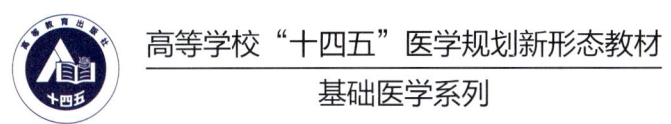

高等学校"十四五"医学规划新形态教材

基础医学系列

（供临床、基础、预防、护理、检验、口腔、药学等专业用）

组织学与胚胎学

Zuzhixue yu Peitaixue

（第3版）

主　编　谢小薰　孔　力

副主编　罗　彬　王秀丽　刘　霞　张　琳　钟近洁　刘慧雯　崔慧林

编　者（按姓氏拼音排序）

崔慧林（山西医科大学）　　　　黑常春（宁夏医科大学）
江小华（华北理工大学）　　　　孔　力（大连医科大学）
廉　洁（齐齐哈尔医学院）　　　廖礼彬（新疆医科大学）
刘　渤（大连医科大学）　　　　刘　卉（福建医科大学）
刘慧雯（哈尔滨医科大学）　　　刘佳梅（吉林大学）
刘　琼（复旦大学）　　　　　　刘　霞（锦州医科大学）
罗　彬（广西医科大学）　　　　莫中成（桂林医学院）
漆　智（南开大学）　　　　　　任明姬（内蒙古医科大学）
任艳萍（遵义医科大学）　　　　王秀丽（大连医科大学）
肖　玲（中南大学）　　　　　　谢小薰（广西医科大学）
杨利敏（大连大学）　　　　　　张　琳（南方医科大学）
张庆梅（广西医科大学）　　　　赵　敏（昆明医科大学）
钟近洁（浙江大学）

编写秘书　农蔚霞（广西医科大学）

中国教育出版传媒集团

高等教育出版社·北京

内容提要

本书共25章，由组织学和胚胎学两部分组成。组织学主要介绍人体的微细结构及其相关功能，包括组织学绪论、四大基本组织和各系统器官的组织结构；胚胎学主要介绍人体发生、发育过程，变化规律及临床上常见的先天性畸形的成因，包括胚胎学总论及各系统器官的发生。遵循培养学生自主学习能力的理念，本书纸质内容与数字资源一体化设计。纸质部分对组织学与胚胎学的基本知识、基本内容进行了全面、系统的阐述；数字课程涵盖了本章小结、自测题、教学PPT、电子图片、微课、切片解读、模型讲解等内容，利于学生自主学习，提升教学质量。

本书适用于高等学校临床、基础、预防、护理、检验、口腔、药学等专业学生，也是学生参加执业医师资格考试的必备书，还可供临床医务工作者和医学研究人员参考使用。

图书在版编目（CIP）数据

组织学与胚胎学 / 谢小薰，孔力主编 . -- 3版 . --
北京：高等教育出版社，2024.12（2025.3重印）．
ISBN 978-7-04-062917-0

Ⅰ. R32

中国国家版本馆CIP数据核字第20247BR428号

策划编辑 尹 璐	责任编辑 尹 璐	封面设计 马天驰	责任印制 刁 毅	

出版发行	高等教育出版社	网 址	http://www.hep.edu.cn	
社 址	北京市西城区德外大街4号		http://www.hep.com.cn	
邮政编码	100120	网上订购	http://www.hepmall.com.cn	
印 刷	天津嘉恒印务有限公司		http://www.hepmall.com	
开 本	889mm×1194mm 1/16		http://www.hepmall.cn	
印 张	17.75	版 次	2015年1月第1版	
字 数	480千字		2024年12月第3版	
购书热线	010-58581118	印 次	2025年3月第2次印刷	
咨询电话	400-810-0598	定 价	66.00元	

本书如有缺页、倒页、脱页等质量问题，请到所购图书销售部门联系调换
版权所有 侵权必究
物 料 号 62917-00

新形态教材·数字课程（基础版）

组织学与胚胎学
（第3版）

主编　谢小薰　孔　力

登录方法：

1. 电脑访问 http://abooks.hep.com.cn/62917，或微信扫描下方二维码，打开新形态教材小程序。
2. 注册并登录，进入"个人中心"。
3. 刮开封底数字课程账号涂层，手动输入20位密码或通过小程序扫描二维码，完成防伪码绑定。
4. 绑定成功后，即可开始本数字课程的学习。

绑定后一年为数字课程使用有效期。如有使用问题，请点击页面下方的"答疑"按钮。

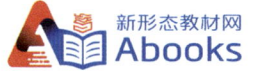

关于我们 ｜ 联系我们　　登录/注册

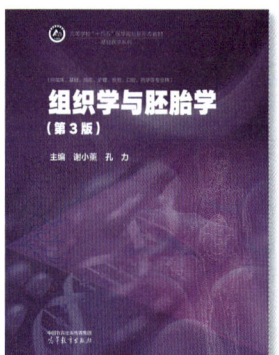

组织学与胚胎学（第3版）

谢小薰　孔力

开始学习　　收藏

　　组织学与胚胎学（第3版）数字课程与纸质内容一体化设计，紧密配合。数字课程资源包括本章小结、自测题、教学PPT、电子图片、微课、切片解读、模型讲解等，丰富了知识的呈现形式，在提升学习效果的同时，为读者提供思维与探索的空间。

http://abooks.hep.com.cn/62917

"组织学与胚胎学"数字课程编委会

主 编 谢小薰　孔　力

副主编 刘　渤　张庆梅　张　莉　赵　敏　刘佳梅　刘　卉

编 者（按姓氏拼音排序）

陈　勇（福建医科大学）　　　丁艳芳（大连医科大学）

葛盈盈（广西医科大学）　　　耿世佳（内蒙古医科大学）

黄　河（中南大学）　　　　　郎尉雅（齐齐哈尔医学院）

廖礼彬（新疆医科大学）　　　林永达（广西医科大学）

刘　渤（大连医科大学）　　　刘　超（大连大学）

刘　卉（福建医科大学）　　　刘慧雯（哈尔滨医科大学）

刘佳梅（吉林大学）　　　　　罗　娜（南开大学）

马海英（大连医科大学）　　　农蔚霞（广西医科大学）

任　翔（大连医科大学）　　　王妮娜（宁夏医科大学）

魏静波（华北理工大学）　　　谢远杰（桂林医学院）

尤琳雅（复旦大学）　　　　　岳晓阳（广西医科大学）

张　莉（锦州医科大学）　　　张　敏（南方医科大学）

张庆梅（广西医科大学）　　　张　涛（山西医科大学）

赵　佳（吉林大学）　　　　　赵　敏（昆明医科大学）

钟近洁（浙江大学）

前 言

为全面贯彻党的教育方针，落实立德树人根本任务，以教育强国建设为目标，以全面提高人才自主培养质量为重点，以提高教材质量为核心，推进高水平的教材建设，高等教育出版社组织全国高校基础医学领域专家教授启动基础医学类系列新形态教材再版工作。我们对《组织学与胚胎学》第 2 版教材进行了认真的修订，并对教材编委会进行了调整，在保留第 2 版具有丰富教学经验和教材编写经验编委的同时，吸纳了热衷于教学并且思维活跃的中青年骨干教师。第 3 版教材由来自全国 20 余所高等医学院校的老中青编委合作编写，使第 3 版教材能更好地适应当前我国高等医学教育教学改革发展的形势，符合创新型、复合型医学人才的培养要求。

本教材在编写时突出体现了思想性、科学性、启发性和适用性，注重传承与创新，具有以下特点：

1. 内容全面深入　本教材系统地介绍了组织学与胚胎学的基本理论、基本知识和基本技能，结合学科的新技术、新方法，增强学科的延展性，融入课程思政内容，丰富学科的内涵，能够满足不同层次学生的学习需求。

2. 表达清晰易懂　注重用通俗易懂的语言解释复杂的概念和原理，突出形态学特点，配以丰富的插图，图文并茂，帮助学生轻松学习和理解知识点。

3. 结合临床案例和应用实践　本教材结合了临床案例和应用实践，将理论知识与实际应用相结合，帮助学生将所学知识应用到临床实践和科学研究中。

4. 配套丰富的数字资源　本教材注重信息技术与教育教学的深度融合：①纸质教材与数字课程紧密结合：纸质教材对组织学与胚胎学的基本内容进行了全面、系统的阐述；数字课程是对纸质内容的补充和拓展，包括本章小结、自测题、教学 PPT、电子图片、微课、切片解读、模型讲解等，利于学生实现"线上线下"混合式学习。②突出对学生自主学习能力的培养：教材各章都配有章导语、思维导图、章小结和自测题等，构成"导、学、练、测"齐备的教学辅助资源，利于激发学生的学习兴趣，引导学生自主学习。③教学资源丰富：本教材适应信息技术发展和网络时代的特点，纸质教材文简图新，数字资源形式多样并可及时更新，利于促进教师教学和学生学习。

本教材依据医学教育的发展和学科知识更新的需要，更新了一些细胞组织的光镜及电镜图像和模式图，更新了知识拓展内容，重新录制微课，丰富完善了数字资源。

由于编者的水平有限，虽竭尽全力，仍难免存在疏漏，敬请读者不吝赐教，也期望本教材的出版能为学科发展起到推进作用。

谢小薰　孔　力

2024 年 5 月

目 录

- 001 **第一章 组织学绪论**
  - 003 一、组织学的研究内容
  - 003 二、组织学常用研究方法和技术
  - 008 三、组织学的学习方法

- 010 **第二章 上皮组织**
  - 012 一、被覆上皮
  - 014 二、腺上皮和腺
  - 016 三、上皮细胞的特殊结构

- 019 **第三章 固有结缔组织**
  - 021 一、疏松结缔组织
  - 025 二、致密结缔组织
  - 025 三、脂肪组织
  - 026 四、网状组织

- 027 **第四章 软骨和骨**
  - 029 一、软骨
  - 031 二、骨

- 037 **第五章 血液和淋巴**
  - 039 一、血液
  - 043 二、淋巴
  - 043 三、骨髓和血细胞发生

- 047 **第六章 肌组织**
  - 049 一、骨骼肌
  - 051 二、心肌
  - 053 三、平滑肌

- 055 **第七章 神经组织**
  - 057 一、神经元
  - 059 二、神经胶质细胞
  - 061 三、神经纤维和神经
  - 062 四、神经末梢

- 066 **第八章 神经系统**
  - 068 一、大脑皮质
  - 069 二、小脑皮质
  - 070 三、脊髓灰质
  - 071 四、神经节
  - 072 五、脑脊膜和血-脑屏障
  - 074 六、脉络丛和脑脊液

- 075 **第九章 循环系统**
  - 077 一、毛细血管
  - 078 二、动脉
  - 080 三、静脉
  - 081 四、微循环
  - 082 五、血管壁的特殊感受器
  - 082 六、心
  - 084 七、淋巴管系统

- 085 **第十章 免疫系统**
  - 087 一、主要免疫细胞
  - 088 二、淋巴组织
  - 089 三、淋巴器官

- 096 **第十一章 内分泌系统**
  - 098 一、甲状腺
  - 099 二、甲状旁腺
  - 099 三、肾上腺
  - 101 四、垂体
  - 104 五、松果体
  - 104 六、弥散神经内分泌系统

- 105 **第十二章 消化管**
  - 107 一、消化管的一般结构
  - 108 二、口腔
  - 110 三、咽
  - 110 四、食管

111	五、胃	184	第十九章　眼和耳
114	六、小肠	186	一、眼
117	七、大肠	193	二、耳
118	八、肠相关淋巴样组织		
119	九、胃肠道的内分泌细胞	197	第二十章　胚胎学总论
		199	一、精子获能和受精
121	第十二章　消化腺	201	二、卵裂、胚泡形成和植入
123	一、大唾液腺	204	三、胚盘的形成
124	二、胰腺	206	四、三胚层分化和胚体形成
125	三、肝	209	五、胎膜和胎盘
129	四、胆囊与胆管	213	六、胚胎龄的推算和胚胎各期外形特征
		215	七、孪生、多胎和联体双胎
130	第十四章　呼吸系统		
132	一、鼻腔	217	第二十一章　颜面、颈和四肢的发生
133	二、喉	219	一、鳃器的发生
133	三、气管和支气管	219	二、颜面的形成
135	四、肺	221	三、腭的发生
		221	四、牙的发生
141	第十五章　泌尿系统	222	五、颈的形成
143	一、肾	222	六、四肢的发生
149	二、排尿管道	223	七、颜面、颈和四肢的常见畸形
151	第十六章　男性生殖系统	226	第二十二章　消化系统和呼吸系统的发生
153	一、睾丸	228	一、消化系统的发生
157	二、生殖管道	234	二、呼吸系统的发生
159	三、附属腺		
160	四、阴茎	236	第二十三章　泌尿系统和生殖系统的发生
		238	一、泌尿系统的发生
161	第十七章　女性生殖系统	240	二、生殖系统的发生
163	一、卵巢		
167	二、输卵管	245	第二十四章　心血管系统的发生
168	三、子宫	247	一、原始心血管系统的建立
171	四、阴道	248	二、心脏的发生
172	五、乳腺	253	三、胎儿的血液循环及出生后变化
		254	四、心脏的先天畸形
174	第十八章　皮肤		
176	一、表皮	256	第二十五章　神经系统、眼和耳的发生
180	二、真皮	258	一、神经系统的发生
180	三、皮下组织	266	二、眼的发生
181	四、皮肤附属器	268	三、耳的发生
		271	主要参考文献
		272	中英文名词对照索引

第一章
组织学绪论

关键词

组织学（histology） 组织（tissue） 细胞间质（intercellular substance）
光学显微镜术（light microscopy） HE 染色（hematoxylin and eosin staining）
电子显微镜技术（electron microscopy）

> 组织学（histology）是研究机体微细结构及其相关功能的科学。组织学不仅是重要的医学基础课程，也是生命科学的基础学科。通过学习组织学，认识并系统掌握其相关知识，有助于更好地分析和理解机体的生理过程和病理现象，为其他基础和临床学科的学习奠定基础。

思维导图

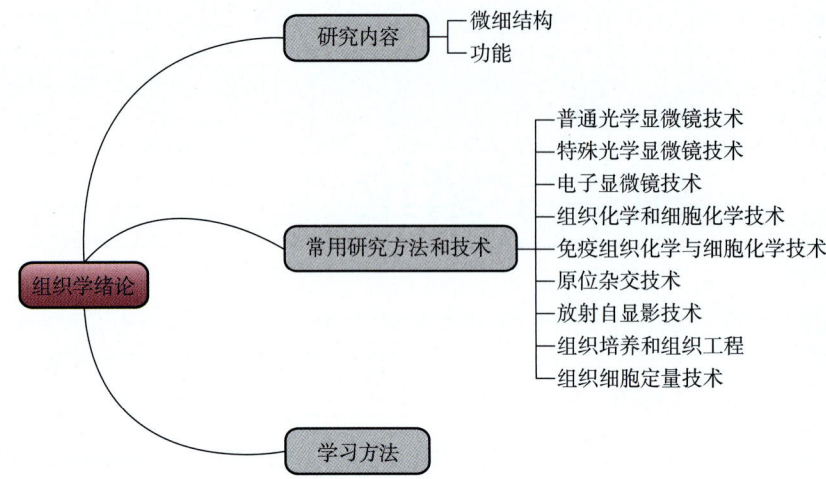

一、组织学的研究内容

组织学的研究内容包括细胞、基本组织和器官系统的微细结构及其相关功能。细胞（cell）是机体形态结构与功能的基本单位。组织（tissue）是由细胞和细胞间质（intercellular substance）组成的群体结构。细胞间质由细胞产生，构成细胞生存的微环境，又称为细胞外基质（extracellular matrix）。人体有4种基本组织，即上皮组织、结缔组织、肌组织和神经组织，这些组织按一定的方式组合构成器官（organ）。器官具有一定的形态结构，执行特定的生理功能，如肝、肺、肾等。系统（system）由一些结构连续、功能相关的器官组合而成，完成连续的生理活动，如循环、消化、免疫等系统。

随着现代科学技术的发展，组织学的研究内容已深入分子水平，组织学与许多学科交叉渗透、相互促进，生命科学的一些重大研究（如组织工程、器官移植等）都与组织学有着密切关系。

二、组织学常用研究方法和技术

（一）普通光学显微镜技术

应用普通光学显微镜（light microscope，LM）观察组织和细胞的结构是组织学研究的最基本和最常用的方法。光学显微镜的分辨率约为 0.2 μm，放大倍数为 1 500 倍左右。用于普通光学显微镜观察的标本主要有两种制作方法，即切片法和非切片法。

1. 切片法　将组织制成薄片，以石蜡切片（paraffin section）法最为常用。其基本程序为①取材与固定：将新鲜组织切成小块，投入甲醛、乙醇等固定剂中进行固定，以保持生活状态下的组织和细胞的形态结构。②脱水与包埋：将固定好的组织用乙醇脱水，因乙醇不溶于石蜡，需通过二甲苯将组织中的乙醇置换，然后将组织块转入融化的少量石蜡进行浸透，当石蜡冷却后，组织块便具有石蜡的硬度。③切片与染色：将浸透石蜡的组织块用切片机切成 5~10 μm 的薄片，贴于载玻片上，然后将切片进行脱蜡处理，染色。④封片：切片经脱水、透明后，载玻片上加中性树胶，并覆以盖玻片，使组织切片封固，便于显微镜下观察。

组织学最常用的染色法是苏木精（hematoxylin）和伊红（eosin）染色，简称 HE 染色（图1-1）。苏木精为碱性的蓝紫色染料，可将细胞核及细胞质的酸性结构染成蓝紫色；伊红为酸性的红色染料，可将细胞质及细胞外基质的碱性结构染成红色。易于被碱性或酸性染料着色的性质称为嗜碱性（basophilia）和嗜酸性（acidophilia），而对碱性染料、酸性染料亲和力都比较弱的现象称为中性（neutrophilia）。除 HE 染色外，还有许多种染色方法。例如，有的细胞经重铬酸盐处理后，呈棕褐色，该特性称嗜铬性（chromaffinity）。某些组织和细胞，经硝酸银处理后即呈黑色，则该特性称亲银性（argentaffin）（图1-2）；如需以硝酸银配合还原剂处理方显黑色，则该特性称嗜银性（argyrophilia）。另外，甲苯胺蓝等蓝色染料，可将肥大细胞的

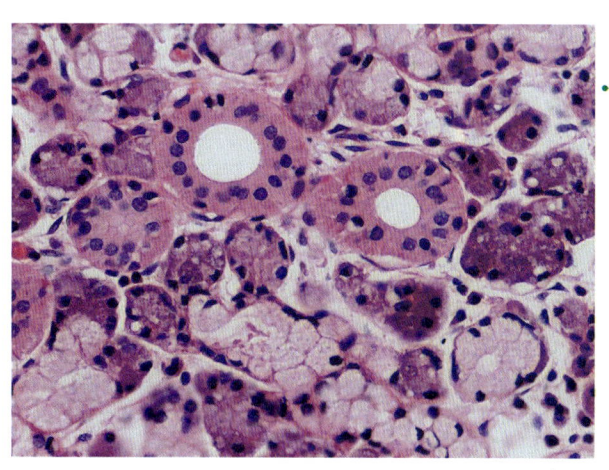

图1-1　下颌下腺 HE 染色

颗粒染色成紫红色，这种现象称异染性（metachromasia）（图1-3）。

除石蜡切片外，为了较好地保存细胞内的酶活性和脂类成分或快速制成切片标本，可将组织进行冷冻后，用恒冷箱切片机制成冷冻切片，然后再进行染色。

2. 非切片法　指不需用切片机对组织进行切片的方法，包括涂片、铺片和磨片等方法。例如，将血液、脑脊液等液体直接涂于玻片上为涂片（图1-4）；将疏松结缔组织等柔软组织或肠系膜等薄层组织，撕开铺于玻片上为铺片（图1-5）；将骨、牙等坚硬组织打磨为薄片为磨片（图1-6）。

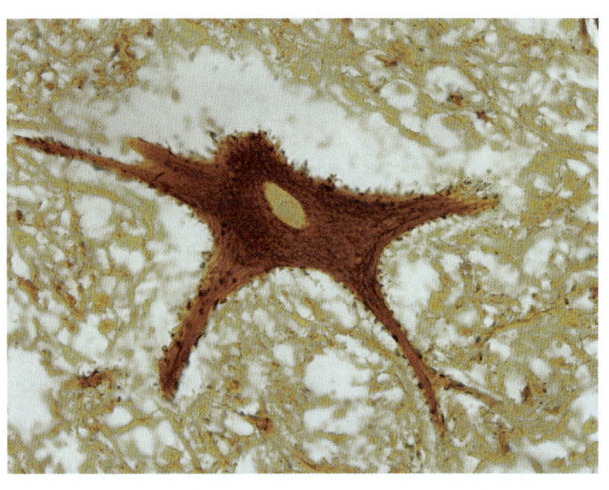

图1-2　神经元（脊髓）　银染

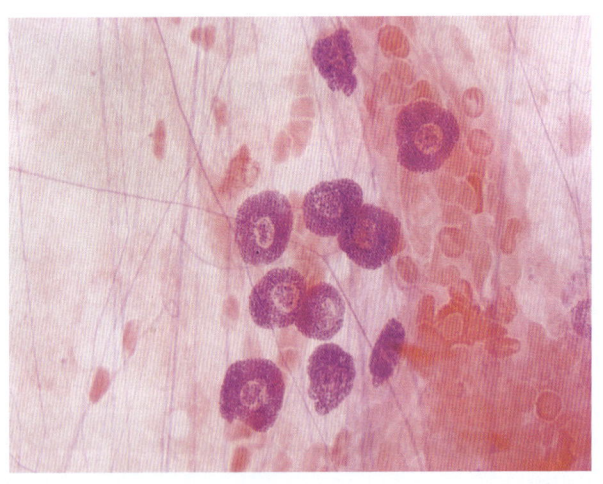

图1-3　肥大细胞（肠系膜铺片）　甲苯胺蓝染色

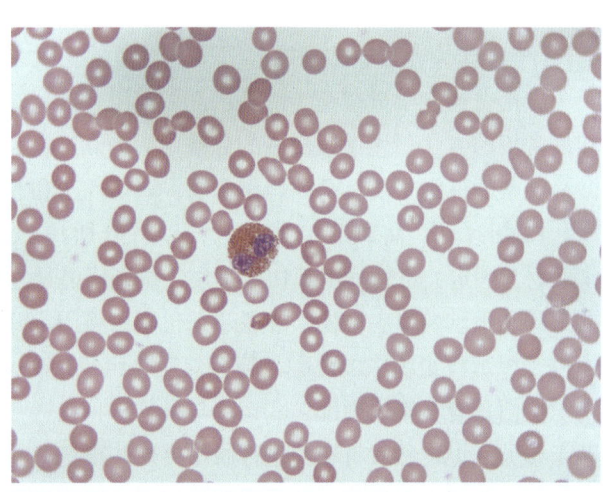

图1-4　血涂片　瑞特（Wright）染色

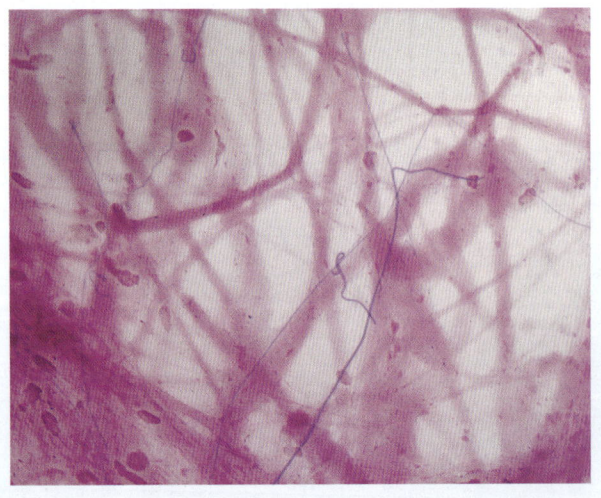

图1-5　疏松结缔组织铺片（蛙肠系膜）　醛复红与偶氮焰红染色

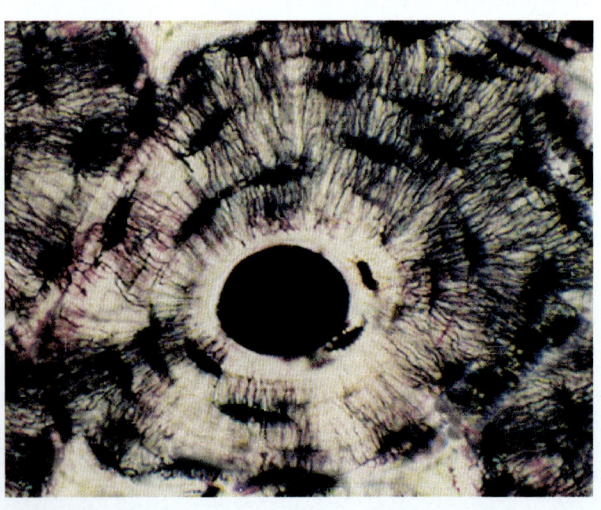

图1-6　骨磨片（长骨骨干）　大丽紫浸染

（二）特殊光学显微镜技术

1. **相差显微镜术** 指应用相差显微镜（phase contrast microscope）观察活细胞形态结构的方法。相差显微镜的基本原理是把透过标本的可见光的相位差变成振幅差，从而提高结构之间的对比度，易于分辨标本中的结构。体外进行细胞培养时常用倒置相差显微镜（inverted phase contrast microscope），它的光源位于载物台上方，物镜则位于载物台的下方，便于观察体外的培养细胞（图1-7）。

2. **荧光显微镜术** 指应用荧光显微镜（fluorescence microscope）观察能自发荧光或被荧光素及荧光染料标记的细胞、组织结构的方法。荧光显微镜以紫外线为光源，在紫外线激发下标本中荧光物质发出各种颜色的荧光。常用的荧光素有异硫氰酸荧光素（FITC）和碘化丙啶（PI）荧光素等（图1-8）。

3. **暗视野显微镜术** 指利用标本表面散射的光层来观察标本的方法。适用于观察线粒体运动及液体介质中未染色的细菌、酵母等微粒的运动，但不易分辨标本的微细结构。

4. **共焦激光扫描显微镜术** 共焦激光扫描显微镜（confocal laser scanning microscope，CLSM）是一种高光敏度、高分辨率的新型显微镜。主要由激光光束聚焦后对样品进行断层扫描，得到一系列不同层次的图像，并可利用计算机将图像合成重建细胞的三维图像（图1-8）。CLSM可以更精确地检测、识别细胞内的微细结构，目前已广泛应用于形态学、分子生物学、生物化学和生理学等领域的研究。

（三）电子显微镜技术

电子显微镜技术指应用电子显微镜（electron microscope，EM）研究机体超微结构的方法。电子显微镜与光学显微镜不同的是用电子束代替可见光，用电磁透镜代替光学透镜，并使用荧光屏将肉眼不可见的电子束成像。常用的电子显微镜有以下两种：

知识拓展1-2
冷冻电镜

1. **透射电子显微镜**（transmission electron microscope，TEM） 用于观察组织细胞内部超微结

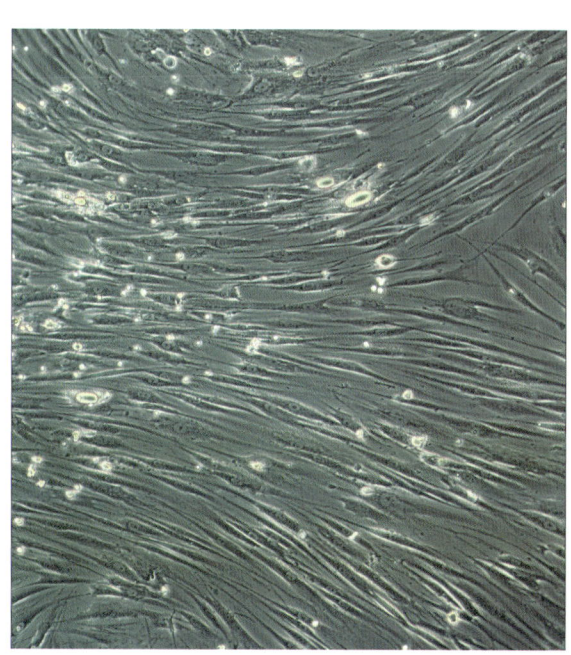

图1-7 间充质干细胞（倒置相差显微镜图）

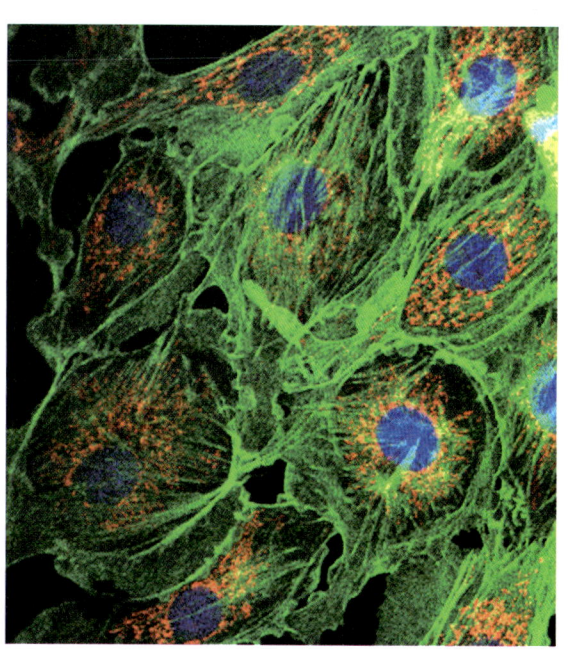

图1-8 牛血管内皮细胞（荧光染色，CLSM图）

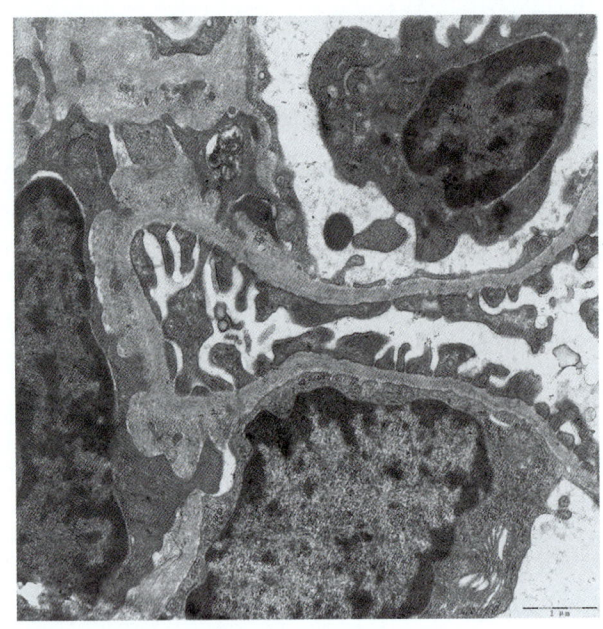
图1-9 药物作用后的肾小球（TEM）

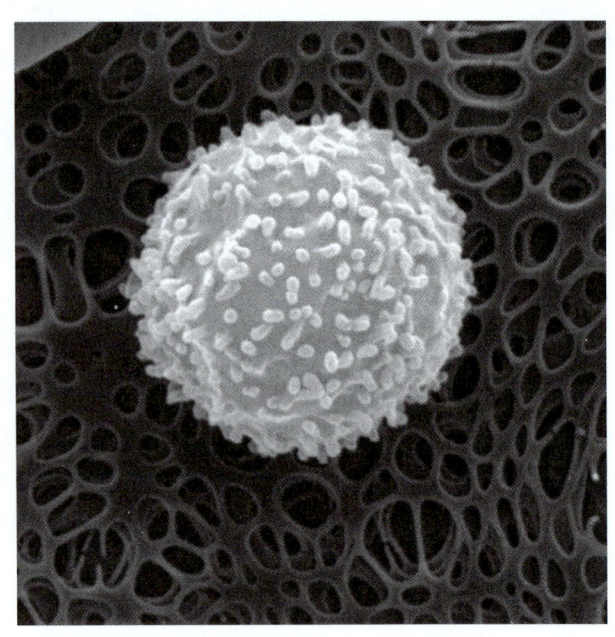
图1-10 白细胞（SEM）

构，其分辨率为0.1~0.2 nm，放大倍数为几万至几十万倍。透射电子显微镜的样品制备基本过程与普通光学显微镜相似，但由于电子易散射、穿透力低，透射电子显微镜的样品必须制备超薄切片（通常为50~70 nm），用重金属盐醋酸铀和柠檬酸铅进行电子染色后，便可在电子显微镜下观察（图1-9）。

2. 扫描电子显微镜（scanning electron microscope，SEM） 用于观察组织、细胞或器官表面的立体微细结构，其分辨率为6~10 nm。SEM样品制备的基本过程是：组织经固定、脱水和临界点干燥后，在样品表面喷碳、镀上薄层金膜；SEM以极细的电子束扫描样品表面，形成电信号传输至显像管，在荧光屏上成像，可显示出样品表面的立体构象（图1-10）。

（四）组织化学和细胞化学技术

组织化学（histochemistry）和细胞化学（cytochemistry）技术是利用物理或化学反应原理显示组织和细胞内某些化学成分，使其能在光学显微镜或电子显微镜下观察并进行定位和定量研究的方法。该技术通常可检测以下几种物质。

1. 糖类 过碘酸希夫反应（periodic acid Schiff reaction，PAS反应）是一种显示细胞和组织内多糖和蛋白多糖的最常用的方法。其原理是强氧化剂过碘酸氧化糖而形成醛基，醛基与希夫试剂结合，形成紫红色沉淀反应物，即PAS反应阳性，表示该部位存在多糖和蛋白多糖（图1-11）。

2. 酶类 检测细胞内各种酶的方法，其原理是利用酶对其相应底物的水解，氧化形成的产物与捕捉剂发生反应，形成显微镜下可视的最终产物，根据最终产物的显色程度来判断酶的存在及其活性的强弱。

3. 脂质 检测脂类物质常用苏丹、油红O等脂溶性染料染色，可使脂类物质呈现染料的颜色（图1-12）。

4. 核酸 福尔根反应（Feulgen reaction）为显示细胞内核酸（DNA）的传统方法。用稀盐酸处理切片，使DNA的脱氧核糖和嘌呤碱之间的连接键打开，暴露醛基，再用希夫试剂作用，使

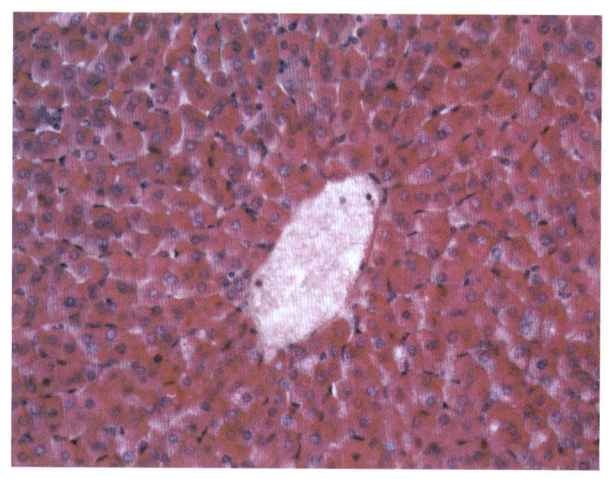
图1-11 肝糖原（鼠肝） PAS染色

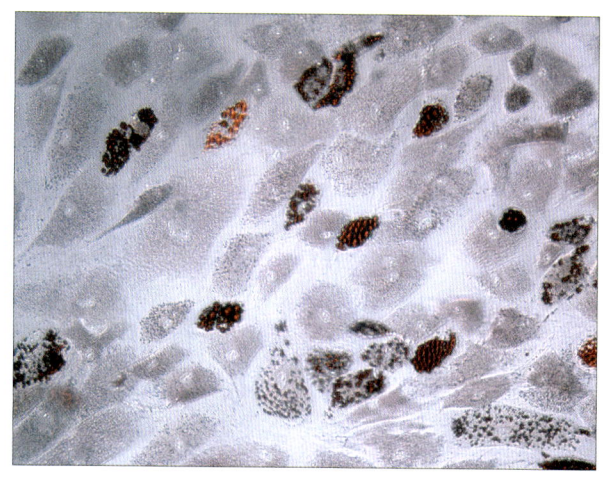
图1-12 间充质干细胞 油红O染色

细胞核呈紫红色；也可用甲基绿处理切片，使细胞核呈绿色。

（五）免疫组织化学与细胞化学技术

免疫组织化学（immunohistochemistry）技术与免疫细胞化学（immunocytochemistry）技术是根据抗原与抗体特异性结合的免疫学原理，结合组织化学技术而产生的一种方法。这一方法可用于检测组织和细胞内多肽和蛋白质等大分子物质，其基本过程是用带有标记物的抗体与组织切片或细胞孵育，使组织或细胞内抗原和抗体特异性地结合，根据抗体所带标记物的不同，可用光学显微镜、荧光显微镜和电子显微镜观察标记抗体与抗原的结合部位（图1-13）。除了抗体所带的标记物不同外，抗体也有多克隆抗体和单克隆抗体之分，由于单克隆抗体特异性高于多克隆抗体，单克隆抗体的应用使免疫组织化学技术与免疫细胞化学技术的精确性也大为提高。

微课1-2 免疫组织化学技术

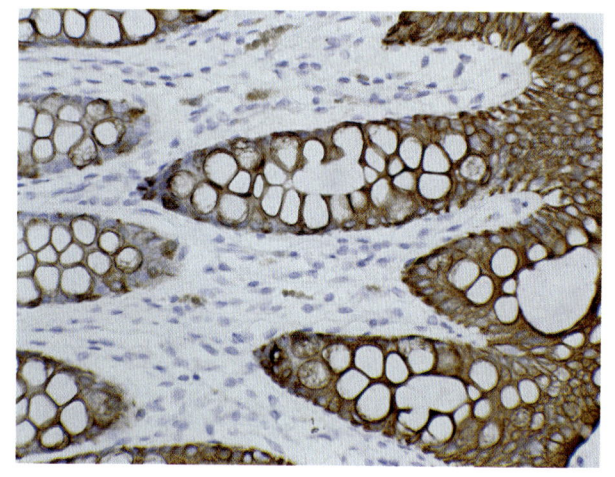
图1-13 结肠腺上皮（角蛋白20阳性） 免疫组织化学染色

（六）原位杂交技术

原位杂交（in situ hybridization）技术是一种检测核酸分子的方法。其原理是根据核酸的碱基配对原则，用带有标记物的核酸探针与组织切片或细胞孵育（即杂交），使核酸探针与组织切片或细胞内待检的核酸特异地结合，通过显微镜观察标记核酸探针的结合部位，核酸探针可用放射性核素或地高辛等进行标记。该方法可用于原位研究标本中基因片段或基因的转录。

（七）放射自显影技术

放射自显影（autoradiography）技术是一种通过放射性核素追踪某些物质在组织或细胞内的分布与代谢路径的方法。该技术的基本过程是将放射性核素标记的化合物导入生物体内或体外培养的细胞内，经过一段时间后，将标本制成切片或涂片，涂上卤化银乳胶，经一定时间的放射性曝光，使乳胶感光，然后经显影、定影处理，显示还原的黑色银颗粒。放射自显影的切片还可再用染料染色，这样便可在显微镜下对标记上放射性的化合物进行定位或相对定量测定。实验室常用的放射性核素为 ^{14}C 和 ^{3}H。

（八）组织培养和组织工程学

组织培养（tissue culture）是指在无菌条件和适当的温度下，将离体的活的器官、组织和细胞放置于合适的培养液中，在体外使其生存和生长的技术。培养条件要有适合细胞生长的 O_2、CO_2、pH、渗透压和温度等，并含有细胞所需的各种营养物质，如培养液、生长因子和血清等。长期培养传代的细胞群体，称细胞系（cell line）；细胞克隆或单细胞培养的纯种系细胞群体，称细胞株（cell strain）。组织培养可用于研究细胞、组织的生物学行为，了解各种理化因子及生物因素对活细胞的影响。

组织工程学（tissue engineering）是将组织学和材料学相结合的一门新兴学科，是利用组织细胞培养术在体外模拟再造或修复机体组织和器官的技术，也有人称其为"再生医学"。目前，组织工程化皮肤和软骨已成功地应用于临床；许多人造组织和器官（如神经、血管、肌腱、骨、角膜、气管等）也在研制中，可用于组织修复和器官移植。

（九）组织细胞定量技术

组织细胞定量技术的目的是对组织、细胞的形态结构及其化学成分进行定量研究。常用的方法包括以下几种。

1. 显微分光光度法（microspectrophotometry） 是应用显微分光光度计对组织和细胞内的化学成分进行定量分析的技术，可精确测量细胞、细胞核及核仁内的核酸、酶和其他物质的含量。其原理是细胞内某些物质含量不同，对一定波长的光波的吸收也不同，可通过测定其光密度值（OD 值）进行定量分析比较。

2. 形态计量法（morphometry） 是运用数学和统计学原理，对组织细胞内各种成分的数量、体积、表面积等相对值和绝对值的测量，其中，研究组织和细胞内某种结构的三维立体结构称体视学（stereology）。当今，则应用图像分析仪进行组织、细胞三维结构的定量分析研究。组织化学和免疫组织化学染色、荧光素染色、放射自显影及原位杂交等标本，均可用它来测定其光密度值进行定量分析。

3. 流式细胞术（flow cytometry，FCM） 是应用流式细胞仪进行细胞快速定量分析和分选研究的新技术。其原理是将细胞悬液用荧光素染色后，使其以单细胞液流状态通过流式细胞仪，该仪器能精确地计数荧光强度不同的细胞，以达到收集不同类别细胞的目的。流式细胞术用于研究细胞周期中各时相细胞的比例和细胞内 DNA、RNA、蛋白质含量的分析，也广泛应用于细胞动力学、免疫学、肿瘤诊断等的研究。

三、组织学的学习方法

组织学是一门形态学科，学习时应注意以下几个方面：

1. 注意理论与实践相结合　在掌握组织学理论课知识的同时，要重视实验课的学习，通过认真观察组织切片、电镜照片及示教片，结合图谱和模式图，进一步加强对理论知识的理解和记忆。

2. **注意结构与功能的关系** 细胞的形态结构与其生理功能密切相关，两者相辅相成。例如，一些细胞胞质内具有大量的溶酶体，这些细胞的功能可能涉及吞噬异物；一些细胞胞质含有大量的粗面内质网和高尔基复合体，提示这些细胞具有旺盛的合成蛋白质的功能。

3. **注意平面与立体的关系** 在镜下观察组织切片，由于所切部位不同，可看见有细胞核的和没有细胞核的断面。管状结构的器官于横切、纵切、斜切时，往往呈现不同的形态，结构也可能有不同之处。因此在观察切片时，要建立由平面到立体的概念。

4. **注意建立动态变化的概念** 生活中的组织和细胞都一直处于动态变化中，观察的组织切片是某一时间的图像，必须从动态变化的概念去理解、去思维，才能正确掌握其结构与功能。例如，甲状腺滤泡上皮细胞一般为立方形，但当功能活跃时，细胞增高呈矮柱状；反之，细胞变低呈扁平状。可见，细胞因功能状态不同而有形态变化。

5. **注意纵横联系** 注重前后知识的横向和纵向对比，总结共性和规律，寻找个性和特点，这样有助于提高学习能力、巩固学习效果。根据组织学特征，人体器官可分为中空性和实质性两类。例如，中空性器官的共性是中央有空腔，管壁分层，但是分的层次不同：消化管的管壁分4层，而心血管、气管和支气管的管壁分3层。

（谢小薰　孔　力）

思考题

1. 简述细胞、组织、器官及系统的联系。
2. 简述石蜡切片的制作程序，以及每个步骤的原理。
3. 简述 HE 染色的原理。

数字课程学习……

本章小结　　自测题　　教学 PPT　　电子图片

第二章
上皮组织

关键词

被覆上皮（covering epithelium）　　腺上皮（glandular epithelium）

腺泡（acinus）　连接复合体（junctional complex）　　纤毛（cilium）

微绒毛（microvillus）

> 　　上皮组织（epithelial tissue）由众多排列紧密的上皮细胞和少量细胞间质组成。细胞一面朝向身体表面或器官腔面，称游离面，与游离面相对的另一面为基底面，相邻上皮细胞之间的连接面称侧面。上皮细胞因其游离面和基底面结构和功能的差异而具有极性（polarity）。上皮组织内常有丰富的神经末梢，大多无血管，所需营养由深部的结缔组织提供。上皮组织具有保护、吸收、分泌和排泄等功能。上皮细胞在其游离面、侧面和基底面常分化出一些特殊结构，与上皮组织的有关功能相适应。上皮组织一般可分为被覆上皮和腺上皮两大类。此外，体内还有少量具有感受特定理化刺激的感觉上皮和具有收缩功能的肌上皮等。本章主要介绍被覆上皮和腺上皮。

思维导图

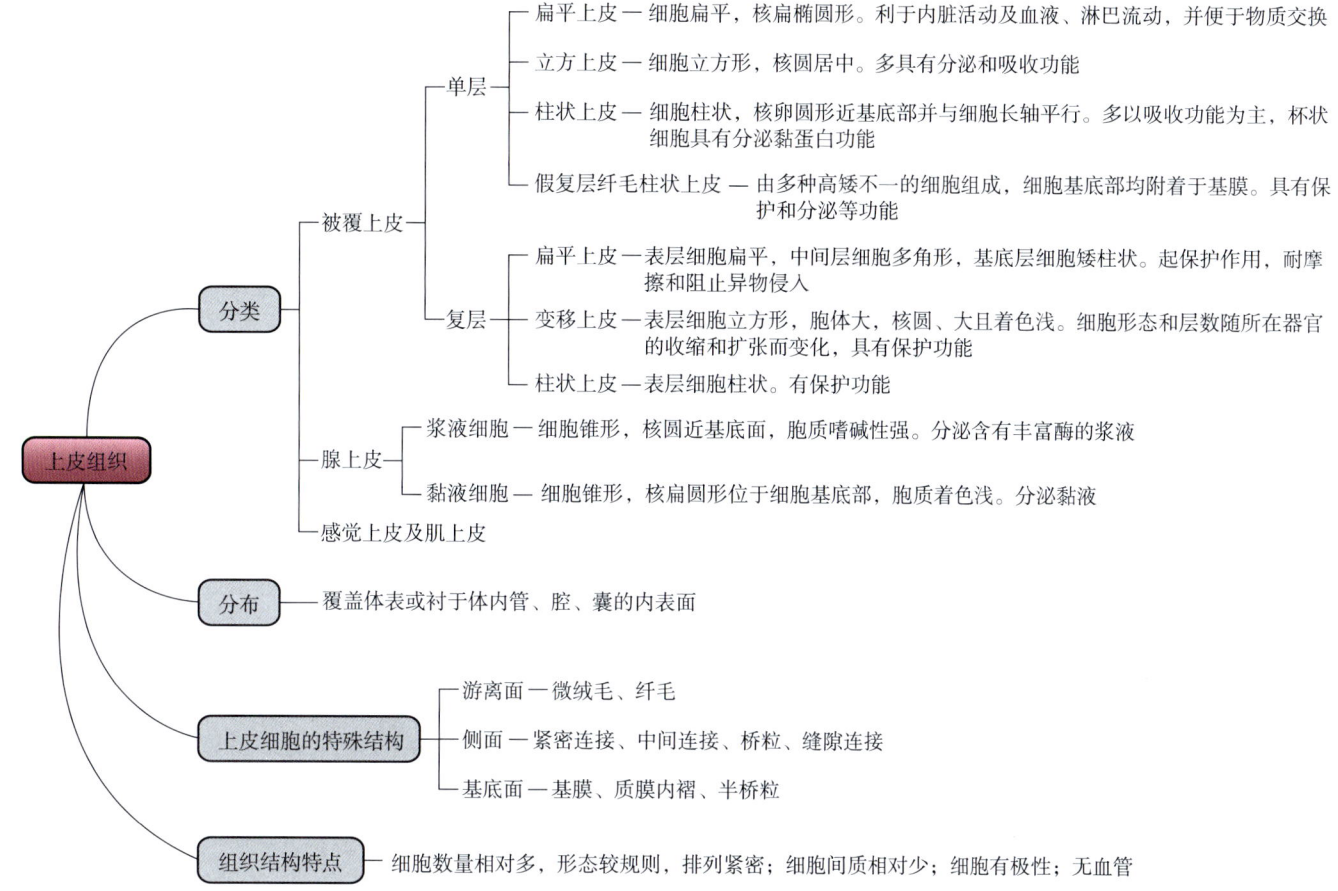

一、被覆上皮

被覆上皮（covering epithelium）分布广泛，覆盖于体表或衬贴于体内管、腔、囊的内表面。根据其细胞排列层数和细胞侧面形态，被覆上皮可分为多种类型，其主要类型及分布如下。

$$
\begin{cases}
单层上皮 \begin{cases} 单层扁平上皮 \begin{cases} 内皮：心脏、血管、淋巴管等内腔面 \\ 间皮：胸膜腔、心包腔、腹膜腔等内表面 \\ 其他：肺泡壁、肾小囊壁层等处 \end{cases} \\ 单层立方上皮：肾小管、甲状腺滤泡壁等处 \\ 单层柱状上皮：胃、肠、子宫等黏膜表面 \\ 假复层纤毛柱状上皮：呼吸道黏膜表面 \end{cases} \\
复层上皮 \begin{cases} 复层扁平上皮 \begin{cases} 未角化：口腔、食管、阴道等黏膜表面 \\ 角化：皮肤表皮 \end{cases} \\ 复层柱状上皮：睑结膜、男性尿道等处 \\ 变移上皮：肾盂、肾盏、输尿管、膀胱等处 \end{cases}
\end{cases}
$$

（一）单层扁平上皮

单层扁平上皮（simple squamous epithelium）又称单层鳞状上皮，仅由一层扁平细胞组成，从表面观察，细胞呈不规则多边形，胞核居中，相邻细胞连接紧密，呈锯齿状相嵌（图2-1）；从侧面观察，细胞呈扁平状，胞核呈扁椭圆形，核周胞质很薄，仅含核部分略厚（图2-2）。

衬贴于心脏、血管和淋巴管腔面的单层扁平上皮称内皮（endothelium），衬于胸膜、心包膜和腹膜等处的单层扁平上皮称间皮（mesothelium）。

单层扁平上皮表面光滑，可减少摩擦，有利于内脏活动及血液、淋巴流动；由于单层扁平上皮较薄，故有利于物质交换。

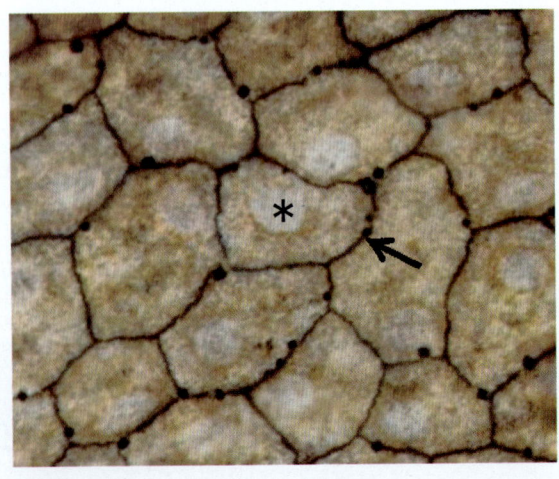

图2-1 单层扁平上皮表面观（镀银染色）
↑细胞边界，*细胞核

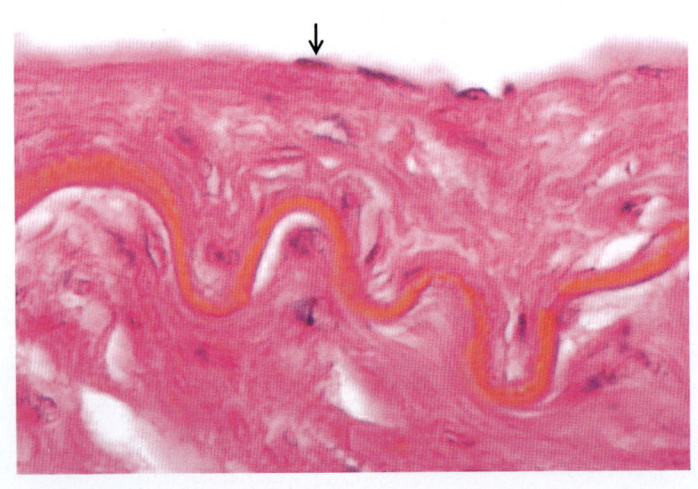

图2-2 单层扁平上皮
↑内皮细胞核

（二）单层立方上皮

单层立方上皮（simple cuboidal epithelium）由一层近似立方形的细胞组成。从表面观察，细胞多呈六角形；侧面观，细胞呈立方形，胞核圆，居中（图2-3）。

此类上皮见于肾小管、甲状腺滤泡和一些外分泌腺及其小导管等，细胞多具有分泌和吸收功能。

（三）单层柱状上皮

单层柱状上皮（simple columnar epithelium）由一层柱状细胞组成。从表面观察，细胞多呈六角形；从侧面观察，细胞呈柱状，胞核为卵圆形，靠近细胞基底部，与细胞长轴平行。

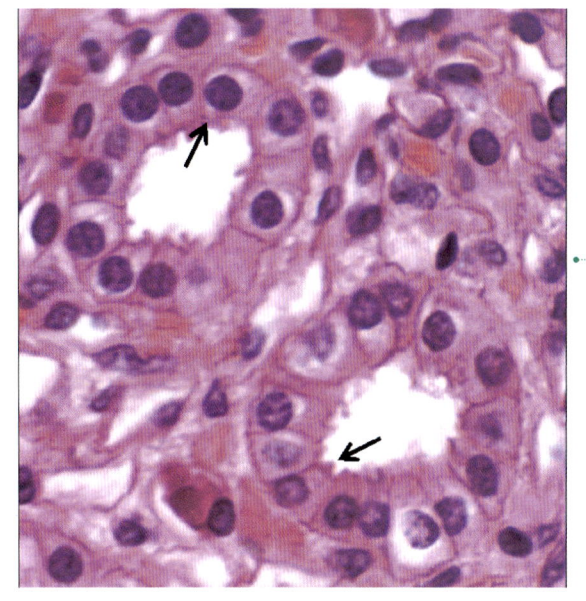

图2-3　单层立方上皮
↑上皮游离面

单层柱状上皮分布于胃肠黏膜、肾集合小管、胆囊、子宫黏膜等处，多以吸收功能为主。肠道的单层柱状上皮细胞之间，常夹有杯状细胞（goblet cell），为单细胞腺，细胞形似高脚酒杯，胞核位于细胞基底部，顶部胞质充满分泌颗粒，由于颗粒中富含黏蛋白，故又称黏原颗粒（图2-4）。黏蛋白与水结合形成黏液，起润滑和保护作用。

（四）假复层纤毛柱状上皮

假复层纤毛柱状上皮（pseudostratified ciliated columnar epithelium）由4种细胞组成，即柱状细胞、梭形细胞、杯状细胞和锥体形细胞，其中柱状细胞游离面有纤毛。由于这些细胞高矮不一，核的位置不在同一水平，看似多层，但所有细胞基底部均附着于基膜，因此实为单层（图2-5）。此类上皮主要分布在呼吸道黏膜表面，具有保护和分泌等功能。

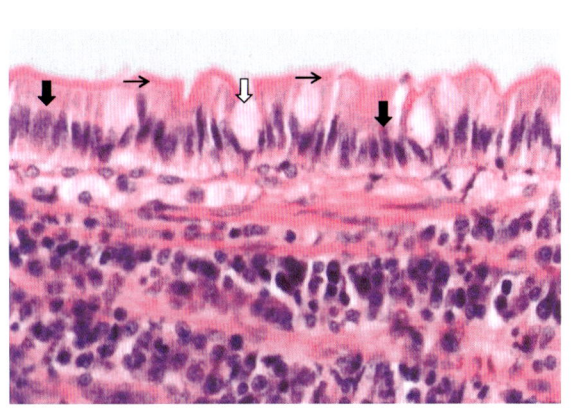

图2-4　单层柱状上皮
⬇柱状细胞核，⇩杯状细胞，→纹状缘

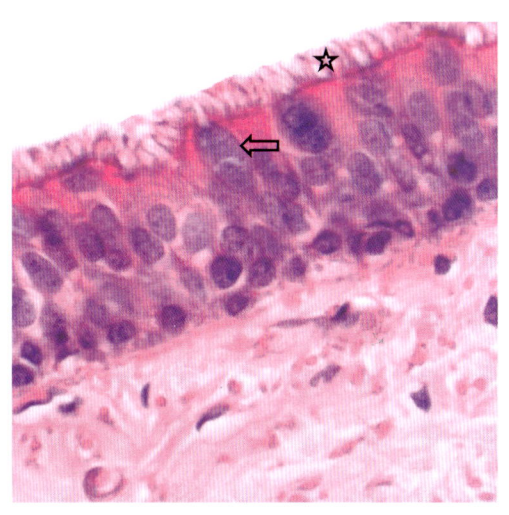

图2-5　假复层纤毛柱状上皮
★纤毛，⇦杯状细胞

（五）复层扁平上皮

复层扁平上皮（stratified squamous epithelium）又称复层鳞状上皮，由多层细胞组成。从侧面观察，各层细胞形态不一，靠近表层的细胞形态扁平，中间为数层多角形细胞，基底层细胞呈矮柱状。基底层细胞具有较强的增殖分化能力，新生细胞不断向浅层移动，以补充表层细胞的脱落。复层扁平上皮的基底面与深层结缔组织的连接凹凸不平，扩大了两者的接触面，加强了两者连接的牢固性，同时也有利于上皮从血管丰富的结缔组织中获取营养（图2-6）。

复层扁平上皮主要分布在口腔、食管、阴道和皮肤等处。位于皮肤表皮的复层扁平上皮，其浅层细胞的核与细胞器逐渐消失，胞质内充满角蛋白，形成角化层并不断脱落，称角化的复层扁平上皮；位于口腔、食管、阴道等处的复层扁平上皮浅层细胞有核，胞质中角蛋白含量少，称未角化的复层扁平上皮（图2-6）。复层扁平上皮的主要功能是起保护作用，具有耐摩擦和阻止异物侵入等作用，受伤后有很强的再生修复能力。

知识拓展 2-1 上皮化生与疾病

切片解读 2-6 未角化复层扁平上皮

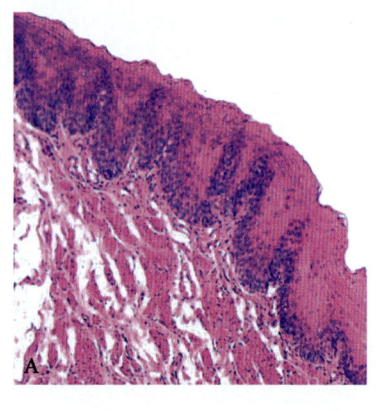
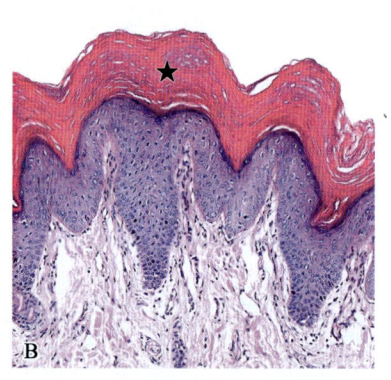

图2-6 复层扁平上皮
A. 未角化型（食管）
B. 角化型（皮肤表皮） ★角化层

（六）复层柱状上皮

复层柱状上皮（stratified columnar epithelium）由多层细胞组成，最表层细胞为一层排列整齐的柱状细胞，中间层细胞呈多边形，基底层为矮柱状细胞，主要分布在眼睑结膜和男性尿道等处，以保护功能为主。

（七）变移上皮

切片解读 2-7 变移上皮

变移上皮（transitional epithelium）又称移行上皮，由表层细胞、中间层细胞和基底层细胞组成。表层细胞较大，胞质丰富，核大着色浅，常见双核，可覆盖其深面的几个细胞，称盖细胞（图2-7，图2-8）。变移上皮主要见于肾盂、肾盏、输尿管和膀胱等处。其特点是细胞的形态和层数随所在器官的收缩和扩张而变化，如膀胱排空时，细胞变高，层数变多；膀胱充盈时，细胞变扁，层数变少。

二、腺上皮和腺

腺上皮（glandular epithelium）由具有分泌功能的腺细胞组成，以腺上皮为主要成分构成的器官称为腺（gland）。

根据腺的分泌物排出方式的不同，可将其分为外分泌腺（exocrine gland）和内分泌腺（endocrine gland）。外分泌腺有导管，腺分泌物可通过导管排出，如汗腺、唾液腺和乳腺等；内

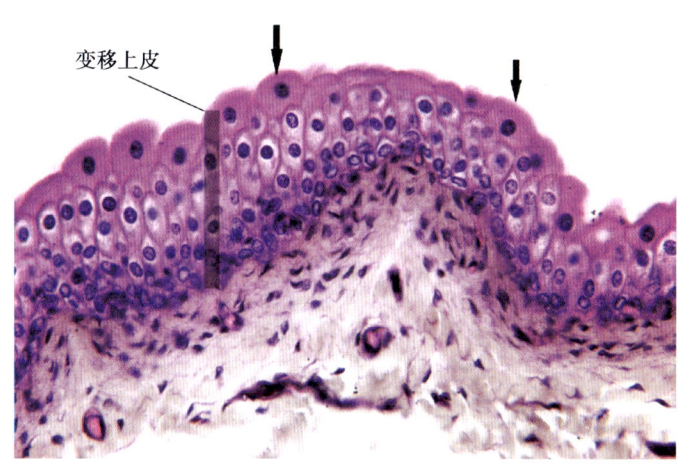
图2-7 变移上皮（膀胱空虚态）
↓盖细胞

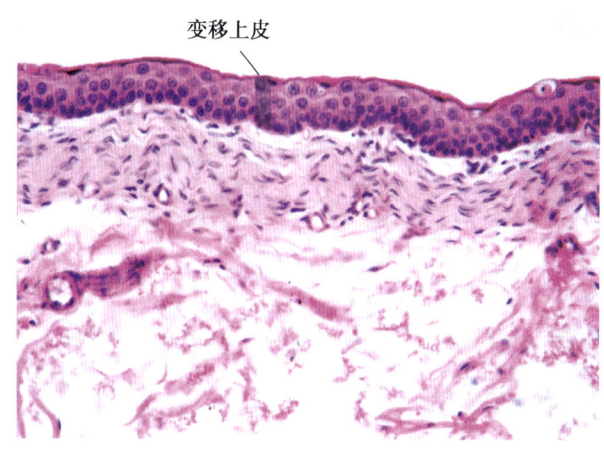
图2-8 变移上皮（膀胱充盈态）

分泌腺没有导管，腺分泌物（激素）进入血液或淋巴后运送到体内相应部位，如甲状腺、肾上腺和脑垂体等。本章只介绍外分泌腺。

（一）外分泌腺的分类

外分泌腺的分类方式有多种，按组成腺的细胞数，可分为单细胞腺和多细胞腺；按导管是否有分支，分为单腺和复腺；按分泌部形态，分为管状腺、泡状腺和管泡状腺（图2-9）；按分泌物的性质，分黏液腺、浆液腺和混合腺。

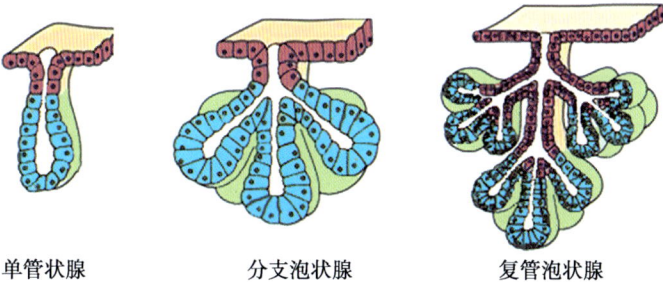

单管状腺　　　分支泡状腺　　　复管泡状腺

图2-9 外分泌腺的形态分类模式图

（二）外分泌腺的结构

外分泌腺的结构包括分泌部和导管。

1. 分泌部　由单层腺细胞围成，其中央为腺腔。腺细胞的分泌物先排入腺腔，后经导管排出体外。泡状或管泡状的分泌部又称腺泡（acinus），腺细胞的形态结构因腺的种类、分泌物的性质及其功能状态不同而异。有的腺细胞与肌膜之间存在扁平、有突起的肌上皮细胞，其收缩有助于腺泡分泌物的排出。分布在消化系统和呼吸系统中的腺细胞主要分为以下两种。

（1）浆液细胞（serous cell）　细胞呈锥形，核圆，靠近细胞基底部，基底部的胞质富含粗面内质网，呈强嗜碱性；顶部胞质含有较多嗜酸性的酶原颗粒。此种细胞的分泌物稀薄，称浆液，含有丰富的酶。

（2）黏液细胞（mucous cell）　细胞呈锥形，核呈扁圆形，位于细胞基底部，顶部胞质充满黏原颗粒，HE染色显示分泌物多被溶解，故着色浅。此种细胞分泌黏液。

浆液细胞围成的浆液腺泡，构成浆液腺的分泌部；黏液细胞围成的黏液腺泡，构成黏液腺

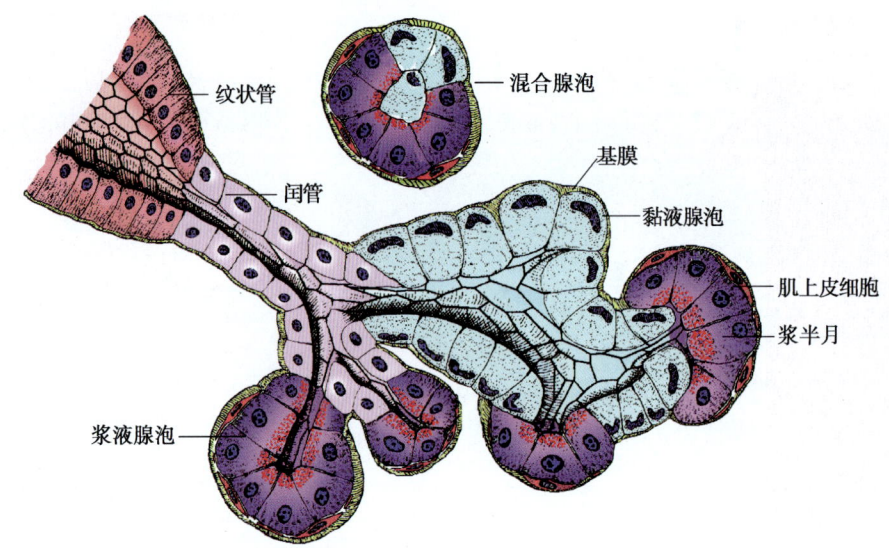

图2-10 混合腺模式图

的分泌部；浆液细胞和黏液细胞共同组成混合腺泡。混合腺泡多以黏液细胞为主，浆液细胞常位于腺泡的底部，并围绕着黏液细胞，在切片中呈半月形结构，称浆半月。同时含有浆液腺泡、黏液腺泡和混合腺泡的腺称混合腺（图2-10）。

2. 导管　由单层或复层上皮构成，与分泌部相连，腺体分泌物经导管排出体外或排至器官腔内。少数导管上皮具有分泌和吸收水及电解质的功能。

三、上皮细胞的特殊结构

上皮细胞在其游离面、侧面及基底面常分化出一些特殊结构，与上皮组织的有关功能相适应。

（一）游离面

1. 微绒毛（microvillus）　为上皮细胞游离面伸出的细小指状突起，直径约 0.1 μm，光镜下无法辨认。微绒毛表面为细胞膜，内部胞质中含许多纵行微丝，其上端附着于微绒毛顶部，下端与细胞质内微丝相连，构成终末网。微丝主要由肌动蛋白组成，其滑动可使微绒毛产生伸缩活动。微绒毛的长短疏密因上皮细胞种类不同而异，具有吸收功能的细胞常有长而密集排列的微绒毛，如光镜下所见的小肠柱状上皮表面的纹状缘（图2-4），即为电镜下排列紧密的微绒毛（图2-11）。微绒毛显著增大了细胞的表面积，增强了细胞的吸收功能。

2. 纤毛（cilium）　为上皮细胞游离面伸出的细长突起，较微绒毛粗而长，长 5~10 μm，直径 0.3~0.5 μm。电镜下，每根纤毛内均含有排列有序的纵行微管，中央为两根单独微管，周围有9组二联微管。每根纤毛的基部有一个基体，它能控制和调节纤毛的活动（图2-12，图2-13）。纤毛呈"麦浪"状起伏摆动，可把上皮细胞表面的分泌物和颗粒物质朝一定方向推送。

（二）侧面

1. 紧密连接（tight junction）　又称闭锁小带，分布广泛，几乎存在于各类上皮内，但以小肠单层柱状上皮细胞间的紧密连接较典型。电镜下，紧密连接呈带状环绕细胞顶部四周，此处相邻细胞的膜外层间断融合，融合处细胞间隙消失。冷冻蚀刻法证明，紧密连接的质膜融合处，镶嵌

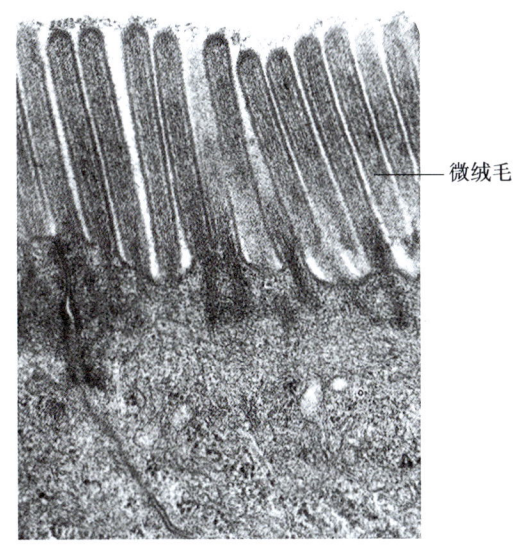

图 2-11 微绒毛透射电镜图

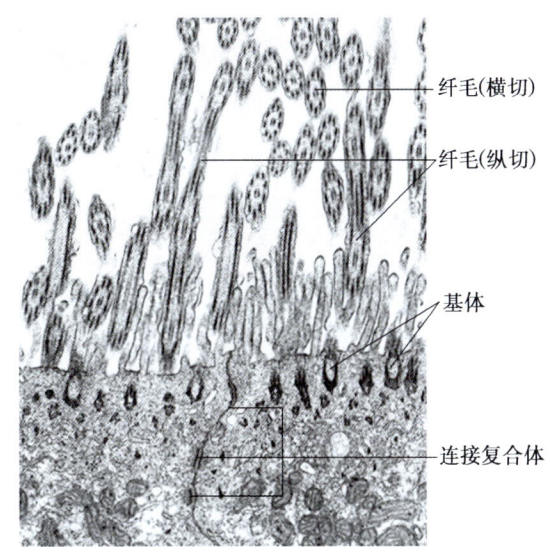

图 2-12 纤毛透射电镜图

蛋白颗粒紧密黏着，封闭了细胞间隙（图2-13）。紧密连接除机械性连接作用之外，还有增强上皮屏障的作用，可以防止大分子物质进入细胞间隙。

2. 中间连接（intermediate junction） 又称黏着小带，位于紧密连接的下方。电镜下连接处的细胞间隙宽 15～20 nm，其中充满细丝状物；相对应的胞质内侧有微丝附着并交织成终末网（图2-13）。中间连接除加强细胞间的黏着外，还参与构成细胞内的骨架，并具有保持细胞形状和传递细胞收缩力的作用。

3. 桥粒（desmosome） 又称黏着斑，大小不等，呈斑状，是一种很牢固的细胞连接。电镜下可见连接区相邻两细胞间隙宽 20～30 nm，内含细丝状物，间隙中央有电子密度较高的致密层。相邻细胞膜内侧各有一较厚的附着板，胞质中张力细丝附着于板上（图2-13）。桥粒像铆钉一样把细胞连接在一起，常存在于易受摩擦的皮肤、食管等部位的复层扁平上皮。

4. 缝隙连接（gap junction） 又称通讯连接，存在较广泛。电镜下，连接处相邻细胞膜上有大量连接小体，后者构成缝隙连接的基本结构单位。每个连接小体由 6 个圆柱形的连接蛋白分子围成，中央有一直径 2 nm 的中央小管，相邻细胞借中央小管互通，实现细胞间的离子交换和信息传递（图2-13）。

以上 4 种细胞连接，如果 2 种或 2 种以上同时存在，称为连接复合体（junctional complex）。

细胞连接的作用除了使细胞彼此不易分离，防止细胞外物质传入，保持机体内环境的稳定之外，有的还是细胞间离子和小分子物质的通道，

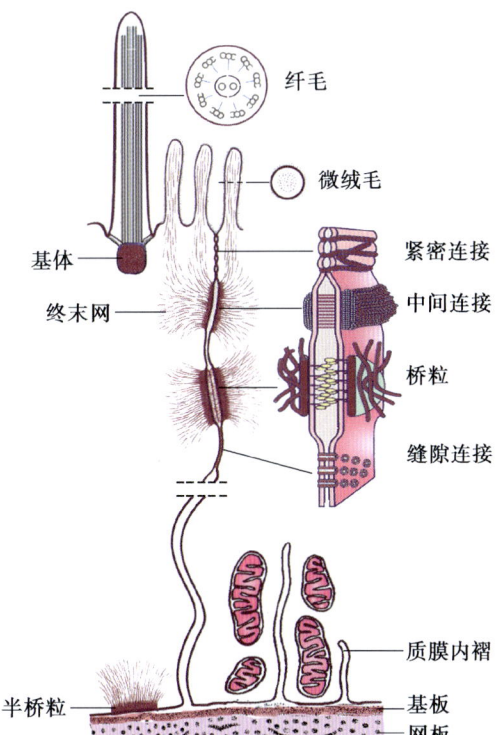

图 2-13 上皮细胞特殊结构模式图

使细胞交换化学信息和电偶联。

（三）基底面

1. 基膜（basement membrane） 是位于上皮基底面与深部结缔组织之间的薄膜。其厚度因上皮的类型不同而异，假复层纤毛柱状上皮和复层扁平上皮的基膜较厚。光镜下可见为一均质状薄膜，HE 染色为粉红色（图 2-5）。

电镜下，基膜由基板和网板两部分组成（图 2-13）。基板由上皮细胞分泌产生，均质致密，厚 50~100 nm，由直径 3~4 nm 细丝交织成的密网和富有黏多糖的无定形基质组成。黏多糖的主要成分之一的层粘连蛋白（laminin）为大分子糖蛋白，可与Ⅳ型胶原蛋白、硫酸乙酰肝素蛋白多糖等结合，将基膜中大分子连成一个整体。网板由结缔组织中的成纤维细胞分泌产生，位于基板下方，由网状纤维和基质构成。

基膜的主要功能为支持、连接和固着细胞，此外，它也是一种半透膜，有利于上皮组织与结缔组织之间的物质交换。

2. 质膜内褶（plasma membrane infolding） 是上皮细胞基底面的质膜向基部胞质反复内褶形成的结构。电镜下内褶长短不一，与细胞基底面垂直，排列紧密；内褶间含有与其平行排列的线粒体（图 2-13）。质膜内褶除了扩大细胞基底部表面积，还参与离子和水的主动转运。

3. 半桥粒（hemidesmosome） 是桥粒结构的一半，位于上皮细胞基底面（图 2-13）。半桥粒的主要功能是使上皮细胞固定在基膜上。

（莫中成　孙　莉）

思考题

1. 人体皮肤烧伤后，哪些症状与被覆上皮的结构和功能有关？
2. 从物质交换的角度分析，哪些上皮细胞的特化结构与细胞吸收功能有关？并介绍其结构与功能特点。
3. 从结构与功能相适应的角度分析，人体不同部位为何要分布不同类型的被覆上皮？

数字课程学习……

本章小结　　自测题　　教学 PPT　　电子图片

第三章
固有结缔组织

关键词

疏松结缔组织（loose connective tissue） 致密结缔组织（dense connective tissue） 脂肪组织（adipose tissue） 网状组织（reticular tissue） 纤维（fiber） 基质（ground substance）

结缔组织（connective tissue）由细胞和大量细胞外基质构成，细胞分散于细胞外基质中，故无极性。细胞外基质包括细丝状纤维、基质和不断循环更新的组织液。根据其基质物理性状的不同，结缔组织分为固有结缔组织、软骨组织、骨组织、血液和淋巴。固有结缔组织又分为疏松结缔组织、致密结缔组织、脂肪组织和网状组织。一般而言，结缔组织指固有结缔组织。结缔组织具有连接、支持、营养、防御、保护和创伤修复等功能。本章仅介绍固有结缔组织（connective tissue proper）。

思维导图

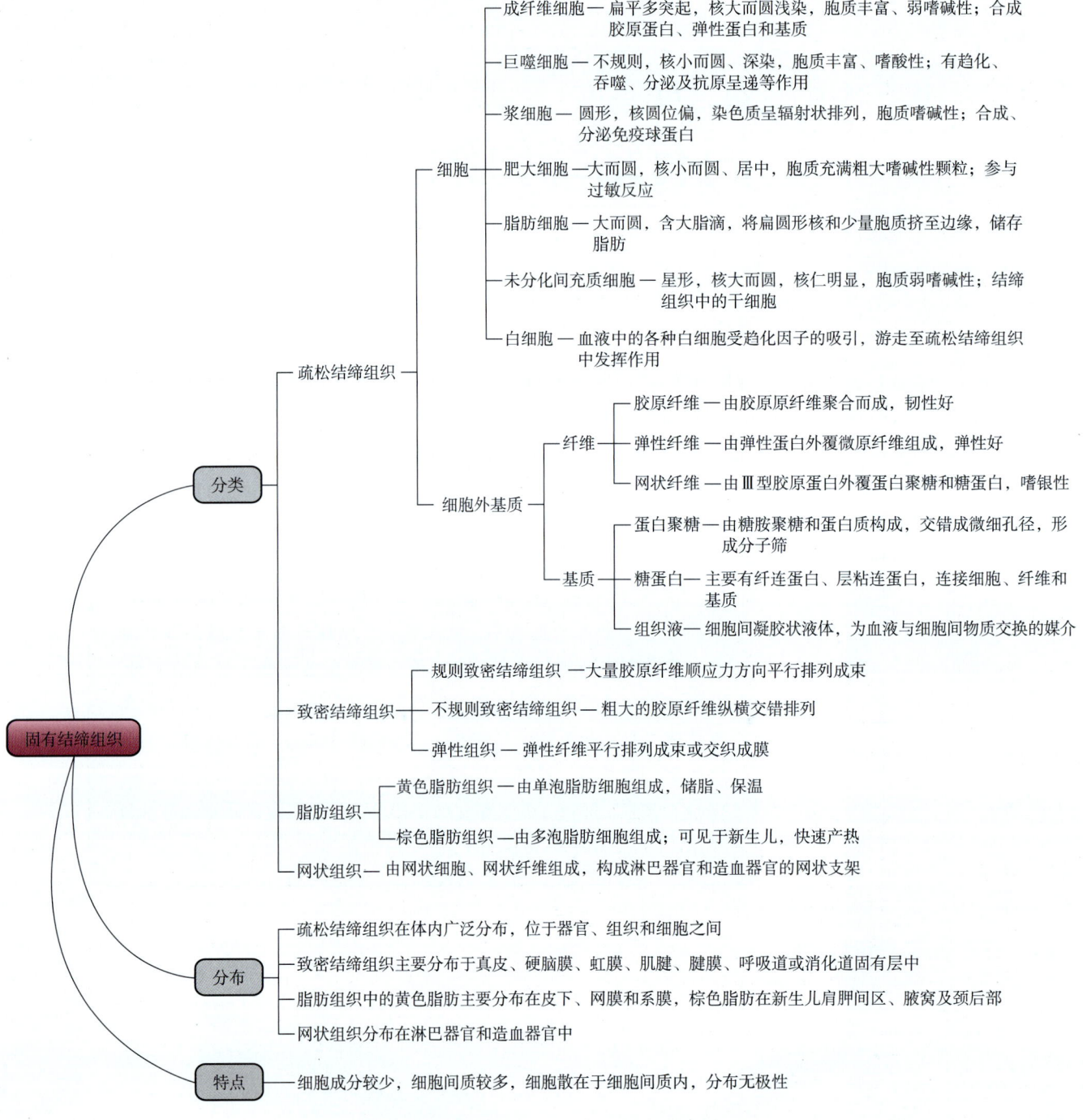

一、疏松结缔组织

疏松结缔组织（loose connective tissue）又称蜂窝组织（areolar tissue），其特点是以基质成分为主，细胞和纤维较少，富含血管、神经和淋巴管。疏松结缔组织广泛分布于器官之间、组织之间和细胞之间，起连接、支持、营养、防御、保护和创伤修复等功能。

（一）细胞

疏松结缔组织的细胞数量少，但种类多，包括成纤维细胞、巨噬细胞、浆细胞、肥大细胞、脂肪细胞、未分化的间充质细胞和白细胞。

1. 成纤维细胞（fibroblast） 是疏松结缔组织的主要细胞成分。细胞扁平，多突起，呈星状；核大而圆、浅染，核仁明显；胞质较丰富，弱嗜碱性（图3-1，图3-2）。在电镜下，胞质内含丰富的粗面内质网和发达的高尔基复合体（图3-3），表明细胞合成蛋白质功能旺盛。成纤维细胞的主要功能是合成和分泌胶原蛋白、弹性蛋白和基质成分。

成纤维细胞处于功能静止状态时，称为纤维细胞（fibrocyte）。细胞变小，呈长梭形，核小而深染，胞质嗜酸性。电镜下，胞质内粗面内质网和高尔基复合体均不发达。在创伤修复等情况下，纤维细胞可逆转为成纤维细胞，此时的成纤维细胞也能分裂增生。

2. 巨噬细胞（macrophage） 是体内广泛存在的具有强大吞噬功能的免疫细胞，由血液内单核细胞穿出血管后分化而成，在疏松结缔组织内的巨噬细胞又称为组织细胞（histocyte）。巨噬

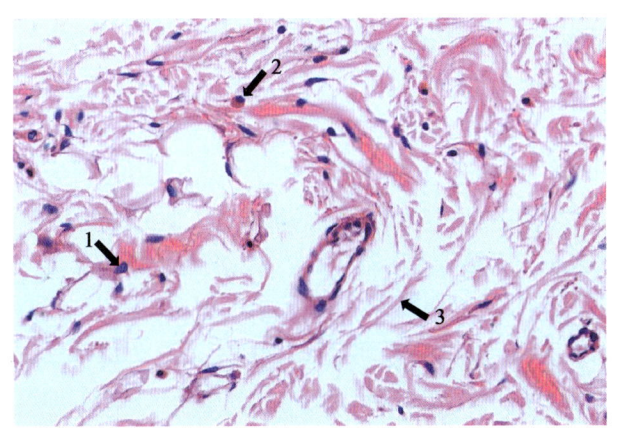

图3-1 疏松结缔组织（小肠黏膜下层）
1. 成纤维细胞 2. 巨噬细胞 3. 胶原纤维

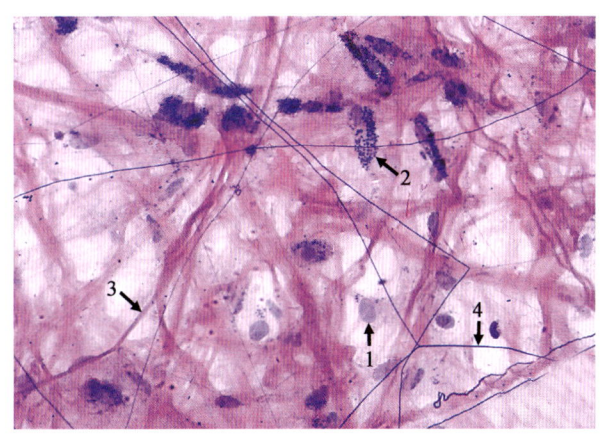

图3-2 疏松结缔组织铺片（兔腹部皮下组织）台盼蓝注射
1. 成纤维细胞 2. 巨噬细胞 3. 胶原纤维 4. 弹性纤维

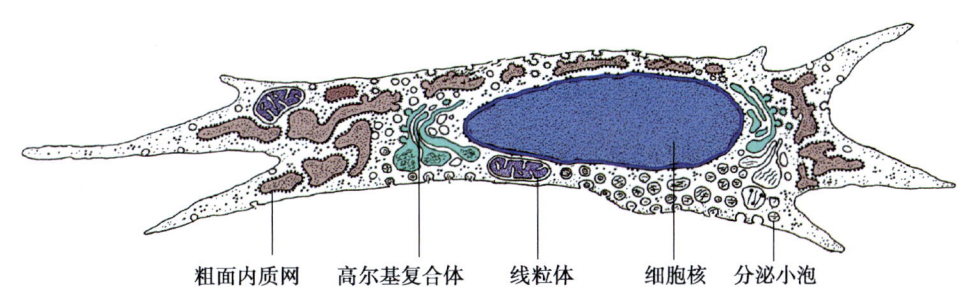

粗面内质网　高尔基复合体　线粒体　细胞核　分泌小泡

图3-3 成纤维细胞透射电镜模式图

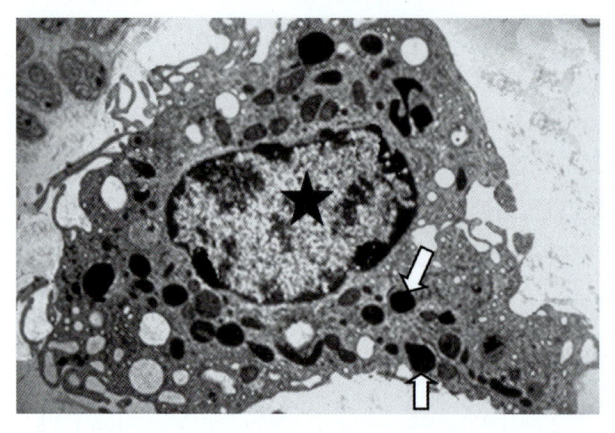

图 3-4 巨噬细胞透射电镜图
★细胞核，⇧溶酶体

细胞形态多样，随功能状态而改变，功能活跃时，常伸出较长的伪足而形态不规则。胞核较小，卵圆形或肾形，着色深；胞质丰富，嗜酸性，可含空泡和异物颗粒（图3-1，图3-2）。电镜下，细胞表面有许多皱褶和微绒毛，胞质内含大量溶酶体、吞噬体、吞饮小泡和残余体；也含较多的粗面内质网和高尔基复合体；细胞膜附近有较多的微丝和微管（图 3-4）。

巨噬细胞有重要的防御功能，它具有趋化性运动、吞噬、分泌和抗原呈递等作用。

（1）趋化性运动　当巨噬细胞受细菌、炎症产物等刺激后，可伸出伪足，并沿这些化学物质的浓度梯度进行定向移动，聚集到产生和释放这些化学物质的病变部位，巨噬细胞的这种特性称为趋化性（chemotaxis），这些化学物质称为趋化因子（chemotactic factor）。趋化性是巨噬细胞发挥吞噬作用的前提。

（2）吞噬作用　包括非特异性吞噬作用和特异性吞噬作用。巨噬细胞经趋化性定向运动抵达病变部位时，即伸出伪足并直接黏附和包围细菌、异物、衰老死亡的细胞等，进而摄入胞质内形成吞噬体或吞饮小泡，再与溶酶体融合，被溶酶体酶消化分解后被再利用，不能分解的物质形成残余体。

巨噬细胞表面有抗体、补体等识别因子的受体，在特异性吞噬过程中，这些识别因子先识别和黏附被吞物质（细菌、病毒和异体细胞等），然后巨噬细胞表面的识别因子受体与被吞物质表面的识别因子结合，启动吞噬过程。这种吞噬作用较非特异性吞噬作用显著增强。

（3）分泌作用　巨噬细胞能合成和分泌上百种生物活性物质，如溶菌酶（lysozyme）、补体（complement）等，参与机体的防御功能。

（4）抗原呈递作用　抗原包括蛋白质、多肽、多糖等生物分子，细菌、病毒等都含有大量抗原。巨噬细胞吞噬了抗原，经溶酶体分解后，能将抗原最具特征性的抗原肽（即抗原决定簇，短肽）保留，并与巨噬细胞自身的MHCⅡ类分子（见第十章）结合，形成抗原肽-MHCⅡ类分子复合物，呈递到巨噬细胞表面。T淋巴细胞表面也有MHCⅡ类分子，当T淋巴细胞识别到巨噬细胞呈递到表面的抗原肽后，T淋巴细胞便被激活，启动淋巴细胞发生免疫应答。巨噬细胞吞噬、加工处理抗原，并将抗原肽呈递到细胞表面的过程，称抗原呈递。巨噬细胞是机体主要的抗原呈递细胞（antigen presenting cell）。

3. 浆细胞（plasma cell）　由B淋巴细胞分化而来，在疏松结缔组织内较少，而通常在病原体易于入侵的部位（如消化道、呼吸道固有层结缔组织内）及慢性炎症部位较多。浆细胞较小，呈卵圆形或圆形，核圆形，偏于细胞一侧，染色质呈致密块状，沿核膜内面呈辐射状排列；胞质丰富，嗜碱性，近核处有浅染区（图3-5）。电镜下，胞质内含大量平行排列的粗面内质网和游离的核糖体，核旁高尔基复合体发达（图3-6）。浆细胞具有合成、分泌免疫球蛋白（immunoglobulin, Ig）即抗体（antibody）的功能。

4. 肥大细胞（mast cell）　较大，常沿小血管分布。圆形或卵圆形，胞核小而圆，居中；胞质内充满粗大的嗜碱性颗粒，可被甲苯胺蓝染为紫红色（图3-7），颗粒含肝素（heparin）、组胺（histamine）和嗜酸性粒细胞趋化因子，胞质内还含白三烯（leukotriene）。肥大细胞受某些抗原

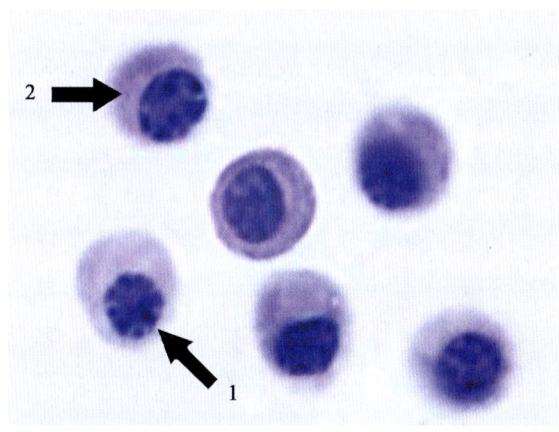

图 3-5 浆细胞
1. 致密的染色质沿核膜呈辐射状排列 2. 浅染区

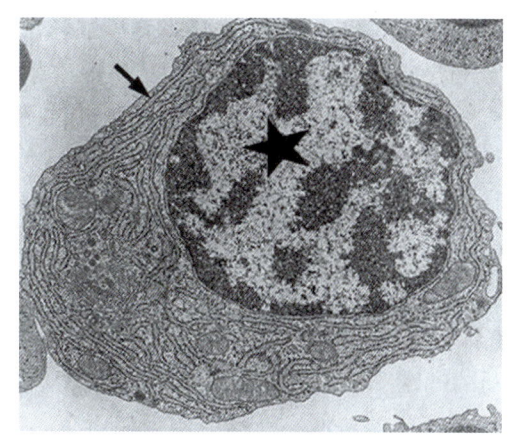

图 3-6 浆细胞透射电镜图
★细胞核，↑粗面内质网

刺激后以胞吐方式释放颗粒内物质，称脱颗粒，同时释放白三烯。肝素有抗凝血作用。组胺、白三烯能使微静脉及毛细血管扩张，通透性增加，血浆外溢而致组织水肿；使细支气管平滑肌收缩，引起哮喘；使全身小动脉扩张，致血压急剧下降，引起休克。这些改变统称过敏反应，凡是可引起肥大细胞脱颗粒的抗原称为过敏原。嗜酸性粒细胞趋化因子能吸引血液中嗜酸性粒细胞迁移到过敏反应部位，减轻过敏反应。

5. 脂肪细胞（adipocyte） 单个或成群分布。细胞体积大，球形或多边形。胞质主要含一个大的脂滴，胞核被脂滴挤压成扁圆形，位于细胞一侧。HE 染色标本中，脂滴被溶解，细胞呈空泡状（图 3-8）。脂肪细胞有合成和储存脂肪、参与脂质代谢的功能。

6. 未分化的间充质细胞（undifferentiated mesenchymal cell） 是保留在成体结缔组织内的干细胞，它们保持着间充质细胞的分化潜能，在炎症与创伤时可增殖分化为成纤维细胞、脂肪细胞。

7. 白细胞（leukocyte） 血液内的白细胞常穿出毛细血管和微静脉，游走到疏松结缔组织内，行使其免疫功能。

（二）纤维

疏松结缔组织含有胶原纤维、弹性纤维和网状纤维。

微课 3-2
疏松结缔组织——细胞外基质

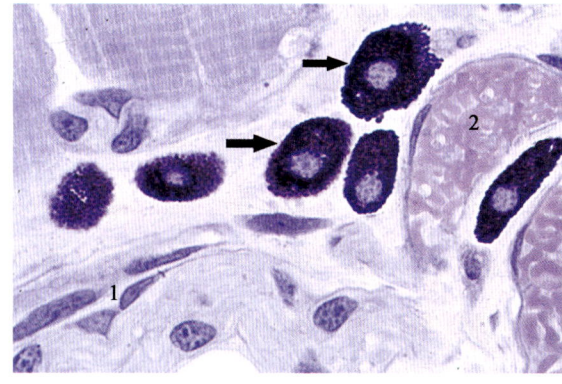

图 3-7 肥大细胞 甲苯胺蓝染色
↑肥大细胞，1、2. 血管

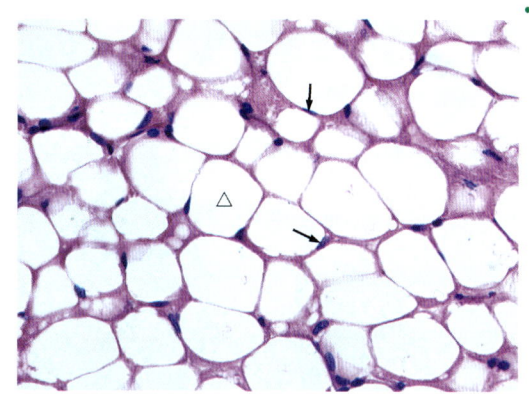

图 3-8 脂肪组织（手指皮肤皮下组织）
↑脂肪细胞核，△脂肪细胞胞质

1. 胶原纤维（collagen fiber） 数量最多，新鲜时呈白色，故又称白纤维。HE 染色切片中呈嗜酸性，粗细不等，呈波浪形，并互相交织成网（图 3-1，图 3-2）。胶原纤维的化学成分为 I 型胶原蛋白。胶原蛋白由成纤维细胞分泌，于细胞外聚合为胶原原纤维（collagen fibril），再由黏合质黏合为胶原纤维。电镜下，胶原原纤维直径 20～100 nm，有明暗交替的周期性横纹，横纹周期约 64 nm。胶原纤维的韧性大，抗拉力强。

2. 弹性纤维（elastic fiber） 新鲜时呈黄色，故又称黄纤维。在 HE 染色标本中，着色浅，不易与胶原纤维区分。但醛复红染色时，弹性纤维呈紫色或棕褐色。弹性纤维较细，直径 0.2～1.0 μm，可有分支，交织成网（图 3-2）。电镜下，弹性纤维的核心部分电子密度低，由均质的弹性蛋白（elastin）组成，核心外周覆盖微原纤维（microfibril），直径约 10 nm。弹性纤维富于弹性而韧性差，与胶原纤维交织在一起，使疏松结缔组织既有弹性又有韧性。

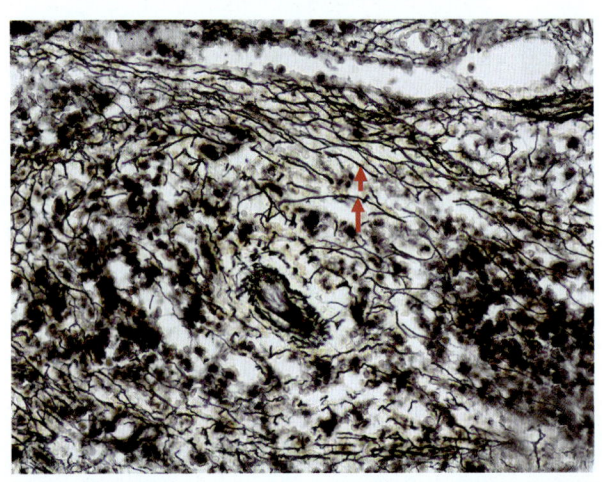

图 3-9 脾网状纤维 硝酸银染色
↑网状纤维

3. 网状纤维（reticular fiber） 细而短，分支多，交织成网。网状纤维由 III 型胶原蛋白构成，表面被覆蛋白聚糖和糖蛋白，故 PAS 反应阳性，并具嗜银性。用银染法，网状纤维呈黑色，故又称嗜银纤维（argyrophil fiber）（图 3-9）。网状纤维多分布在结缔组织与其他组织交界处（如基膜的网板、肾小管周围、毛细血管周围）和网状组织。

（三）基质

基质（ground substance）是一种由生物大分子构成的胶状物质，具有一定的黏性，主要为蛋白聚糖和糖蛋白。基质中还含有组织液。

1. 蛋白聚糖（proteoglycan） 又称黏多糖，是基质的主要成分，由糖胺聚糖和蛋白质构成。糖胺聚糖（glycosaminoglycan，GAG）有硫酸化和非硫酸化两种，硫酸化的 GAG 有硫酸软骨素（chondroitin sulfate）、硫酸角质素（keratan sulfate）和硫酸肝素（heparan sulfate）等，非硫酸化的 GAG 为透明质酸（hyaluronic acid），它是曲折盘绕的长链大分子。硫酸化的 GAG 呈放射状结合于核心蛋白之上，形成蛋白聚糖亚单位，蛋白聚糖亚单位再经结合蛋白连接于透明质酸主干，形成蛋白聚糖大分子复合物。基质中，大量蛋白聚糖大分子聚集在一起，形成含有许多微孔的分子筛（图 3-10）。小于微孔的水和溶于水的营养物、代谢产物、激素、气体分子等可以通过，便于血液与细胞之间进行物质交换；而大于微孔的大分子物质，如细菌等不能通过，使

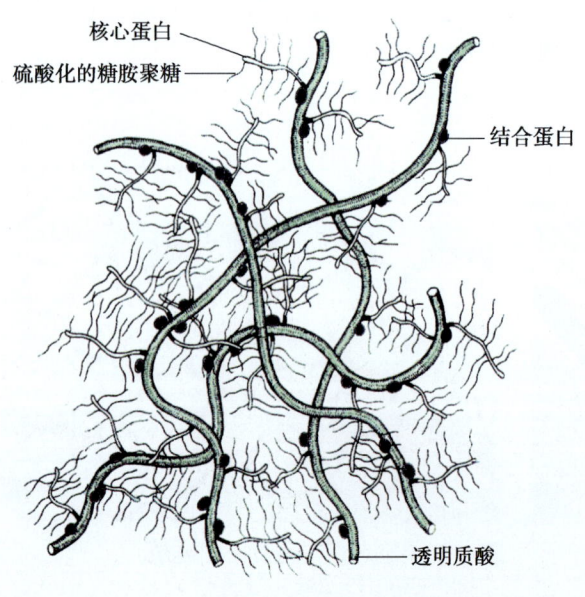

图 3-10 分子筛结构模式图

核心蛋白
硫酸化的糖胺聚糖
结合蛋白
透明质酸

基质成为限制细菌扩散的防御屏障。溶血性链球菌和癌细胞等能产生透明质酸酶，破坏分子筛结构，致使感染和肿瘤浸润扩散。

2. 糖蛋白（glycoprotein） 主要有纤维粘连蛋白（fibronectin）和层粘连蛋白（laminin）等。其中纤维粘连蛋白是基质中重要的糖蛋白，是将细胞、纤维和基质连接为有机整体的中介蛋白。

3. 组织液（tissue fluid） 是毛细血管动脉端渗入基质内的液体，含有电解质、单糖、氨基酸等营养物质及气体分子；它经毛细血管静脉端和毛细淋巴管回流入血液或淋巴。组织液不断更新，有利于血液与细胞进行物质交换，成为组织和细胞赖以生存的内环境。当组织液的产生和回流失去平衡时，基质中的组织液含量可增多或减少，而导致组织水肿或脱水。

知识拓展 3-2
结缔组织病

二、致密结缔组织

致密结缔组织（dense connective tissue）以纤维为主，且纤维粗大、排列紧密，而细胞和基质成分很少。按纤维的性质和排列方式不同，可将致密结缔组织分为以下几种类型。

1. 规则致密结缔组织（regular dense connective tissue） 主要分布于肌腱，胶原纤维束平行而紧密排列，抗拉力强；纤维束间有沿其长轴成行排列的细胞，称腱细胞（tenocyte），它是一种变形的成纤维细胞，胞体伸出许多翼状突起，插入纤维束间并将其包裹（图3-11）。

切片解读 3-3
规则致密结缔组织

2. 不规则致密结缔组织（irregular dense connective tissue） 主要分布于真皮、巩膜、硬脑膜及大多数器官的被膜。以胶原纤维为主，粗大的胶原纤维束互相交织成致密的网或层，可抵抗来自不同方向的应力。纤维束间有少量基质和成纤维细胞、纤维细胞等（图3-12）。

切片解读 3-4
不规则致密结缔组织和脂肪细胞

3. 弹性组织 是富含弹性纤维的致密结缔组织，如项韧带、黄韧带、声带等。由粗大的弹性纤维平行排列成束，并以细小的分支连接成网，其间有少量胶原纤维和成纤维细胞。

三、脂肪组织

脂肪组织（adipose tissue）主要由大量脂肪细胞集聚而成。疏松结缔组织将成群的脂肪细胞分隔成许多脂肪小叶。根据脂肪细胞的结构和功能不同，可分为两种脂肪组织。

1. 黄色脂肪组织（yellow adipose tissue） 即一般所称的脂肪组织。其一个脂肪细胞内只含一个大的脂滴，又称单泡脂肪细胞（图3-8）。主要分布于皮下、系膜、网膜和黄骨髓等处，具有

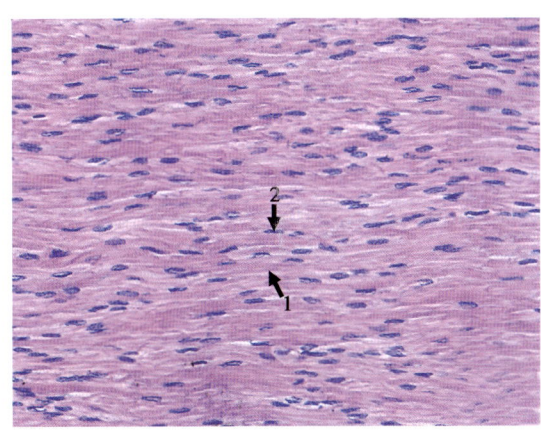

图 3-11 规则致密结缔组织（肌腱）
1. 胶原纤维束　2. 成纤维细胞（腱细胞）

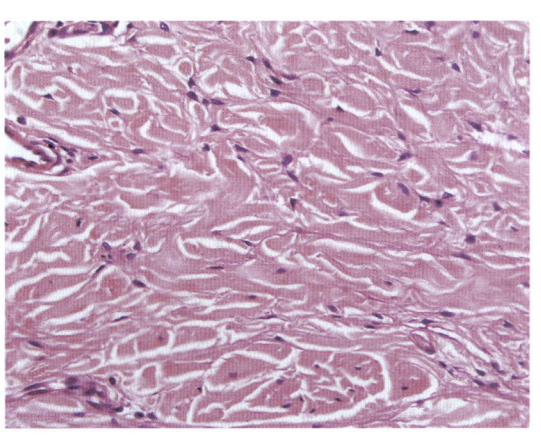

图 3-12 不规则致密结缔组织（皮肤真皮）

支持、缓冲保护和维持体温的功能，同时也是机体最大的能量储存库。

2. 棕色脂肪组织（brown adipose tissue） 含丰富的毛细血管，脂肪细胞小，胞质内有许多较小的脂滴和大而密集的线粒体，核圆居中，又称多泡脂肪细胞。棕色脂肪组织在成人极少，主要分布于新生儿的肩胛间区、腋窝及颈后。在寒冷的刺激下，棕色脂肪细胞内的脂质迅速氧化，产生大量热能，有利于新生儿的抗寒。

四、网状组织

网状组织（reticular tissue）由网状细胞和网状纤维组成。网状细胞（reticular cell）呈星状多突起，其突起彼此连接成网；核较大，圆形或卵圆形，染色浅，核仁清楚；胞质弱嗜碱性（图3-13）。网状纤维由网状细胞产生，相互交织成网（图3-9）。机体内没有单独存在的网状组织，它是构成淋巴组织、淋巴器官和造血器官的支架，在网状细胞和网状纤维相互构成的网孔中充满淋巴细胞和巨噬细胞等免疫细胞，或者是发育不同阶段的各种血细胞。

切片解读3-5 网状组织（淋巴结）
切片解读3-6 网状组织（脾）

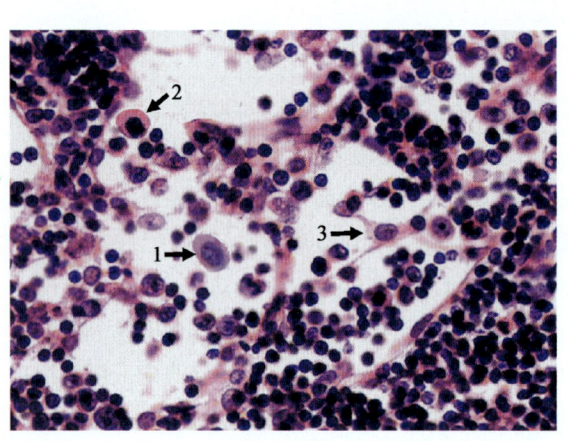

图3-13 网状组织（淋巴结髓质）
1. 浆细胞 2. 巨噬细胞 3. 网状细胞

（江小华　余　鸿）

思考题

1. 请设计实验观察疏松结缔组织中的成纤维细胞、巨噬细胞、浆细胞、肥大细胞和3种纤维（可以用多种实验技术和组织标本）。
2. 请从成纤维细胞的结构和功能角度，分析瘢痕的形成机制及防治方案。

数字课程学习……

本章小结　　自测题　　教学PPT　　电子图片

第四章
软骨和骨

关键词

软骨膜（perichondrium） 骨膜（periosteum） 软骨细胞（chondrocyte）
软骨基质（cartilage matrix） 骨细胞（osteocyte） 成骨细胞（osteoblast）
破骨细胞（osteoclast） 骨基质（bone matrix） 骨板（bone lamella）
骨单位（osteon）

软骨和骨是以软骨组织和骨组织为主构成的器官。胎儿早期时，软骨为支撑身体的支架，发育过程中逐渐被骨取代。至成体时，支撑身体以骨为主，体内仅散在分布一些软骨。骨还具有运动、保护、造血与储存矿物质的作用。

软骨组织和骨组织均来源于胚胎时期的间充质，为特殊类型的结缔组织。间充质干细胞首先分化为骨原细胞，在一定条件下，继续分化为成软骨细胞或成骨细胞，两者分泌细胞外基质后成为成熟细胞，即软骨细胞与骨细胞。两种组织的细胞外基质均呈固态，但硬度不同，其差异不仅取决于其中无定形基质和纤维的性质和比例，还取决于是否被钙化，骨组织成为人体最大的钙和磷储存库。两种组织尤其是骨组织终身不断更新和改建，以适应人体生长发育的需求和功能的变化。

思维导图

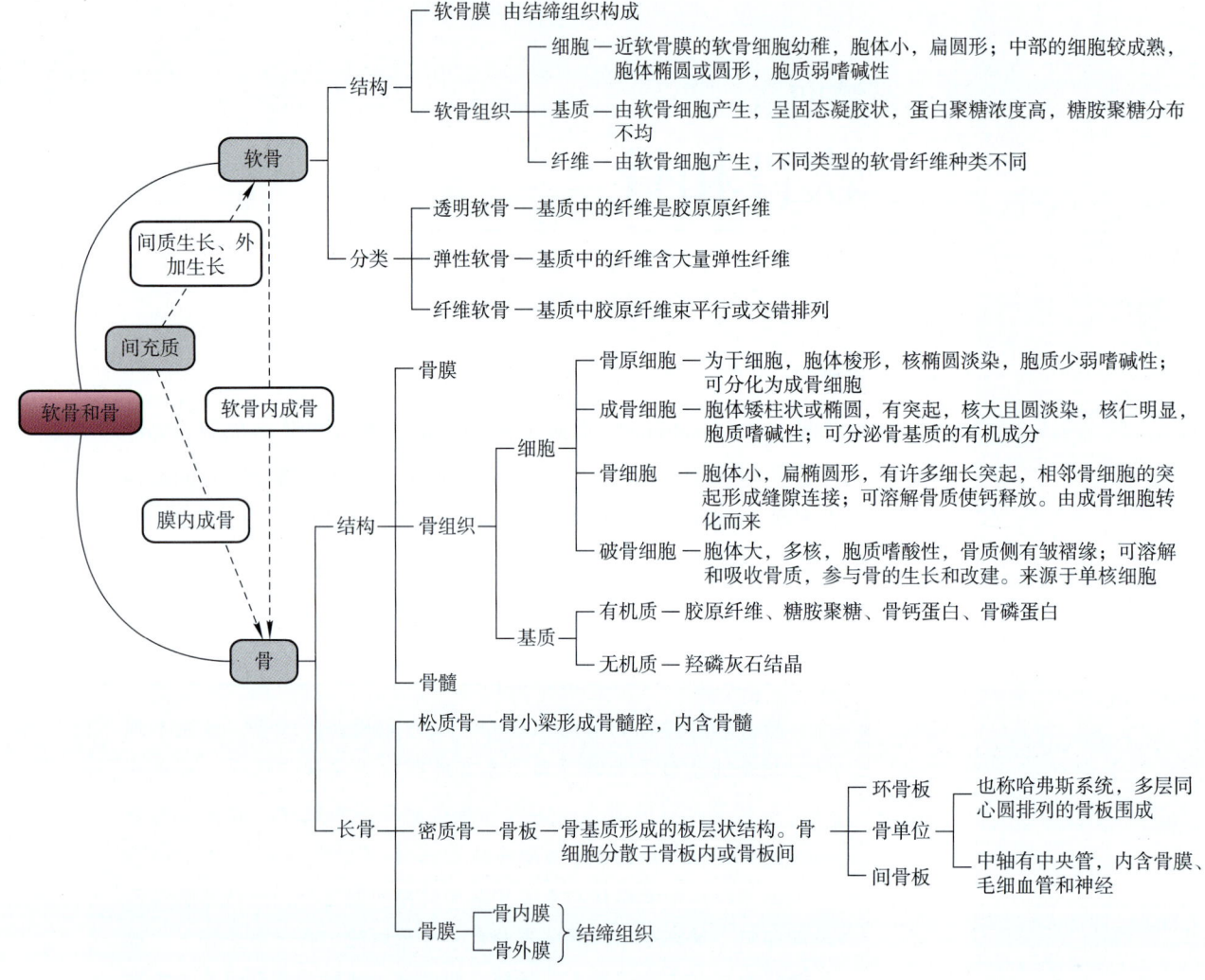

一、软骨

软骨（cartilage）由软骨组织及其周围包裹的软骨膜构成。关节软骨表面无软骨膜覆盖，营养来自关节腔内的滑液。

（一）软骨膜

软骨膜（perichondrium）为覆盖在软骨表面的薄层致密结缔组织，分内、外两层，内层纤维少，血管和细胞较多，其中一些梭形小细胞，称成软骨细胞，可增殖分化为软骨细胞；外层纤维多，细胞少，主要起保护作用（图 4-1）。软骨组织中无血管，其营养来自软骨膜的血管。

（二）软骨组织

软骨组织是结缔组织的一种类型，由软骨基质和软骨细胞构成，软骨基质由软骨细胞合成并分泌而成。

1. 软骨基质　为凝胶状结构，包含Ⅱ型胶原蛋白与无定形基质，后者富含糖胺聚糖等蛋白聚糖大分子，其化学成分与疏松结缔组织的基质相似；软骨基质还富含水分，渗透性好，使来自软骨膜血管的营养物质容易扩散至软骨内。软骨基质的小腔隙称软骨陷窝（cartilage lacuna），其内含软骨细胞，周围含硫酸软骨素较多，称软骨囊（cartilage capsule）；在 HE 染色的切片中，软骨囊呈强嗜碱性（图 4-1）。

软骨基质中包埋着不同类型的纤维，构成不同类型的软骨。这些纤维的相互连接，使软骨具有韧性或弹性。

2. 软骨细胞（chondrocyte）　在软骨内的分布有一定的规律，靠近软骨膜的软骨细胞较幼稚，体积小，呈扁圆形，单个分布；位于软骨中部的软骨细胞接近圆形，成群分布，每群有 2~8 个细胞，它们是由一个软骨细胞分裂增殖而成，故称同源细胞群（isogenous group）（图 4-1）。同源细胞群中的细胞被软骨囊包围。软骨细胞核呈椭圆形，染色淡，细胞质弱嗜碱性。新鲜软骨的软骨细胞充满于软骨陷窝内，但在 HE 染色切片中，细胞收缩呈不规则形，故软骨囊和细胞之间出现较大的空隙。电镜下，细胞表面有许多突起和皱褶，胞质内有丰富的粗面内质网和发达的高尔基复合体，糖原和脂滴较多，线粒体较少（图 4-2）。

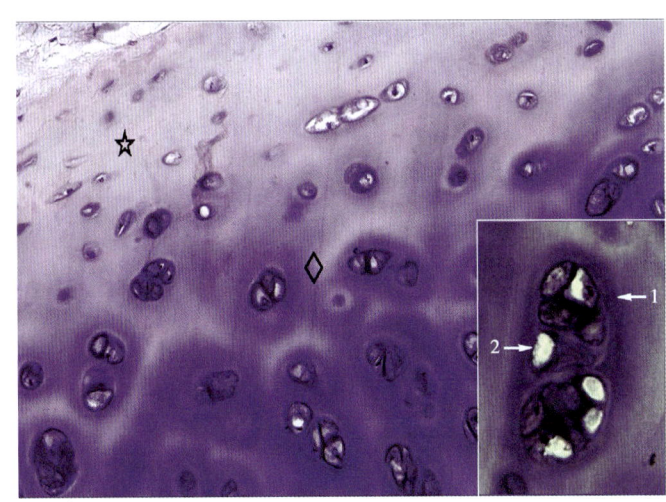

图 4-1　透明软骨（人肋骨）
☆软骨浅层，◇软骨基质
小框图示同源细胞群　1. 软骨囊　2. 皱缩的软骨细胞

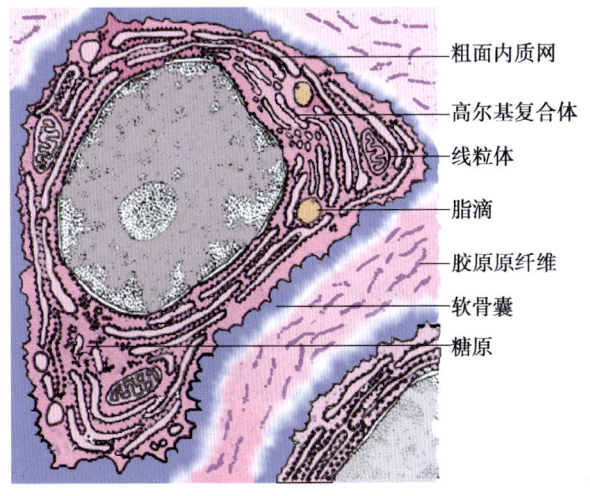

图 4-2　软骨细胞电镜结构模式图

(三)软骨的分类

根据软骨基质内所含纤维的不同,可将软骨分为以下3种类型。

1. **透明软骨(hyaline cartilage)** 分布较广,成体的关节软骨、肋软骨及呼吸道的一些软骨均属透明软骨。新鲜时呈乳白色半透明状。透明软骨基质中的纤维为胶原原纤维,由Ⅱ型胶原蛋白组成。胶原原纤维很细,其折光率与软骨基质相近,故在光镜下不易分辨(图4-1)。

2. **弹性软骨(elastic cartilage)** 分布于耳郭、外耳道、咽鼓管和会厌等处,其结构特点是软骨基质中有大量交织分布的弹性纤维(图4-3),因此弹性软骨具有较强的弹性。

3. **纤维软骨(fibrous cartilage)** 分布于椎间盘、关节盘、耻骨联合及部分肌腱和韧带附着于骨部位等处。其结构特点是有大量呈平行或交错排列的胶原纤维束,由成纤维细胞合成的Ⅰ型胶原蛋白组成,基质嗜酸性较强。软骨细胞较小而少,常成行分布于纤维束之间(图4-4)。新鲜时呈乳白色,具有较大的伸展性,可对抗压力和摩擦。

(四)软骨的发生、生长和再生

软骨来源于胚胎时期的间充质,从人胚发生第5周开始,间充质细胞密集成团,中央的细胞分裂分化为骨原细胞,再分化为成软骨细胞(chondroblast),周围的细胞分化为软骨膜,当成软骨细胞完全被基质包绕时,即为软骨细胞。

软骨有两种并存的生长方式。①间质生长(interstitial growth):或称软骨内生长,是通过软骨内软骨细胞的长大和分裂,并产生基质和纤维,使软骨从内部生长增大。②外加生长(appositional growth):又称软骨膜下生长,是通过软骨膜内层的骨原细胞增殖分化为成骨细胞向软骨表面不断添加新的软骨细胞,产生基质和纤维,使软骨从表面向外扩大。

软骨的再生能力较弱,一般没有直接的再生能力,而是形成致密结缔组织瘢痕。有时在一定机械力的作用下,损伤处肉芽组织中的成纤维细胞可以分化为成软骨细胞,并进一步转变为软骨细胞,分泌软骨基质,形成新的软骨,但多为纤维软骨。如发生软骨缺损,也可通过自体软骨细胞移植进行修复。

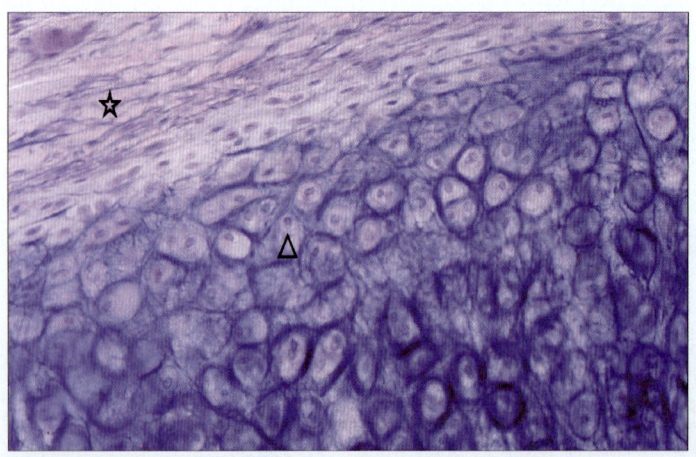

图4-3 弹性软骨(人耳郭) Verhoeff染色
☆软骨膜,△软骨细胞

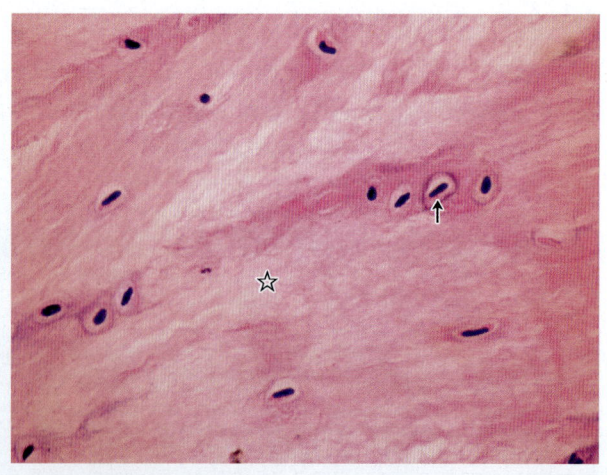

图4-4 纤维软骨(椎间盘)
↑软骨细胞,☆胶原纤维

二、骨

骨由骨组织、骨膜和骨髓等构成，具有支持软组织、构成关节参与身体的运动，以及保护某些重要器官等作用。同时，骨也是储存钙、磷离子等，维持体内离子平衡的重要器官。

（一）骨组织

骨组织（osseous tissue）由大量钙化的细胞间质及数种细胞组成。钙化的细胞间质称为骨基质（bone matrix）。细胞有骨原细胞、成骨细胞、骨细胞和破骨细胞4种。骨细胞最多，位于骨基质内，其余3种细胞均位于骨组织的边缘（图4-5）。骨原细胞、成骨细胞和骨细胞是骨形成细胞在不同分化时期时的不同形态。

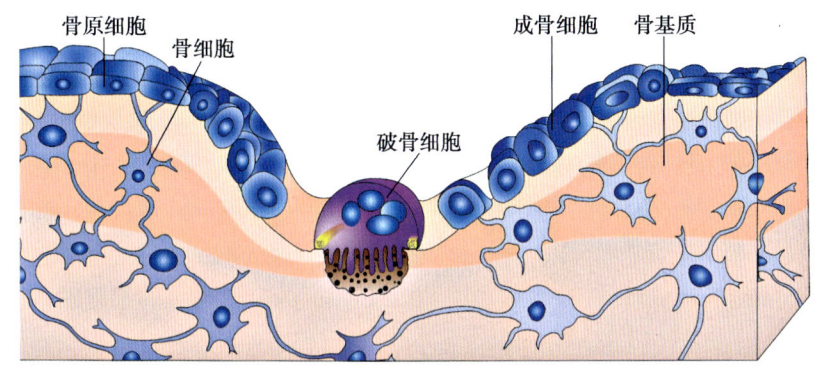

图 4-5 骨组织的各种细胞示意图

1. 骨基质 由有机质和无机质构成，含水极少。有机质由成骨细胞分泌形成，包括大量胶原纤维（占有机成分的90%）及少量无定形基质。无定形基质为凝胶，内含中性或弱碱性糖胺聚糖，有黏着胶原原纤维的作用。基质中还含有骨钙蛋白、骨桥蛋白和骨粘连蛋白等，与骨钙化、钙的运输、细胞与骨质的黏附等方面有关。无机质又称骨盐（bone mineral），主要为羟磷灰石结晶 [hydroxyapatite crystal，$Ca_{10}(PO_4)_6(OH)_2$]，属不溶性中性盐，呈细针状，长10~20 nm，沿胶原原纤维长轴规则排列并与之结合。有机成分与无机成分的紧密结合，使骨既坚硬又有韧性。

骨基质结构呈板层状，称为骨板（bone lamella），成层排列的骨板犹如多层木质胶合板。同一骨板内的纤维相互平行，相邻骨板的纤维则相互垂直，这种结构形式有效地增强了骨的支撑力。骨基质中的小腔称为骨陷窝（bone lacuna），其中含骨细胞胞体；由骨陷窝发出许多细管，称骨小管（bone canaliculus），其中含骨细胞的突起。与软骨组织不同，骨组织内有血管穿行的管道。

2. 骨组织的细胞

（1）骨原细胞（osteoprogenitor cell） 是骨组织中的干细胞，由间充质干细胞分化而来，位于骨外膜及骨内膜贴近骨处。细胞较小，呈梭形，核染色淡，呈椭圆形，细胞质少、弱嗜碱性。当骨组织生长或改建时，骨原细胞能分裂分化为成骨细胞。

（2）成骨细胞（osteoblast） 分布在骨组织表面，常排成一层，具有细小突起的细胞。胞体呈矮柱状或椭圆形，其突起常伸入骨质表层的骨小管内，与表层骨细胞的突起形成缝隙连接，协调细胞的功能活动。成骨细胞核大而圆，染色淡，核仁明显，胞质嗜碱性。电镜下可见

微课 4-1
骨组织的细胞

大量粗面内质网和发达的高尔基复合体。成骨时，成骨细胞分泌骨基质的有机成分，称为类骨质（osteoid），同时向类骨质中释放一些小泡，称基质小泡（matrix vesicle）。基质小泡直径为50~200 nm，有膜包被，膜上有钙结合蛋白、碱性磷酸酶、焦磷酸酶和ATP酶等。基质小泡中酶作用后产生的高浓度PO_4^-与基质中Ca^{2+}共同参与形成羟磷灰石结晶，类骨质开始钙化。当成骨细胞被类骨质包埋后，便成为骨细胞。

（3）骨细胞（osteocyte） 数量最多，单个分散于骨板内或骨板间。骨细胞有许多细长突起，胞体较小，呈扁椭圆形（图4-9）。相邻骨细胞的突起以缝隙连接相连，骨小管则彼此连通。骨陷窝和骨小管内含组织液，可营养骨细胞和输送代谢产物。骨细胞突起与邻近成骨细胞突起之间也同样形成连接，当局部组织受力时，骨细胞相当于"机械传感器"，负荷大小变化经连接进行传递，引导局部骨质塑性与内部改建的发生。同时，骨细胞与成骨细胞分泌的一些蛋白参与这一过程的调控。

（4）破骨细胞（osteoclast） 主要位于骨组织表面被吸收形成的陷窝内，数目较少。破骨细胞来源于骨髓，是一种多核巨细胞，直径30~100 μm，含2~50个核（图4-6）。目前认为，它由多个单核细胞融合而成，无分裂能力。光镜下，破骨细胞贴近骨基质的一侧有皱褶缘（ruffled border）（图4-7），胞质呈泡沫状，嗜酸性。电镜下可见皱褶缘为大量不规则的微绒毛组成。在皱褶缘的周缘有一环形胞质区，内含微丝，无其他细胞器，即光镜下所见亮区（clear zone）。亮区的细胞膜平整并紧贴于骨基质表面，形成一道环形胞质围墙，使所包围的区域成为封闭的微环境区。破骨细胞功能活跃时，向此区释放多种蛋白酶、碳酸酐酶、乳酸和柠檬酸等，在酶及酸的作用下使骨基质溶解。皱褶缘可增大吸收面积，基部有大量溶酶体和吞饮泡，吞饮泡内含小骨盐晶体及解体的有机成分，表明破骨细胞有溶解和吸收骨基质的作用。

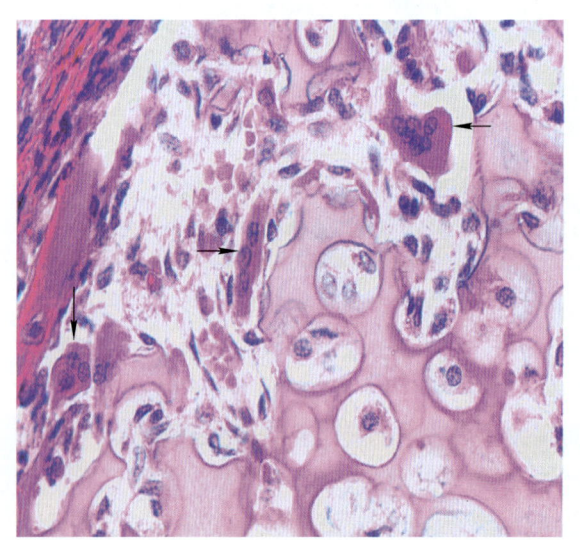

图4-6 骨组织光镜图
破骨细胞（→）

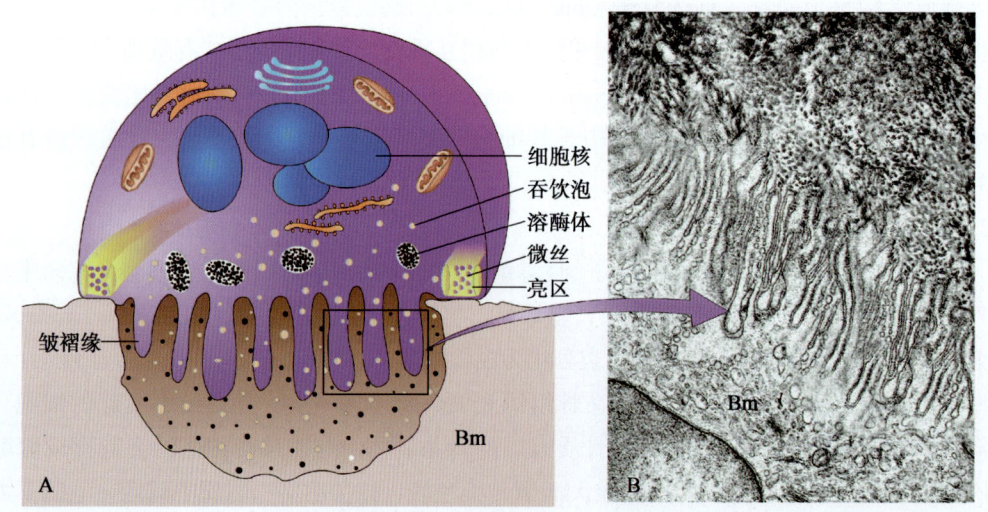

图4-7 破骨细胞超微结构
A. 模式图 B. 透射电镜图 Bm：骨基质

(二)长骨结构

长骨由松质骨、密质骨、骨膜、关节软骨、骨髓及血管和神经等构成。

1. 松质骨(spongy bone) 分布于长骨的骨骺和骨干的内侧面,是由大量针状或片状骨小梁相互连接而成的多孔隙网架结构,网孔即骨髓腔,其中充满红骨髓。骨小梁厚度一般为 0.1~0.4 mm,由数层平行排列的骨板和骨细胞构成。骨小管穿行表层骨板开口于骨髓腔,骨细胞从中获得营养并排出代谢产物(图 4-8)。

2. 密质骨(compact bone) 分布于长骨骨干和骨骺的外侧面。密质骨内的骨板排列规律,按骨板排列方式可分为以下几种:

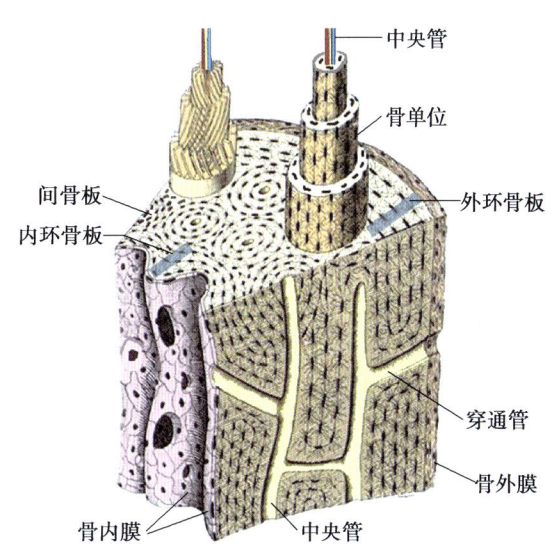

图 4-8 长骨骨干结构模式图

(1)环骨板(circumferential lamella) 分布于长骨干的外侧面及近骨髓腔的内侧面,分别称为外环骨板和内环骨板。外环骨板较厚,数层到十多层,较整齐地环绕骨干排列;内环骨板较薄,仅由几层骨板组成,排列不甚规则。外环骨板和内环骨板均有横向穿越的小管,统称穿通管(perforating canal,又称 Volkmann 管)。穿通管与纵行排列的骨单位中央管相通连,它们都是小血管、神经及骨膜成分的通道。

(2)骨单位(osteon) 又称哈弗斯系统(Haversian system),是长骨干起支持作用的主要结构单位。骨单位位于内、外环骨板之间,数量较多,呈筒状,直径 30~70 μm,长 0.6~2.5 mm,由 10~20 层同心圆排列的骨板(骨单位骨板)围成(图 4-8,图 4-9),其长轴与骨干长轴平行,可分支相连。各层骨板之间有骨细胞,各层骨细胞的突起经骨小管穿越骨板相互连接。骨单位的中轴有一中央管(central canal),又称哈弗斯管,内含骨膜、毛细血管和神经。各个骨单位

微课 4-2
骨单位的组织学结构

切片解读 4-4
骨切片

切片解读 4-5
骨磨片

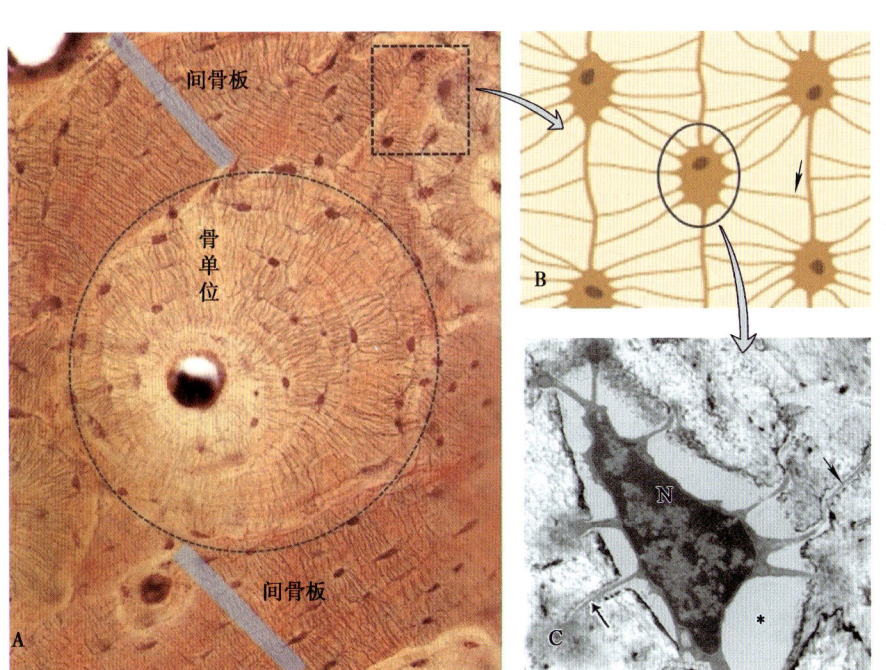

图 4-9 骨单位、间骨板与骨细胞
A. 骨磨片 B. 骨细胞示意图 C. 骨细胞透射电镜图 ↑骨小管中的骨细胞突起,N 骨细胞核,∗骨陷窝

表面都有一层含骨盐多而胶原纤维少或缺如的骨基质，在骨的横磨片上呈折光较强的轮廓线，称黏合线（cement line）。骨单位周边部的骨小管都在黏合线以内返折，不与相邻单位表面的骨小管通连。骨单位最内层的骨小管均开口于中央管，使每一骨单位内的骨细胞均能通过相互通连的骨小管获得营养。

（3）间骨板（interstitial lamella） 是填充在骨单位之间或骨单位与环骨板之间的一些不规则的骨板，它们是原有的骨单位或环骨板未被吸收的残留部分，其中除骨陷窝及骨小管外，无血管通道（图4-8，图4-9）。

3. 骨膜　除关节面以外，骨的内、外表面分别覆以骨内膜和骨外膜。骨外膜（periosteum）分为两层：外层较厚，为致密结缔组织，纤维粗大而密集，有的纤维横向穿入外环骨板，称穿通纤维（perforating fiber），起固定骨膜和韧带的作用；内层较薄，结缔组织疏松，含骨原细胞、成骨细胞、小血管和神经。在骨髓腔面、骨小梁的表面、中央管及穿通管的内表面均衬有薄层结缔组织，即骨内膜（endosteum）。骨内膜的纤维细而少，细胞常排列成一层，颇似单层扁平上皮，细胞之间与骨细胞突起之间有缝隙连接。骨膜的主要功能是保护和营养骨组织，并为骨的生长或修复提供新的成骨细胞。

（三）骨的发生、生长及改建

骨来源于间充质，骨发生自胚胎时期开始至骨生长停止，历时20年以上，但骨改建将持续终身。骨发生有膜内成骨与软骨内成骨两种方式，经历骨组织不断生长与改建的复杂演变，其基本过程包括骨组织形成与骨组织分解吸收，两者相辅相成。

1. 骨组织发生的基本过程　骨组织发生开始时，骨原细胞分裂分化为成骨细胞，成骨细胞分泌类骨质，并被包埋其中，成为骨细胞；继而类骨质钙化成骨基质，形成骨组织。骨组织的吸收主要是破骨细胞的作用，破骨细胞贴附于骨组织表面，分泌有机酸和水解酶，溶解骨盐和降解有机质。

2. 骨发生的方式

（1）膜内成骨（intramembranous ossification）　首先由间充质分化成为胚胎性结缔组织膜，然后在此膜内成骨。人体的顶骨、额骨和锁骨等即以此种方式发生。在将要形成骨的部位，间充质细胞渐密集并分裂分化为骨原细胞，其中部分骨原细胞增大，成为成骨细胞，继而在此形成最早的骨组织，称为骨化中心（ossification center）。新形成的骨组织表面始终有骨原细胞或成骨细胞附着，它们向周围成骨，逐渐形成初级骨小梁（图4-10），构成初级松质骨，其周围的间充质分化为骨膜，此后即进入生长与改建阶段，部分改建为密质骨。

（2）软骨内成骨（endochondral ossification）　间充质先分化为软骨，然后软骨逐渐被骨组织

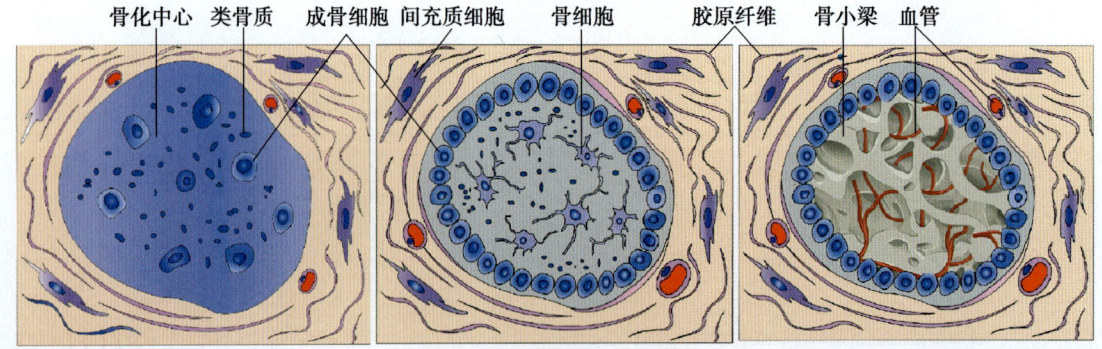

图4-10　膜内成骨示意图

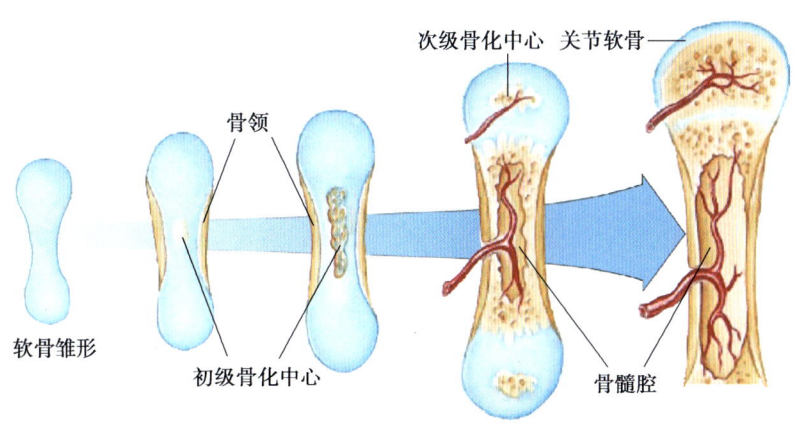

图4-11 软骨内成骨示意图

取代。这种方式见于四肢骨、躯干骨及部分颅底骨等。以下以长骨发生为例简述（图4-11）。

1）软骨雏形形成　间充质密集于将要发生长骨的部位，分化为透明软骨，其形状与未来所形成之长骨相似，故称软骨雏形。软骨雏形外包裹着由间充质分化而来的软骨膜。

2）骨领形成　在软骨雏形中段周围部，软骨膜深层的骨原细胞分裂并分化为新的薄层骨组织，环绕软骨中段的犹如领圈，称骨领（bone collar）；骨领形成后，骨领表面的软骨膜改称为骨外膜。

3）初级骨化中心与骨髓腔的形成　在骨领形成的同时，软骨雏形中段内的软骨细胞肥大并分泌碱性磷酸酶，使其周围的软骨基质钙化，软骨细胞随之凋亡，留下较大的软骨陷窝，形成初级骨化中心。血管、成骨细胞、破骨细胞及间充质细胞等经骨外膜穿越骨领，进入退化软骨区，形成许多与原始骨干长轴平行的隧道，隧道的腔即初级骨髓腔，随后融合为较大的次级骨髓腔，腔内充以初级骨髓。初级骨化中心两端的软骨组织不断生长，紧邻骨髓腔的软骨不断退化，使初级骨化中心的骨化过程从骨干中段持续向两端进行，骨髓腔随之纵向扩展。同时骨领内表面逐渐被破骨细胞分解吸收，使骨髓腔横向扩大。

4）次级骨化中心及骨骺形成　次级骨化中心出现的时间因骨而异，早自出生前，晚至出生后数月或数年不等。出现的部位在骨干两端的软骨中央。次级骨化中心的发生过程与初级骨化中心相似，但骨化是从中央呈辐射状向四周进行的。最后以初级松质骨取代软骨组织，使骨干两端转变成为早期骨骺。骺端表面始终保留薄层软骨，即关节软骨。早期骨骺与骨干之间亦保留一定厚度的软骨层，称骺板（epiphyseal plate）。

3. 长骨的生长与改建

（1）长骨的增长与改建　长骨继续增长的基础是骺板。骺板的软骨细胞分裂增殖，从骨骺侧向骨干侧不断成骨，使骨的长度增加。骺板依次分为5个区。①软骨储备区：软骨细胞较小，散在分布，软骨基质呈弱嗜碱性。②软骨增生区：软骨细胞呈扁平形，分裂增殖的同源细胞群呈纵行排列的细胞柱。③软骨成熟区：软骨细胞肥大，细胞柱之间的基质变薄。④软骨钙化区：软骨细胞成熟肥大，呈空泡状，细胞核固缩。细胞退化死亡，残存较大的陷窝，软骨基质钙化呈强嗜碱性。⑤成骨区：成骨细胞在残存的钙化软骨基质表面形成纵向条索状的初级骨小梁，但最终被破骨细胞破坏而消失（图4-12）。

以上各区的变化连续进行，软骨的增生、退化及成骨在速率上保持平衡，保证骨干生长增加的同时，骺板保持一定的厚度。而长骨的骨骺和干骺端（即骺板成骨区）呈圆锥形，比骨干明显粗大，故在长骨加长的同时，干骺端必须通过改建使直径由大变小。干骺端外侧以骨吸收为主，

知识拓展 4-2
骨骼具有内分泌功能，属于内分泌器官

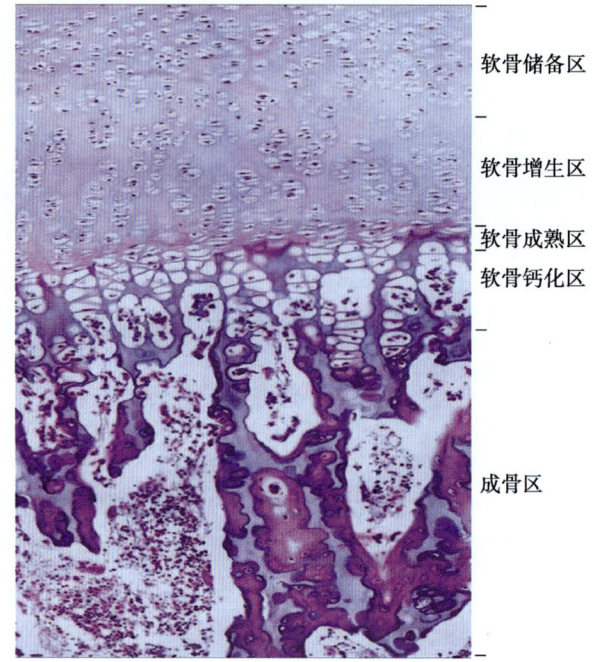

软骨储备区

软骨增生区

软骨成熟区
软骨钙化区

成骨区

图 4-12 骺板软骨生长和骨化过程（新生儿指骨）

内侧面以骨形成为主，使干骺端近骨干的一侧逐渐变细，粗细与骨干中段一致。新增骨干的两端又形成新的干骺端，如此持续不断进行改建。到 17～20 岁，骺板增生减缓并最终停止，骺软骨完全被骨组织取代，在长骨的干、骺之间留下线性痕迹，称骺线。此后，骨再不能纵向生长。

（2）长骨的增粗与改建　骨领的生长和改建是长骨增粗的基础。骨外膜内层的骨原细胞不断分化为成骨细胞，向骨领表面添加新的骨小梁，使骨领逐渐增厚。而骨领内表面的骨小梁又逐渐被破骨细胞分解吸收，使骨干在增粗的同时保持骨组织有适当的厚度。与此同时，骨单位形成并增多，依靠骨吸收和骨形成的协调活动，骨单位被改建。旧的骨单位逐渐被新的骨单位替代，形成新的整体构型，以顺应该长骨的应力需要。骨折愈合的塑形期也是通过改建恢复到和正常骨一样的。

知识拓展 4-3
骨折的愈合

（钟近洁）

思考题

1. 膝关节是人体退化最早、损伤最多的关节，表现之一为透明软骨退化。服用氨基聚糖可以治疗软骨的退化吗？为什么？
2. 人体中骨改建持续终生，联系常见疾病，举出实例，简述还有哪些因素影响骨改建的进程。

数字课程学习……

本章小结　　自测题　　教学 PPT　　电子图片

第五章
血液和淋巴

关键词

红细胞（erythrocyte） 血浆（plasma） 网织红细胞（reticulocyte）
白细胞（leukocyte） 血小板（platelet） 造血干细胞（hematopoietic stem cell）
淋巴（lymph）

> 血液和淋巴属广义的结缔组织，是流动于心血管和淋巴管内的液态组织。血液由血细胞和血浆组成。血浆相当于血液的细胞外基质，是运载血细胞、营养物质和全身代谢产物的载体，具有保持机体内环境稳定的功能。血细胞包括红细胞、白细胞和血小板，均有稳定的形态结构、数量和比例。红细胞可运输氧气和二氧化碳，白细胞参与机体防御和免疫功能，而血小板参与止血和凝血作用。淋巴由淋巴液和淋巴细胞构成。淋巴和血液共同参与机体的防御工作。

思维导图

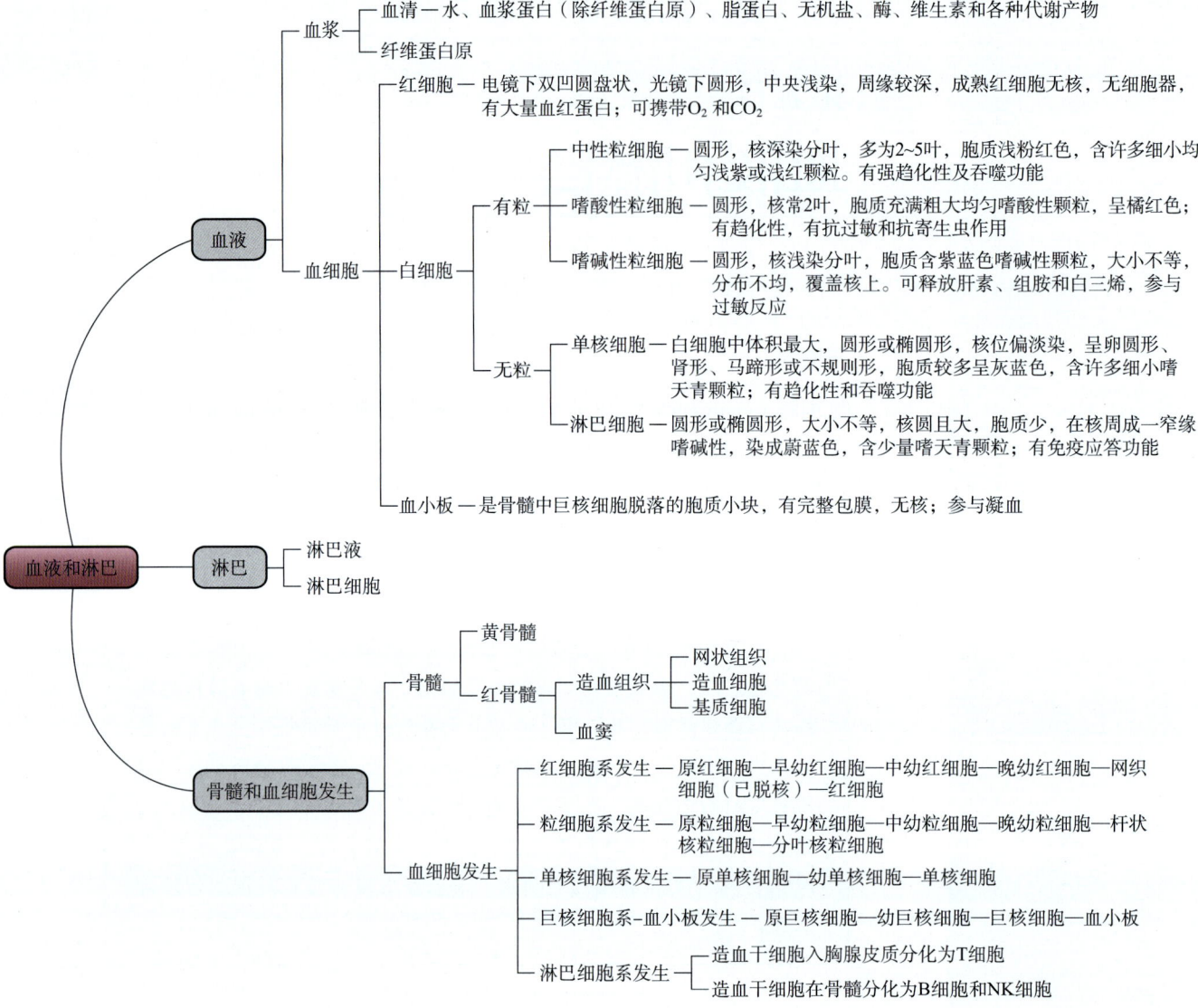

一、血液

血液约占体重的7%,由血浆(plasma)和血细胞(blood cell)组成。在新抽取的血液中加入适量抗凝剂(如肝素或枸橼酸钠),经自然沉降或离心沉淀后,血液可分出三层:上层为淡黄色的血浆,下层为红细胞,中间的薄层膜状为白细胞和血小板(图5-1)。

血浆相当于结缔组织的细胞外基质,约占血液容积的55%,其中90%是水,余为血浆蛋白(白蛋白、球蛋白、纤维蛋白原)、脂蛋白、无机盐、酶、激素、维生素和各种代谢产物。如果试管中不加任何抗凝剂,溶解状态的纤维蛋白原转变为不溶解状态的纤维蛋白,网罗血细胞形成血凝块,析出淡黄色透明的液体,后者称血清(serum)。

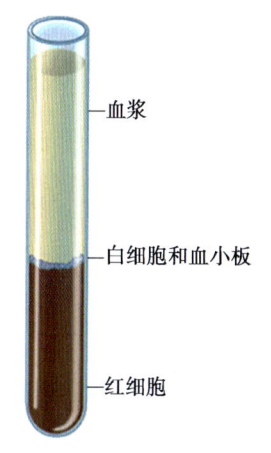

图5-1 血液的成分

血细胞约占血液容积的45%,包括红细胞、白细胞和血小板。在正常生理情况下,血细胞有一定的形态结构和相对稳定的数量(表5-1)。光镜观察血细胞时,通常用瑞特(Wright)或吉姆萨(Giemsa)染色。血细胞的形态、数量、百分比和血红蛋白含量的测定称为血象(图5-2)。患病时,血象常有显著变化,故检查血象对了解机体状况和初步诊断疾病十分重要。

表5-1 血细胞分类和正常值

血细胞	正常值
红细胞	男:$(4.0 \sim 5.5) \times 10^{12}/L$
	女:$(3.5 \sim 5.0) \times 10^{12}/L$
白细胞	$(4.0 \sim 10) \times 10^{9}/L$
中性粒细胞	50%~70%
嗜酸性粒细胞	0.5%~3%
嗜碱性粒细胞	0~1%
单核细胞	3%~8%
淋巴细胞	25%~30%
血小板	$(100 \sim 300) \times 10^{9}/L$

(一)红细胞

红细胞(erythrocyte, red blood cell)直径7.5~8.5 μm,中央较薄(1.0 μm),周缘较厚(2.0 μm)。光镜下红细胞中央染色较浅,周缘染色较深;在扫描电镜下,红细胞呈双凹圆盘状(图5-2,图5-3)。红细胞的这种形态使它具有较大的表面积,从而能最大限度地适应其携带O_2和CO_2的功能。

微课5-1 红细胞

成熟的红细胞内无细胞核,也无细胞器,胞质内充满血红蛋白(hemoglobin, Hb)。血红蛋白是一种含铁的蛋白质,约占红细胞质量的33%。正常成年人每升血液中血红蛋白含量,男性120~150 g,女性110~140 g。它具有结合与运输O_2和CO_2的功能,所以足够的血红蛋白含量

切片解读 5-1
血涂片

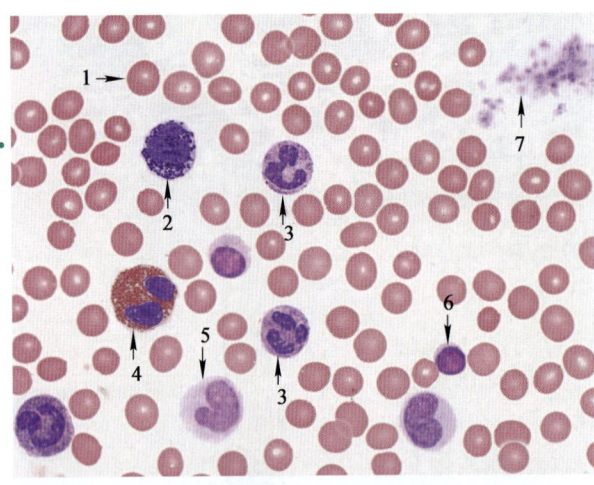

图 5-2 人血涂片
1. 红细胞 2. 嗜碱性粒细胞 3. 中性粒细胞 4. 嗜酸性粒细胞 5. 单核细胞 6. 淋巴细胞 7. 血小板

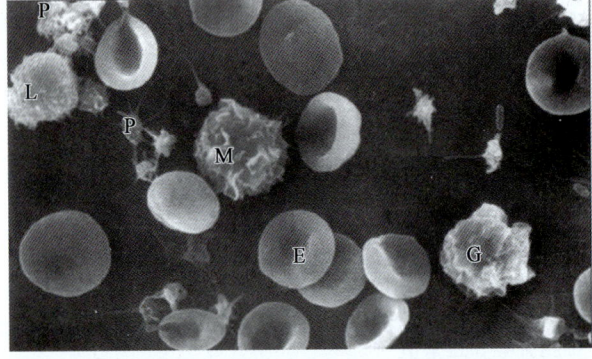

图 5-3 血细胞扫描电镜图
E. 红细胞 G. 粒细胞 L. 淋巴细胞 M. 单核细胞 P. 血小板

知识拓展 5-1
白血病

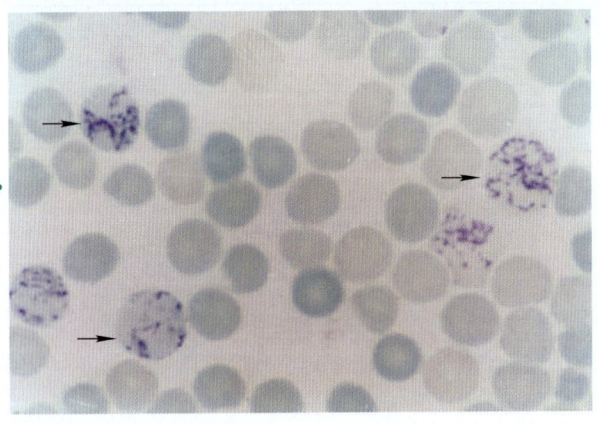

图 5-4 网织红细胞→煌焦油蓝染色

能保证全身组织和细胞所需的 O_2 供给，并带走组织和细胞所产生的大部分 CO_2，以保证机体正常的代谢平衡。

红细胞的寿命一般为 120 天。红细胞有一定的弹性和可塑性，通过毛细血管时可改变形状，这是因为红细胞膜固定在一个能变形的圆盘状网架结构上，称红细胞膜骨架（erythrocyte membrane skeleton）。衰老的红细胞则变脆，不能变形，在通过脾和肝时被巨噬细胞吞噬清除。与此同时，每天都有新生的未完全成熟的红细胞从骨髓进入血液，这些红细胞内还残留部分核糖体，用煌焦油蓝染色呈细网状，称为网织红细胞（reticulocyte）（图 5-4）。网织红细胞在血液中大约经过 1 天后成熟，核糖体完全消失。正常成人，网织红细胞占红细胞总数的 0.5%～1.5%。贫血患者如果造血功能良好，其网织红细胞计数增加。因此，网织红细胞的计数常作为了解骨髓生成红细胞能力的一种指标。

红细胞膜除具有一般细胞膜的共性外，还存有一类镶嵌蛋白，即血型抗原 A 和（或）血型抗原 B，构成人类的 ABO 血型抗原系统，在临床输血时有重要意义。这是因为人类血液中还有抗异型血的天然抗体，例如，A 型血的人具有抗血型抗原 B 的抗体，若错配血型，首次输血即可导致抗原抗体结合，引起红细胞膜破裂，血红蛋白逸出，称溶血（hemolysis）。溶血后残留的红细胞膜囊称红细胞影（erythrocyte umbra）。蛇毒、溶血性链球菌、脂溶剂等也可能引起溶血。

（二）白细胞

微课 5-2
白细胞

白细胞（leukocyte, white blood cell）为有核的球形细胞，它们从骨髓入血后，一般于 24 h 内以变形运动方式穿过微血管壁，进入结缔组织或淋巴组织，发挥防御和免疫功能。成人白细胞的正常值为 $(4\sim10)\times10^9$/L。男女无明显差别，可受各种生理因素的影响，如劳动、运动、饮食及女性月经期时，均略有增多。在疾病状态下，白细胞总数及各种白细胞的百分比值皆可发生改变。光镜下，根据白细胞胞质内有无特殊颗粒，可将其分为有粒白细胞和无粒白细胞两类。前者常简称粒细胞，根据其特殊颗粒的染色性，又可分为中性粒细胞、嗜酸性粒细胞和嗜碱性粒细胞。无粒白细胞有单核细胞和淋巴细胞两种，但均含有细小的嗜天青颗粒。

1. **中性粒细胞**（neutrophilic granulocyte，neutrophil） 是白细胞中数量最多的一种，呈球形，直径 10~12 μm。光镜下，核深染，形态多样，有的呈腊肠状，称杆状核；有的呈分叶状，叶间有细丝相连，称分叶核，分叶核一般分为 2~5 叶，正常人以 2~3 叶者居多（图 5-5）。当机体受细菌严重感染时，大量新生细胞从骨髓进入血液，杆状核与 2 叶核的细胞数增多，称核左移；若 4~5 叶核细胞增多，称核右移，表明骨髓造血功能发生障碍。

中性粒细胞的胞质较丰富，染成浅粉红色，含有许多细小颗粒，其中浅紫色的是嗜天青颗粒（azurophilic granule），浅红色的为特殊颗粒（specific granule）。嗜天青颗粒约占总数的 20%，电镜下颗粒较大，呈圆形或卵圆形，直径为 0.6~0.7 μm，电子密度高。它是一种溶酶体，含酸性磷酸酶、过氧化物酶和多种水解酶等，能消化分解吞噬的细菌和异物等。特殊颗粒约占颗粒总数的 80%，电镜下颗粒较小，直径为 0.3~0.4 μm，呈哑铃状或椭圆形。特殊颗粒是一种分泌颗粒，内含溶菌酶、吞噬素（phagocytin）等，吞噬素也称防御素（defensin），具有杀菌作用。

中性粒细胞与巨噬细胞一样，具有很强的趋化作用和吞噬功能。当机体受细菌等病原微生物侵犯时，中性粒细胞受细菌产物与感染组织释放的某些化学物质的趋化作用，穿出血管，聚集在细菌侵犯部位，吞噬细菌，形成吞噬体。吞噬体与溶酶体融合，细菌即被颗粒内的各种水解酶、氧化酶等杀死，并消化分解。因此，机体受某些细菌感染时，白细胞总数增加，中性粒细胞的比例也显著提高。中性粒细胞在吞噬细菌后，自身也死亡成为脓细胞。中性粒细胞从骨髓进入血液，停留 6~8 h，然后穿出血管，在组织中可存活 2~3 天。

2. **嗜酸性粒细胞**（eosinophilic granulocyte，eosinophil） 呈球形，直径 10~15 μm（图 5-6）。光镜下，核为分叶状，以 2 叶核居多，胞质内充满粗大、均匀、呈橘红色的嗜酸性颗粒，直径为 0.5~1.0 μm。电镜下，颗粒多呈圆形或椭圆形，有膜包被，内含颗粒状基质和方形或长方形晶体。嗜酸性颗粒是一种溶酶体，除含一般溶酶体酶外，还含有组胺酶、芳基硫酸酯酶以及阳离子蛋白。

嗜酸性粒细胞也能做变形运动，并具有趋化性，可受肥大细胞释放的嗜酸性粒细胞趋化因子的作用，移行至发生过敏反应的部位。其释放的组胺酶能分解组胺；芳基硫酸酯酶能灭活白三烯，从而抑制过敏反应；嗜酸性粒细胞释放的阳离子蛋白，对寄生虫有很强的杀灭作用。因此在患过敏性疾病和寄生虫病时，血液中嗜酸性粒细胞增多。嗜酸性粒细胞在血液中一般停留 6~8 h，在组织中可存活 8~12 天。

3. **嗜碱性粒细胞**（basophilic granulocyte，basophil） 数量最少，细胞呈球形，直径

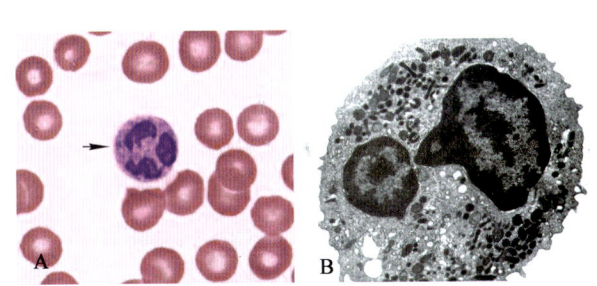

图 5-5 中性粒细胞
A. 光镜图　→中性粒细胞　B. 透射电镜图

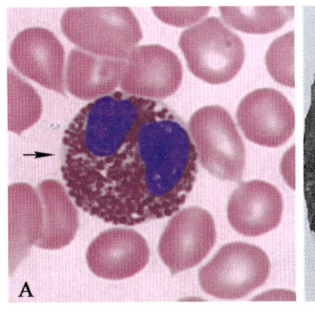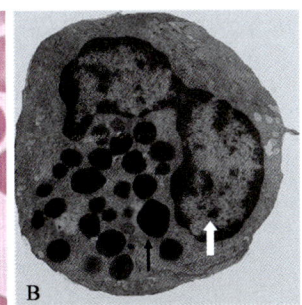

图 5-6 嗜酸性粒细胞
A. 光镜图　→嗜酸性粒细胞
B. 透射电镜图　↑嗜酸性颗粒，⇑细胞核

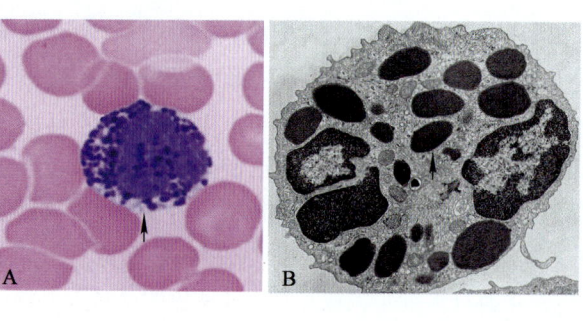

图 5-7 嗜碱性粒细胞
A. 光镜图　↑嗜碱性粒细胞
B. 透射电镜图　↑嗜碱性颗粒

10~12 μm（图 5-7）。光镜下，核呈分叶状、S 形或不规则形，着色较浅。胞质内含有大小不等、分布不均、蓝紫染的嗜碱性颗粒，覆盖在核上并可将其遮盖。电镜下，嗜碱性颗粒内含有细小微粒，呈均匀状或螺纹状分布。颗粒内含有肝素、组胺、嗜酸性粒细胞趋化因子等，胞质可合成分泌白三烯。组胺和白三烯可使平滑肌收缩，小血管通透性增高，导致过敏反应。轻者表现为荨麻疹，重者可出现过敏性休克。嗜碱性粒细胞与肥大细胞均来源于骨髓中的同种定向造血干细胞，部分造血干细胞在骨髓中分化为嗜碱性粒细胞后进入血液；部分造血干细胞在幼稚阶段进入血液，然后进入结缔组织，分化为肥大细胞。嗜碱性粒细胞在组织中可存活 12~15 天。

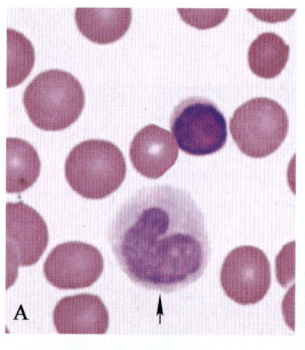
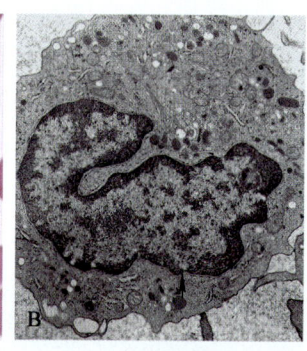

图 5-8 单核细胞
A. 光镜图　↑单核细胞
B. 透射电镜图　↑细胞核

4. 单核细胞（monocyte） 是白细胞中体积最大的细胞，直径 14~20 μm，呈圆形或椭圆形（图 5-8）。光镜下，核呈卵圆形、肾形、马蹄形或不规则形等；核常偏位，染色质着色较浅。胞质丰富，呈弱嗜碱性，染成灰蓝色，含有许多细小的嗜天青颗粒，即溶酶体。单核细胞在血液中停留 12~48 h，然后进入结缔组织或其他组织，分化为巨噬细胞等具有吞噬功能的细胞。

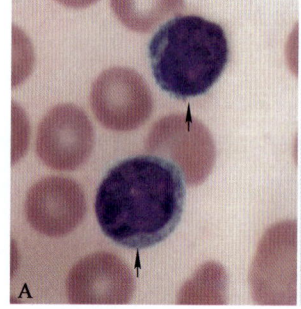
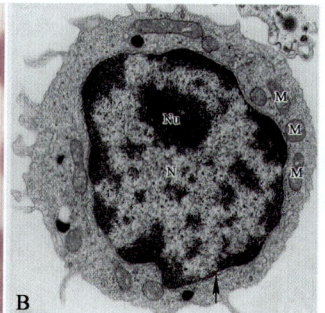

图 5-9 淋巴细胞
A. 光镜图　↑淋巴细胞
B. 透射电镜图　↑细胞核

5. 淋巴细胞（lymphocyte） 呈圆形或椭圆形，大小不等（图 5-9）。血液中的淋巴细胞大部分为直径 6~8 μm 的小淋巴细胞，小部分为 9~12 μm 的中淋巴细胞；在淋巴组织中还有直径 13~20 μm 的大淋巴细胞，但大都不存在于外周血液中。光镜下，小淋巴细胞核圆形、占细胞的大部，一侧常有小凹陷，染色质致密呈块状，胞质很少，呈嗜碱性，染成蔚蓝色，含少量嗜天青颗粒。中淋巴细胞和大淋巴细胞的核呈椭圆形，染色质较疏松、着色浅，胞质较多，可见少量嗜天青颗粒。电镜下，胞质内含大量的游离核糖体，其他细胞器均不发达。

淋巴细胞不仅产生于骨髓，而且产生于淋巴器官和淋巴组织。根据淋巴细胞的发生部位、形态特点和免疫功能等方面的不同，可分为以下三类：

（1）胸腺依赖淋巴细胞（thymus dependent lymphocyte） 简称 T 细胞，产生于胸腺，占血液淋巴细胞总数的 75%；其体积小，胞质内含少量溶酶体。

（2）骨髓依赖淋巴细胞（bone marrow dependent lymphocyte） 简称 B 细胞，产生于骨髓，占 10%~15%；其体积略大，一般不含溶酶体，有少量粗面内质网；B 细胞受抗原刺激后增殖分化为浆细胞，产生抗体，参与体液免疫。

（3）自然杀伤细胞（nature killer cell） 简称 NK 细胞，产生于骨髓，约占 10%；为中淋巴细胞，溶酶体较多。

淋巴细胞是主要的免疫细胞，在机体防御疾病的过程中发挥关键作用。

（三）血小板

血小板（blood platelet）是骨髓中巨核细胞脱落下来的胞质小块，故无细胞核，表面有完整的细胞膜，并非严格意义上的细胞。血小板呈双凸圆盘状，直径为 2~4 μm（图 5-10）；当受到机械或化学刺激时，则伸出突起，呈不规则形。光镜下观察血涂片发现，血小板常聚集成群，单个血小板呈多角形，中央部分有蓝紫色的颗粒，称颗粒区（granulomere）；周边部呈均质浅蓝色，称透明区（hyalomere）。电镜下，血小板表面吸附血浆蛋白，其中有多种凝血因子。透明区含有微管和微丝，参与血小板形状的维持和变形。颗粒区含有特殊颗粒、致密颗粒和少量溶酶体，它们与膜上的凝血因子一道参与血液凝固的多个环节，启动凝血过程。血小板的寿命为 7~14 天。

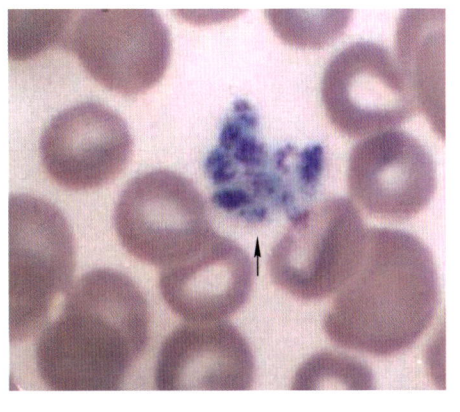

图 5-10 血小板（↑）

二、淋巴

淋巴由淋巴液和淋巴细胞构成。淋巴液是血浆在毛细血管动脉端的部分渗出液，经毛细淋巴管回收后形成。淋巴液经淋巴管流过淋巴结时，便有淋巴细胞加入。如果淋巴结正处于活跃的免疫应答状态，便会有较多淋巴细胞和大量免疫球蛋白进入淋巴。此外，小肠淋巴管的淋巴中常含有数量不定的乳糜微粒，它们是小肠上皮细胞吸收的脂溶性物质与运载蛋白形成的。肝的淋巴内含大量由肝细胞合成的血浆蛋白。淋巴中偶见单核细胞、中性粒细胞等血细胞。

三、骨髓和血细胞发生

体内各种血细胞的寿命有限，每天都有一定数量的血细胞衰老、死亡，同时又有相同数量的血细胞在骨髓生成并进入血流，使外周血中血细胞的数量和质量维持动态平衡。

人的血细胞最初是在胚胎时期卵黄囊壁的血岛生成的，随着卵黄囊血管的出芽成网并与胚体的血管连通，血岛的造血干细胞便迁移到胚体内，先后播散到肝和骨髓等器官内，造血干细胞可增殖分化成各种血细胞。从胚胎后期至出生后，骨髓成为主要的造血器官。

（一）骨髓的结构

骨髓（bone marrow）位于骨髓腔中，分为红骨髓和黄骨髓，红骨髓是造血组织，黄骨髓为脂肪组织，通常所说的骨髓是指红骨髓。胎儿及婴儿时期的骨髓都是红骨髓，从 5 岁开始，长骨骨干的骨髓腔内出现脂肪组织，并随年龄增长而逐渐增多，成为黄骨髓。成年人的黄骨髓和红骨髓约各占 1/2。红骨髓主要分布在扁骨、不规则骨和长骨骺端的松质骨中。黄骨髓内尚保留少量幼稚血细胞，故有造血潜能，当机体需要时，可转变为红骨髓进行造血。红骨髓主要由造血组织和血窦组成（图 5-11）。

1. 造血组织　由网状组织、造血细胞和基质细胞组成。网状细胞和网状纤维构成网架，网孔

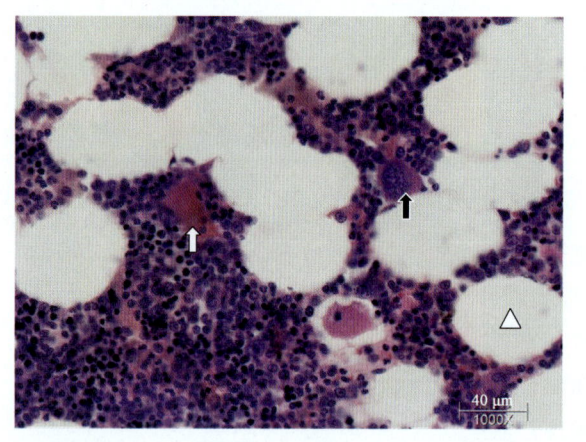

图 5-11 骨髓组织结构
⇧血窦，↑巨核细胞，△脂肪细胞

中充满不同发育阶段的各种血细胞及少量巨噬细胞、脂肪细胞和骨髓基质干细胞等。

造血细胞赖以生长发育的环境称为造血诱导微环境（hemopoietic inductive microenvironment）。造血微环境中的核心成分是基质细胞（stromal cell），包括巨噬细胞、网状细胞、骨髓基质干细胞和血窦内皮细胞等。基质细胞不仅起造血支架作用，并且能分泌多种造血生长因子（hematopoietic growth factors），调节造血细胞的增殖和分化。基质细胞还能产生网状纤维、黏连性糖蛋白等细胞外基质成分。

发育中的各种血细胞在造血组织中的分布呈一定规律。幼稚红细胞常位于血窦附近，成群嵌附在巨噬细胞表面，构成幼红细胞岛，成熟后穿过血窦内皮，脱去胞核成为网织红细胞。幼稚粒细胞则多远离血窦，当发育至晚幼粒细胞具有运动能力时，以变形运动接近并穿入血窦。巨核细胞常常紧靠血窦内皮间隙，将指状胞质突起伸入窦腔，脱落形成血小板。这种分布状况表明，造血组织的不同部位具有不同的微环境诱导造血作用。

2. 血窦（sinusoid） 为骨髓内扩大的毛细血管，腔大而迂曲，形状不规则。窦壁衬贴有孔内皮，基膜不完整，呈断续状，基膜外有扁平多突的周细胞覆盖。当造血功能活跃时，覆盖面减小，利于血细胞穿过。血窦壁内外的单核细胞和巨噬细胞有吞噬清除血流中异物、细菌及衰老细胞的功能。

（二）造血干细胞和定向干细胞

血细胞发生是造血干细胞在一定的微环境和某些因素的调节下，先增殖分化为各类血细胞的原始细胞，然后原始细胞定向增殖、分化成为各种成熟血细胞的过程。

1. 造血干细胞（hematopoietic stem cell） 又称多能干细胞（multipotential stem cell），是生成各种血细胞的原始细胞，起源于人胚第 3 周初的卵黄囊壁等处的血岛。出生后，造血干细胞主要存在于红骨髓，约占骨髓有核细胞的 0.5%，其次是脾和淋巴结，外周血内也有极少量。一般认为，造血干细胞的形态类似小淋巴细胞，即细胞体积小，核相对大，胞质富含核糖体。

知识拓展 5-2
外泌体在血液恶性肿瘤治疗中的作用

造血干细胞的特性是：①有很强的增殖潜能：在一定条件下能反复分裂，大量增殖；但在一般生理状态下，多数细胞处于静止状态；②有多向分化能力：在一些因素的作用下能分化形成不同的祖细胞；③有自我复制能力：即细胞分裂后的部分子代细胞仍具原有特性，故造血干细胞可终身保持恒定的数量。

2. 定向干细胞（committed stem cell） 是由造血干细胞分化的、分化方向确定的干细胞，也称造血祖细胞（hematopoietic progenitor cell），能分化成不同的、形态可辨认的各种血细胞（图 5-12）。目前已确认的定向干细胞有红细胞系造血祖细胞、粒细胞-单核细胞系造血祖细胞和巨核细胞系造血祖细胞。

（三）血细胞发生过程的形态演变

血细胞的发生从幼稚到成熟大致可分为三个阶段：原始阶段、幼稚阶段（又分早、中、晚三期）和成熟阶段。每个阶段都有自己的形态结构特点，是血液病诊断的重要依据。一般规律大致

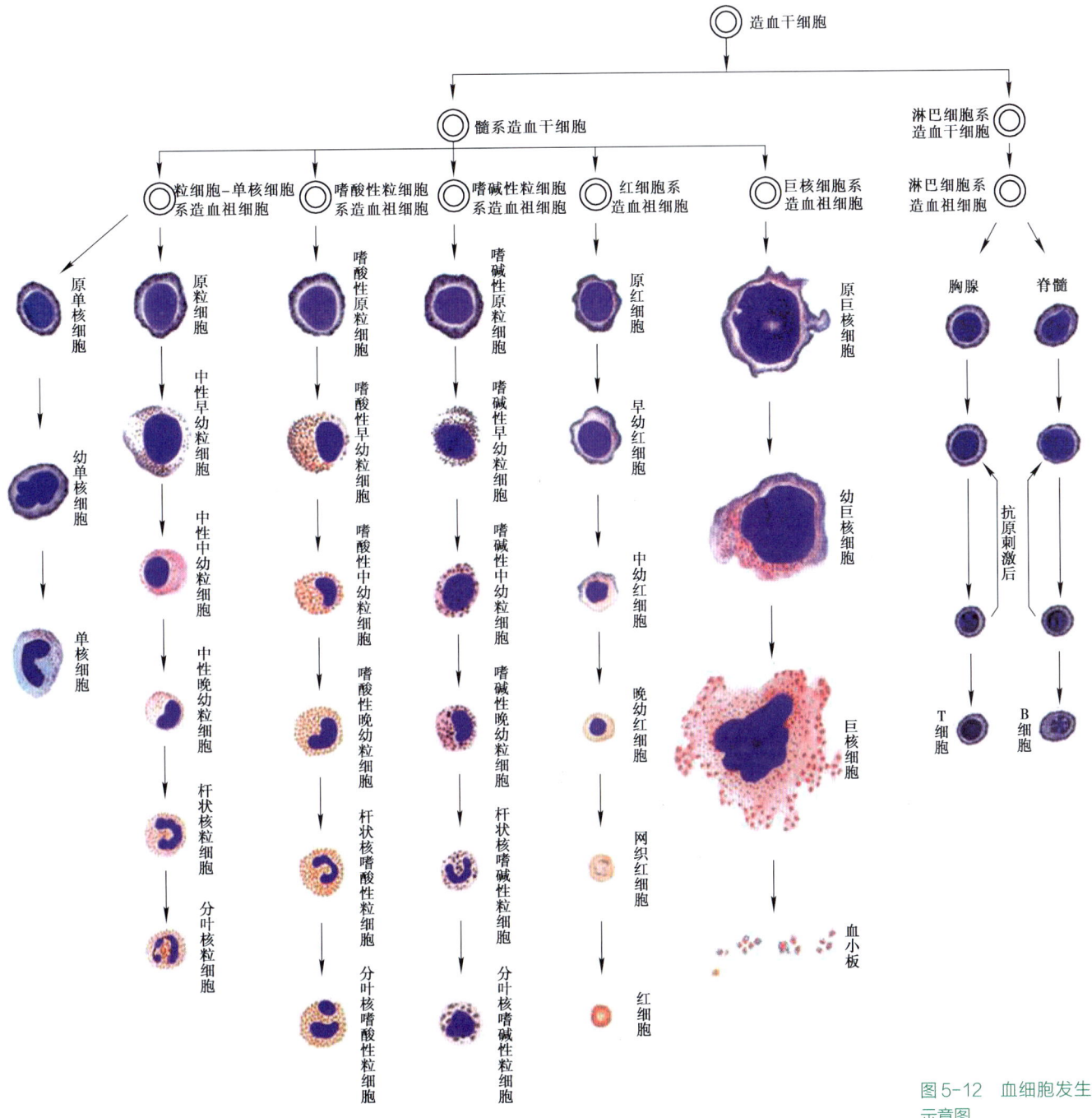

图 5-12 血细胞发生示意图

如下：①胞体由大变小，而巨核细胞的发生则由小变大。②胞核由大变小，红细胞核最后消失，粒细胞核由圆形逐渐变成杆状乃至分叶状，巨核细胞的核由小变大呈分叶状；染色质逐渐变粗密，核仁渐消失。③胞质由少增多，嗜碱性逐渐变弱，但单核细胞和淋巴细胞仍保持弱嗜碱性；胞质内的特殊结构如血红蛋白、特殊颗粒、嗜天青颗粒等均由无到有，并逐渐增多。④细胞分裂能力逐渐减弱到消失，但淋巴细胞仍有很强的潜在分裂能力。

1. **红细胞系的发生** 历经原红细胞（proerythroblast）、早幼红细胞（early erythroblast）、中幼红细胞（intermediate erythroblast）、晚幼红细胞（late erythroblast），后者脱去胞核成为网织红细胞，最终成为完全成熟的红细胞。从原红细胞发育至晚幼红细胞需 3~4 天。巨噬细胞可吞噬脱出的细胞核和其他代谢产物,并为红细胞的发育提供铁质等营养物。

2. 粒细胞系的发生　历经原粒细胞（myeloblast）、早幼粒细胞（promyelocyte）、中幼粒细胞（myelocyte）、晚幼粒细胞（metamyelocyte），进而分化为成熟的杆状核粒细胞和分叶核粒细胞。从原粒细胞增殖分化为晚幼粒细胞需4~6天。骨髓内的杆状核粒细胞和分叶核粒细胞储存量很大，这些细胞在骨髓停留4~5天后入血，即为外周血涂片中看到的杆状核粒细胞或分叶核粒细胞。在某些病理状态，如急性细菌感染，骨髓加速释放，外周血中的粒细胞可骤然增多。

3. 单核细胞系的发生　经过原单核细胞（monoblast）和幼单核细胞（promonocyte）变为单核细胞（图5-12）。在骨髓内，幼单核细胞增殖力很强，当机体需要时（如出现炎症或免疫功能活跃），能加速分裂增殖，以提供大量的单核细胞。

4. 巨核细胞-血小板系的发生　经原巨核细胞（megakaryoblast）、幼巨核细胞（promegakaryocyte）发育为巨核细胞（图5-13），其胞质块脱落形成血小板。在幼巨核细胞时，胞体变大，核常呈肾形，胞质内出现血小板颗粒，核经数次分裂形成巨核，胞体不分裂而变大。巨核细胞呈不规则形，直径40~70 μm，核呈分叶状。胞质内有许多滑面内质网形成的网状小管，将胞质分隔成若干小区，每个小区即是一个未来的血小板，内含颗粒。有时可见到巨核细胞伸出胞质突沿血窦壁伸入窦腔内，其末端膨大脱落即形成血小板。每个巨核细胞可生成2 000~8 000个血小板。

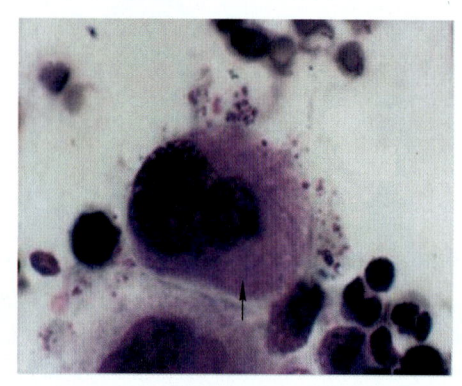

图5-13　巨核细胞（骨髓涂片）
↑巨核细胞

5. 淋巴细胞系的发生　一部分淋巴系造血干细胞经血流进入胸腺皮质分化为T细胞，一部分在骨髓内发育为B细胞和NK细胞。淋巴细胞的发育主要表现为细胞膜蛋白和功能状态的变化，形态结构的演变不很明显，故不易从形态上划分淋巴细胞的发生和分化阶段。

（刘　卉　李锦新）

思考题

1. 某患者，就诊时行血常规检查，结果显示嗜酸性粒细胞明显高于正常值。请问嗜酸性粒细胞的正常值是多少？其形态和功能是什么？初步诊断该患者可能患有什么疾病？
2. 我国提倡无偿献血，每人每次献血量的正常范围是什么？占全身血量多少？红细胞寿命多长？为什么适量献血不影响身体健康？请描述红细胞的形态及功能。

数字课程学习……

本章小结　　自测题　　教学PPT　　电子图片

第六章
肌组织

关键词

横纹肌（striated muscle） 肌纤维（muscle fiber） 肌原纤维（myofibril） 肌节（sarcomere） 横小管（transverse tubule） 肌质网（sarcoplasmic reticulum） 三联体（triad） 闰盘（intercalated disk） 密斑（dense patch）

> 肌组织（muscle tissue）主要由具有收缩功能的肌细胞组成，其间含少量结缔组织、血管和神经。肌细胞呈纤维状，又称肌纤维（muscle fiber）；肌细胞膜称为肌膜（sarcolemma）；细胞质称为肌质（sarcoplasm）。肌组织可分为骨骼肌、心肌和平滑肌三种类型，前两种肌纤维有明暗相间的横纹，故又称横纹肌。骨骼肌的收缩受人的意志支配，属随意肌；心肌与平滑肌的收缩不受人的意志支配，为不随意肌。

思维导图

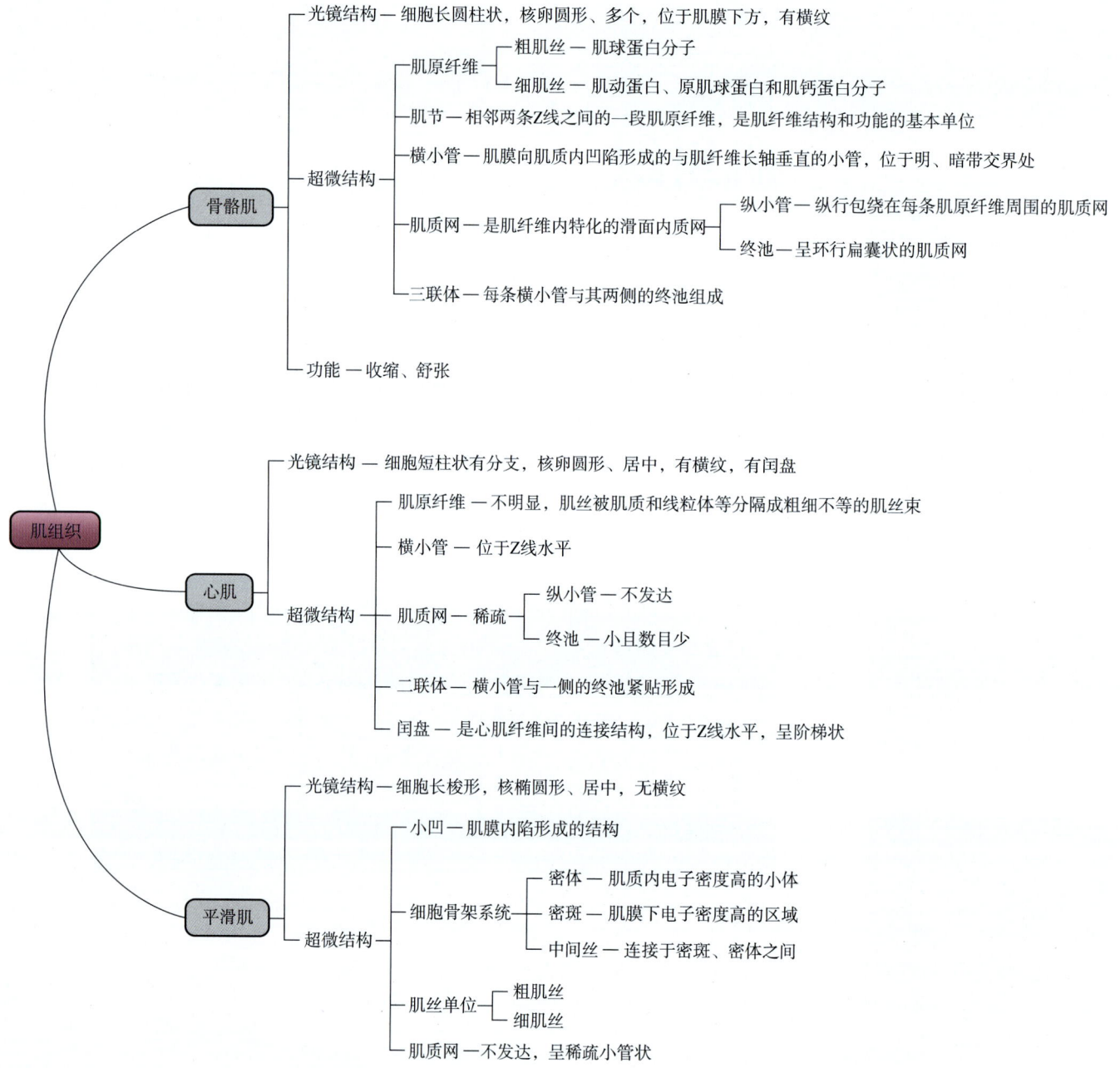

一、骨骼肌

骨骼肌（skeletal muscle）一般借肌腱附着于骨骼，基本成分是骨骼肌纤维，每一条肌纤维的表面包着薄层结缔组织称为肌内膜（endomysium）；数条肌纤维被薄层结缔组织包裹成肌束，外边的结缔组织称为肌束膜（perimysium）；数个肌束被结缔组织包裹形成肌肉，其结缔组织膜称为肌外膜（epimysium）（图6-1）。

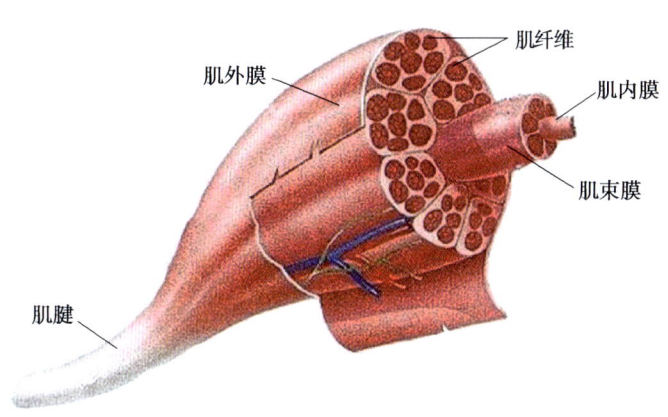

图6-1 骨骼肌模式图

骨骼肌中还有一种扁平、有突起的肌卫星细胞（muscle satellite cell），附着于肌纤维表面。当肌纤维受损伤后，肌卫星细胞可增殖分化，参与肌纤维的修复。

（一）骨骼肌纤维的光镜结构

光镜下，骨骼肌纤维一般呈细长圆柱形，直径10～100 μm，长1～40 mm，长者可达10 cm，两端钝圆，与肌腱纤维相连接，有的肌纤维末端可分支（表情肌和舌肌）。骨骼肌纤维是一种多核细胞，核的数量随肌纤维的长短而异，短者核少，长者细胞核数量可达100～200个，位于肌膜下方。核呈卵圆形，染色较淡，核仁清楚（图6-2）。肌质中含有丰富的肌原纤维（myofibril），呈细丝状，直径1～2 μm，沿肌纤维长轴平行排列。每条肌原纤维上都有明暗相间的带，明暗带都分别排列在同一平面上，故骨骼肌纤维呈现出明暗相间的横纹（cross striation）。明带（light band）又称I带，中央有一条深色的线称Z线。暗带（dark band）又称A带，中央有一条浅色窄带称H带，H带中央有一条深染的线称M线。相邻两条Z线之间的一段肌原纤维称肌节（sarcomere）（图6-2），每个肌节由1/2 I带+A带+1/2 I带构成（图6-3）。肌节是肌纤维结构和功能的基本单位。暗带的长度恒定，为1.5 μm；明带的长度依肌纤维的收缩或舒张状态而异，最长达2 μm。肌节的长度介于1.5～3.5 μm，在静止状态下约为2 μm。

微课6-1 骨骼肌光镜结构

切片解读6-1 骨骼肌

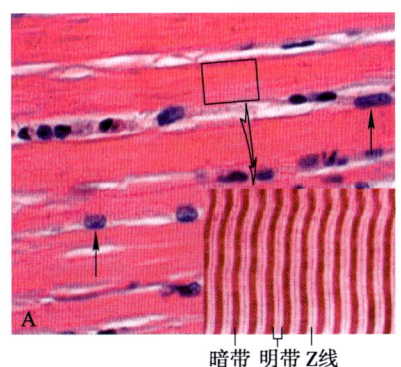 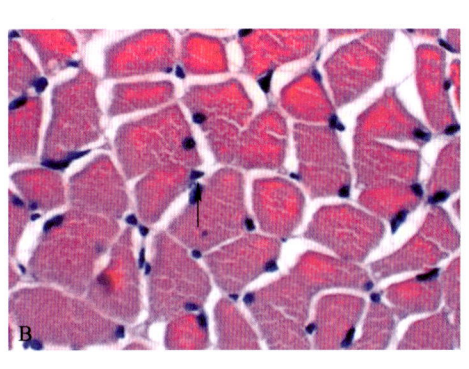

暗带 明带 Z线

图6-2 骨骼肌纤维
A. 纵切面 B. 横切面
↑细胞核

(二)骨骼肌纤维的超微结构

1. **肌原纤维** 由粗、细肌丝构成,这两种肌丝沿肌纤维的长轴并按规则的空间布局互相穿插平行排列。

(1)**粗肌丝**(thick myofilament) 直径约10 nm,长1.5 μm,由250~360个肌球蛋白(myosin)分子集合而成。肌球蛋白分子形似豆芽状,由头和杆两部分组成,在杆一端有两个椭圆形的头,形如豆芽的两个豆瓣,在头和杆的连接点及杆上有两处类似关节的结构,可屈动。许多肌球蛋白分子平行排列,集合成束,组成一条粗肌丝。肌球蛋白分子的杆部都是向着M线,并以一定距离相错开;而头部都朝向细肌丝的Z线并露于表面,称为横桥(cross bridge)。因在粗肌丝的中段没有肌球蛋白分子头部,故表面是光滑的。肌球蛋白分子头部含有ATP酶,可与ATP结合,并有与细肌丝的肌动蛋白相结合的位点。当头部与细肌丝的肌动蛋白相接触时,ATP酶被激活,分解ATP并释放能量,使横桥屈动。在肌纤维舒张状态时,ATP酶无活性(图6-3)。

(2)**细肌丝**(thin myofilament) 直径约5 nm,长1 μm,由肌动蛋白(actin)、原肌球蛋白(tropomyosin)和肌钙蛋白(troponin)3种蛋白组成。肌动蛋白由两列球形肌动蛋白单体连成串珠状,形成双股螺旋链,每个肌动蛋白单体都有一个可与粗肌丝肌球蛋白头部相结合的位点,在肌纤维处于非收缩状态时,该位点被原肌球蛋白掩盖。原肌球蛋白长约40 nm,是由2条多肽链相互缠绕而成的双股螺旋状分子,首尾相连,镶嵌于肌动蛋白的双股螺旋链的浅沟内。1个原肌球蛋白分子缠在7个球形肌动蛋白分子表面。肌钙蛋白为球形,由肌钙蛋白T(TnT)、肌钙蛋白I(TnI)和肌钙蛋白C(TnC)3种亚单位组成,附着于原肌球蛋白分子上,可与Ca^{2+}相结合(图6-3)。

2. **横小管**(transverse tubule) 又称T小管,由肌膜向肌质内凹陷形成,其走向与肌纤维长轴垂直。人和哺乳动物的横小管位于A带和I带交界处,同一水平的横小管分支吻合并环绕每条肌原纤维。横小管可将肌膜的兴奋迅速传至每个肌节(图6-4)。

3. **肌质网**(sarcoplasmic reticulum) 是肌纤维内特化的滑面内质网,位于横小管之间,沿肌纤维长轴纵行排列并包绕每条肌原纤维,形成连续管状系统,故称纵小管(longitudinal tubule,又称L小管)。横小管两侧的肌质网扩大呈扁囊状,称终池(terminal cisterna),约80%的横小管被终池包绕,每条横小管与其两侧的终池组成三联体(triad)(图6-4)。肌膜将兴奋通过三联体传递到肌质网膜,肌质网膜上的镶嵌蛋白质有80%为钙泵(calcium pump)和钙通道,能逆浓度差把肌质中的Ca^{2+}泵入肌质网内储存,可使肌质网内

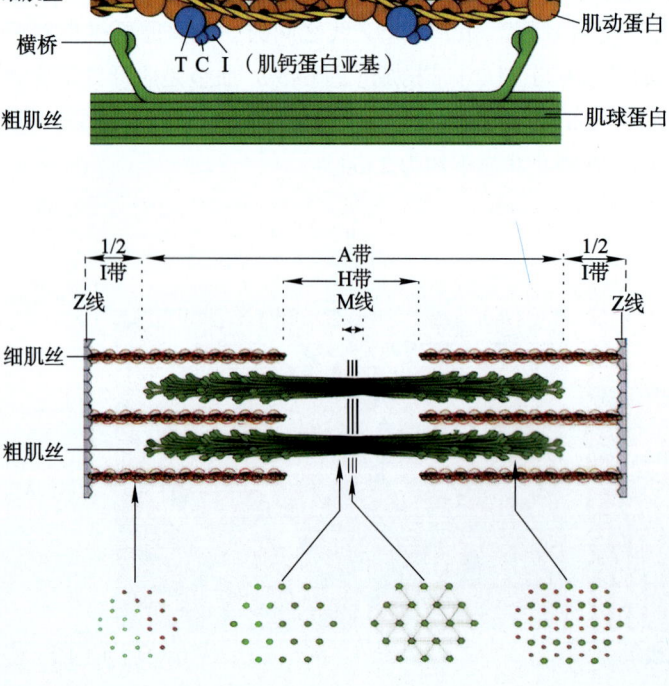

图6-3 骨骼肌粗肌丝和细肌丝分子结构模式图

的 Ca^{2+} 浓度为肌质中的上千倍。当肌质网膜接受兴奋后，钙通道开放，大量 Ca^{2+} 进入肌质。

肌原纤维之间有大量线粒体、糖原和少量脂滴，肌质内还有可与氧结合的肌红蛋白。

（三）骨骼肌纤维的收缩机制

目前认为，骨骼肌纤维的收缩机制是肌丝之间的滑行。其过程大致如下：①运动神经末梢将神经冲动传递给肌膜。②肌膜的兴奋经横小管迅速传向终池。③肌质网膜上的钙泵活动，将大量 Ca^{2+} 转运到肌质内。④TnC 与 Ca^{2+} 结合后，发生构型改变，进而使原肌球蛋白位置也随之变化。⑤原来被掩盖的肌动蛋白位点暴露，迅即与肌球蛋白头接触。⑥肌球蛋白头 ATP 酶被激活，分解了 ATP 并释放能量。⑦肌球蛋白的头及杆发生屈曲转动，将肌动蛋白拉向 M 线。⑧细肌丝向 A 带内滑入，I 带变窄，A 带长度不变，H 带因细肌丝的插入可缩短或消失，由于细肌丝在粗肌丝之间向 M 线滑动，肌节缩短，肌纤维收缩。⑨收缩完毕，肌质内 Ca^{2+} 被泵入肌质网内，肌质内 Ca^{2+} 浓度降低，肌钙蛋白恢复原来构型，原肌球蛋白恢复原位又掩盖肌动蛋白位点，肌球蛋白头与肌动蛋白脱离接触，肌纤维舒张（图6-5）。

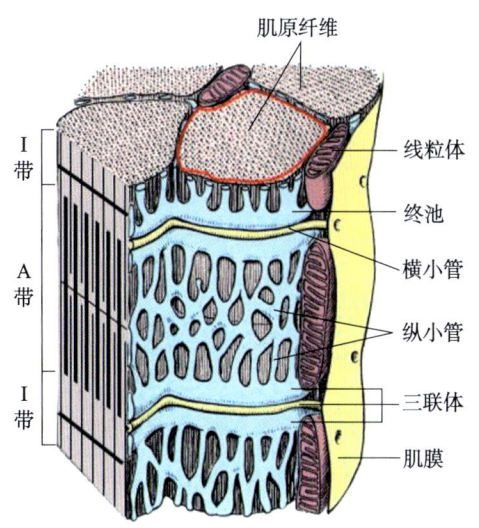

图 6-4 骨骼肌纤维超微结构模式图

知识拓展 6-1
骨骼肌组织工程

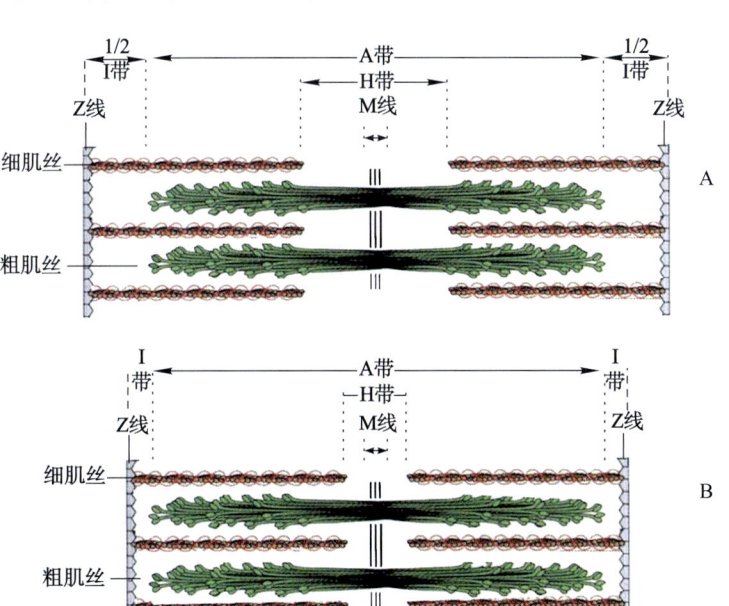

图 6-5 骨骼肌收缩时肌节变化示意图
A. 舒张时的肌节
B. 收缩时的肌节

二、心肌

心肌（cardiac muscle）分布于心脏及邻近心脏的大血管根部，主要由心肌纤维构成，其收缩有自律性。

微课 6-2
心肌

（一）心肌纤维的光镜结构

心肌主要由心肌纤维构成。心肌纤维呈不规则的短柱状，直径 10~20 μm，长为

切片解读 6-2
心肌

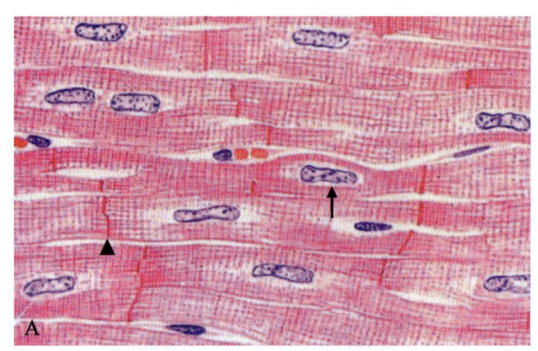
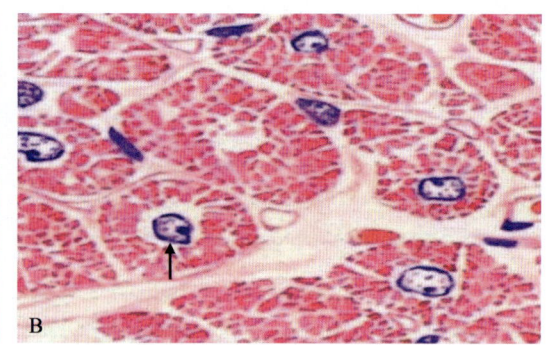

图 6-6 心肌纤维光镜模式图
A. 纵切面　B. 横切面
↑细胞核，▲闰盘

80～150 μm，有分支并互相连接成网。两条心肌纤维相连处染色深的线称为闰盘（intercalated disk），在 HE 染色标本中，闰盘呈深色的阶梯状或横线状。心肌纤维一般只有一个核，呈卵圆形，位于细胞中央，少数为双核，核周围的细胞质内可见脂褐素，随年龄增长而增多（图6-6）。心肌纤维纵切面上也有明暗相间的周期性横纹，故也属横纹肌，但横纹没有骨骼肌清楚。肌质丰富，其中线粒体特别多。肌原纤维较骨骼肌少，多分布在肌纤维的周边。心肌纤维外方也有基膜和网状纤维包裹，心肌纤维之间有丰富的毛细血管。

（二）心肌纤维的超微结构

心肌纤维的超微结构与骨骼肌相似，也有规则排列的粗肌丝和细肌丝，也含横小管和肌质网等结构。心肌纤维的特点是：①肌原纤维不如骨骼肌的规律和明显，肌丝被少量肌质和许多纵行排列的线粒体分隔成许多粗细不等的肌丝束。②横小管较粗，位于 Z 线水平，每一肌节只有 1 条横小管，肌质网稀疏，终池扁而小，常见横小管与一侧的终池紧贴形成二联体（diad）（图6-7），因此，贮钙能力不如骨骼肌，心肌收缩前需从细胞外摄取 Ca^{2+}。③闰盘位于 Z 线水平，相邻的心肌细胞各伸出许多突起，相嵌连接在一起，切面上呈阶梯状，增大了接触面积。闰盘的横位部分有中间连接和桥粒，使心肌纤维间的连接牢固；纵位部分有缝隙连接，能传递冲动，使心肌产生同步收缩（图6-8）。④在心肌纤维之间的间质成分的分布和排列上，是一个多层次、多方位的网络结构，因此称为心肌间质网络（myocardial matrix network）。这个网络结构，主要是由心肌纤维间隙中的成纤维细胞产生及分泌的 I 型和 III 型胶原蛋白形成的纤维所组成。其中大部分是 I 型胶原蛋白形成的粗纤维，弹性较小；而 III 型胶原蛋白形成的细纤维，弹性较大。这两种纤维组成网络，不仅包绕每个心肌细胞和连接相邻的心肌细胞，而且也连接心肌细胞群和毛细血管。在心肌细胞群之间的网索，多呈螺旋式包绕。新生儿的胶原蛋白含量在左、右心室基本相同，而成年人的右心室胶原蛋白含量较左心室高。研究表明，心肌间

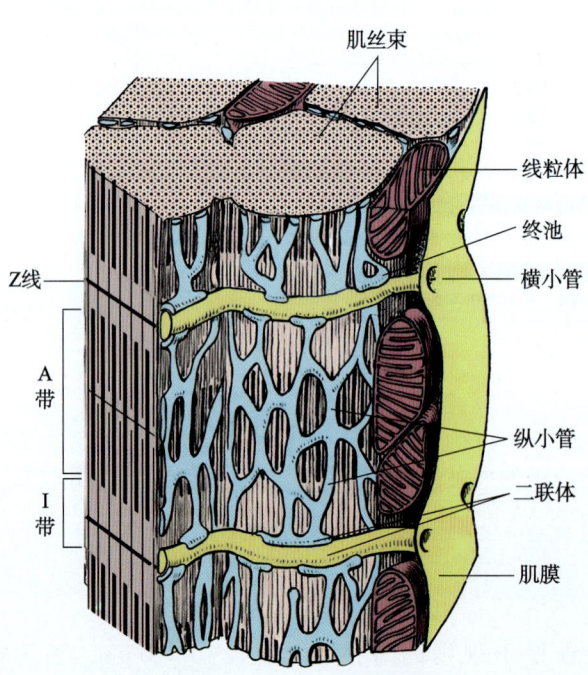

图 6-7 心肌纤维超微结构模式图

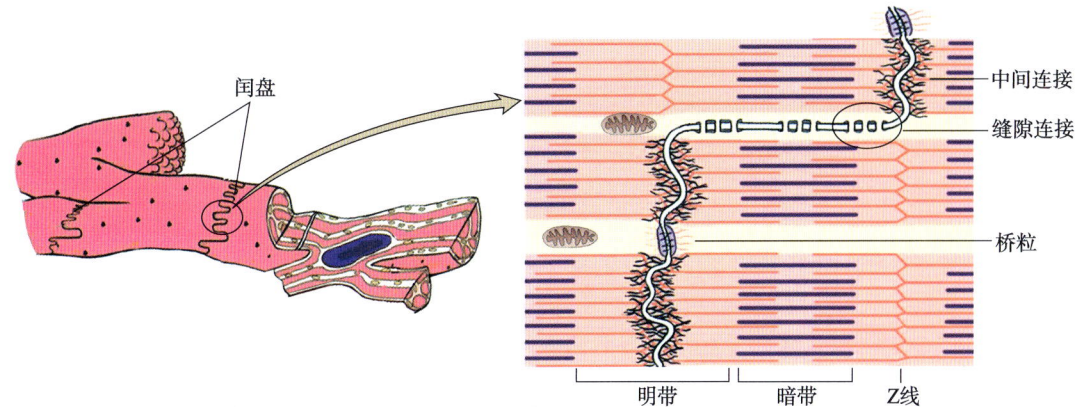

图6-8 闰盘结构模式图

质网络结构对维持固定各部分心肌纤维定向排列，防止心肌纤维变形和脱轨，保持心肌纤维同步舒缩长度的一致性和协调性起着重要作用。许多心肌疾病，多发生心肌间质网络的变形和改建，从而影响了心肌的舒缩功能和血液循环。

知识拓展6-2
组织工程技术治疗缺血性心脏病

三、平滑肌

平滑肌（smooth muscle）主要由平滑肌纤维构成。分布于一些内脏器官，在器官内有的散在分布在结缔组织中，但大部分纤维重叠成层或集成束，构成管道或有腔器官的壁，如胃肠道、呼吸道、泌尿生殖管道、血管和淋巴管的肌层，以及存在于某些实质性器官的被膜内。

（一）平滑肌纤维的光镜结构

平滑肌纤维无横纹，一般呈长梭形，个别器官内可有分支，其长短不一致，平均长度为200 μm，小动脉壁上的平滑肌纤维短至20 μm，而妊娠末期的子宫平滑肌纤维可长达500 μm。平滑肌纤维有一个细胞核，位于肌纤维中央，椭圆形或长杆状，着色较深，可见1~2个核仁，肌质嗜酸性，染色较深。平滑肌纤维的横切面直径很小，呈圆形或不规则形（图6-9）。

切片解读6-3
平滑肌

（二）平滑肌纤维的超微结构

平滑肌肌膜下有许多电子密度高的区域，称密斑（dense patch），相当于骨骼肌纤维的Z线，在肌质处有电子密度高的梭形小体，称密体（dense body）。中间丝是细胞内骨架，连接于密斑、

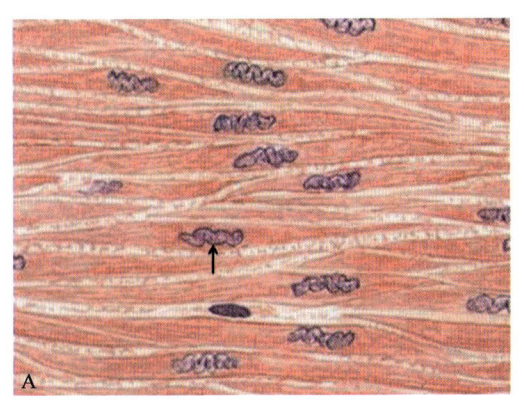
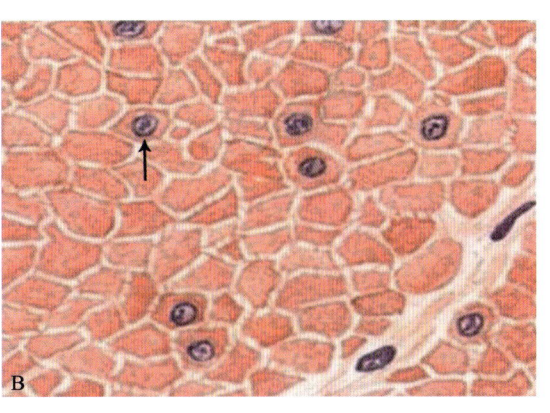

图6-9 平滑肌纤维光镜结构模式图
A. 纵切面　B. 横切面
↑细胞核

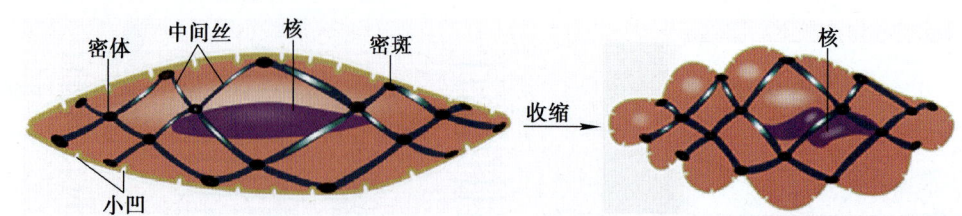

图 6-10 平滑肌纤维收缩模式图

密体之间（图 6-10）。

平滑肌纤维内也有许多肌丝，但不形成肌原纤维。肌丝有三种。①粗肌丝：直径为 15 nm，长 2 μm，由肌球蛋白构成，只有在一定浓度的 ATP、Mg^{2+}、Ca^{2+} 的存在下，肌球蛋白才聚合成粗肌丝。②细肌丝：直径 5 nm，主要由肌动蛋白组成。粗、细肌丝数量之比为 1∶(12~30)；细肌丝在粗肌丝周围，与肌纤维长轴呈平行排列，一端连在密斑或密体上，另一端游离。③中间丝：直径 10 nm，排列不规则，其两端连于密斑或密体上。在平滑肌纤维内形成斜形的网络，构成细胞骨架，起支持作用。

电镜下，在密斑之间可见由肌膜内陷形成的小凹（caveola）。这些小凹与细胞外相通，并沿细胞的长轴排列成带状，相当于骨骼肌的横小管，可传递冲动。肌质网不发达，呈泡状或管状，靠近小凹。细胞核周围无肌丝，可见高尔基复合体、游离核糖体和糖原颗粒等。平滑肌纤维没有肌节，若干粗肌丝和细肌丝聚集形成肌丝单位，又称收缩单位（contractile unit）。

一般认为，平滑肌纤维的收缩机制与骨骼肌相似，也是通过肌丝滑动来实现的。由于细肌丝及细胞骨架的附着点密斑呈螺旋状分布，收缩单位与平滑肌纤维的长轴有一定的夹角，故肌丝滑动时，肌纤维呈螺旋状扭曲、增粗并缩短。

（廉　洁）

思考题

1. 以骨骼肌为例，联系肌丝在肌节内的分布，描述肌节收缩时各带的变化。
2. 心肌和骨骼肌同为横纹肌，心肌的横纹为什么不如骨骼肌的明显？

数字课程学习……

本章小结　　自测题　　教学 PPT　　电子图片

第七章
神经组织

关键词

神经组织（nerve tissue） 神经元（neuron） 尼氏体（Nissl body）
神经原纤维（neurofibril） 突触（synapse） 神经胶质细胞（neuroglial cell）
神经纤维（nerve fiber） 髓鞘（myelin sheath） 郎飞结（Ranvier node）
神经末梢（nerve ending） 运动终板（motor end plate） 肌梭（muscle spindle）

> 神经组织（nerve tissue）主要由神经细胞（nerve cell）和神经胶质细胞（neuroglial cell）组成。神经细胞是神经系统结构和功能的基本单位，又称神经元（neuron）。神经元具有接受刺激、传导和整合信息的功能。神经胶质细胞对神经元起着支持、营养、绝缘、保护和修复作用。

思维导图

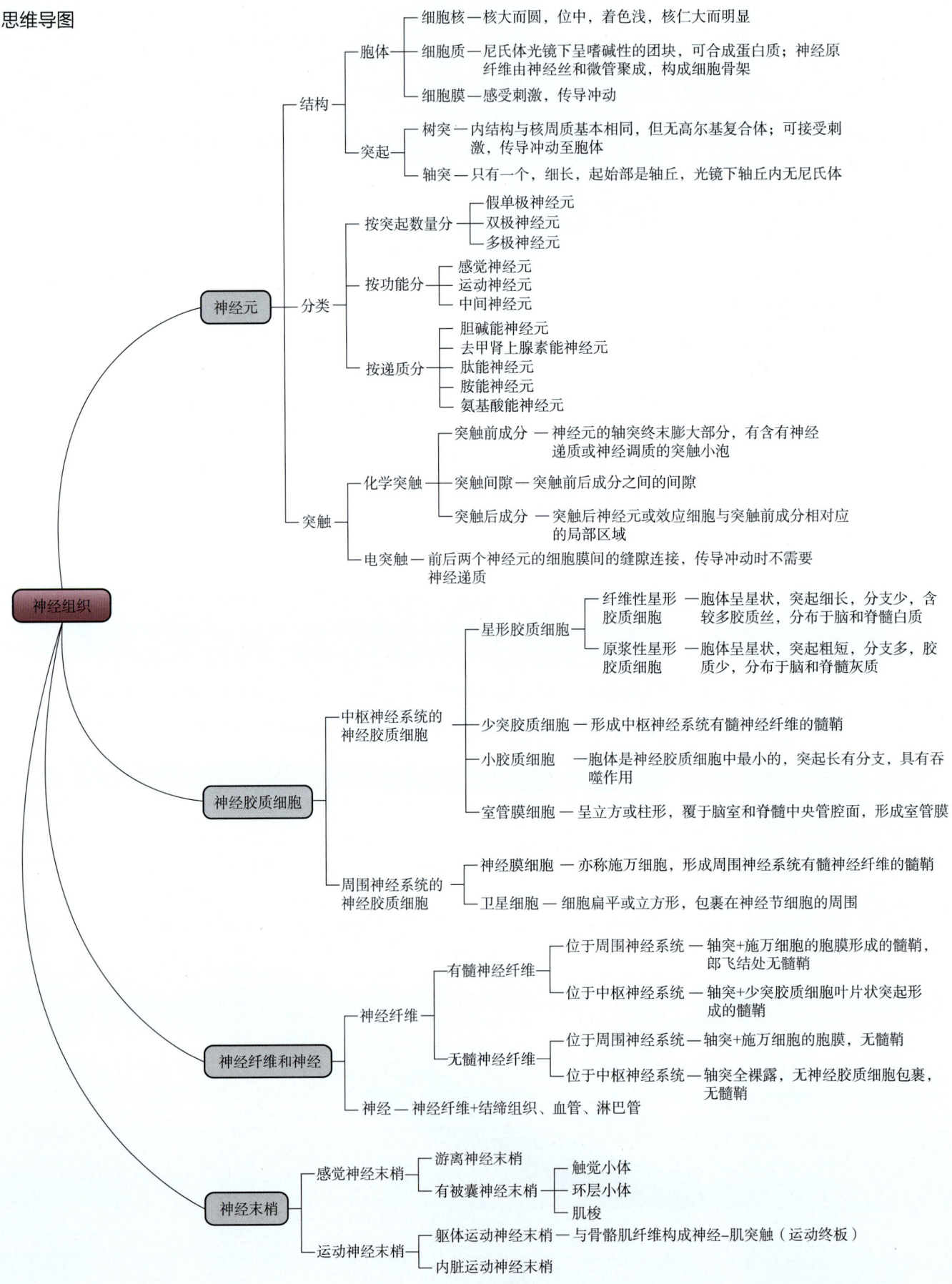

一、神经元

神经元的形态多样,但都具有胞体和突起两部分(图7-1)。

(一)神经元的结构

1. **胞体** 主要位于中枢神经系统的灰质、周围神经系统的神经节和神经丛内,常呈锥形、梨形、梭形、星形或圆形等;胞体大小不等,直径为5~150 μm。胞体是神经元的营养代谢中心。

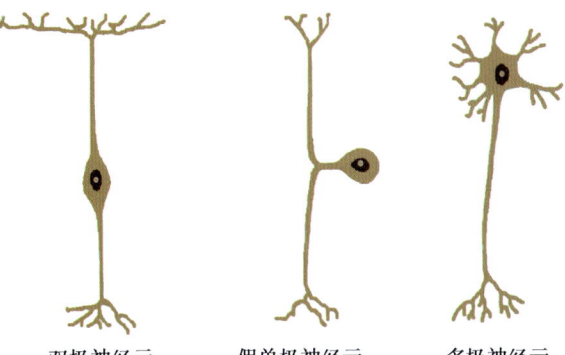

图7-1 神经元的主要形态模式图

双极神经元　假单极神经元　多极神经元

微课7-1 神经元

切片解读7-1 脊髓与多极神经元

(1)**细胞核** 大而圆,位于胞体的中央,着色浅,核膜明显,核仁清晰。

(2)**细胞质** 除含有一般细胞器之外,其特征性结构为尼氏体和神经原纤维。核周围的细胞质又称为核周质(perikaryon)。

1)**尼氏体**(Nissl body):光镜下,HE染色呈嗜碱性斑块或细颗粒。电镜下,为密集排列的粗面内质网和游离核糖体,表明细胞体具有旺盛的合成蛋白质的功能。尼氏体主要分布于神经元的胞体和树突内(图7-2)。

2)**神经原纤维**(neurofibril):光镜下观察镀银标本,神经原纤维呈棕黑色、交错排列的细丝(图7-3)。电镜下,神经原纤维由神经丝(neurofilament)和微管组成。神经原纤维构成神经元的细胞骨架,参与神经元内的物质运输。

(3)**细胞膜** 基本结构与其他细胞膜相似,但具有感受刺激、整合信息和传递神经冲动的功能。

2. **突起** 分为树突和轴突两种(图7-4)。

(1)**树突**(dendrite) 一个神经元有一个或多个树突。树突短而粗,反复分支呈树枝状。树突内的结构与核周体基本相同,但无高尔基复合体。树突表面有许多棘状的小突起,称为树突棘(dendritic spine),是神经元之间发生联络的主要部位。树突棘的细胞膜上具有多种受体蛋白。树突接受刺激,并将信息传给胞体。

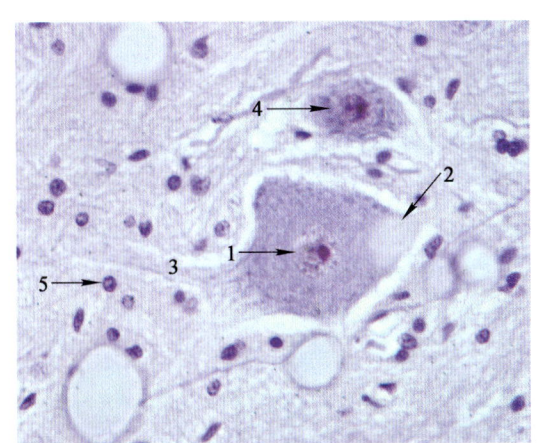

图7-2 脊髓灰质运动神经元
1. 细胞核　2. 轴丘　3. 树突　4. 核周质(内含尼氏体)
5. 神经胶质细胞核

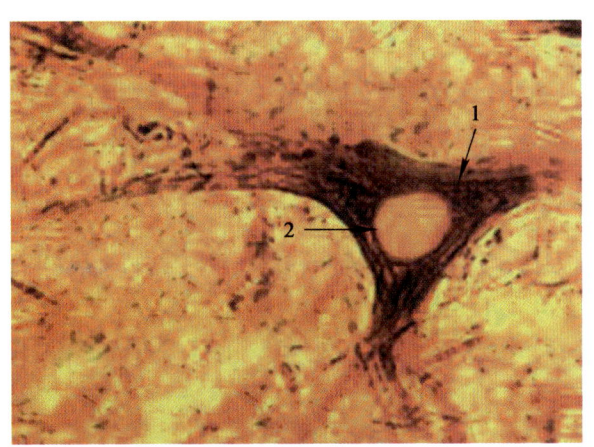

图7-3 脊髓灰质运动神经元　镀银染色
1. 神经原纤维　2. 细胞核

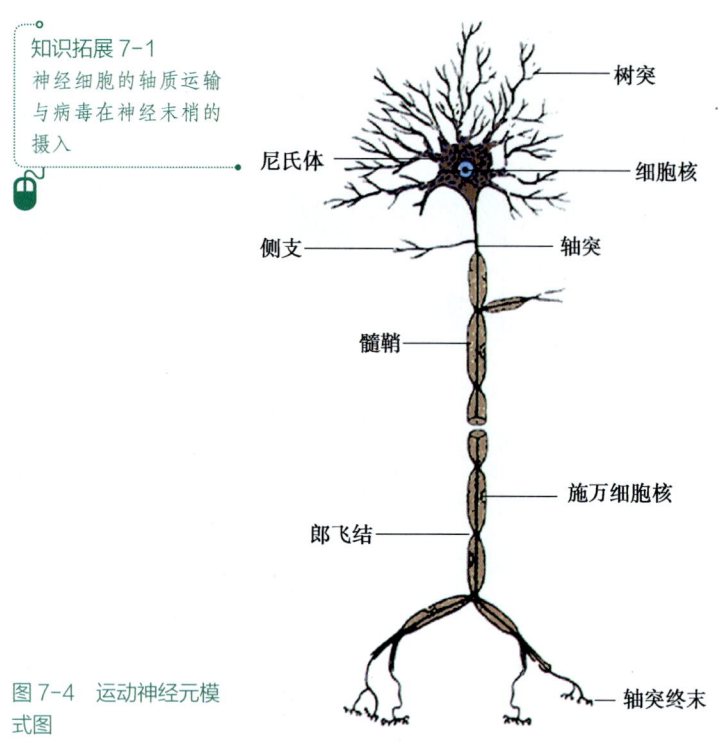

图 7-4 运动神经元模式图

知识拓展 7-1 神经细胞的轴质运输与病毒在神经末梢的摄入

（2）轴突（axon） 每个神经元只有一个轴突。短的轴突只有数微米，长的可达 1 m 以上。轴突表面光滑，细而长，有少量侧支呈直角发出。轴突终末分支呈爪样，与其他神经元或效应细胞形成突触。细胞体发出轴突的起始部有一圆锥形浅染区，称为轴丘（axon hillock），该区及轴突内均无尼氏体。

（二）神经元的分类

1. 根据神经元突起的数量分类　可分为 3 类：①多极神经元：含有多个树突，一个轴突。②双极神经元：含有一个树突，一个轴突。③假单极神经元：先从胞体发出一个突起，离胞体不远处该突起再分出两个分支：一支分布到其他组织或器官中，称为周围突；另一支进入中枢神经系统，称为中枢突（图 7-1）。

2. 根据轴突的长短分类　可分 2 型：①高尔基（Golgi）Ⅰ型神经元：轴突较长，最长可达 1 m 以上。②高尔基Ⅱ型神经元：轴突较短，仅为数微米。

3. 根据神经元的功能分类　可将其分为 3 类：①感觉神经元（sensory neuron）：又称传入神经元（afferent neuron），多为假单极神经元。细胞体位于脑、脊神经节内；周围突接受刺激，并将刺激经中枢突传入神经中枢。②运动神经元（motor neuron）：又称传出神经元（efferent neuron），属多极神经元。细胞体位于脑、脊髓及自主神经节内；树突接受中枢的高级指令；轴突支配肌纤维或腺细胞，使其产生收缩或分泌效应。③中间神经元（interneuron）：多数属多极神经元。约占神经元总数的 99%，分布在感觉神经元和运动神经元之间，起联络作用。

4. 根据神经元释放的神经递质和神经调质分类　可将其分为 5 类：①胆碱能神经元：释放乙酰胆碱。②去甲肾上腺素能神经元：释放去甲肾上腺素。③肽能神经元：释放脑啡肽、P 物质、神经降压肽等，常统称为神经肽。④胺能神经元：释放多巴胺、5-羟色胺等。⑤氨基酸能神经元：释放 γ-氨基丁酸、甘氨酸、谷氨酸等。

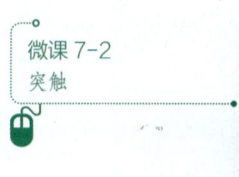

微课 7-2 突触

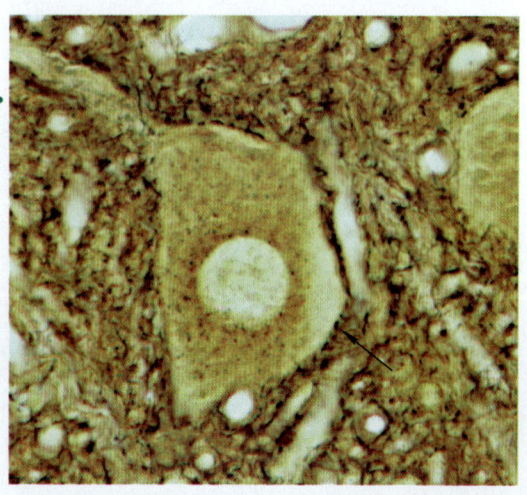

图 7-5 神经元镀银染色示突触小体（↑）

（三）突触

突触（synapse）是神经元与神经元之间，或神经元与非神经元之间特化的细胞连接，是传递神经信息的功能结构。一个神经元所形成突触数量的多少视不同类型神经元而异，如小脑的颗粒细胞只有几个突触，而浦肯野细胞多达上百个突触。多数突触利用神经递质作为传递信息的介质，称为化学突触。有的突触通过缝隙连接传递电信息，称为电突触。

光镜下观察银染标本，神经元轴突末端膨大呈杵状或纽扣状，紧贴于另一神经元胞体或

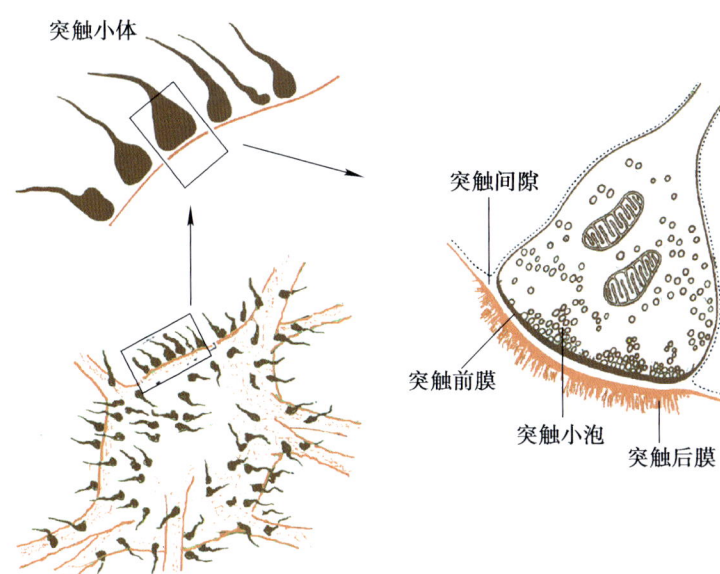

图 7-6 神经元突触连续放大模式图

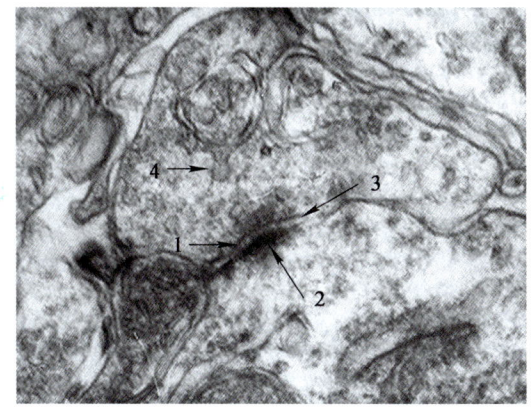

图 7-7 化学突触透射电镜图
1. 突触前膜　2. 突触后膜　3. 突触间隙　4. 突触小泡

突起表面，称为突触小体（图 7-5）。电镜下，化学突触由 3 部分组成（图 7-6，图 7-7）。

1. 突触前成分　是指轴突终末的膨大部分，内含线粒体和单位膜包裹的小泡，称为突触小泡。突触小泡内含神经递质。该处的细胞膜增厚，称为突触前膜，膜内侧有一层高电子密度物质。

2. 突触后成分　是突触后神经元或效应细胞与突触前膜相对应的局部区域。与突触前膜对应部位的细胞膜增厚，称为突触后膜，膜上有神经递质的特异性受体，膜内侧也有高电子密度物质分布。

3. 突触间隙　是位于突触前膜与突触后膜之间的狭小间隙，宽 15～30 nm，含有糖蛋白和细丝状物质。

当突触前神经元信息传递至突触前膜时，突触小泡紧贴突触前膜，以胞吐方式释放神经递质，经过突触间隙，与突触后膜上特异性受体结合，将信息传给突触后神经元或效应细胞。

二、神经胶质细胞

神经胶质细胞又称神经胶质（neuroglia），数量较神经元多，形态多样，也有突起，但无轴突和树突之分。神经胶质细胞广泛分布于神经元周围，对神经元起支持、营养、保护、绝缘和修复作用。神经胶质细胞保持终身分裂能力。

切片解读 7-2
神经胶质细胞

（一）中枢神经系统的神经胶质细胞

1. 星形胶质细胞（astrocyte）　是胶质细胞中体积最大、数量最多的一种。细胞体呈星状，发出的突起呈放射状伸展并反复分支，突起末端膨大形成脚板。脚板常附着在毛细血管壁上或脑和脊髓表面，形成神经胶质膜，是构成血 - 脑屏障的成分之一（见第八章）。星形胶质细胞除了起重要的支持、绝缘作用外，还分泌神经营养因子和多种生长因子，对神经元的分化、功能的维持等方面起重要的作用。此细胞又分为两种类型：

（1）纤维性星形胶质细胞　突起细长，分支少，表面光滑。突起内含较多的胶质丝（glial

filament）。纤维性星形胶质细胞分布于脑和脊髓白质（图7-8）。

（2）原浆性星形胶质细胞　突起短而粗，分支多，表面粗糙。突起内含胶质丝少。原浆性星形胶质细胞分布于脑和脊髓灰质（图7-9）。

2. 少突胶质细胞（oligodendrocyte）　突起较少，突起末端为叶片样膨大，呈同心圆包绕轴突，形成中枢神经系统有髓神经纤维的髓鞘（图7-10）。

3. 小胶质细胞（microglia）　是神经胶质细胞中体积最小的一种，突起细长、分支，表面形成许多小棘（图7-11）。细胞质内含有大量溶酶体。小胶质细胞是单核吞噬细胞系统分布在中枢神经系统的成员，具有吞噬功能。当中枢神经损伤时，可以吞噬细胞碎片和退变的髓鞘。

4. 室管膜细胞（ependymal cell）　呈立方或柱形，细胞游离面形成微绒毛或纤毛，基底部伸出细长的突起（图7-12）。室管膜细胞呈单层被覆于脑室和脊髓中央管腔面，形成室管膜，防止脑脊液直接进入脑和脊髓组织中。室管膜细胞具有支持、保护作用。

（二）周围神经系统的神经胶质细胞

1. 神经膜细胞（neurolemmal cell）　又称施万细胞（Schwann cell），细胞呈薄片状，细

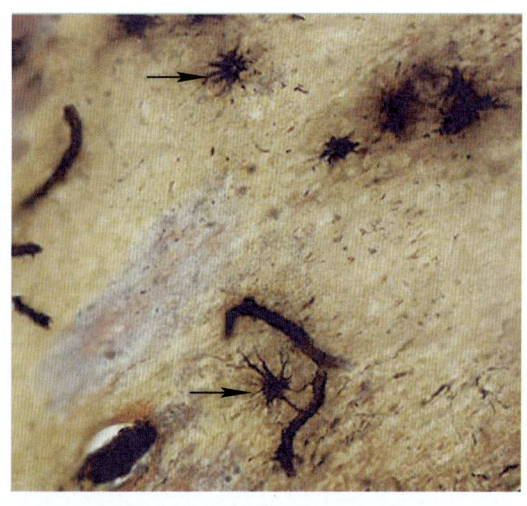

图7-8　纤维性星形胶质细胞（↑）镀银染色

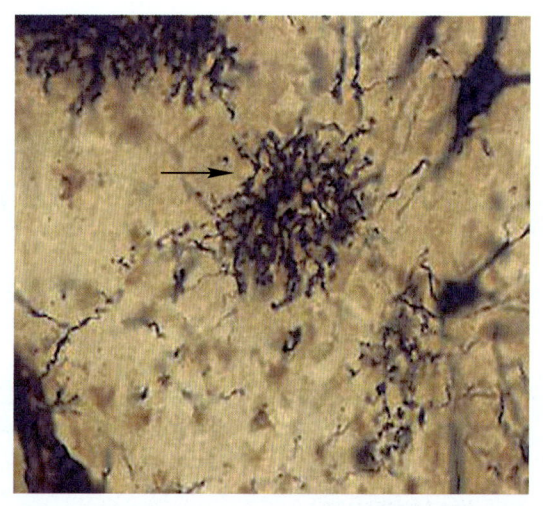

图7-9　原浆性星形胶质细胞（↑）镀银染色

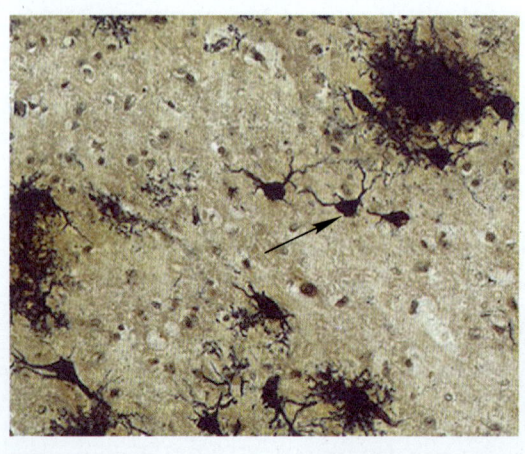

图7-10　少突胶质细胞（↑）镀银染色

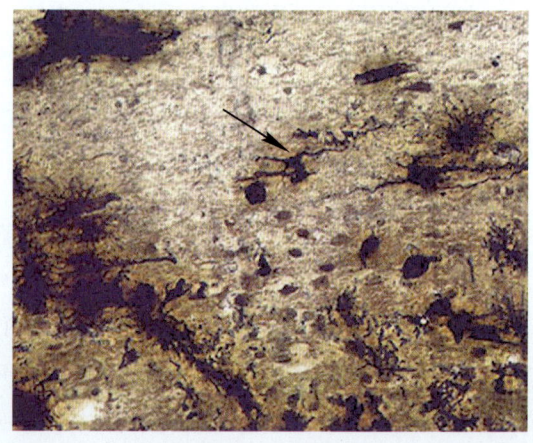

图7-11　小胶质细胞（↑）镀银染色

胞质较少，双层细胞膜同心圆状包卷轴突，形成周围神经系统有髓神经纤维的髓鞘。神经膜细胞外覆有基膜。神经膜细胞能分泌神经营养因子，对神经再生起到支持和诱导作用（图7-13）。

2. 卫星细胞（satellite cell） 又称被囊细胞（capsule cell），细胞呈扁平或立方形，包裹在神经节细胞的周围（见第八章）。

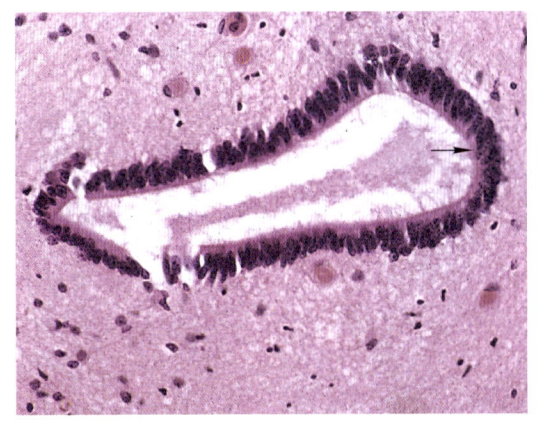

图7-12 脊髓中央管室管膜细胞（↑）

三、神经纤维和神经

（一）神经纤维

神经纤维（nerve fiber）由神经元长轴突和包绕其外的神经胶质细胞共同构成。根据神经纤维有无髓鞘（myelin sheath）分为以下两种类型。

1. 有髓神经纤维（myelinated nerve fiber）

（1）周围神经系统的有髓神经纤维 髓鞘为施万细胞包绕轴突形成。施万细胞的胞膜与外周的基膜共同构成神经膜。一个施万细胞包卷一段轴突，构成一个结间体。相邻施万细胞之间无髓鞘，轴突处的胞膜裸露，称郎飞结（Ranvier node），该处电阻低，利于神经冲动传导。由于髓鞘的主要成分是脂蛋白，在HE染色标本中因髓鞘的脂质被溶解而呈现浅染的泡沫状（图7-13）。电镜下，髓鞘是施万细胞的细胞膜反复包卷轴突形成的同心圆排列的板层结构（图7-14）。

切片解读7-3
神经纤维和神经

（2）中枢神经系统的有髓神经纤维 其结构基本与周围神经系统的有髓神经纤维相同，不同的是其髓鞘由少突胶质细胞的叶片状突起包绕轴突而成。一个少突胶质细胞伸出的多个叶片状突起可分别包绕多个轴突，少突胶质细胞的胞体位于有髓神经纤维之间。有髓神经纤维的轴膜兴奋，呈跳跃式传导，即从一个郎飞结跳到下一个郎飞结，故传导速度快。结间体越长，跳跃距离越大，传导速度也就越快。

2. 无髓神经纤维（unmyelinated nerve fiber）

（1）周围神经系统的无髓神经纤维 其轴突外仅有单层施万细胞的细胞膜包绕，而无髓鞘，一个施万细胞常可包绕多个轴突（图7-15）。电镜下，可见轴突被包埋在施万细胞的细胞膜与外

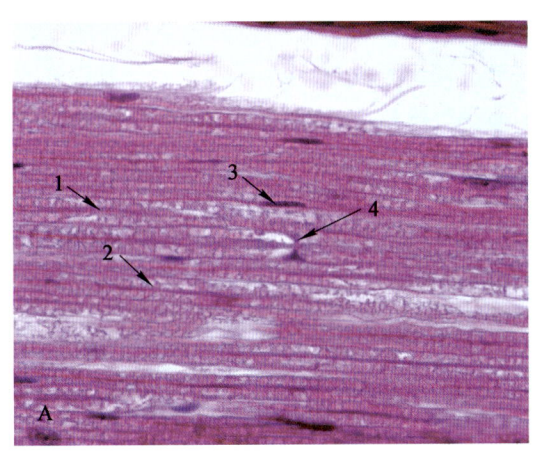
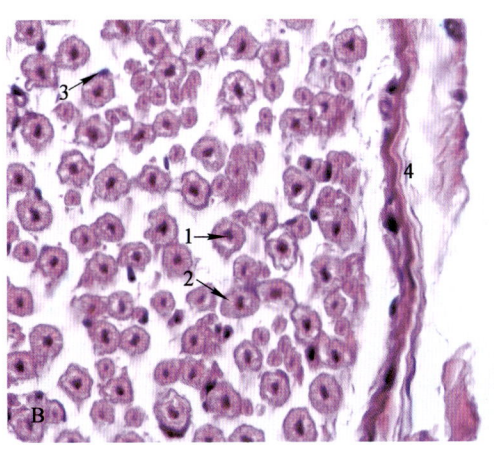

图7-13 周围神经系统的有髓神经纤维
A. 纵切面 1. 轴突 2. 髓鞘 3. 施万细胞核 4. 郎飞结
B. 横切面 1. 轴突 2. 髓鞘 3. 施万细胞核 4. 神经束膜

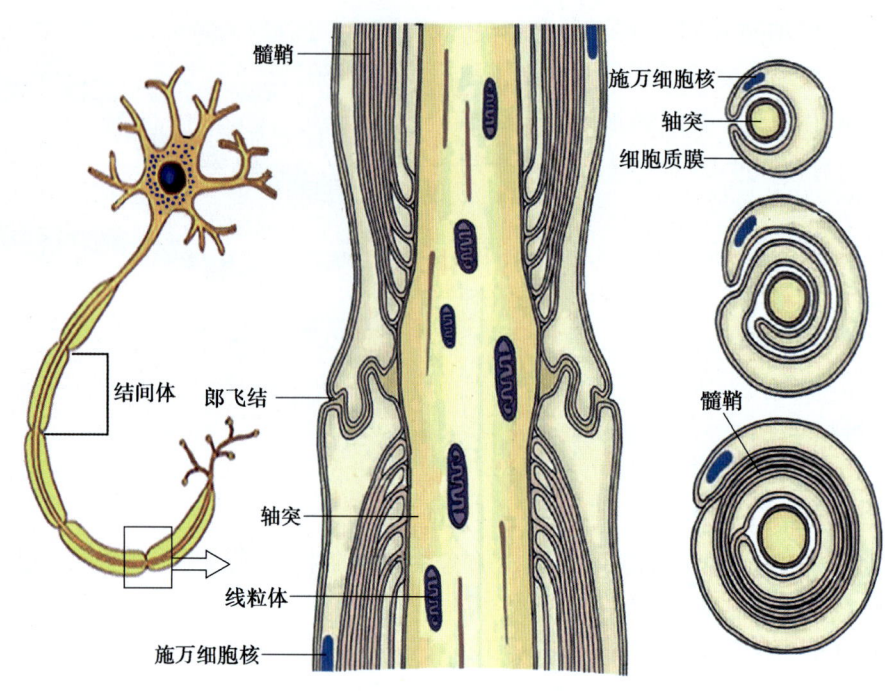

图 7-14 周围神经纤维髓鞘形成的超微结构模式图

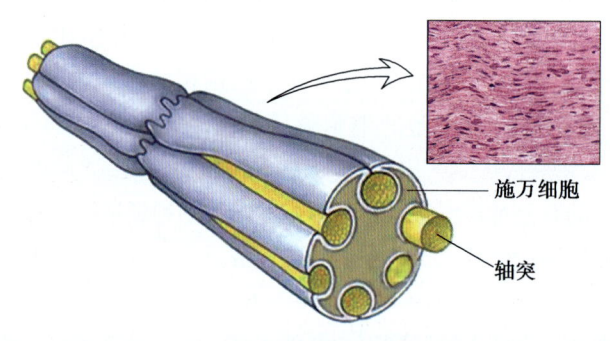

图 7-15 周围神经系统的无髓神经纤维

周的基膜共同构成的神经膜所形成的凹陷中，局部的轴膜可出现裸露现象。

（2）中枢神经系统的无髓神经纤维　轴突外没有特定的神经胶质细胞包裹，其轴突裸露。无髓神经纤维的传导速度较慢。

（二）神经

大量神经纤维及其周围的结缔组织、血管和淋巴管共同构成神经。在一条神经内，神经纤维多为混合型，即包含感觉神经纤维和运动神经纤维。神经纤维粗细不等，有或无髓鞘。每条神经包含若干神经束，而每一神经束又包含许多神经纤维。神经、神经束和神经纤维的周围都包裹有结缔组织，这些结缔组织分别称为神经外膜、神经束膜和神经内膜（图7-16）。

知识拓展7-2 周围神经损伤后的再生

四、神经末梢

神经末梢（nerve ending）是周围神经纤维的终末部分，与其周围的组织共同形成各种末梢装置，分为感觉神经末梢和运动神经末梢两大类。

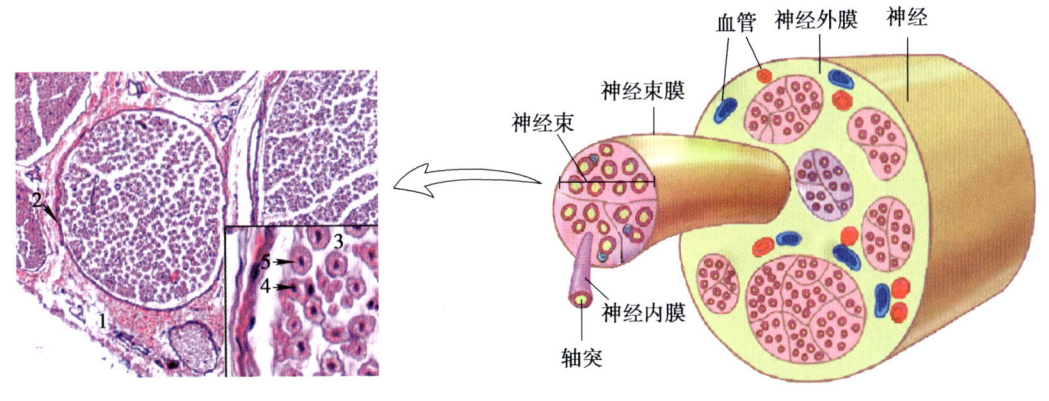

图 7-16 神经和神经纤维横切
1. 神经外膜 2. 神经束膜 3. 神经内膜 4. 轴突 5. 髓鞘

（一）感觉神经末梢

感觉神经末梢（sensory nerve ending）是感觉神经元树突的终末，与其周围组织构成感受器。其功能是接受刺激，并将刺激转为神经冲动传至中枢神经系统。

1. 游离神经末梢（free nerve ending） 是感觉神经纤维终末脱去髓鞘，裸露的树突反复分支后分布在表皮、角膜、黏膜上皮、浆膜及结缔组织等处。游离神经末梢感受温度、疼痛和轻触等刺激（图 7-17）。

2. 触觉小体（tactile corpuscle） 呈卵圆形，周围有结缔组织被囊，被囊内有许多扁平状触觉细胞，裸露的轴突呈螺旋状缠绕于触觉细胞上。触觉小体多分布在手指、足趾掌面的真皮乳头内，感受触觉（图 7-18）。

3. 环层小体（lamellated corpuscle） 呈卵圆形或圆形，周围有结缔组织被囊，被囊内有数十层呈同心圆排列的扁平细胞，中央有一均质样的圆柱体，裸露的神经纤维穿行于柱状体内。多见于手掌和足趾的皮下组织及外生殖器、肠系膜等处。环层小体感受振动、张力和压力觉（图 7-19）。

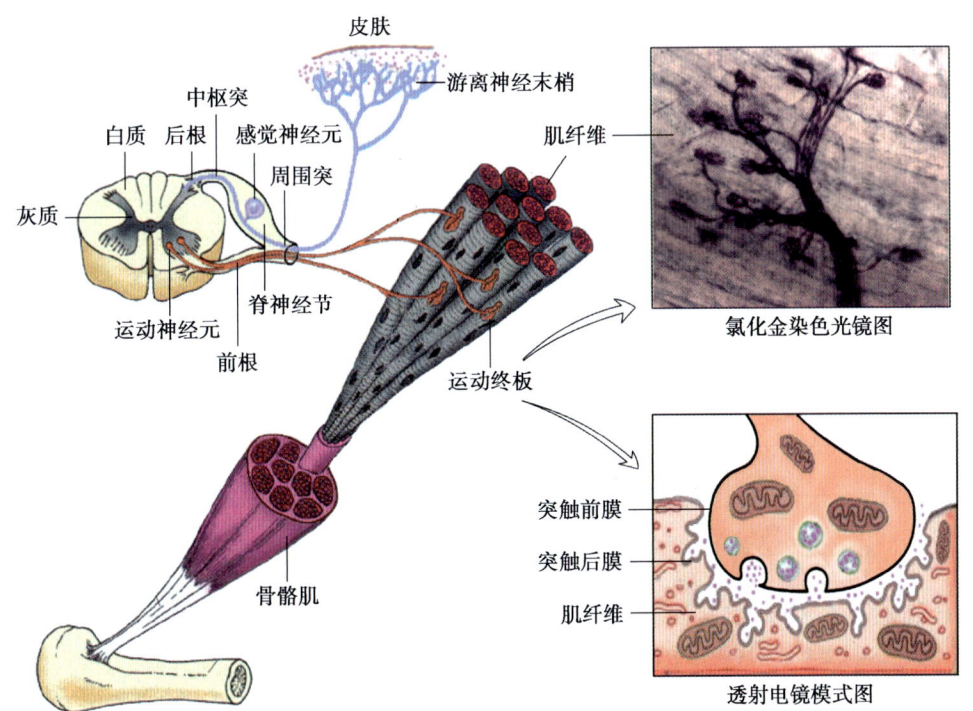

切片解读 7-4
运动终板

图 7-17 游离神经末梢和运动终板

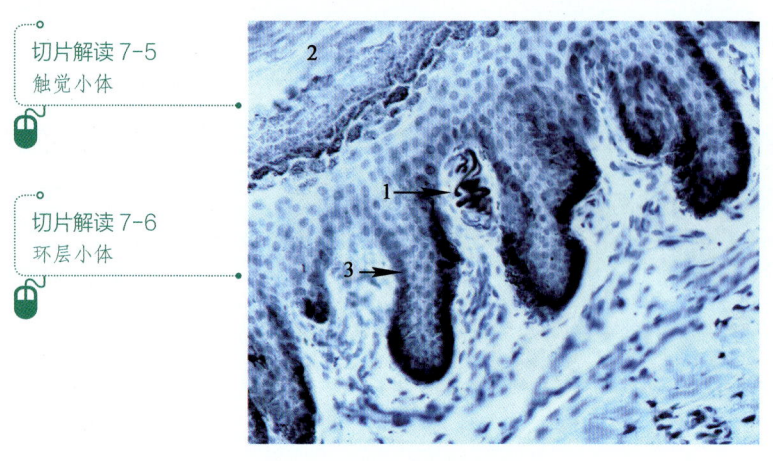
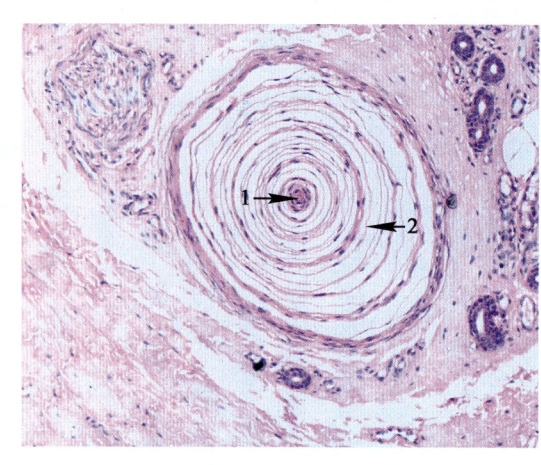

图 7-18 触觉小体 特殊染色
1. 触觉小体 2. 角质层 3. 复层扁平上皮基底部

图 7-19 环层小体横切
1. 圆柱体和其中的轴突 2. 同心圆排列的扁平细胞

4. 肌梭（muscle spindle） 是分布在骨骼肌内的梭形结构。被囊内有数条梭内肌纤维，梭内肌纤维的核成串排列，肌原纤维较少。肌梭分布于骨骼肌纤维之间，感觉神经末梢呈环状包绕梭内肌纤维中段，感受肌纤维的伸缩、牵拉变化，冲动传入中枢后，产生对骨骼肌伸缩状态的感知，故属于本体感受器，在调节骨骼肌纤维的活动中发挥作用。另外，肌梭内也有运动神经末梢，分布在肌梭两端。梭内肌纤维受脊髓前角 γ 神经元支配，调节肌梭紧张度（图 7-20）。

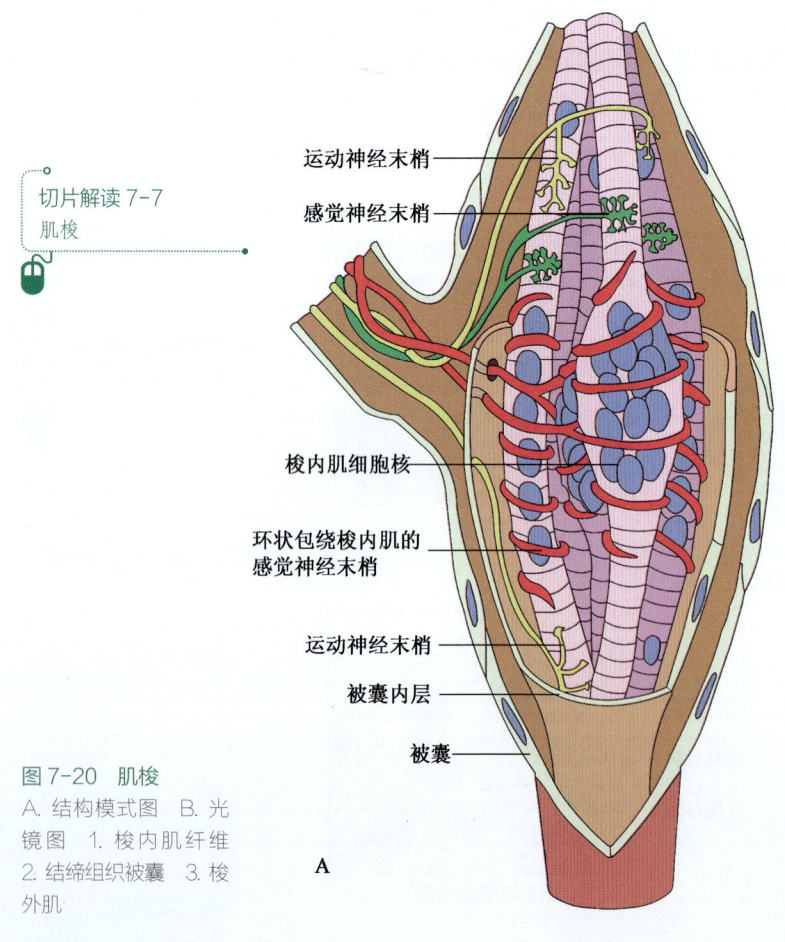
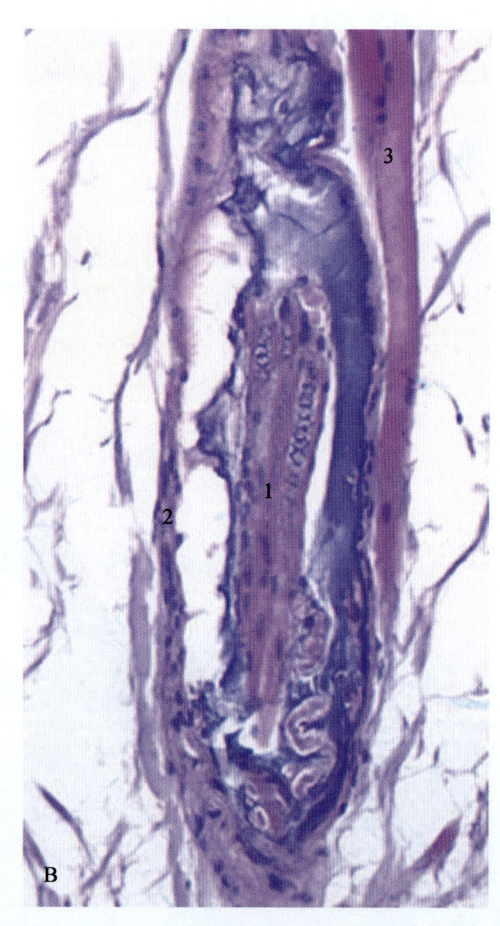

图 7-20 肌梭
A. 结构模式图 B. 光镜图 1. 梭内肌纤维 2. 结缔组织被囊 3. 梭外肌

（二）运动神经末梢

运动神经末梢（motor nerve ending）为运动神经元的轴突分布在肌组织或腺体的终末结构，支配肌纤维的收缩或腺体的分泌活动，分为以下两种类型。

1. **躯体运动神经末梢** 是支配骨骼肌的运动神经末梢。运动神经元轴突接近骨骼肌纤维时失去髓鞘，裸露的轴突先形成爪样分支，各分支末端再形成纽扣样膨大，附着在肌纤维的肌膜上，构成神经-肌突触，又称为运动终板（motor end plate）。电镜下，运动终板处的肌纤维向胞质内凹陷形成浅槽，槽底的肌膜反复凹陷形成许多皱褶，此处的肌膜即突触后膜，槽内嵌入的轴突终末为突触前膜，两者之间为突触间隙（图7-17）。当神经冲动到达运动终板时，突触前膜释放的神经递质（乙酰胆碱）与突触后膜上的受体结合，使肌膜兴奋，引起肌纤维收缩。

2. **内脏运动神经末梢** 是自主神经节的神经元发出的无髓神经纤维末梢。其反复分支，终末呈串珠状或膨大的小结，附于内脏和血管的平滑肌、心肌或腺体细胞上，构成突触。内脏运动神经末梢支配平滑肌和心肌的收缩、舒张或腺细胞的分泌活动。

（杨利敏　王秀丽）

思考题

1. 神经元的突触结构是如何影响神经信息传递和学习记忆过程的？
2. 神经胶质细胞如何维护神经系统中神经元的功能？

数字课程学习……

　本章小结　　　自测题　　　教学PPT　　　电子图片

第八章
神经系统

关键词

神经系统（nervous system） 大脑皮质（cerebral cortex） 小脑皮质（cerebellar cortex） 锥体细胞（pyramidal cell） 浦肯野细胞（Purkinje cell） 神经节（ganglia） 血-脑屏障（blood-brain barrier）

> 神经系统（nervous system）主要由神经组织组成，分为中枢神经系统和周围神经系统，前者包括脑和脊髓，后者由神经节和神经构成。中枢神经系统的实质分为灰质和白质，灰质为神经元胞体集中处，白质由神经纤维组成。大脑和小脑的灰质位于表层，又称皮质；白质被皮质包裹，位于脑的深层，称髓质。在周围神经系统，神经元胞体集中的部位称神经节或神经丛。神经系统的功能通过神经元之间复杂的网络联系来实现。神经系统与内分泌系统相辅相成，调控机体各器官和系统的活动。

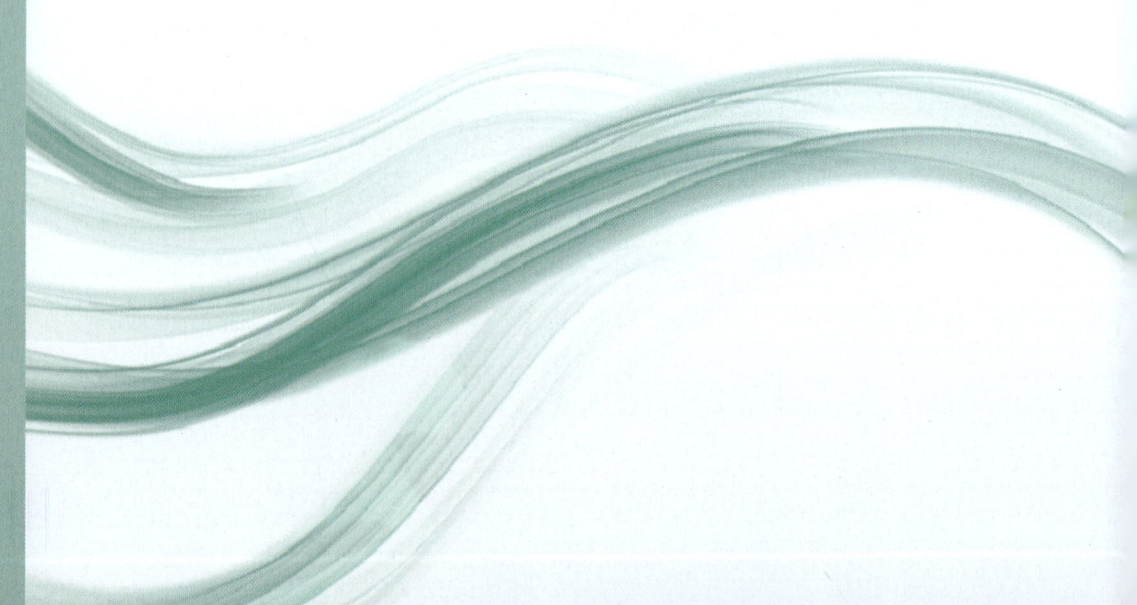

思维导图

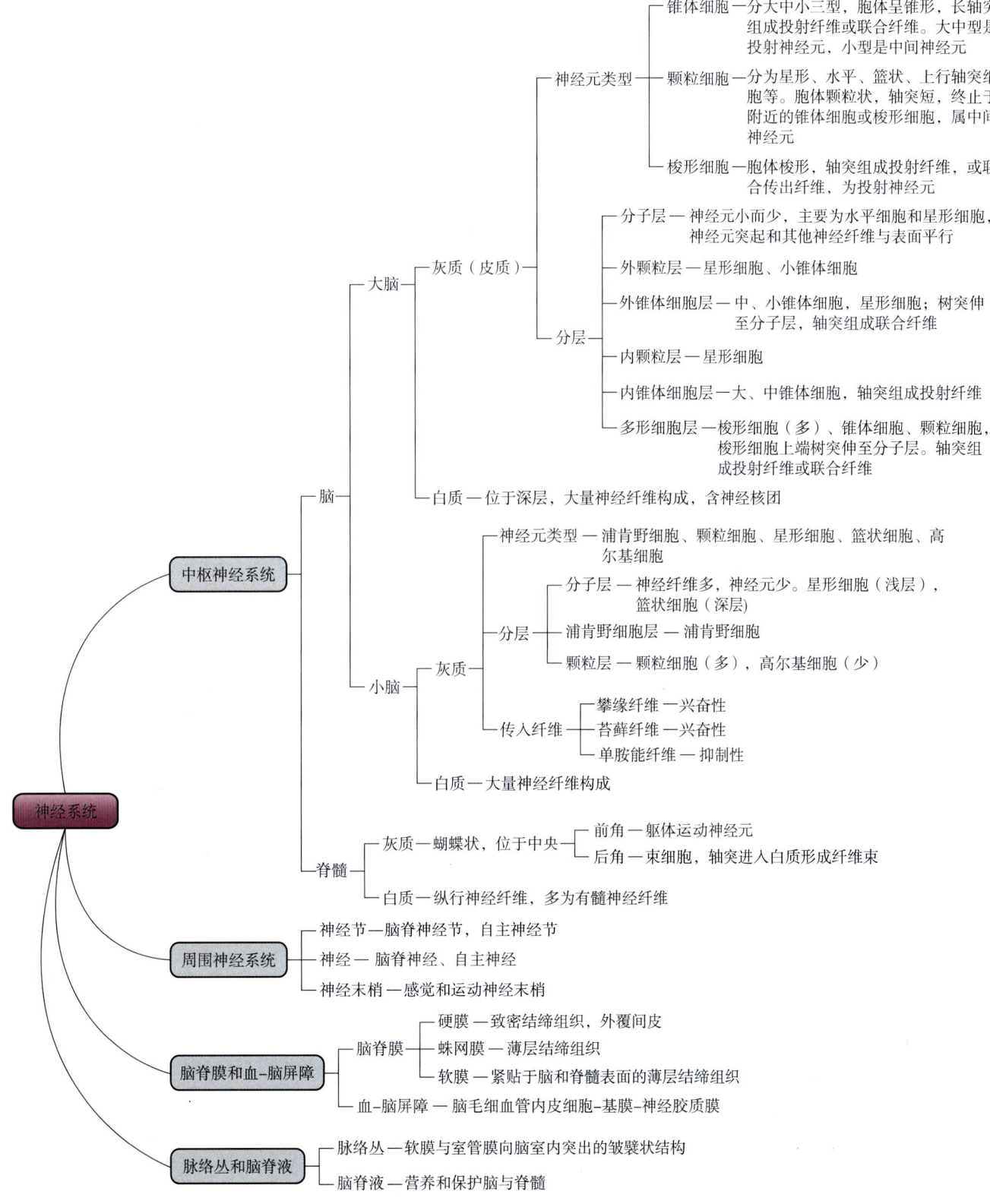

一、大脑皮质

大脑皮质（cerebral cortex）由排列有序的神经元、神经胶质细胞和神经纤维构成。神经元数量多，种类丰富，均为多极神经元，按其细胞的形态可分为锥体细胞、颗粒细胞和梭形细胞三大类。这些神经元以分层方式排列，各层细胞间通过突触而形成复杂的联系（图8-1，图8-2）。

1. 分子层（molecular layer） 位于大脑皮质最浅层，神经元小而少，主要由水平细胞和星形细胞构成，并有来自深层锥体细胞和梭形细胞的顶树突、上行轴突细胞的垂直轴突，以及来自两侧大脑半球和皮质区外的传入纤维。

2. 外颗粒层（external granular layer） 含有许多星形细胞和少量小型锥体细胞的胞体，其中的树突、轴突和邻近层的锥体细胞顶树突等交织形成神经毡，来自深层细胞的轴突在此形成广泛的突触连接和复杂的皮质内回路。

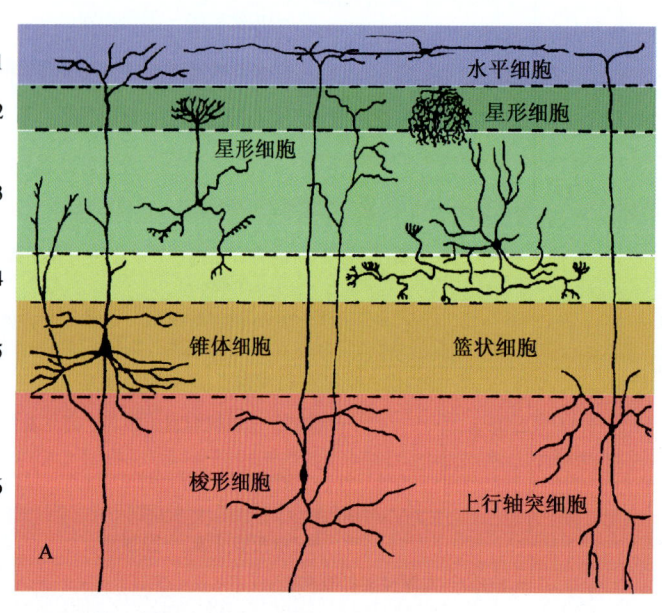
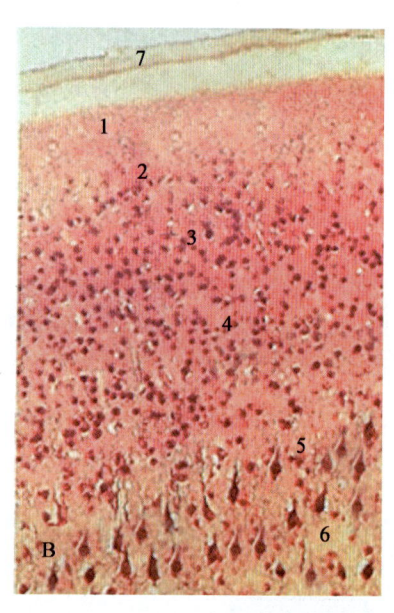

图8-1 大脑皮质神经元的形态和分布
A. 模式图 B. 光镜图
1. 分子层 2. 外颗粒层 3. 外锥体细胞层 4. 内颗粒层 5. 内锥体细胞层 6. 多形细胞层 7. 软脑膜

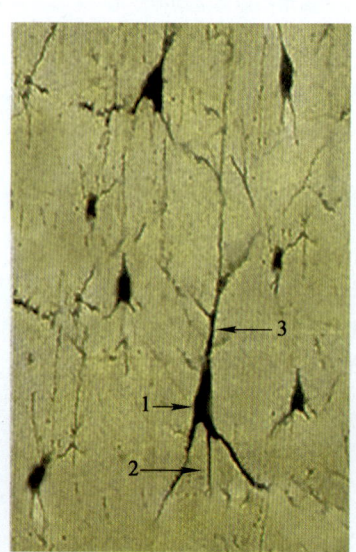

图8-2 锥体细胞（镀银染色）
1. 神经元（锥体细胞）细胞体 2. 轴突 3. 树突

3. 外锥体细胞层（external pyramidal layer） 较厚，主要由许多中、小型锥体细胞组成，以中型占多数，并含有少量颗粒细胞。细胞的顶树突进入分子层，轴突进入髓质，组成联合纤维。

4. 内颗粒层（internal granular layer） 主要由密集排列的星形细胞组成，含有少量小锥体细胞。许多颗粒细胞的短轴突在此层内分支，与来自其他皮质区和皮质下区或邻近层的神经纤维形成突触。

5. 内锥体细胞层（internal pyramidal layer） 主要由中型和大型锥体细胞组成。在中央前回运动区，此层有巨大锥体细胞，胞体高120 μm，宽80 μm，称Betz细胞，其顶树突伸到分子层，轴突进入髓质，形成投射纤维，下行到达脑干和脊髓。

6. 多形细胞层（polymorphic layer） 含有多种类型细胞，以梭形细胞为主。梭形细胞的长轴与皮质表面垂直，胞体较大的树突可延伸到分子层，胞体较小的树突则分布在本层或仅上行到内颗粒层，其轴突形成投射纤维和联合纤维。

在大脑皮质的不同区域，皮质的6层结构存在差异，各层的厚度及细胞组成均表现出局域性特征。如中央前回（运动皮质）的第4层不明显，第5层较发达；视皮质在第4层特别发达，第5层细胞较小。

大脑皮质的1~4层主要接受传入信息。来自丘脑的感觉传入纤维主要进入第4层与星形细胞形成突触，星形细胞的轴突又与其他细胞建立广泛的联系。来自同侧或对侧皮质的联合纤维进入第2、3层，与锥体细胞形成突触。大脑皮质的传出纤维分为投射纤维和联合纤维两种。投射纤维主要起自第5层的锥体细胞和第6层的大梭形细胞，下行至脑干及脊髓。联合纤维起自第3、5、6层的锥体细胞和梭形细胞，分布于皮质的同侧及对侧脑区。皮质的第2、3、4层细胞主要与各层细胞相互联系，构成复杂的局部神经环路。各种信息传入大脑皮质，通过局部环路的传递和处理，对信息进行分析、整合和储存，产生知觉、学习和记忆等高级神经活动，然后经锥体细胞将信息传出，产生相应的效应。

二、小脑皮质

小脑皮质（cerebellar cortex）由浦肯野细胞（Purkinje cell）、颗粒细胞、星形细胞、篮状细胞和高尔基细胞（Golgi cell）组成，其中浦肯野细胞是唯一的传出神经元。小脑皮质由浅至深分三层（图8-3，图8-4）。

1. 分子层（molecular layer） 较厚，主要由神经纤维组成；而神经元则少而分散，主要包括两种。一种是星形细胞，其胞体小，突起多而短，轴突与浦肯野细胞的树突形成突触联系。另一种是篮状细胞，胞体大，轴突长，沿途发出许多侧支，其末端呈网状包绕浦肯野细胞的胞体并与之形成多个突触。

2. 浦肯野细胞层（Purkinje cell layer） 由排列规则、形态相似的单行浦肯野细胞胞体组成。浦肯野细胞也称梨状细胞，是小脑皮质中最大的一种神经元，胞体呈梨形，从顶端发出2~3条粗大的主树突伸向分子层，主树突沿途发出很多分支，如扇形展开。树突上有许多树突棘，与传入纤维构成广泛的突触联系。浦肯野细胞接受传入小脑的全部信息。浦肯野细胞的轴突在与主树突相对的方向从胞体底部发出，形成有髓神经纤维，进入髓质，组成小脑皮质唯一的传出纤维，终止于小脑内部的神经核团。

3. 颗粒层（granular layer） 由密集的颗粒细胞和一些高尔基细胞组成。颗粒细胞胞体很小，核呈圆形或椭圆形。有4~5个短树突，树突末端分支如爪状。轴突上行进入分子层呈"T"形分支，与小脑叶片长轴平行，称平行纤维（parallel fiber）。平行纤维穿过浦肯野细胞的扇形树突，与浦肯野细胞的树突棘建立突触联系。浦肯野细胞的分支繁多，而一个浦肯野细胞的扇形树突有几十万条平行纤维通过，因此，一个浦肯野细胞可同时接受几十万个颗粒细胞

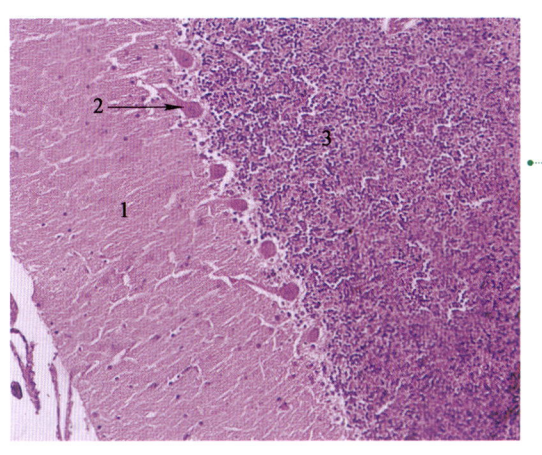

图8-3 小脑皮质
1. 分子层 2. 浦肯野细胞层 3. 颗粒层

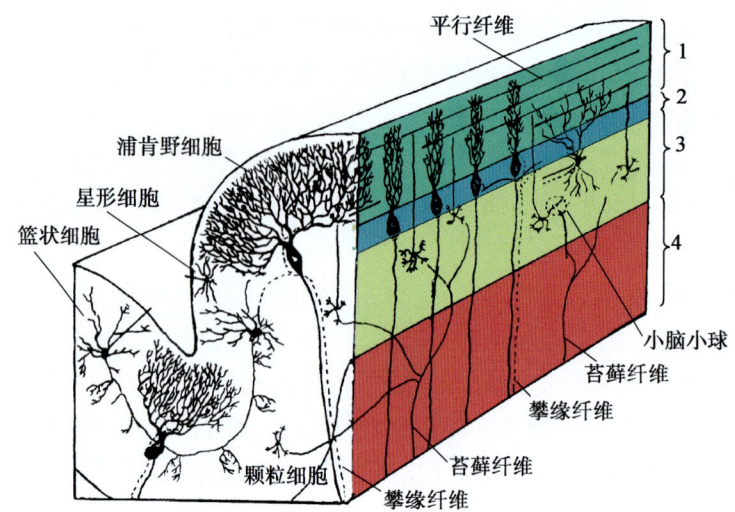

图 8-4 小脑皮质神经元及其传入纤维的关系
1. 分子层 2. 浦肯野细胞层 3. 颗粒层 4. 白质

的支配和影响。高尔基细胞主要位于颗粒层浅层，数量少，胞体较大，树突分支较多，大部分伸入分子层与平行纤维接触。轴突在颗粒层内分支丛密，与颗粒细胞的树突形成突触。

小脑的传入纤维有三种：攀缘纤维、苔藓纤维和单胺能纤维。攀缘纤维和苔藓纤维以谷氨酸为递质，是兴奋性神经纤维；而单胺能纤维以去甲肾上腺素和5-羟色胺为递质，属于抑制性神经纤维。攀缘纤维主要起源于延髓的下橄榄核，纤维较细，它进入小脑皮质后与浦肯野细胞的树突及树突棘形成突触。一条攀缘纤维与一个浦肯野细胞的树突可形成300多个突触，故一条攀缘纤维的神经冲动可引起一个浦肯野细胞强烈兴奋。苔藓纤维起源于脊髓和脑干的核群，纤维较粗，进入小脑皮质后纤维末端分支膨大呈苔藓状，与多个颗粒细胞的树突、高尔基细胞的轴突或近端树突形成复杂的突触群，形似小球，故称小脑小球（图8-4）。一条苔藓纤维的分支可兴奋多个颗粒细胞，通过颗粒细胞的平行纤维又与多个浦肯野细胞间建立突触联系，因此，一条苔藓纤维可引起很多的浦肯野细胞兴奋，从而产生具有放大效应的浦肯野细胞兴奋作用。

攀缘纤维的侧支及颗粒细胞的平行纤维还可以与星形细胞、篮状细胞和高尔基细胞等抑制性中间神经元形成突触，并通过这些抑制性中间神经元的介入对浦肯野细胞产生抑制作用，从而对小脑的精细调节功能具有重要的意义。单胺能纤维分别起源于蓝斑核和中缝核，自髓质进入皮质，分布于皮质各层，与浦肯野细胞胞体及其树突形成突触，分别通过去甲肾上腺素和5-羟色胺抑制浦肯野细胞的活动。

三、脊髓灰质

知识拓展8-1
脊髓损伤后还能站起来吗？

脊髓灰质纵贯脊髓全长，主要由神经细胞和纵横交错的无髓神经纤维组成。在脊髓横切面上，灰质呈蝴蝶形，分为前角和后角，前、后角之间为中间带。胸腰段脊髓的中间带向侧方突起，形成侧角（图8-5）。

1. 前角　含多极神经元，多数为躯体运动神经元，大小不一。其中大者为α运动神经元，其胞体的平均直径超过25 μm；核大而圆，核仁明显；轴突粗而长，分布到骨骼肌，其末梢与骨骼肌共同形成运动终板。小者称为γ运动神经元，胞体直径为15~25 μm，轴突较细，支配肌梭

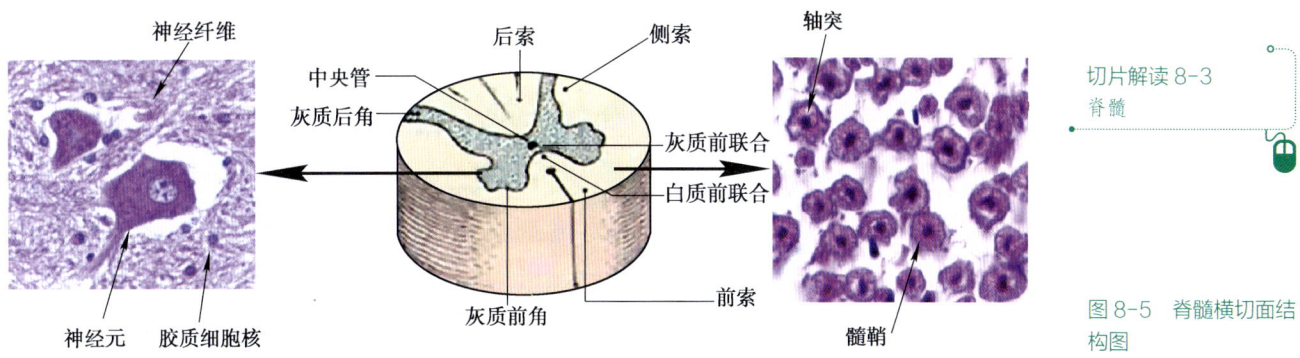

图 8-5 脊髓横切面结构图

的梭内肌纤维。α 和 γ 运动神经元均以乙酰胆碱作为神经递质。在脊髓前角内还有一种抑制性中间神经元，称为闰绍细胞（Renshaw cell），这种细胞能以甘氨酸作为神经递质，通过其短轴突与运动神经元建立突触联系，并对其功能活动产生抑制作用。

2. 后角　神经元类型复杂，多为小型神经元。这些神经元主要接受感觉神经元中枢突（脊神经后根）的传入冲动。其中有一类神经元具有长轴突，在白质中形成上行投射纤维束到达脑干、小脑和丘脑，称为浦肯野纤维或投射神经元。

脊髓灰质内还有许多中间神经元，其轴突长短不一，在脊髓内与前角和后角内的神经元建立联系。其中的短轴突神经元只与同节段内的浦肯野纤维和运动神经元建立联系，而长轴突的神经元则可伸至脊髓白质内，并在其中上下穿行一个或数个节段，终止于相邻或较远脊髓节段的同侧或对侧神经元。

四、神经节

神经节可分为脑脊神经节（cerebrospinal ganglia）和自主神经节（autonomic ganglia），神经节多为卵圆形，外包结缔组织被膜。神经节内的神经元称为节细胞，其突起形成神经纤维。卫星细胞包绕在节细胞胞体周围。此外，节内还有大量神经纤维及少量结缔组织和血管。

（一）脑脊神经节

脑神经节分布于某些脑神经干上，而脊神经节是脊髓两侧脊神经背根上的膨大结构。两者均属于感觉性神经节。脑脊神经节内的神经元为假单极神经元，其胞体为圆形或卵圆形，大小不等，含有细小分散的尼氏体。胞核圆形，体积较大，位居胞体中央，染色较浅，核仁明显。从胞体发出一个突起，其根部在胞体附近盘曲，然后形成 T 形分支，一支走向中枢称为中枢突，另一支称周围突，经脑、脊神经分布到外周组织，其终末形成感觉神经末梢。脑脊神经节突起形成的神经纤维平行排列成束，将神经元胞体分隔成群。在神经元胞体及突起起始部外面有一层卫星细胞包裹，在突起分支处改由施万细胞包裹，形成有髓神经纤维（图 8-6）。

（二）自主神经节

自主神经节分为交感和副交感神经节两种，其中交感神经节位于脊柱两旁及前方，副交感神经节则位于器官附近或器官内。自主神经节中的神经节细胞为自主神经系统的节后神经元，属于多极运动神经元，其胞体较感觉神经节细胞的胞体小，散在分布（图 8-7）；胞核常偏居胞体一

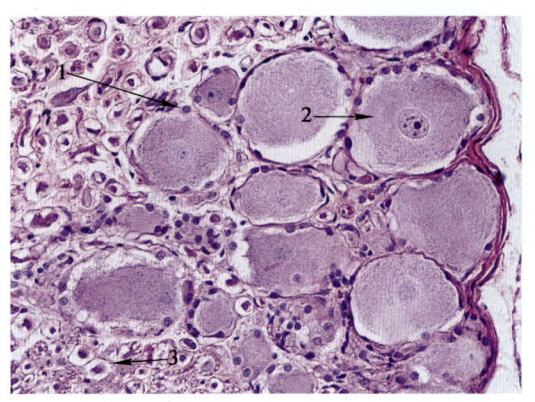
图 8-6　脊神经节
1. 卫星细胞　2. 假单极神经元胞体　3. 有髓神经纤维

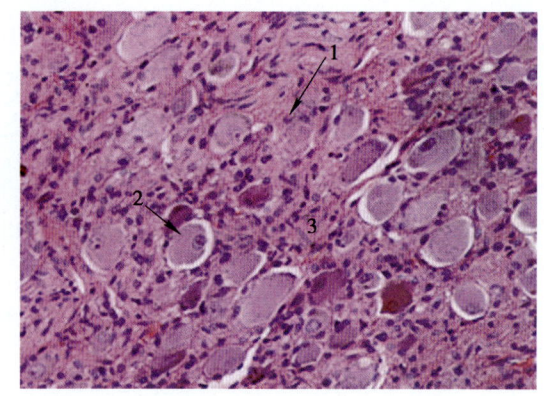
图 8-7　自主神经节
1. 卫星细胞　2. 节细胞（节后神经元胞体）　3. 无髓神经纤维

侧，部分细胞含有双核；胞质内的尼氏体呈细颗粒状，均匀分布。神经元周边的卫星细胞较少，不完全地包绕胞体和突起。与脑、脊神经节不同，自主神经节内的纤维主要为无髓神经纤维，并有节前和节后纤维之分。节前纤维与节细胞的胞体和树突建立突触联系，而节后纤维则离开神经节，其末梢形成内脏运动神经末梢，支配平滑肌、心肌和腺体的活动。

在交感神经节内，多数为肾上腺素能神经元，少数为胆碱能神经元。副交感神经节的节细胞为胆碱能神经元。在自主神经节内，除了肾上腺素能和胆碱能神经元之外，还有肽能神经元。

五、脑脊膜和血 - 脑屏障

（一）脑脊膜

脑脊膜（meninges）是包在脑和脊髓外表面的结缔组织膜，从外向内依次分为硬膜（dura mater）、蛛网膜（arachnoid）和软膜（pia mater）。硬膜由致密结缔组织构成，厚而坚硬，分为硬脑膜和硬脊膜两部分。硬膜与蛛网膜之间的狭窄间隙称硬膜下隙（subdural space），内含少量液体。蛛网膜由薄层疏松结缔组织构成，结缔组织纤维形成许多小梁将蛛网膜与其下方的软膜相连，两者之间有较大的腔隙，称蛛网膜下隙（subarachnoid space），腔内充满脑脊液（图 8-8）。蛛网膜的内外表面和小梁表面均衬以单层扁平上皮。软膜紧贴脑和脊髓的表面，为一层富含血管的疏松结缔组织，其外表面也覆盖有单层扁平上皮。软膜的血管供应脑和脊髓以营养，但软膜与血管之间仍有间隙，称血管周隙（perivascular space），与蛛网膜下隙相通，内含脑脊液。小血管在脑实质内分支形成毛细血管后，其周围的结缔组织消失，只有胶质膜包裹。

（二）血 - 脑屏障

脑的毛细血管与其他器官的毛细血管不同，能限制多种物质进入脑内。这是由于在脑内存在血 - 脑屏障（blood-brain barrier）。该屏障主要由脑毛细血管的内皮细胞、血管基膜和星形胶质细胞突起末端扩大的脚板共同构成。脑毛细血管属于连续型毛细血管，其内皮细胞之间存在紧密连接，内皮细胞外侧有完整的基膜、周细胞及星形胶质细胞突起的脚板包绕，其中内皮细

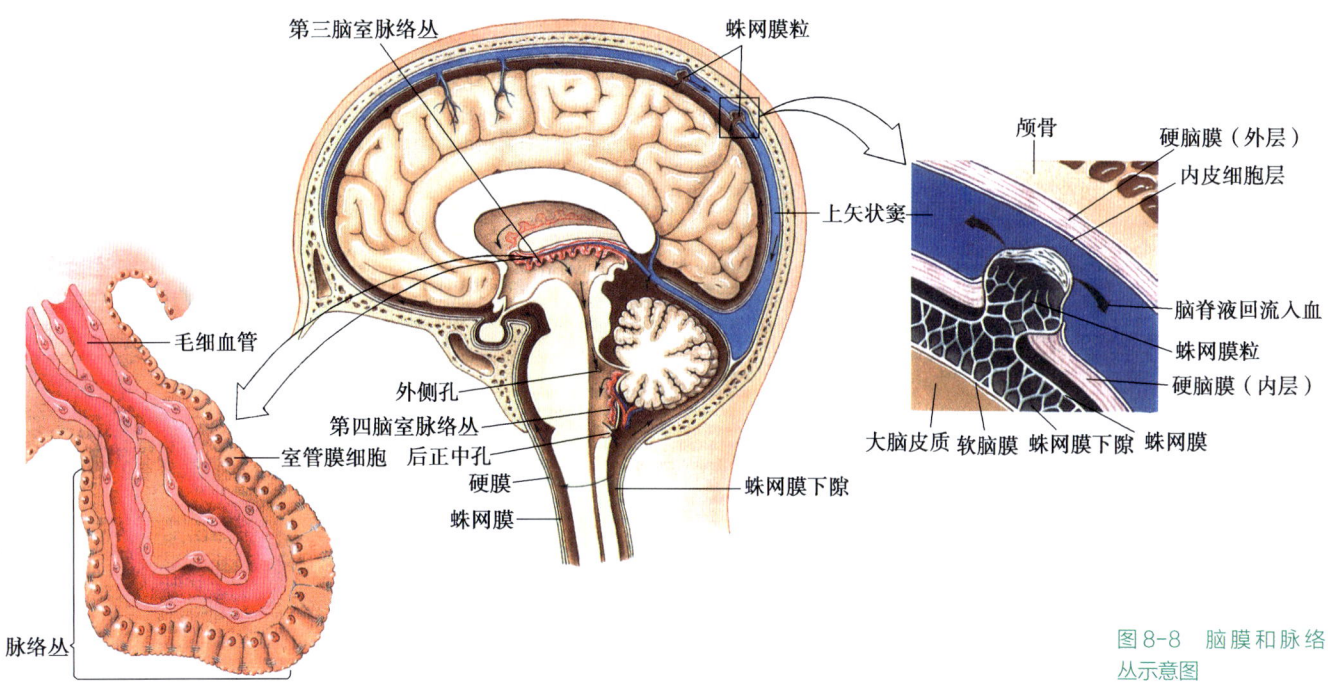

图 8-8 脑膜和脉络丛示意图

胞及其间的紧密连接是血-脑屏障的主要结构（图 8-9）。血-脑屏障能阻止多种物质，如毒素、某些药物等进入脑内，但能选择性地让营养物质和代谢产物顺利通过，脑组织内环境因此而保持相对稳定。

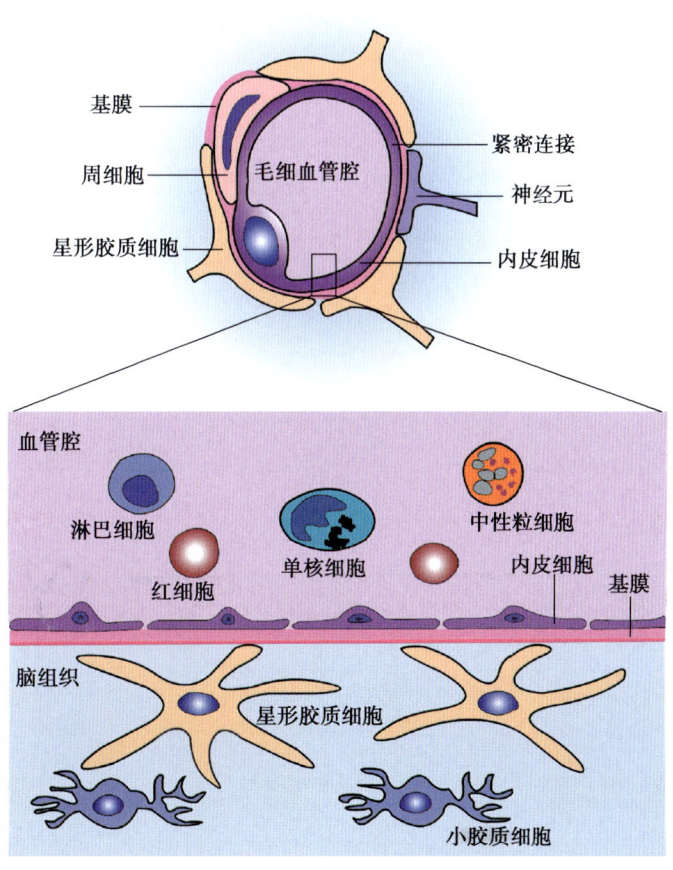

图 8-9 血-脑屏障超微结构模式图

六、脉络丛和脑脊液

（一）脉络丛

脉络丛（choroid plexus）为软膜与室管膜（ependyma）共同向脑室内突出而形成的皱襞状结构，见于第三、四脑室顶部和部分侧脑室壁。脉络丛上皮由一层立方形或矮柱形的室管膜细胞组成，具有分泌功能。上皮下为基膜和结缔组织，结缔组织内含丰富的有孔毛细血管和巨噬细胞。脉络丛的主要功能是生成脑脊液（图 8-8）。

（二）脑脊液

脑脊液（cerebrospinal fluid）是脉络丛上皮细胞分泌的一种无色透明的液体，其蛋白质成分很少，含少量脱落细胞和淋巴细胞。脑脊液分布于脑室、脊髓中央管、蛛网膜下隙和血管周隙中，对脑和脊髓起营养与保护作用。脉络丛上皮不断分泌产生脑脊液，同时又不断通过蛛网膜粒（蛛网膜突入颅静脉窦内的绒毛状突起）回流入血，形成脑脊液循环。

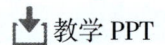
知识拓展 8-2
阿尔茨海默病

（刘佳梅）

思考题

1. 根据大脑皮质的结构，简述大脑皮质接受传入信息，整合后将信息传至脑干及脊髓的路径。
2. 在治疗细菌性脑膜炎时，为什么可以选择二代及以上头孢类药物而不选择一代头孢类药物？

数字课程学习……

本章小结　　自测题　　教学 PPT　　电子图片

第九章
循环系统

关键词

中动脉（medium-sized artery） 中静脉（medium-sized vein） 大动脉（large artery） 连续毛细血管（continuous capillary） 有孔毛细血管（fenestrated capillary） 血窦（sinusoid） 内膜（tunica intima） 中膜（tunica media） 内弹性膜（internal elastic membrane） 外弹性膜（external elastic membrane） 浦肯野纤维（Purkinje fiber）

> 循环系统（circulatory system）包括心血管系统和淋巴管系统。心血管系统由心、动脉、毛细血管和静脉组成。心是推动血液流动的"泵"，动脉将心搏出的血液运送到全身毛细血管。血液通过毛细血管与周围组织进行物质交换，再经静脉回流到心。淋巴管系统由毛细淋巴管、淋巴管和淋巴导管组成。机体进行生理活动所需要的氧及营养物质，以及新陈代谢的二氧化碳及废物等都通过循环系统运输。

思维导图

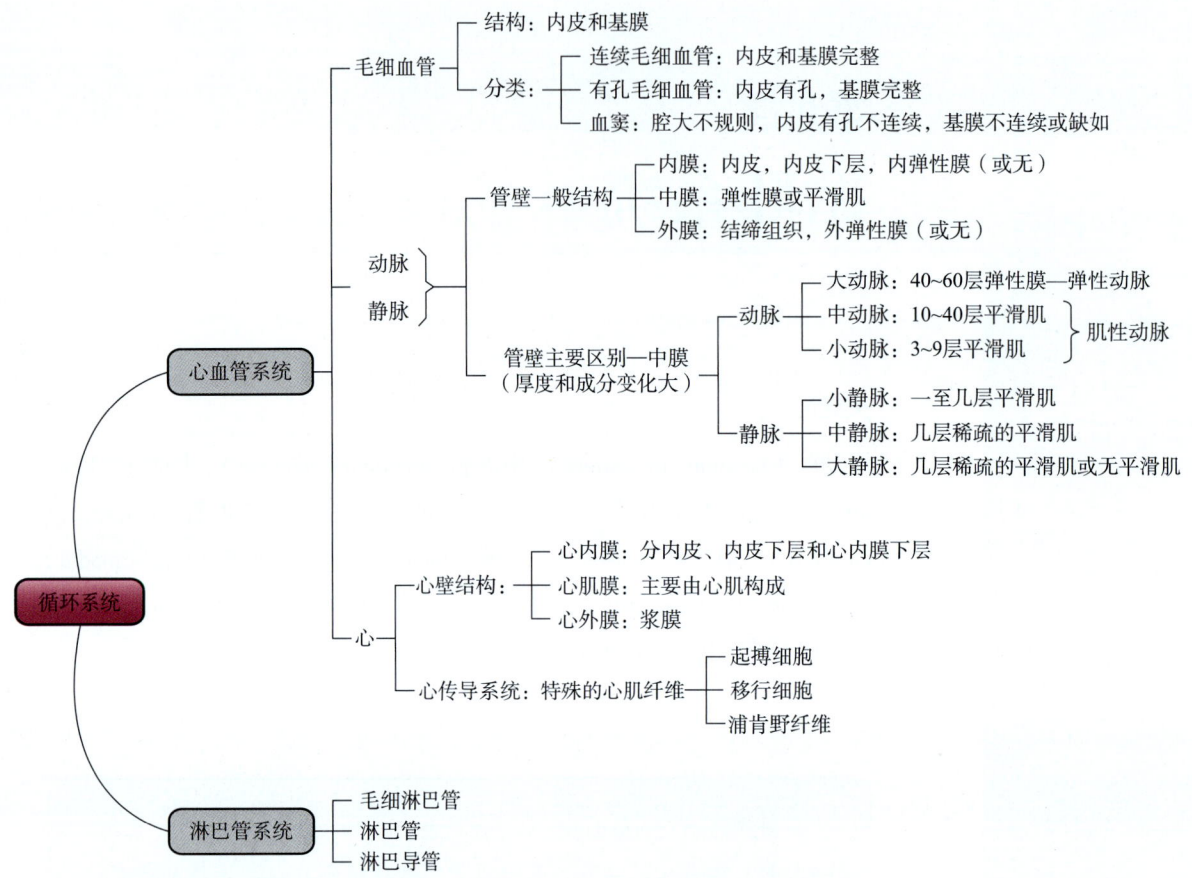

一、毛细血管

毛细血管（capillary）是管径最细、分布最广的血管，其分支互相吻合成网。在代谢旺盛的组织和器官，如心、肺、肾、骨骼肌，毛细血管网较密；而在代谢较低的骨、肌腱和韧带等处，毛细血管网较稀疏。

（一）毛细血管的结构

毛细血管的管径一般为 6~8 μm，管壁主要由内皮细胞和基膜组成（图 9-1），基膜只有基板。内皮细胞呈扁平梭形或不规则形，多沿血管长轴排列。细的毛细血管在横切面上只由一个内皮细胞围成，较粗的毛细血管可由 2~3 个内皮细胞围成。内皮细胞内有复杂的酶系统，能合成和分泌生物活性物质（如内皮素、前列环素、NO 等）。内皮细胞与基膜之间散在分布一种扁而有突起的细胞，称为周细胞（pericyte）（图 9-1）。周细胞的功能多样，对血管有机械性支持作用，在血管损伤时可分化为内皮细胞、平滑肌细胞和成纤维细胞。

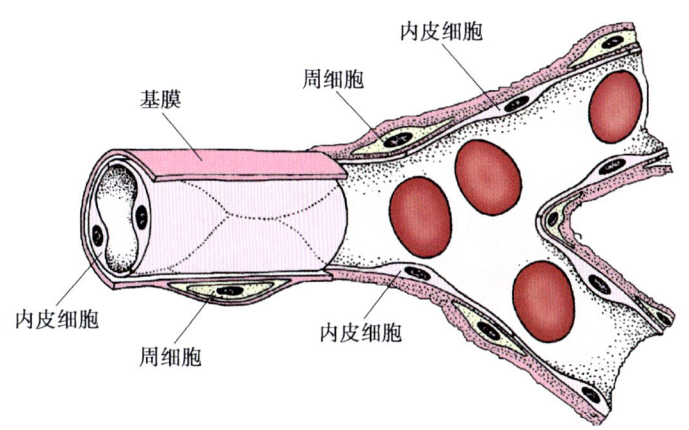

图 9-1 毛细血管结构模式图

@ 知识拓展 9-1
内皮细胞的超微结构特点

（二）毛细血管的分类

光镜下各种组织和器官中的毛细血管结构很相似，但在电镜下，内皮细胞和基膜有不同的结构特征，依此可将毛细血管分为 3 型。

1. 连续毛细血管（continuous capillary） 内皮细胞相互连续，细胞之间有紧密连接等连接结构，基膜完整。内皮细胞有细胞核的部分较厚，凸向管腔，不含细胞核的部分很薄，细胞质内含有许多吞饮小泡。血液与组织间通过吞饮小泡进行物质交换。连续毛细血管主要分布于结缔组织、肌组织、肺和中枢神经系统等处，肺和中枢神经系统的毛细血管内皮细胞含吞饮小泡较少（图 9-2）。

2. 有孔毛细血管（fenestrated capillary） 内皮细胞连续，细胞间也有紧密连接，基膜完整。内皮细胞不含细胞核的部分很薄，有许多贯穿细胞全层的窗孔，窗孔直径为 60~80 nm，一般有 4~6 nm 厚的隔膜封闭（图 9-2）。内皮窗孔有利于血管内外中、小分子物质的交换。有孔毛细血

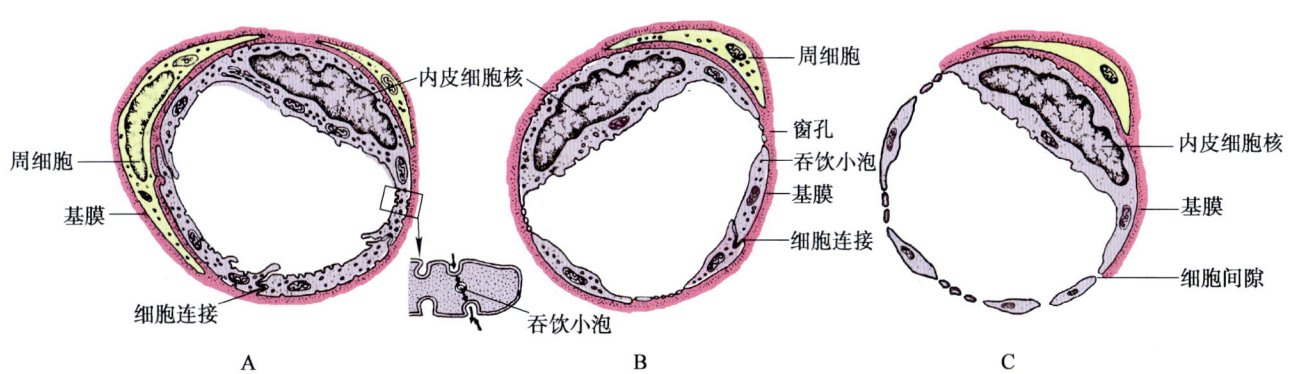

图 9-2 毛细血管超微结构模式图
A. 连续毛细血管　B. 有孔毛细血管　C. 血窦

管主要分布于胃肠黏膜、某些内分泌腺及肾血管球等处。肾血管球的内皮细胞窗孔没有隔膜。

3. 血窦（sinusoid） 又称窦状毛细血管（sinusoid vessel），管腔较大且不规则，直径可达 40 μm。不同器官内的血窦结构常有较大区别。某些内分泌腺的血窦，内皮细胞有孔，有连续的基膜；肝血窦的内皮细胞有孔，细胞间隙较宽，基膜不连续或不存在；脾血窦的内皮细胞则呈杆状，细胞之间有较大的间隙，基膜不完整，内皮细胞外仅有网状纤维环绕，形成栅栏状结构。血窦内皮细胞之间有较大的间隙，利于大分子物质和血细胞的出入。

二、动脉

动脉（artery）分为大动脉、中动脉、小动脉和微动脉 4 级，管壁由内膜、中膜和外膜组成，以中动脉的管壁结构最为典型。各级动脉管径的大小和管壁的结构是渐变的，其间并无明显分界。

（一）中动脉

切片解读 9-1 中动脉和中静脉

除大动脉以外，凡在解剖学上有命名的、管径大于 1 mm 的动脉大都属中动脉（medium-sized artery）。中动脉管壁中平滑肌非常丰富，故又称为肌性动脉（muscular artery）（图 9-3，图 9-4）。

1. 内膜（tunica intima） 位于管壁的最内层，是三层膜中最薄的一层，由内皮、内皮下层和内弹性膜构成。内皮下层是位于内皮外的薄层结缔组织，内含少量胶原纤维、弹性纤维，有时有少量纵行平滑肌。内皮下层深面有内弹性膜（internal elastic membrane），是由弹性蛋白构成的膜状结构，膜上有许多窗孔。HE 染色，内弹性膜呈嗜酸性，常因血管壁的收缩呈波浪状。中动脉的内弹性膜很明显，可作为内膜与中膜的分界。

微课 9-1 输送血液的管道——动脉和静脉

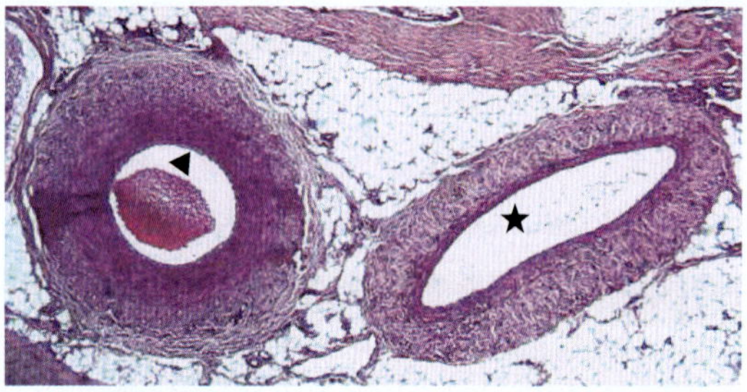

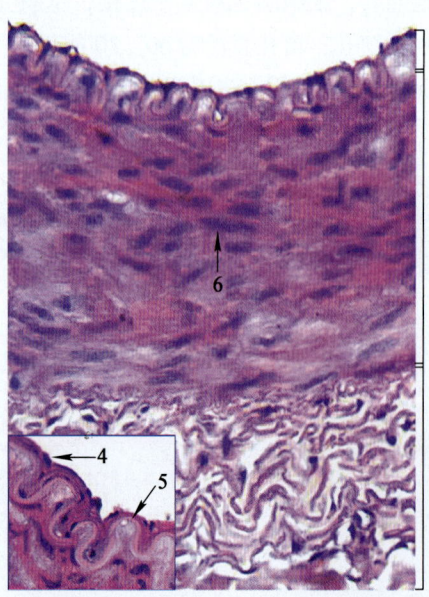

图 9-3 中动脉和中静脉
▲中动脉，★中静脉

图 9-4 中动脉
1. 内膜 2. 中膜 3. 外膜 4. 内皮细胞核 5. 内弹性膜 6. 平滑肌细胞核；小框内为内膜局部放大像

2. 中膜（tunica media） 位于内膜和外膜之间，较厚，约占管壁厚度的 1/2，由 10～40 层环行平滑肌组成，平滑肌之间有一些弹性纤维和胶原纤维。血管壁的平滑肌细胞是成纤维细胞的亚型，在动脉发育过程中，平滑肌细胞可分泌多种蛋白质，形成管壁内结缔组织的纤维和基质；在病理状况下，平滑肌细胞可迁入内膜增生，并产生结缔组织成分，使内膜增厚，这是动脉粥样硬化发生的重要病理基础。

3. 外膜（tunica adventitia） 厚度与中膜相近，由疏松结缔组织组成。多数中动脉在外膜与中膜交界处可见外弹性膜（external elastic membrane），由密集的弹性纤维组成。外膜中还含有小的营养血管、淋巴管和丰富的神经。

（二）大动脉

大动脉（large artery）包括主动脉、肺动脉、头臂干、颈总动脉、锁骨下动脉和髂总动脉等。大动脉管壁中含有多层弹性膜和大量弹性纤维，平滑肌较少，故又称为弹性动脉

(elastic artery)（图9-5）。

1. 内膜　大动脉内膜也由内皮、内皮下层和内弹性膜构成。电镜下，内皮细胞中可见长杆状的W-P小体（Weibel-Palade body），有膜包被，内含许多平行排列的直径约15 nm的细管，具有储存冯·维勒布兰德因子（von Willebrand factor，vWF）的作用。vWF是内皮细胞合成的一种糖蛋白，与止血、凝血功能相关。W-P小体是内皮细胞特有的细胞器，在大动脉分布尤为丰富。内皮下层较厚，含有胶原纤维、弹性纤维和少量的平滑肌。内弹性膜与中膜的弹性膜相连续，故内膜与中膜的分界不清。

2. 中膜　成人大动脉的中膜很厚，有40~70层弹性膜。弹性膜由弹性蛋白组成，各层弹性膜之间由弹性纤维相连，还分布有环行平滑肌和少量胶原纤维。

3. 外膜　由结缔组织组成，相对较薄，大部分为胶原纤维，还有少量弹性纤维。没有明显的外弹性膜。外膜中含有较多的营养血管、淋巴管和神经，有时可见少量的平滑肌。

切片解读9-2
大动脉

（三）小动脉

小动脉（small artery）的管径一般在0.3~1 mm，结构与中动脉相似，也属肌性动脉。较大的小动脉有明显的内弹性膜。小动脉中膜有3~9层平滑肌，外膜与中膜厚度接近，一般无外弹性膜（图9-6）。

（四）微动脉

管径在0.3 mm以下的动脉称为微动脉（arteriole），无内、外弹性膜，中膜仅有1~2层平滑肌和少量胶原纤维。

（五）动脉管壁结构与功能的关系

心室每收缩一次，即将一定量的血液射入大动脉，由于有外周阻力，小部分的血液由大动

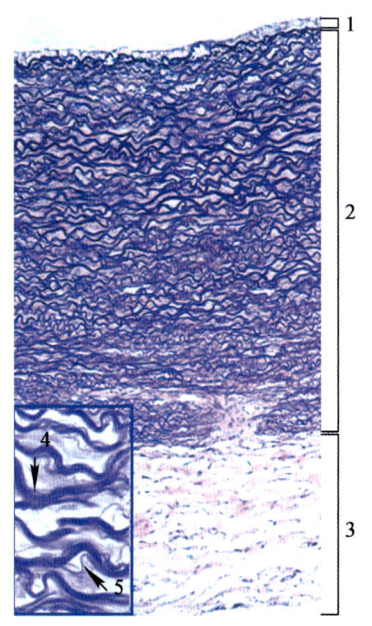

图9-5　大动脉
1. 内膜　2. 中膜　3. 外膜　4. 弹性膜　5. 弹性纤维
（小框内为中膜局部放大像）

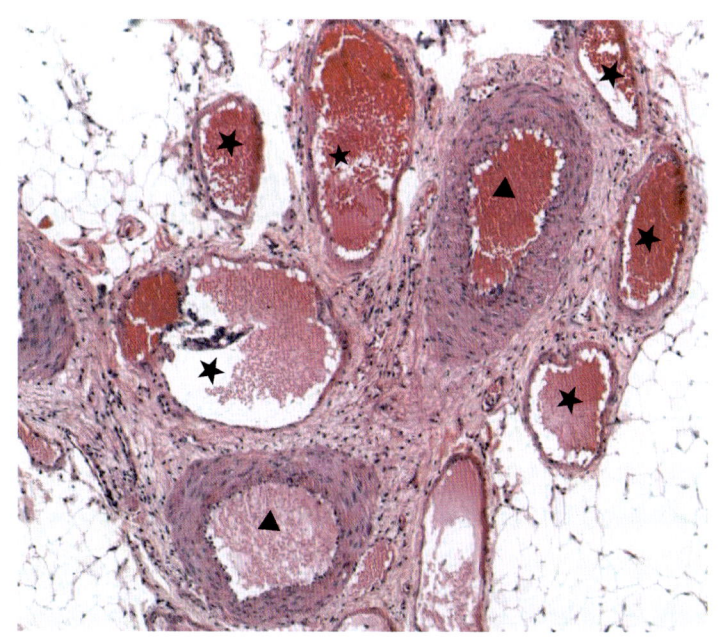

图9-6　小动脉和小静脉
▲小动脉，★小静脉

脉流至外周，大部分的血液滞留在大动脉。当大动脉内血量增加时，富有弹性的大动脉管壁被动扩张，因此心室收缩做功所提供的能量，除推动血液流动外，还有一部分转化为弹性势能储存在大动脉管壁之中。心室舒张时，射血停止，大动脉内血量下降，大动脉管壁发生弹性回缩，将储存的弹性势能释放出来，转化为动能，推动血液继续流向外周。中动脉平滑肌较多，管壁收缩性强，将血液输送到各器官组织，可调节分配到身体各部和各器官的血流量。小动脉和微动脉的收缩或舒张，能显著地调节器官和组织内的血流量，是外周阻力的主要产生部位。

三、静脉

静脉（vein）由细至粗逐级汇合，可分为微静脉、小静脉、中静脉和大静脉。静脉管壁大致也分为内膜、中膜和外膜3层，但各层的分界常不清楚。静脉管壁结构的变异较大，甚至一条静脉的不同段也常有较大差异。与伴行的动脉比较，静脉的管壁薄，管腔大而不规则。

（一）微静脉

微静脉（venule）的管腔不规则，管径为50～200 μm，内皮外有或无平滑肌，外膜薄。与毛细血管相接的一段微静脉，称为毛细血管后微静脉（postcapillary venule），其管壁结构与毛细血管相似，但管径略粗，内皮细胞间隙较大，故通透性较强。

（二）小静脉

小静脉（small vein）的管径为0.2～1 mm，内皮外有一至数层较完整的平滑肌，外膜逐渐变厚（图9-6）。

（三）中静脉

除大静脉以外，凡有解剖学名称的静脉都属于中静脉（medium-sized vein）。中静脉的管径为2～10 mm，内膜很薄，内弹性膜不发达或没有；中膜比相应的中动脉薄得多，只含少量稀疏的环行平滑肌；外膜较中膜厚，无外弹性膜，结缔组织中可含少量纵行的平滑肌束（图9-3，图9-7）。

（四）大静脉

大静脉（large vein）的管径大于10 mm，上腔静脉、下腔静脉、无名静脉和颈静脉等都属于此类。内膜较薄；中膜很不发达，由几层稀疏的环行平滑肌组成，或无平滑肌；外膜较厚，结缔组织内有较多纵行排列的平滑肌束。

（五）静脉瓣

管径在2 mm以上的静脉，其管壁上常有静脉瓣（venous valve）。静脉瓣是内膜向管腔内凸入折叠而成，表面覆以内皮，内部为含有弹性纤维的结缔组织。静脉瓣为两个半月形薄片，彼此相对，其游离缘朝向血流方向，可防止血液逆流。

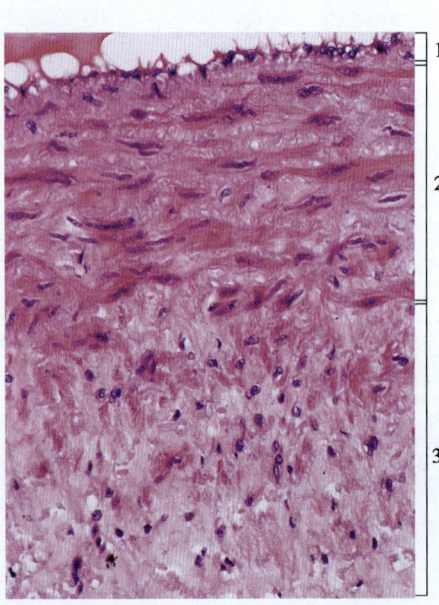

图9-7　中静脉
1. 内膜　2. 中膜
3. 外膜

静脉是将血液导回心的血管，静脉血回流的基本力量是小静脉与大静脉或右心房之间的压力差。由于静脉管壁薄，静脉压低，所以静脉回流还受到肌肉收缩的挤压作用、呼吸运动和重力作用等的影响。

四、微循环

微循环（microcirculation）是指微动脉和微静脉之间的血液循环，其基本功能是进行血液和组织液之间的物质交换。参与微循环的血管一般由以下几部分组成（图9-8）。

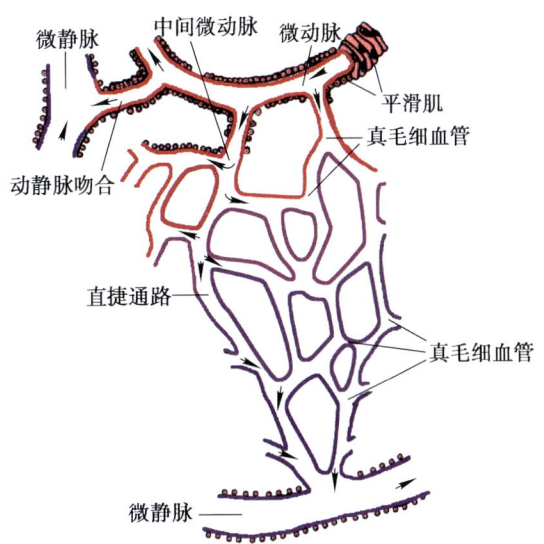

图9-8 微循环血管模式图

（一）微动脉

微动脉管壁平滑肌的舒缩决定了微循环的血流量，是控制微循环血流量的总闸门。

（二）毛细血管前微动脉和中间微动脉

微动脉的分支称为毛细血管前微动脉（precapillary arteriole），后者继而分支为中间微动脉（meta-arteriole），其管壁平滑肌稀疏分散已不成层，平滑肌收缩可调节整个毛细血管网的血流量。

（三）真毛细血管

中间微动脉分支相互吻合形成的毛细血管网，称为真毛细血管（true capillary），即通常所称的毛细血管。真毛细血管是进行物质交换的主要部位。在真毛细血管起点处，有少量环行平滑肌组成毛细血管前括约肌（precapillary sphincter），是调节微循环血流量的分闸门。

（四）直捷通路

直捷通路（thoroughfare channel）是中间微动脉的延伸，管壁结构与真毛细血管相同，但管径稍粗。直捷通路与真毛细血管汇合成微静脉。在组织处于静息状态时，微循环的血流大部分经直捷通路入静脉，血流速度较快，故微循环的交换功能有限；当组织处于功能活跃时，毛细血管前括约肌开放，大部分血液流经真毛细血管网，血液与组织之间可进行充分的物质交换。

（五）动静脉吻合

动静脉吻合（arteriovenous anastomosis）是微动脉与微静脉之间的短路血管，使微动、静脉直接相通。此段血管的管壁较厚，有发达的纵行平滑肌和丰富的血管运动神经末梢。动静脉吻合收缩时，血液由微动脉流入真毛细血管；动静脉吻合松弛时，微动脉血液经此直接流入微静脉。动静脉吻合主要分布在手掌、甲床、足底、耳郭等处的皮肤内，它也是调节局部组织血流量的重要结构。

（六）微静脉

已如前述。

五、血管壁的特殊感受器

血管壁内有些特殊的感受器，如颈动脉体、主动脉体和颈动脉窦。颈动脉体位于颈总动脉分支处管壁的外面，是直径为 2~3 mm 的扁平小体，主要由排列不规则的上皮细胞团索和丰富的血窦组成。电镜下，上皮细胞分为两型：Ⅰ型细胞聚集成群，细胞质内有许多含有致密核芯的小泡，神经纤维终止于Ⅰ型细胞的表面；Ⅱ型细胞位于Ⅰ型细胞的周围，细胞质内颗粒少或无。颈动脉体是一种化学感受器，感受动脉血氧、二氧化碳含量和血液 pH 变化，参与对心血管系统和呼吸系统功能的调节。主动脉体在结构和功能上与颈动脉体相似。颈动脉窦是颈总动脉分支处膨大的部分，该处血管壁的中膜薄，外膜中有丰富的感觉神经末梢，为压力感受器，能感受血压升高对管壁产生的牵张，参与对血压的调节。

六、心

知识拓展 9-2
心脏支架

微课 9-2
输送血液的泵

心是个厚壁的肌性有腔器官。心的规律收缩推动血液在血管中流动不息，使身体的器官和组织得到充分的血液供应，又使排泄器官把代谢产物不断排出体外。

（一）心壁结构

心壁由 3 层膜组成，从腔面向外依次为心内膜、心肌膜和心外膜（图 9-9，图 9-10）。

1. **心内膜（endocardium）** 分为内皮、内皮下层和心内膜下层。内皮与血管的内皮相延续。内皮下层薄，为细密结缔组织，含弹性纤维、胶原纤维和平滑肌细胞。心内膜下层（subendocardial layer）是连接内皮下层和心肌膜的结缔组织，内有小血管和神经。心室的心内膜下层中还有心传导系统的分支，即浦肯野纤维（图 9-9）。

2. **心肌膜（myocardium）** 主要由心肌构成，在心房处较薄，左心室处最厚。心肌纤维呈螺旋状排列，大致分为内纵、中环和外斜 3 层。心肌纤维间的结缔组织中有丰富的毛细血管。

在心房和心室交界处的房室孔周围，致密结缔组织构成的纤维环和左、右纤维三角构成了心

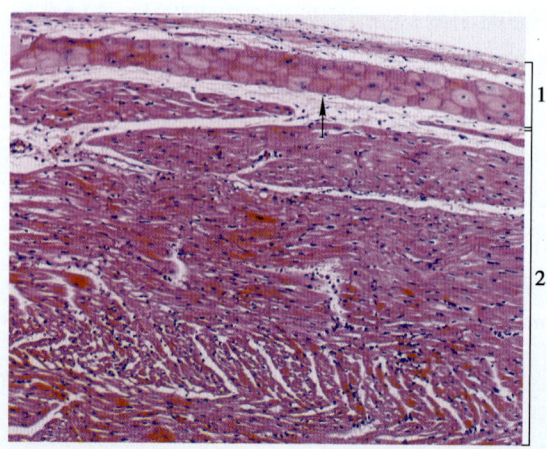

图 9-9　心内膜和心肌膜
1. 心内膜　2. 心肌膜，↑浦肯野纤维

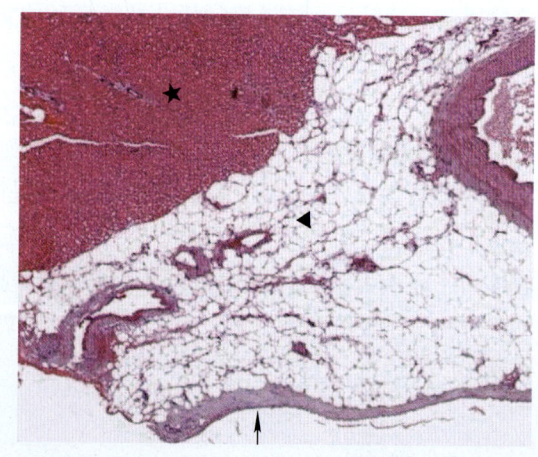

图 9-10　心外膜
▲心外膜，★心肌膜，↑间皮

壁的支架，称为心骨骼（cardiac skeleton）。心房和心室的心肌分别附着于心骨骼，两部分的心肌并不相连。

心房肌纤维比心室肌纤维短而细，电镜下，部分心房肌纤维中可见质膜包被的、有致密核芯的分泌颗粒，称为心房特殊颗粒，内含心房钠尿肽（atrial natriuretic peptide），具有很强的利尿、排钠、扩血管和降血压的作用。

3. 心外膜（epicardium） 为心包膜的脏层，其结构为浆膜（serosa）。外表面被覆间皮，间皮下是疏松结缔组织，与心肌膜相连。心外膜中含血管、神经，并常有脂肪组织（图9-10）。

切片解读9-3
心

4. 心瓣膜（cardiac valve） 是心内膜突向心腔折叠而成的薄片状结构，表面覆以内皮，内部是致密结缔组织且与心骨骼的纤维环相连。心瓣膜的功能是阻止血液逆流。

（二）心传导系统

心传导系统由特殊的心肌纤维组成，具有发出冲动、传导兴奋的功能，从而控制心肌节律性收缩。该系统包括窦房结、房室结、房室束及其各级分支（图9-11）。窦房结位于右心房心外膜深部，是心的正常起搏点。其余部分主要分布于心内膜下层，房室束的终末支可深入到心肌膜。组成心传导系统的心肌纤维有以下3型。

1. 起搏细胞（pacemaker cell） 简称P细胞，位于窦房结和房室结。细胞较小，呈梭形或多边形，细胞质内细胞器较少，有少量肌原纤维和吞饮小泡，含糖原较多。起搏细胞是心肌兴奋的起搏点。

2. 移行细胞（transitional cell） 主要位于窦房结和房室结的周边及房室束。细胞结构介于起搏细胞和心肌纤维之间，比普通心肌纤维细而短，细胞质内所含的肌原纤维较起搏细胞多。移行细胞起传导冲动的作用。

3. 浦肯野纤维（Purkinje fiber） 又称为束细胞（bundle cell），组成房室束及其分支。这种细胞比普通心肌纤维粗而短，细胞中央有1~2个细胞核，细胞质内含有丰富的线粒体和糖原，肌原纤维较少，且多位于细胞周边，相邻细胞之间有发达的闰盘相连（图9-12）。浦肯野纤维与心

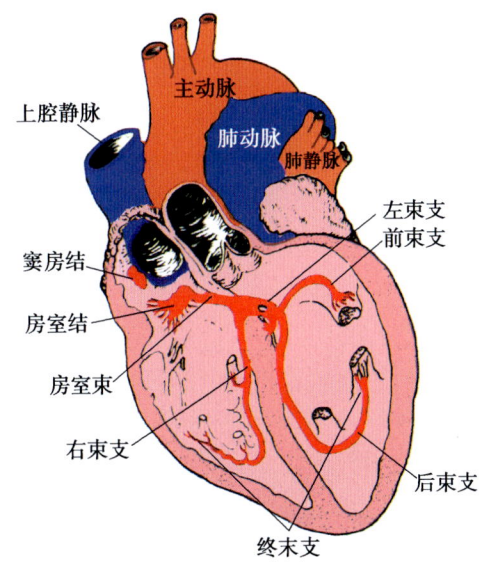

图9-11 心传导系统分布模式图

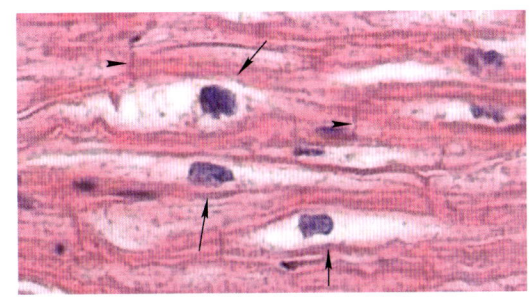

图9-12 浦肯野纤维
↑浦肯野纤维，▶闰盘

肌纤维相连，将冲动快速传至心室各处，引发心肌同步收缩。

七、淋巴管系统

目前除软骨、骨、骨髓、胸腺和牙等处尚未发现有淋巴管分布外，其余组织和器官中均有淋巴管。

（一）毛细淋巴管

毛细淋巴管（lymphatic capillary）是淋巴管道的起始部分，以膨大的盲端起始，彼此吻合成网，其管壁仅由内皮细胞构成，无基膜，无周细胞。通透性较毛细血管大。

（二）淋巴管

淋巴管（lymphatic vessel）管壁与静脉相似，但较薄，由内皮、少量平滑肌和结缔组织组成。瓣膜较多且发达，外形粗细不匀，呈串珠状。

（三）淋巴导管

淋巴导管（lymphatic duct）管壁结构与大静脉相似，但管壁更薄，三层膜分界更不明显。

（崔慧林）

思考题

1. 冠状动脉粥样硬化性心脏病（冠心病）是常见的心脏病，冠状动脉的组织结构是什么？高血压导致冠状动脉的哪些组织结构发生病理损伤？
2. 为什么说心传导系统是由肌组织构成的，而不是神经组织？

数字课程学习……

本章小结　　自测题　　教学 PPT　　电子图片

第十章
免疫系统

关键词

免疫细胞（immunocyte） 淋巴细胞再循环（lymphocyte recirculation）
淋巴组织（lymphoid tissue） 毛细血管后微静脉（postcapillary venule）
淋巴器官（lymphoid organ） 血-胸腺屏障（blood-thymus barrier）

> 免疫系统（immune system）由淋巴器官、淋巴组织、免疫细胞及免疫活性分子构成。淋巴器官包括中枢淋巴器官（胸腺和骨髓）和周围淋巴器官（淋巴结、脾和扁桃体等）；淋巴组织是大部分淋巴器官实质的主要成分，也广泛分布于消化管和呼吸道等非淋巴器官内；免疫细胞包括淋巴细胞、抗原呈递细胞、浆细胞和肥大细胞等，它们或聚集于淋巴组织，或分散在血液、淋巴及其他组织内；免疫活性分子由免疫细胞产生，主要包括免疫球蛋白、补体、细胞因子等。免疫系统的功能主要有三方面：①免疫防御：识别和清除进入机体的抗原，包括病原体、异体细胞和异体大分子。②免疫监视：识别和清除体内突变的细胞，包括肿瘤细胞和病毒感染细胞。③免疫稳定：识别和清除体内衰老死亡的细胞，维持内环境的稳定。

思维导图

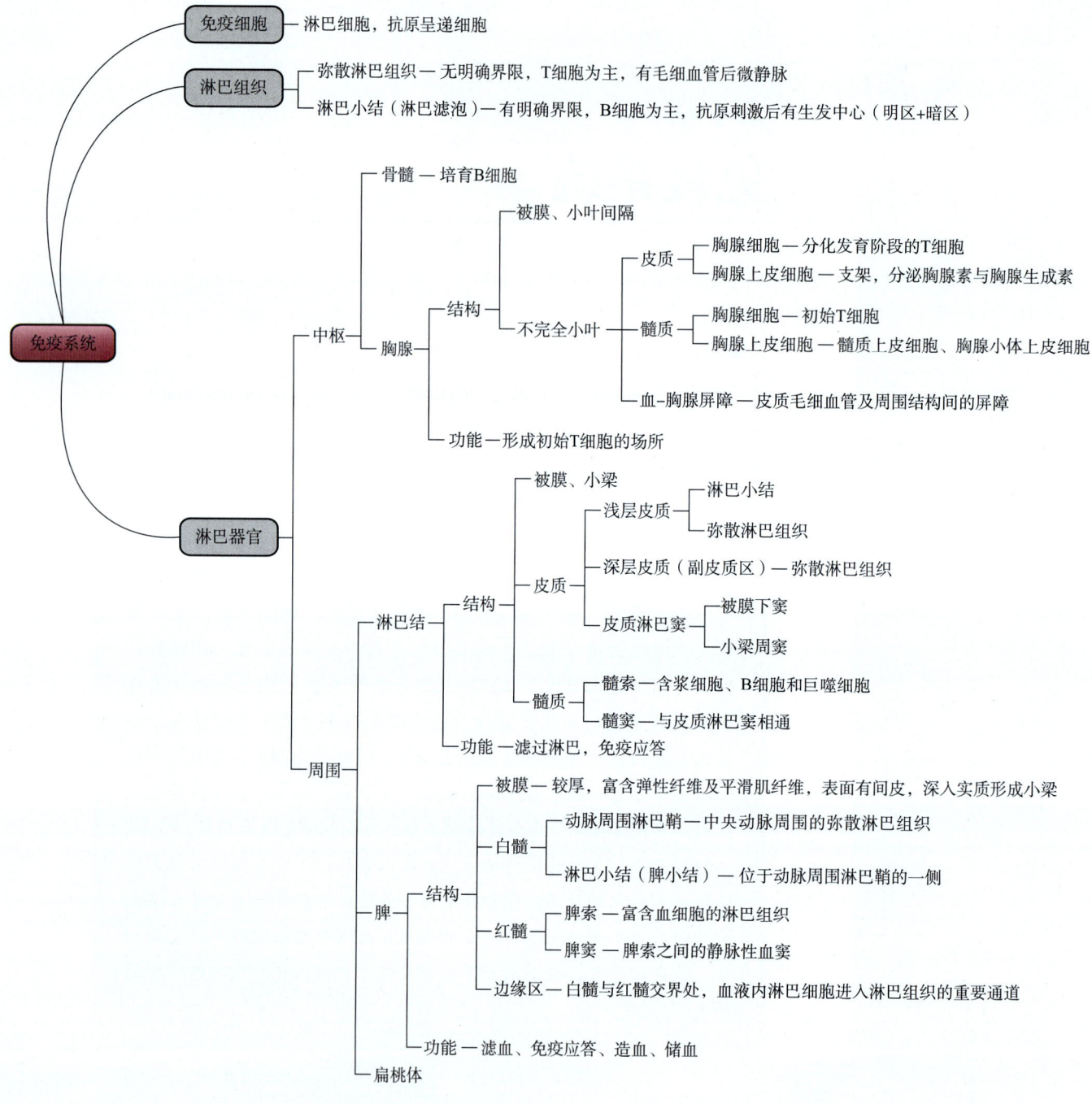

一、主要免疫细胞

免疫细胞（immunocyte）主要是指能识别抗原、产生免疫应答的淋巴细胞，此外还有浆细胞、巨噬细胞和抗原呈递细胞。广义的免疫细胞还包括各种粒细胞、肥大细胞和造血干细胞等。

（一）淋巴细胞

1. 淋巴细胞的分类及主要功能　淋巴细胞（lymphocyte）是构成免疫系统的主要细胞群体，是执行免疫功能的主要成员。淋巴细胞的种类繁多，分工极细；淋巴细胞的寿命长短不一，如效应性淋巴细胞仅1周左右，而记忆性淋巴细胞可长达数年，甚至终身。

知识拓展 10-1
知艾防艾

根据发生来源、结构特点和免疫功能等，一般将淋巴细胞分为三种类型，即胸腺依赖淋巴细胞（thymus dependent lymphocyte，简称T细胞）、骨髓依赖淋巴细胞（bone marrow dependent lymphocyte，简称B细胞）和自然杀伤淋巴细胞（natural killer lymphocyte，简称NK细胞）。各类淋巴细胞又可分为若干亚群。

e 表 10-1
淋巴细胞的类型与主要功能

2. 淋巴细胞再循环　周围淋巴器官和非淋巴器官内的淋巴细胞可经淋巴管进入血液，循环于全身，它们又可通过弥散淋巴组织内的毛细血管后微静脉，再返回淋巴器官或淋巴组织，如此周而复始，从一个淋巴器官到另一个淋巴器官，从一处淋巴组织到另一处淋巴组织不断循环，称淋巴细胞再循环（lymphocyte recirculation）（图10-1）。大部分淋巴细胞均参与再循环，以记忆T细胞和记忆B细胞最为活跃。

淋巴细胞再循环有利于识别抗原，促进细胞间的合作，使一些具有相关特异性抗原的细胞共同进行免疫应答，并使分散于全身的淋巴细胞成为一个互为关联的统一体。

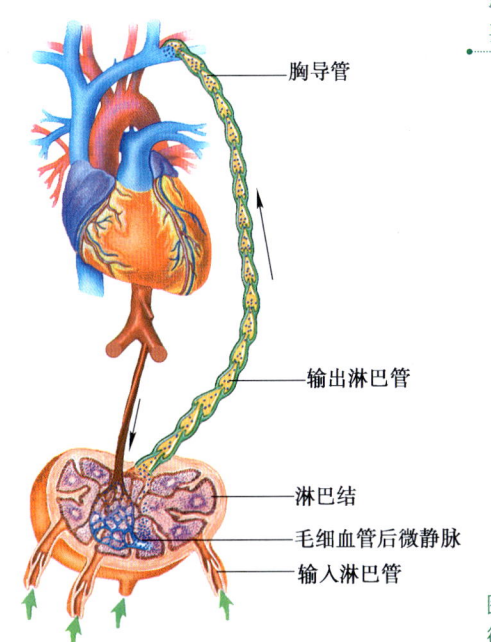

图 10-1　淋巴细胞再循环示意图

（胸导管、输出淋巴管、淋巴结、毛细血管后微静脉、输入淋巴管）

（二）抗原呈递细胞

抗原呈递细胞（antigen presenting cell，APC）是指能捕捉、加工、处理抗原，并将抗原肽呈递给T细胞的一类免疫细胞。根据细胞能否表达主要组织相容性复合体（major histocompatibility complex，MHC）Ⅱ类分子和其他参与T细胞激活的协同刺激分子，可将APC分为专职和非专职两种。前者包括树突状细胞、单核吞噬细胞系统、B细胞等；后者包括成纤维细胞、内皮细胞和上皮细胞（如小肠上皮细胞及微皱褶细胞）等，非专职APC在其被活化后也能表达MHCⅡ类分子，将抗原肽呈递给T细胞。本节主要介绍树突状细胞和单核吞噬细胞系统。

1. 树突状细胞（dendritic cell，DC）　因其胞体具有树枝状突起而得名（图10-2）。DC来源于骨髓多能干细胞，数量少，分布广。除脑和睾丸外，机体各组织和器官内几乎都有DC，但不同部位的DC有不同的名称，其生物学特征也有差异。如皮肤表皮的朗格汉斯细胞，心、肝、肺、肾、消化道淋巴组织内的间质DC，周围淋巴器官内的交错突细胞，胸腺DC，淋巴

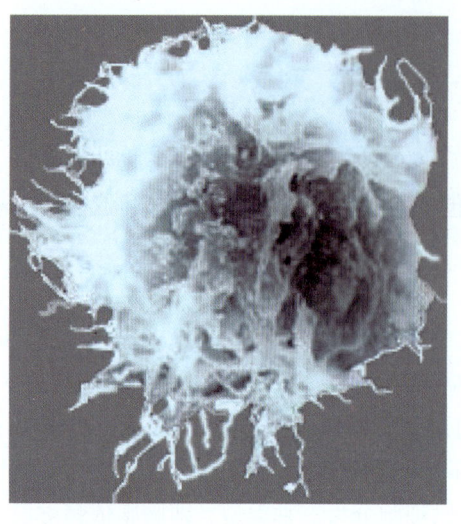

图10-2 树突状细胞扫描电镜图

中的面纱细胞及血液DC。上述不同部位的DC实际上是同一类细胞摄取抗原后，携带抗原在组织间移行，逐渐分化成熟过程中不同阶段的表现。DC高表达MHCⅡ类分子，抗原呈递能力远强于其他抗原呈递细胞。

2. 单核吞噬细胞系统　单核细胞及由单核细胞分化而来的具有吞噬功能的细胞，统称为单核吞噬细胞系统（mononuclear phagocyte system，MPS）。该系统包括单核细胞、结缔组织和淋巴组织的巨噬细胞、骨组织的破骨细胞、神经组织的小胶质细胞、肝巨噬细胞（库普弗细胞）、肺巨噬细胞（尘细胞）及浆膜腔巨噬细胞等，它们的共同特点是具有强大的吞噬能力。

巨噬细胞除具有吞噬功能之外，还具有抗原呈递功能。不同组织器官中的巨噬细胞有不同的形态和功能。

二、淋巴组织

淋巴组织（lymphoid tissue）以网状组织为支架，网眼中有大量淋巴细胞及其他免疫细胞，是免疫应答的场所，又称免疫组织（immune tissue）。淋巴组织主要有两种形态：弥散淋巴组织和淋巴小结（图10-3）。

（一）弥散淋巴组织

弥散淋巴组织（diffuse lymphoid tissue）（图10-4）无明确的界限，主要含T细胞，组织中除一般毛细血管和毛细淋巴管之外，还常有毛细血管后微静脉（postcapillary venule），因其内皮细胞为柱状，又称高内皮微静脉（high endothelial venule，HEV），是淋巴细胞从血液进入淋巴组织的重要通道。淋巴细胞可以通过胞吞－胞吐方式或穿越内皮细胞间隙的方式迁出血管（图10-5）。抗原刺激可使弥散淋巴组织扩大，并出现淋巴小结。

（二）淋巴小结

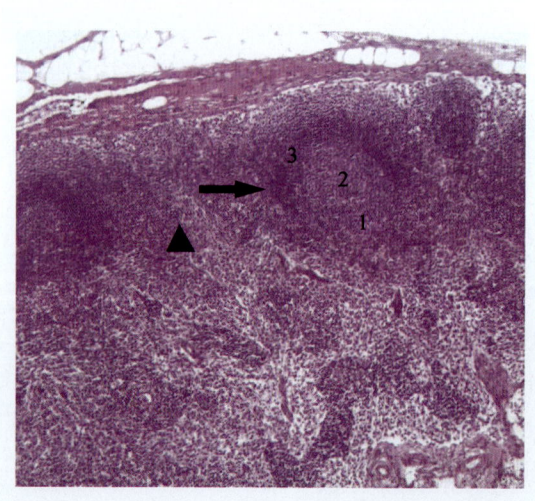

图10-3 淋巴组织
▲ 弥散淋巴组织，→ 淋巴小结　1. 暗区　2. 明区　3. 小结帽

淋巴小结（lymphoid nodule）又称淋巴滤泡（lymphoid follicle），呈圆形或椭圆形，有较明显的界限，直径1~2 mm，主要含大量B细胞、一定量Th细胞、滤泡树突状细胞和巨噬细胞等。

淋巴小结通常有两种表现形式，一种无生发中心，称初级淋巴小结（primary lymphoid nodule）；另一种有生发中心，称次级淋巴小结（secondary lymphoid nodule）。初级淋巴小结体积较小，由分布均匀且密集的小淋巴细胞所组成。初级淋巴小结受到抗原刺激后增大，可转化为次级淋巴小结。次级淋巴小结中央染色较浅，

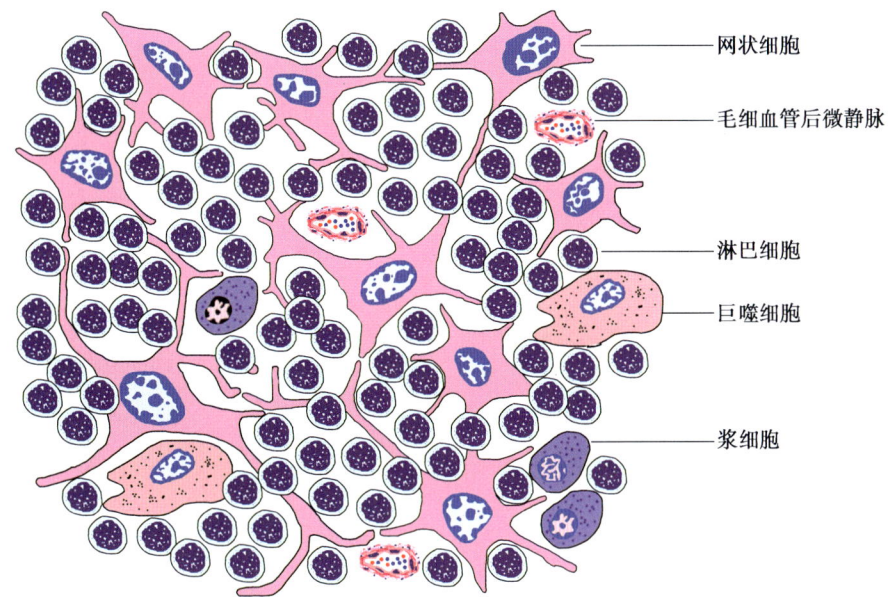

图 10-4 弥散淋巴组织模式图

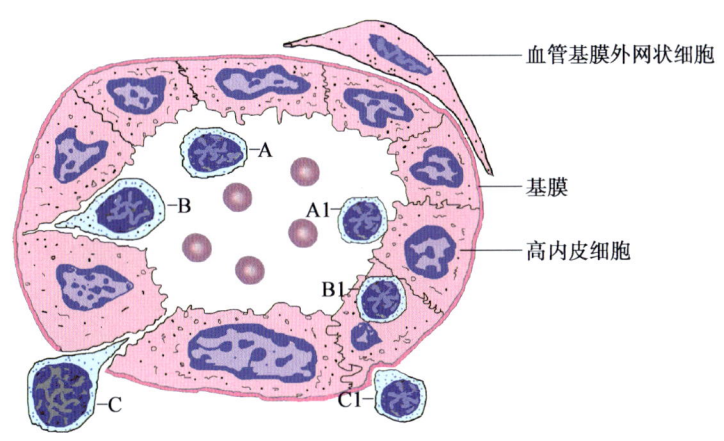

图 10-5 淋巴细胞穿越毛细血管后微静脉模式图

A. 淋巴细胞，B. 淋巴细胞穿越内皮间隙，C. 淋巴细胞穿越基膜，A1. 黏附内皮细胞的淋巴细胞，B1. 迁入内皮细胞内的淋巴细胞（胞吞方式），C1. 迁出内皮细胞的淋巴细胞（胞吐方式）

常见细胞分裂象，称生发中心（germinal center）。生发中心可分为深部的暗区（dark region）和浅部的明区（light region）。暗区主要由幼稚的大淋巴细胞密集而成；明区主要由中等大的淋巴细胞组成，这些细胞是由暗区的大淋巴细胞转化而来。生发中心的周边有一层密集的小淋巴细胞，尤以顶部最厚，称为小结帽（nodule cap）（图 10-3）。

淋巴小结的有无、大小、多少及形态结构的变化与有无抗原刺激及抗原刺激程度有关，处于动态变化之中。在抗原刺激下，淋巴小结增大、增多，是体液免疫应答的重要标志；当抗原被清除后，淋巴小结萎缩消失。

三、淋巴器官

淋巴器官（lymphoid organ）是以淋巴组织为主要成分构成的器官，主要执行免疫功能，故又称免疫器官（immune organ）。根据发生、结构及功能的不同，淋巴器官可分为中枢淋巴器官和周围淋巴器官。

中枢淋巴器官（central lymphoid organ）包括胸腺、骨髓和鸟类的腔上囊，是培育各类淋巴细

知识拓展 10-2
"不死的癌症"——自身免疫性疾病

胞的场所。在胚胎时期出现较早，出生前数周已基本发育完善。

周围淋巴器官（peripheral lymphoid organ）包括淋巴结、脾和扁桃体等，是成熟淋巴细胞受相应抗原刺激后进行扩增，并发生免疫应答的场所。在胚胎时期其发生较中枢淋巴器官晚，在出生数月后才逐渐发育完善。散布于全身各处的淋巴组织，虽然不是独立的器官，但在结构与功能上应属于周围淋巴器官的范畴。

（一）胸腺

胸腺（thymus）位于胸骨柄后方的上纵隔内，分为不对称的左、右两叶，呈长扁条状。人的胸腺在胚胎早期由双侧第3、4对咽囊及相对应的鳃沟发育而成，故其含有三个胚层的组织。胸腺随着年龄的增长而退化，60岁以后，胸腺内的淋巴细胞成分很少，主要为脂肪组织。

1. 胸腺的结构　胸腺表面有薄层结缔组织被膜（capsule），被膜结缔组织深入实质形成小叶间隔，将实质分为若干小叶（lobule）。每个小叶由皮质和髓质两个部分组成，由于小叶间隔不完整，各个小叶的髓质是相互连通的。皮质内淋巴细胞密集，故着色深；髓质内淋巴细胞较少，故着色浅（图10-6）。胸腺为T细胞发育提供了独特的微环境，构成这一微环境的主要细胞是胸腺上皮细胞，还有树突状细胞、巨噬细胞、嗜酸性粒细胞、肥大细胞和成纤维细胞等，统称胸腺基质细胞（thymic stromal cell）。

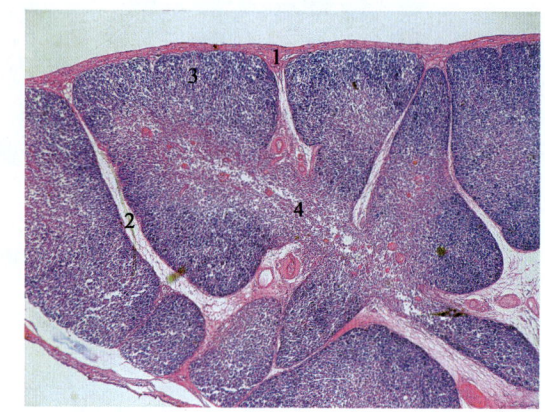

图10-6　胸腺
1. 胸腺被膜　2. 小叶间隔　3. 皮质　4. 髓质

（1）皮质（cortex）　以胸腺上皮细胞（thymic epithelial cell）为支架，间隙内含大量胸腺细胞和少量基质细胞（图10-7）。

胸腺上皮细胞又称上皮网状细胞（epithelial reticular cell），分布在被膜下及小叶间隔表面的称被膜下上皮细胞（subcapsular epithelial cell），为单层扁平上皮，将胸腺内环境与外界相隔；分布在胸腺细胞之间的为星形上皮细胞（stellate epithelial cell），多呈星形，有突起，细胞核较大，呈圆形，着色浅，胞质内含许多张力丝，上皮细胞间以桥粒相连，主要起支持作用。某些胸腺上皮细胞体积较大，胞质丰富，胞质包绕多个胸腺细胞，称胸腺抚育细胞（thymic nurse cell），此种细胞由被膜下上皮细胞特化而来。

胸腺细胞（thymocyte）即胸腺内分化发育的T细胞，在皮质密集分布，占皮质细胞总数的85%～90%。骨髓中的造血干细胞经血流进入胸腺后，在基质细胞的参与

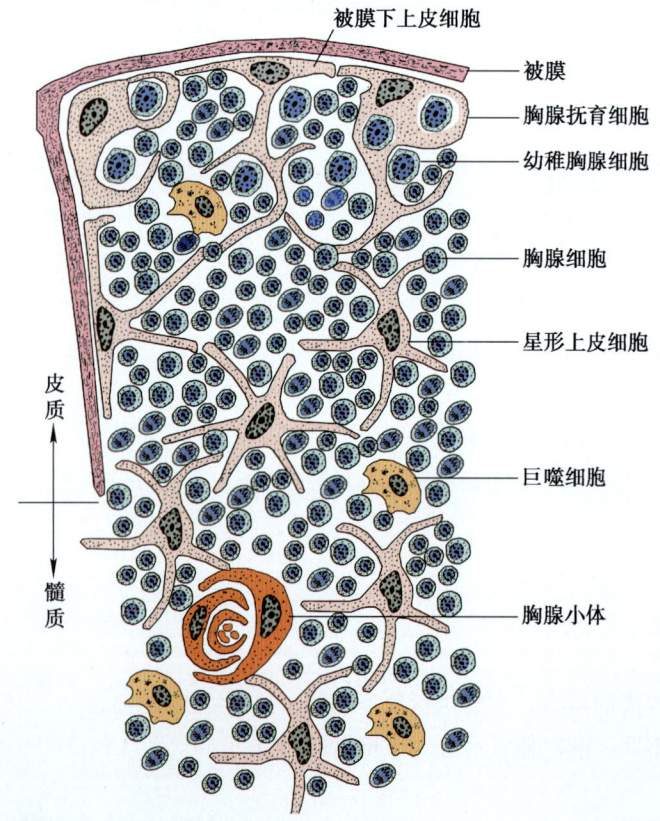

图10-7　胸腺结构模式图

下，进行增殖和分化，经受两次选择即阳性选择和阴性选择，阳性选择赋予 T 细胞分别具有 MHC Ⅰ类分子和 MHC Ⅱ类分子限制性识别能力；阴性选择则淘汰能与机体自身抗原发生反应的 T 细胞，最终只有 5% 左右的胸腺细胞发育成熟，成为初始 T 细胞，具有正常的免疫应答潜能，95% 的胸腺细胞发生凋亡，被巨噬细胞吞噬清除。

（2）髓质（medulla） 含有较多的胸腺上皮细胞，胸腺细胞较少。髓质内的上皮细胞有两种：髓质上皮细胞和胸腺小体上皮细胞，后者构成胸腺小体（thymic corpuscle）。

胸腺小体又称哈索尔小体（Hassall corpuscle），仅见于胸腺髓质，故是胸腺的特征性结构。胸腺小体椭圆形或不规则形，直径 30～150 μm，由数层扁平的上皮细胞呈同心圆排列而成（图 10-8）。小体外周的细胞较幼稚，细胞核明显，细胞可分裂；近小体中央的细胞较成熟，核渐退化，胞质中含有较多的角蛋白，部分细胞则已完全角质化，呈嗜酸性染色或均质透明状。小体中常见巨噬细胞、嗜酸性粒细胞和淋巴细胞。人类胸腺小体表达胸腺基质淋巴细胞生成素（thymic stromal lymphopoietin, TSLP），能刺激胸腺 DC 的成熟。

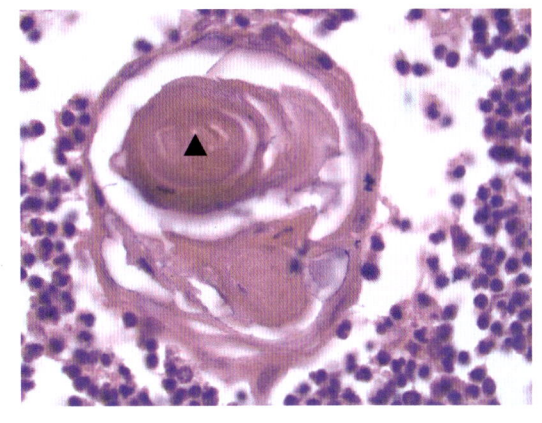

图 10-8 胸腺髓质局部
▲胸腺小体

（3）胸腺的血液供应和血 - 胸腺屏障

1）胸腺的血液供应：来自内乳动脉、上和下甲状腺动脉以及心包膈动脉。动脉经被膜进实质后不断发出分支进入皮质和髓质。皮质内的毛细血管在皮、髓质交界处汇入毛细血管后微静脉，此处是 T 细胞进入血流的主要通道；髓质内的毛细血管为有孔型，汇入微静脉后经小叶间隔及被膜出胸腺。

2）血 - 胸腺屏障（blood-thymus barrier）：血液内的大分子物质（如抗体、抗原、细胞色素 C、铁蛋白、一些酶类等）不能进入胸腺皮质，使皮质内的胸腺细胞不受外来物质的影响，可以在相对稳定的内环境中发育，这是因为皮质毛细血管及周围结构具有屏障作用，称血 - 胸腺屏障。该屏障由以下结构组成：①连续毛细血管内皮及内皮细胞间的紧密连接。②完整的内皮基膜。③血管周隙（内含巨噬细胞）。④胸腺上皮细胞的基膜。⑤连续的胸腺上皮细胞（图 10-9）。

2. 胸腺的功能　胸腺是形成初始 T 细胞的场所。实验证明，若切除新生小鼠的胸腺，该动物即缺乏 T 细胞。胸腺上皮细胞可分泌胸腺素及胸腺生成素诱导胸腺细胞分化；还可分泌多种细胞因子，参与胸腺细胞的分化与迁移。胸腺内的巨噬细胞尚可分泌 IL-1、IL-6 等细胞因子，参与构成胸腺内的微环境，促进胸腺细胞的增殖与分化。

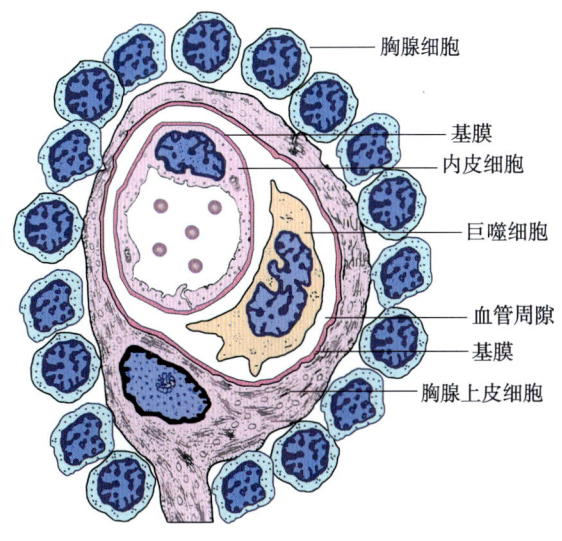

图 10-9 血 - 胸腺屏障模式图

（二）淋巴结

淋巴结（lymph node）位于淋巴循环通路上，分布于颈部、肺门、腋窝、肠系膜及

微课 10-2 淋巴结

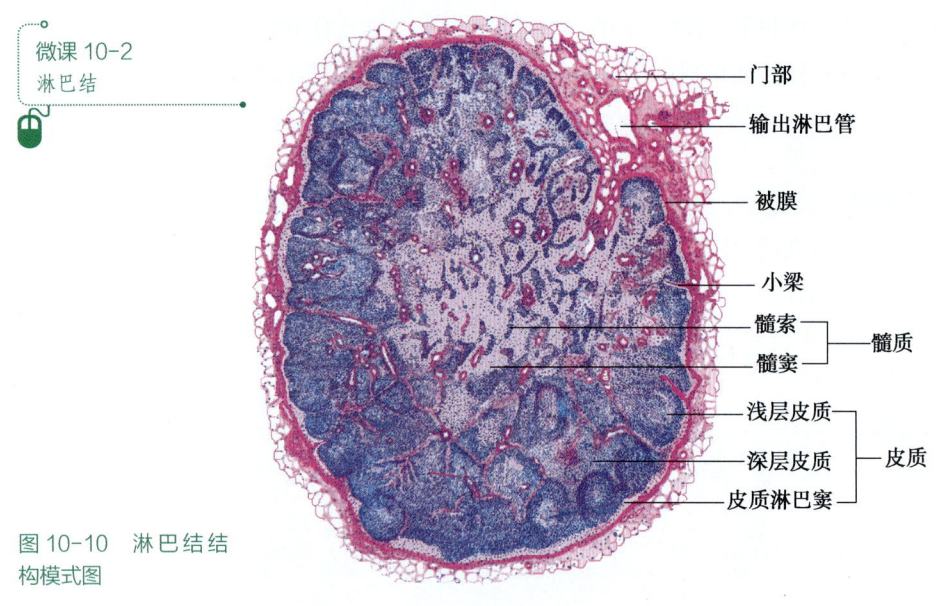

图 10-10 淋巴结结构模式图

腹股沟等处，是滤过淋巴和进行免疫应答的主要场所。全身的淋巴结有 300～600 个。

1. 淋巴结的结构　淋巴结多呈扁平豆形或卵圆形，其大小和内部结构与机体的免疫功能状态密切相关，免疫反应强烈则淋巴结肿大，结构发生变化。淋巴结的一侧凹陷，称淋巴结门部（hilus），此处结缔组织较多，有输出淋巴管（efferent lymphatic vessel）、血管及神经等出入（图 10-10）。

（1）被膜与小梁　淋巴结的表面有由致密结缔组织构成的被膜（capsule），有数条输入淋巴管（afferent lymphatic vessel）穿入被膜，进入被膜下淋巴窦。被膜和淋巴结门部的结缔组织伸入淋巴结实质形成许多小梁（trabecula），构成淋巴结的粗支架；小梁粗细不等，互相连接成网，其间有网状组织分布，构成淋巴结的细支架。淋巴结的实质分为两部分，周边部分为皮质，染色较深；中央部分的髓质，着色较浅。皮、髓质之间无明显分界。

（2）皮质　位于被膜下方，包括浅层皮质、深层皮质和皮质淋巴窦三部分（图 10-11）。

1）浅层皮质（peripheral cortex）：主要含淋巴小结和少量弥散淋巴组织。如受抗原刺激，此层增厚，淋巴小结增多、增大，多呈次级淋巴小结，主要为 B 细胞。淋巴小结之间为小结间区，为弥散淋巴组织，与深层皮质淋巴组织相连，为 T 细胞分布区。

2）深层皮质（deep cortex）：又称副皮质区（paracortical area），位于皮质的深部，为较大片的弥散淋巴组织，主要含 T 细胞。新生动物切除胸腺后，此处不发育，故又称胸腺依赖区（thymus-dependent region）。深层皮质还有很多交错突细胞（interdigitating cell）、巨噬细胞和少量 B 细胞等。在细胞免疫应答时，此区的细胞分裂象增多，区域扩大。深层皮质有较多的毛细血管后微静脉，是血液内的淋巴细胞进入淋巴组织进行淋巴细胞再循环的重要途径。

3）皮质淋巴窦（cortical sinus）：位于被膜下方的称被膜下窦，位于小梁周围的称小梁周窦。淋巴窦的结构见后述。

（3）髓质　位于淋巴结中央，由髓索和髓窦组成。髓索（medullary cord）是相互连接的条索状淋巴组织，其内主要含浆细胞、B 细胞和巨噬细胞。浆细胞由浅层皮质中淋巴小结产生的幼浆细胞在此转变而成，能分泌抗体。髓窦（medullary sinus）与皮质淋巴窦结构相似，其内的巨噬细胞较多，故有较强的淋巴滤过功能。

（4）淋巴窦（lymphatic sinus）及淋巴结内的淋巴通

切片解读 10-2 淋巴结

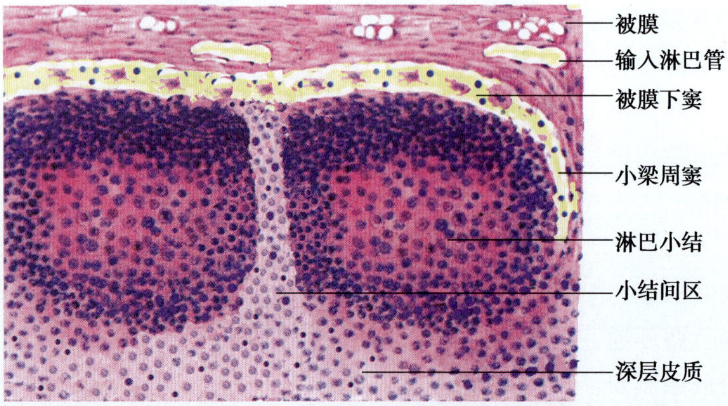

图 10-11 淋巴结皮质结构模式图

路 淋巴窦是淋巴结内淋巴流动的通道,根据分布的部位而有不同的名称,位于皮质部分称皮质淋巴窦,包括被膜下窦和小梁周窦;位于髓质部分称髓窦。被膜下窦与输入淋巴管相连,经窄通道汇入髓窦;小梁周窦末端常为盲端,仅部分与髓窦相通;髓窦与门部的输出淋巴管通连。淋巴窦壁由扁平的内皮细胞衬里,内皮外有薄层基质、少量网状纤维及一层网状细胞;窦腔内有多突起的星状内皮细胞、巨噬细胞、淋巴细胞和面纱细胞(图10-12)。淋巴在淋巴窦内流动缓慢,有利于巨噬细胞清除病原微生物、异物及抗原物质等。

淋巴从输入淋巴管进入被膜下窦和小梁周窦,部分渗入皮质淋巴组织,然后流入髓窦,部分经小梁周窦流入髓窦,继而汇入输出淋巴管流出淋巴结(图10-13)。淋巴流经一个淋巴结需数小时,含抗原越多则流速越慢。由于淋巴组织中的淋巴细胞和所产生的抗体不断进入淋巴,因此,输出淋巴较输入淋巴含更多的淋巴细胞和抗体。

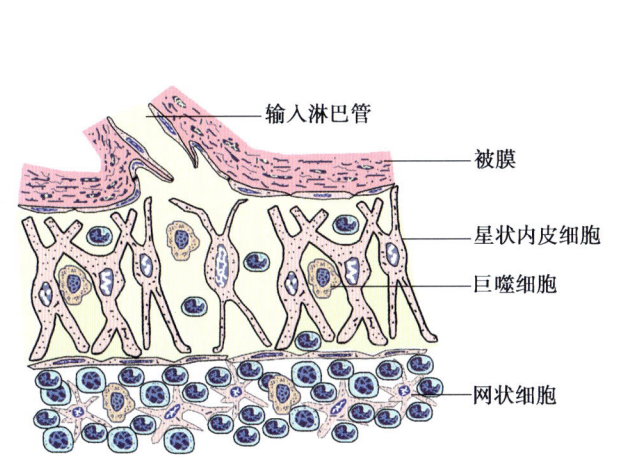

图10-12 淋巴结被膜下窦结构模式图

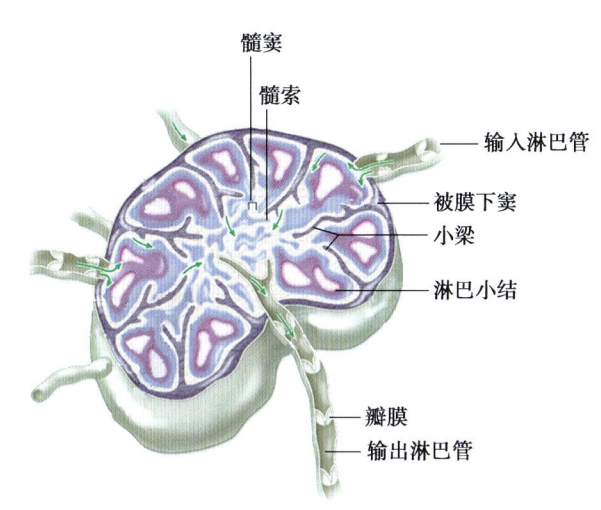

图10-13 淋巴结内的淋巴通路示意图

2. 淋巴结的功能

(1)滤过淋巴 进入淋巴结的淋巴常带有各种抗原物质,如细菌、病毒、毒素等。在缓慢地流过淋巴结时,这些抗原物质可被巨噬细胞清除。正常淋巴结对细菌的滤过清除率可达99.5%,但对病毒和癌细胞的清除率较低。清除率随机体免疫功能状态及病原体的毒性等因素而有很大变化。

(2)免疫应答 淋巴结是免疫应答的场所。当体液免疫应答时,次级淋巴小结形成与扩大,随后产生的浆细胞增多,抗体分泌增多;当细胞免疫应答时,深层皮质区扩大,T细胞数量增多。发生免疫应答时,淋巴结体积变大,临床上可根据不同部位出现的淋巴结肿大来判断疾病。

(三)脾

脾(spleen)是机体最大的淋巴器官,位于血液循环通路上。脾内无淋巴窦,而有许多血窦。

1. 脾的结构 脾的表面有被膜,实质可分为白髓、边缘区和红髓三部分(图10-14)。

(1)被膜与小梁 脾的被膜较厚,表面有间皮。

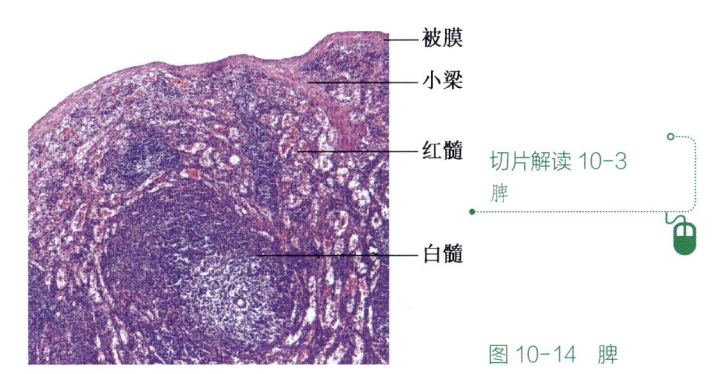

切片解读10-3 脾

图10-14 脾

被膜由富含弹性纤维和平滑肌的致密结缔组织构成。脾的一侧凹陷为门部，有血管、淋巴管和神经出入。被膜结缔组织伸入实质形成粗细不等的小梁，小梁内含小梁动脉和小梁静脉。

（2）白髓（white pulp） 在新鲜脾的切面上呈散在的灰白色小点。由动脉周围淋巴鞘和淋巴小结构成，相当于淋巴结的皮质。①动脉周围淋巴鞘（periarterial lymphatic sheath）：位于中央动脉周围较厚的淋巴组织，内含大量T细胞及少量巨噬细胞和交错突细胞，相当于淋巴结的深层皮质，但无毛细血管后微静脉。当发生细胞免疫应答时，动脉周围淋巴鞘内的T细胞分裂增殖，鞘也增厚。②淋巴小结：位于动脉周围淋巴鞘的一侧，亦称脾小结（splenic nodule），主要含B细胞。当免疫应答时，其数量增多，体积增大。

（3）边缘区（marginal zone） 位于白髓和红髓交界处，没有明显的界线。边缘区含B细胞和T细胞，以B细胞为主，也有巨噬细胞和浆细胞。边缘区的淋巴组织内有边缘窦，其由中央动脉分支形成。边缘区是淋巴细胞从血液进入淋巴组织的重要通道。

（4）红髓（red pulp） 与白髓相间存在，由脾索和脾窦组成。①脾索（splenic cord）：由于中央动脉分支末端直接开口于脾索，因此，脾索由富含血细胞的淋巴组织构成，呈不规则的条索状并互相连接成网。脾索内含较多的B细胞、浆细胞、巨噬细胞和树突状细胞。巨噬细胞可吞噬异物和衰老的红细胞等。脾索对滤过血液和产生抗体有重要作用。②脾窦（splenic sinusoid）：为血窦，位于脾索之间，宽12～40 μm，形态不规则，相互吻合成网。窦壁由长杆状内皮细胞纵向排列而成，细胞间隙较大，内皮外基膜不完整，少量网状纤维环绕窦壁，形成栅栏状多缝隙结构，有利于血细胞穿透。窦壁周围有较多的巨噬细胞，其突起可通过内皮间隙伸向窦腔（图10-15）。

2. 脾的血液通路　脾动脉从脾门进入脾后分支进入小梁，称小梁动脉。小梁动脉分支离开小梁进入动脉周围淋巴鞘内，称中央动脉。中央动脉沿途发出分支形成毛细血管供应白髓，其末端膨大形成边缘窦。中央动脉在穿出白髓进入脾索时，形成若干直行的分支。这些分支之间无吻合，形似笔毛，故称笔毛动脉，其末端扩大开放于脾索，少数直接连通于血窦。血窦汇入由扁平内皮细胞围成的髓微静脉，再汇入小梁静脉，最后在门部汇成脾静脉出脾（图10-16）。

3. 脾的功能

（1）滤血　成年人每天有全身50%以上的血液流经脾。脾是清除进入血液中的抗原的主要

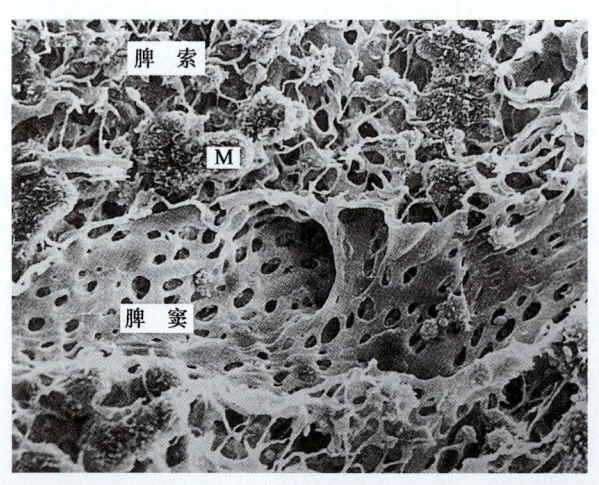

图 10-15　脾扫描电镜图
M. 巨噬细胞

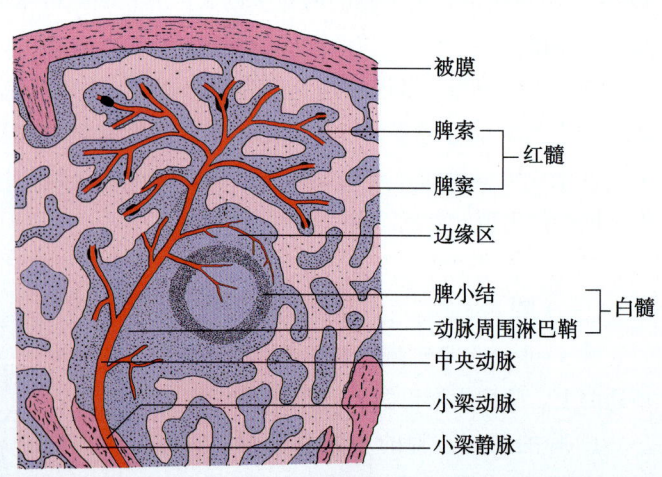

图 10-16　脾结构与血液通路模式图

场所，也是清除衰老红细胞的主要器官。滤血的部位主要在脾索和边缘区，此处含大量的巨噬细胞和树突状细胞。当脾功能亢进时红细胞破坏过多，可引起贫血。脾切除后，血内异形衰老红细胞会大量增多。

（2）免疫　脾内含有各类淋巴细胞，其中B细胞约占60%，T细胞占40%，还有少量的NK细胞等。因此，受抗原刺激时可产生相应的免疫应答，脾的体积也发生变化。体液免疫应答时，淋巴小结增多、增大，脾索内浆细胞增多；细胞免疫应答时，动脉周围淋巴鞘显著增厚。

（3）造血　胚胎早期的脾有造血功能，成年后，脾内仍有少量造血干细胞，在机体严重缺血或某些病理状态下，脾可以恢复造血功能。

（4）储血　人脾可储血约40 mL，主要储于脾血窦内。脾大时其储血量也增多，当机体处于应急状态时，如大出血，脾内平滑肌可收缩将所储存的血排入血液循环。

（四）扁桃体

扁桃体（tonsil）包括腭扁桃体、咽扁桃体和舌扁桃体，它们是机体最常接触抗原引起免疫应答的淋巴器官，与咽黏膜内多处分散的淋巴组织共同组成淋巴环，构成人体的第一道重要防线。

腭扁桃体最大，呈扁卵圆形，黏膜表面覆盖复层扁平上皮，上皮向下陷入形成数十个隐窝，隐窝周围的固有层内有大量弥散淋巴组织及生发中心明显的淋巴小结（图10-17），隐窝上皮内含有淋巴细胞、浆细胞、巨噬细胞和朗格汉斯细胞等，这样的

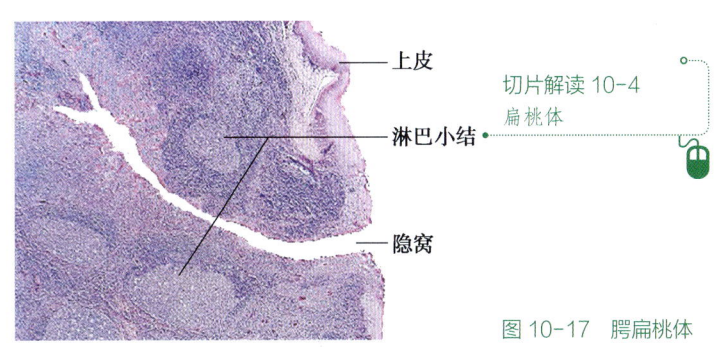

图10-17　腭扁桃体

上皮称淋巴上皮组织（lympho-epithelial tissue），弥散淋巴组织中可见毛细血管后微静脉，是淋巴细胞进入扁桃体的主要途径。在上皮细胞之间有许多通道和间隙，淋巴细胞充塞在通道内，咽腔内的抗原物质极易进入上皮间隙，故腭扁桃体常会发炎。

咽扁桃体和舌扁桃体体积较小，结构和组成与腭扁桃体相似。但咽扁桃体无上皮隐窝，舌扁桃体也仅有一个浅隐窝，故较少引起炎症。成年的咽扁桃体和舌扁桃体多萎缩退化。

（张庆梅）

思考题

1. 淋巴细胞再循环是如何实现的？有何意义？
2. 生活中有些人感冒后，耳后会出现轻微淋巴结肿大，请结合所学知识解释淋巴结肿大的原因。
3. 迪格奥尔格综合征又称胸腺发育不全，请问该病是否会累及淋巴结和脾？如果累及，最有可能是那个部位受累？

数字课程学习……

本章小结　　自测题　　教学PPT　　电子图片

第十一章
内分泌系统

关键词

甲状腺（thyroid gland） 甲状旁腺（parathyroid gland） 肾上腺（adrenal gland） 垂体（hypophysis）

> 内分泌系统（endocrine system）由独立的内分泌腺和分布于其他器官内的内分泌细胞组成。内分泌细胞的分泌物称激素（hormone）。依据激素的化学性质，可分为含氮激素（包括氨基酸衍生物、胺类、肽类和蛋白质类激素）分泌细胞和类固醇激素分泌细胞。机体大部分内分泌细胞为含氮激素分泌细胞，其超微结构特点是：胞质内富含粗面内质网、高尔基复合体及膜被的分泌颗粒。类固醇激素分泌细胞主要包括肾上腺皮质和性腺的内分泌细胞，其超微结构特点是：胞质内富含滑面内质网，管状嵴的线粒体较多，含较多脂滴，无分泌颗粒。激素作用的特定器官或特定细胞称为该激素的靶器官或靶细胞。激素与相应的靶细胞上的受体结合，产生生物效应。内分泌系统是机体重要的调节系统，与神经系统、免疫系统共同维持内环境的稳定，调节机体的生长发育和物质代谢，并控制生殖和影响免疫行为。

思维导图

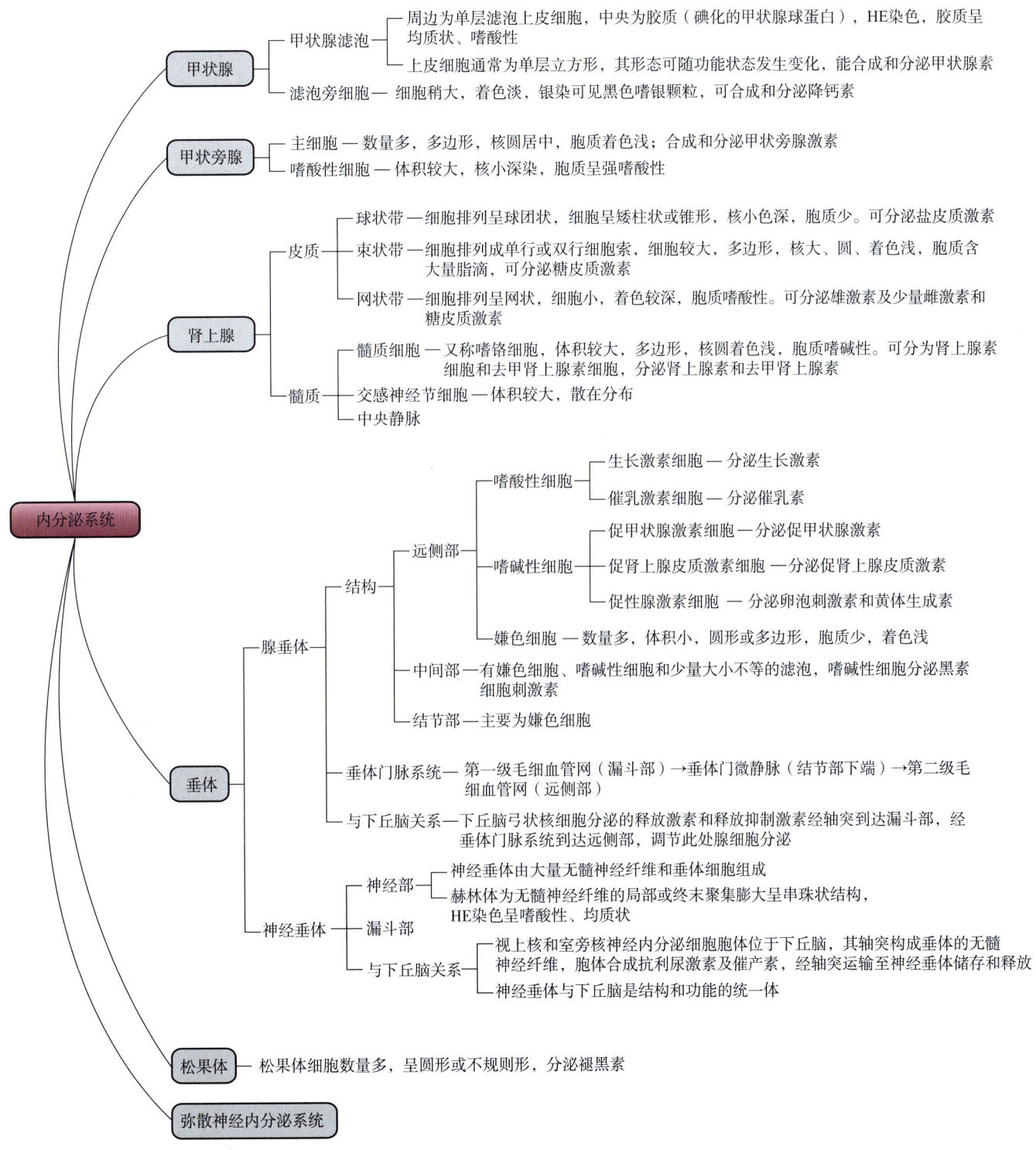

一、甲状腺

甲状腺（thyroid gland）分为左右两叶，中间以峡部相连。表面被覆有薄层结缔组织被膜。结缔组织伸入实质，将其分为许多大小不等的小叶。腺实质由大量甲状腺滤泡和滤泡旁细胞组成，滤泡间有少量的结缔组织和丰富的有孔毛细血管（图11-1）。

（一）甲状腺滤泡

甲状腺滤泡（thyroid follicle）大小不等，呈圆形或不规则形。滤泡由单层的滤泡上皮细胞（follicular epithelial cell）围成，滤泡腔内充满胶质（colloid）。滤泡功能活跃时，滤泡上皮细胞增高呈矮柱状，腔内胶质减少；反之，细胞变矮呈扁平状，腔内胶质增多。胶质是滤泡上皮细胞的分泌物，为碘化的甲状腺球蛋白，在HE染色标本上，胶质呈均质状、嗜酸性。

电镜下，滤泡上皮细胞胞质内有较发达的粗面内质网和较多的线粒体，高尔基复合体位于核上区，溶酶体散在分布于胞质内。胞质顶部有电子密度中等、体积很小的分泌颗粒，还有从滤泡腔内胞吞的电子密度低的胶质小泡。滤泡上皮基底面有完整的基膜（图11-2）。

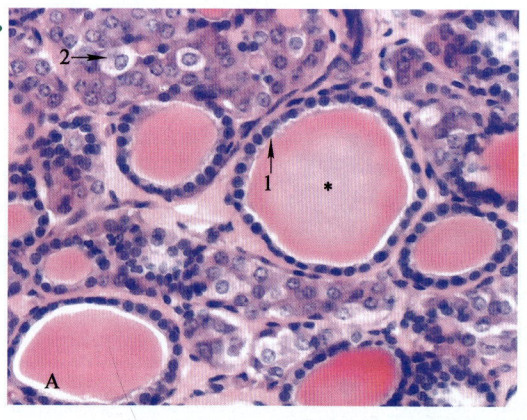
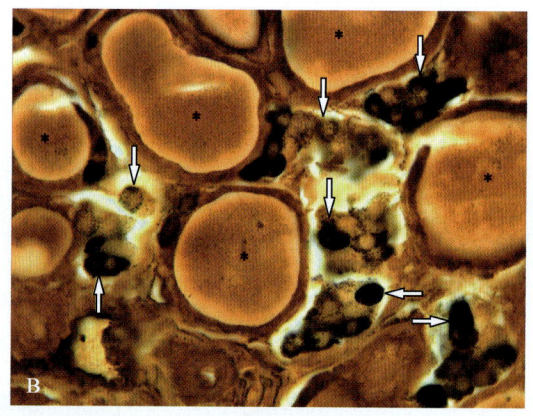

图11-1 甲状腺光镜图
A. HE染色 B. 银染法
* 甲状腺滤泡腔 1. 滤泡上皮细胞 2.↓滤泡旁细胞

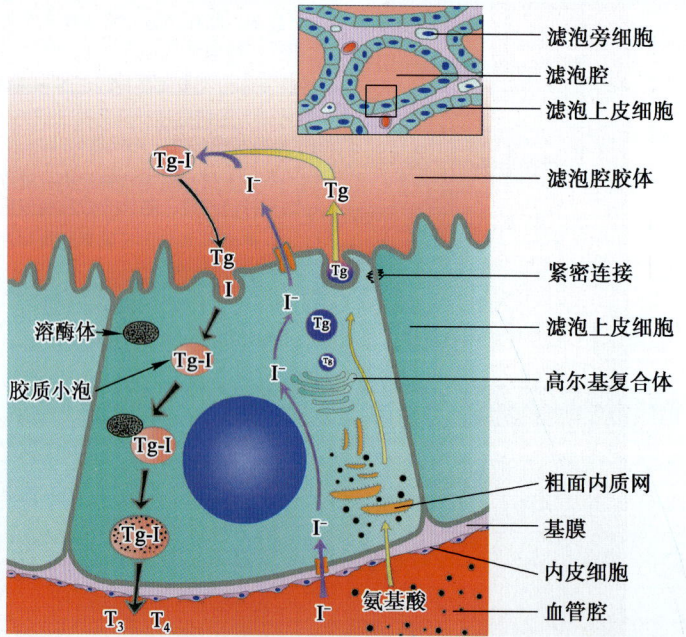

图11-2 甲状腺滤泡上皮细胞超微结构及激素合成与分泌示意图

滤泡上皮细胞的功能是合成和分泌甲状腺激素（thyroid hormone）。甲状腺激素包括四碘甲腺原氨酸（tetraiodothyronine，T_4）和三碘甲腺原氨酸（triiodothyronine，T_3）两种。甲状腺激素的形成需要经过合成、储存、碘化、重吸收、分解和释放等过程。滤泡上皮细胞从血液中摄取氨基酸，在粗面内质网合成甲状腺球蛋白的前体，在高尔基复合体加糖并浓缩形成分泌颗粒，再以胞吐方式排放到滤泡腔内。滤泡上皮细胞有很强的聚碘能力，可以摄取血液中的I^-，I^-经过氧化物酶活化后排入滤泡腔内，与甲状腺球蛋白结合，形成碘化的甲状腺球蛋白并储存在滤泡腔内。在腺垂体分泌的促甲状腺激素的作用下，滤泡上皮细胞以胞吞方式重吸收碘化的甲状腺球蛋白，在胞质内成为胶质小泡；胶质小泡与溶酶体融合，在溶酶体的蛋白水解酶作用下，碘化的甲状腺球分解形成大量T_4和少量T_3，T_4和T_3从细胞基底部释放入毛细血管内（图11-2）。

甲状腺激素能促进机体的新陈代谢，提高神经兴奋性，促进生长发育。尤其对婴幼儿的骨骼发育和中枢神经系统发育影响显著，小儿甲状腺功能减退，不仅身材矮小，而且脑发育障碍，导致呆小病（克汀病）。成人甲状腺功能减退表现为精神呆滞、记忆力减退及黏液性水肿等症状；甲状腺功能亢进时，可导致甲状腺功能亢进症，出现多种临床症状。

知识拓展11-1
呆小病（克汀病）

（二）滤泡旁细胞

滤泡旁细胞（parafollicular cell）位于甲状腺滤泡之间和滤泡上皮细胞之间。细胞稍大，在HE染色切片中，胞质着色较淡；在镀银染色标本中，胞质内可见黑色的嗜银颗粒（图11-1）。滤泡旁细胞可分泌降钙素（calcitonin），降钙素能促进成骨细胞的活动，形成新骨，并抑制胃肠道和肾小管吸收Ca^{2+}，使血钙浓度降低。

二、甲状旁腺

甲状旁腺（parathyroid gland）位于甲状腺左、右叶的背面，有上、下两对，呈扁椭圆形。表面覆有薄层的结缔组织被膜，实质内腺细胞排成索团状，其间有孔毛细血管丰富。腺细胞分为主细胞和嗜酸性细胞两种（图11-3）。

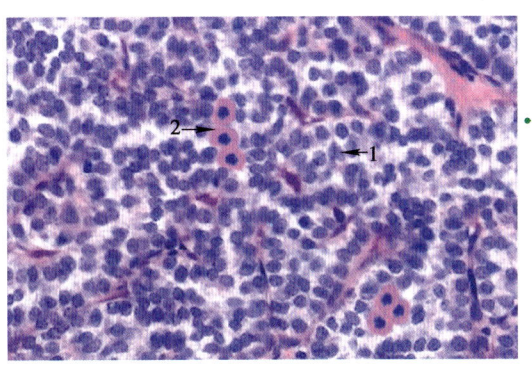

切片解读11-2
甲状旁腺

图11-3 甲状旁腺光镜图
1. 主细胞 2. 嗜酸性细胞

1. 主细胞（chief cell） 数量多，呈多边形，核圆，居中，在HE染色的切片中，主细胞胞质着色浅。主细胞具有合成和分泌甲状旁腺激素（parathyroid hormone）的功能。甲状旁腺激素作用于骨细胞和破骨细胞，使骨盐溶解，并能促进肠及肾小管吸收钙，使血钙升高。在甲状旁腺激素和降钙素的共同调节下，机体维持血钙的稳定。

2. 嗜酸性细胞（oxyphil cell） 以单个或成群存在于主细胞之间。细胞体积较大，核小，染色深，胞质呈强嗜酸性；电镜下，胞质含丰富的线粒体。嗜酸性细胞从7~10岁时出现，并随年龄增长而增多，功能尚不明确。

三、肾上腺

肾上腺（adrenal gland）位于肾的上方，表面包以结缔组织被膜，少量结缔组织伴随血管和神经伸入腺实质内。肾上腺实质由周边的皮质和中央的髓质两部分构成（图11-4）。

（一）皮质

皮质（cortex）占肾上腺体积的80%~90%，由皮质细胞、血窦和少量结缔组织组成。根据皮质细胞的形态结构和排列特征，可将皮质分为三个带，即球状带、束状带和网状带（图11-5）。肾上腺皮质细胞具有类固醇激素分泌细胞的结构特点，束状带细胞尤为典型。

1. 球状带（zona glomerulosa） 位于被膜下方，较薄，约占皮质的15%。球状带细胞聚集成球团状，细胞较小，呈矮柱状或锥形，核小、染色深，胞质较少，含少量脂滴。球状带细胞分泌盐皮质激素（mineralocorticoid），主要是醛固酮（aldosterone），能促进肾远曲小管和集合管重吸收Na^+和排出K^+，同时也刺激胃黏膜吸收Na^+，使血Na^+浓度升高，维持血容量于正常水平。

2. 束状带（zona fasciculata） 是皮质中最厚的部分，约占皮质的78%。束状带细胞较大，呈多边形，细胞排列成单行或双行的索条状。胞核圆形，较大，着色浅，胞质内含大量脂滴，在HE染色的标本中，脂滴被溶解，故胞质染色浅而呈泡沫状。束状带细胞分泌糖皮质激素（glucocorticoid），主要为皮质醇（cortisol）。糖皮质激素可促使蛋白质及脂肪分解并转变为糖，还有抑制免疫应答及炎症反应等作用。

3. 网状带（zona reticularis） 位于皮质最内层，最薄，约占皮质的7%。细胞索相互吻合成网。细胞较小，核小，着色深，胞质嗜酸性，内含较多脂褐素和少量脂滴。网状带细胞主要分泌雄激素，也分泌少量雌激素和糖皮质激素。

（二）髓质

髓质（medulla）主要由排列成索状或团状的髓质细胞组成，髓质中央有中央静脉。髓质细胞呈多边形，用含铬盐的固定液固定的标本上，胞质内可见黄褐色的嗜铬颗粒，故髓质细胞又称为嗜铬细胞（chromaffin cell）。另外，髓质内还有少量交感神经节细胞，胞体较大，散在分布（图11-4）。

电镜下，嗜铬细胞具有含氮激素分泌细胞特点，胞质内含许多电子密度高的分泌颗粒。根据

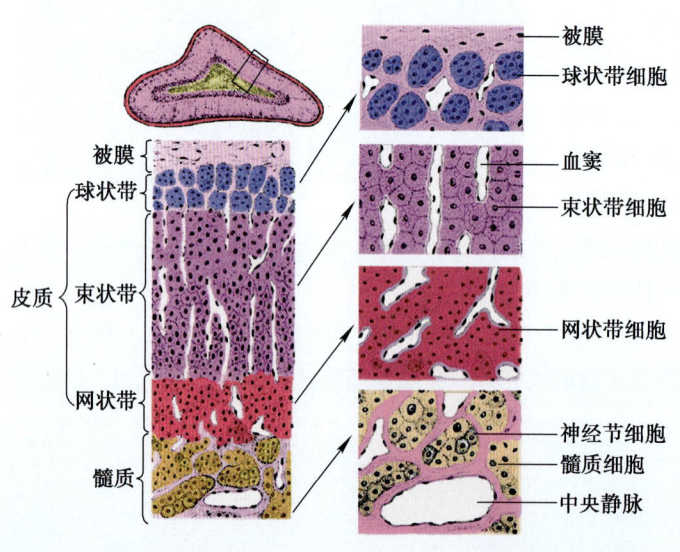

图11-4 肾上腺模式图

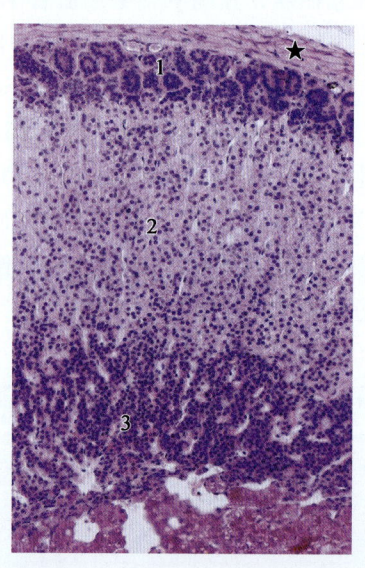

图11-5 肾上腺光镜图

★被膜，1. 球状带，2. 束状带，3. 网状带

颗粒所含物质的不同,将嗜铬细胞分为两种,一种为肾上腺素细胞,数量多,颗粒内含肾上腺素(adrenaline);另一种为去甲肾上腺素细胞,颗粒内含去甲肾上腺素(norepinephrine)。嗜铬细胞的分泌活动受交感神经节前纤维支配。肾上腺素使心率加快、心脏和骨骼肌的血管扩张;去甲肾上腺素使血压增高,心脏、脑和骨骼肌内的血流加速。

知识拓展 11-2
应急反应

（三）肾上腺的血管分布

肾上腺动脉进入被膜后,少数小动脉穿过皮质直接进入髓质,分支形成窦状毛细血管;大部分小动脉进入皮质,形成窦状毛细血管网,并与髓质毛细血管网相连。髓质内的小静脉汇集为一条中央静脉,经肾上腺静脉离开肾上腺。因此,流经髓质的血液中含较高浓度的皮质激素。其中糖皮质激素可增强肾上腺素细胞内 N- 甲基转移酶的活性,使去甲肾上腺素甲基化,形成肾上腺素,由此可见肾上腺皮质影响髓质细胞激素的生成。

四、垂体

垂体（hypophysis）为椭圆形小体,重约 0.5 g,位于颅底蝶鞍垂体窝内,表面包以结缔组织被膜。垂体由腺垂体和神经垂体两部分组成。神经垂体分为神经部和漏斗两部分,漏斗与下丘脑相连,包括漏斗柄和正中隆起。腺垂体分为三部分,即远侧部、中间部和结节部。远侧部最大,中间部位于远侧部和神经部之间,结节部围在漏斗周围。在位置上,腺垂体居前,神经垂体居后。腺垂体的远侧部又称为垂体前叶,神经垂体的神经部和腺垂体的中间部合称为垂体后叶（图 11-6,图 11-7）。

切片解读 11-4
垂体

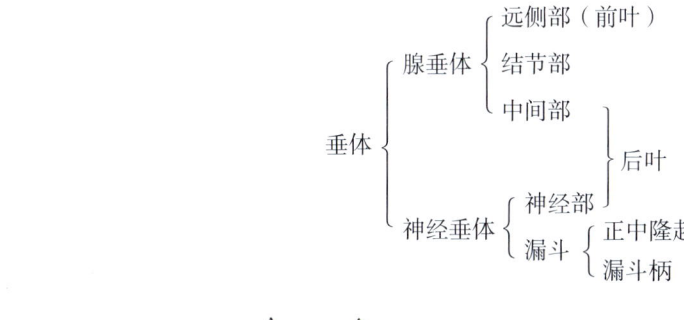

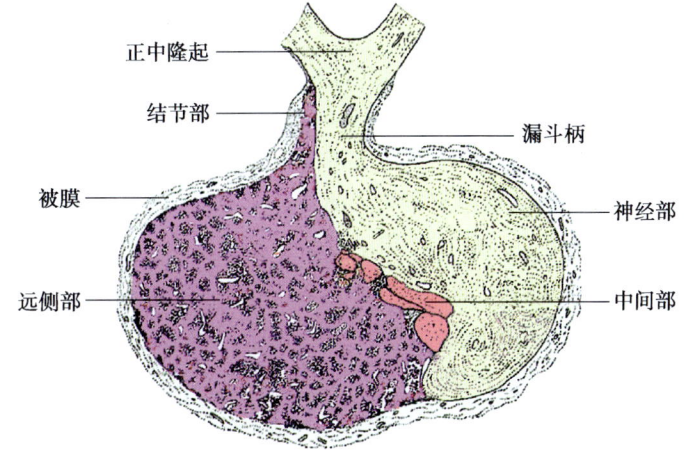

图 11-6　垂体结构模式图

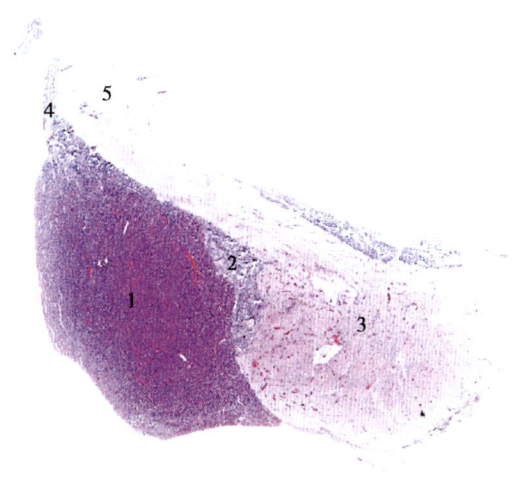

图 11-7　垂体光镜图
1. 远侧部　2. 中间部　3. 神经部　4. 结节部　5. 漏斗柄

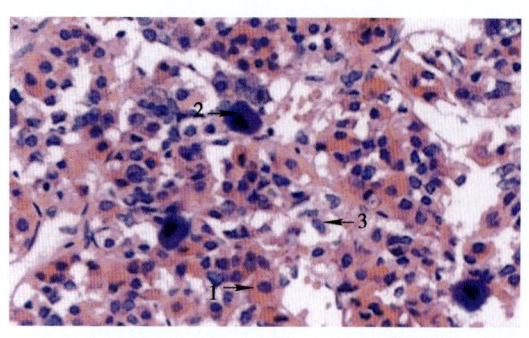

图 11-8 垂体远侧部光镜图
1. 嗜酸性细胞 2. 嗜碱性细胞 3. 嫌色细胞

（一）腺垂体

1. 远侧部（pars distalis） 腺细胞排列成团索状，少数围成小滤泡。腺细胞间有丰富的窦状毛细血管和少量结缔组织。在 HE 染色标本中，依据腺细胞着色不同，将其分为嗜色细胞和嫌色细胞（图 11-8）。嗜色细胞又分为嗜酸性细胞和嗜碱性细胞两种，均具有含氮激素分泌细胞的超微结构特点。根据腺细胞所分泌激素的不同，可分为以下类型：

（1）嗜酸性细胞（acidophil cell） 数量较多，约占远侧部腺细胞总数的 40%，呈圆形或卵圆形，胞质呈嗜酸性。嗜酸性细胞又可分为两种。

1) 生长激素细胞（somatotroph）：数量较多，分泌生长激素（growth hormone，GH）。GH 能促进体内多种代谢过程，尤其是刺激骺软骨生长，使骨增长。在未成年时期，生长激素分泌不足可致垂体性侏儒症，分泌过多则引起巨人症；成人生长激素分泌过多会引发肢端肥大症。

2) 催乳激素细胞（mammotroph）：女性较男性多，在女性分娩前期和哺乳期细胞功能旺盛。所分泌的催乳素（prolactin，PRL）能促进乳腺发育和乳汁分泌。

（2）嗜碱性细胞（basophil cell） 数量少，约占远侧部腺细胞总数的 10%，呈椭圆形或多边形，胞质呈嗜碱性。嗜碱性细胞又可分为三种。

1) 促甲状腺激素细胞（thyrotroph）：分泌促甲状腺激素（thyroid stimulating hormone，TSH），能促进甲状腺激素的合成和释放。

2) 促肾上腺皮质激素细胞（corticotroph）：分泌促肾上腺皮质激素（adrenocorticotropic hormone，ACTH）和促脂素（lipotropin，lipotrophic hormone，LPH），ACTH 主要促进肾上腺皮质束状带细胞分泌糖皮质激素，LPH 作用于脂肪细胞，促进脂肪分解而产生脂肪酸。

3) 促性腺激素细胞（gonadotroph）：分泌卵泡刺激素（follicle stimulating hormone，FSH）和黄体生成素（luteinizing hormone，LH）。FSH 在女性促进卵泡发育；在男性则刺激生精小管的支持细胞合成雄激素结合蛋白，以促进精子的发生。LH 在女性促进排卵和黄体生成，在男性则刺激睾丸间质细胞分泌雄激素，故又称间质细胞刺激素（interstitial cell stimulating hormone，ICSH）。

（3）嫌色细胞（chromophobe cell） 数量多，约占远侧部腺细胞总数的 50%，体积小，呈圆形或多边形，胞质少，着色浅，故细胞界限不清。电镜下，部分嫌色细胞胞质内含少量分泌颗粒，因此被认为可能是脱颗粒的嗜色细胞或是处于形成嗜色细胞的初期阶段。

2. 中间部（pars intermedia） 为一纵行狭窄区域，仅占垂体体积的 2%，由大小不等的滤泡及其周围的嗜碱性细胞和嫌色细胞构成（图 11-6，图 11-7）。滤泡腔内含胶质，其功能不明。在低等脊椎动物，此部分的嗜碱性细胞分泌黑素细胞刺激素（melanocyte stimulating hormone，MSH）；在人类，产生 MSH 的细胞散在于腺垂体中。MSH 作用于皮肤黑素细胞，促进黑色素的形成和扩散，使皮肤颜色变深。

3. 结节部（pars tuberalis） 包围着神经垂体的漏斗柄，在漏斗柄的前方较厚，后方较薄或缺如。此部含有丰富的纵行毛细血管，腺细胞呈索状纵向排列于血管之间，细胞较小，主要是嫌色细胞，其间有少量的嗜酸性细胞和嗜碱性细胞。

4. 腺垂体的血管分布 腺垂体主要由大脑基底动脉环发出的垂体上动脉供应血液。垂体上动脉穿过结节部上端，进入神经垂体的漏斗部，在该处分支并吻合形成有孔毛细血管网，称第一级毛细血管网。这些毛细血管网下行到结节部下端汇集形成数条垂体门微静脉，后者下行进入远侧部，再度分支并吻合，形成第二级毛细血管网。垂体门微静脉及其两端的毛细血管网共同构成垂体门脉系统（hypophyseal portal system）。远侧部的毛细血管最后汇集成小静脉，注入垂体周围的静脉窦（图 11-9）。

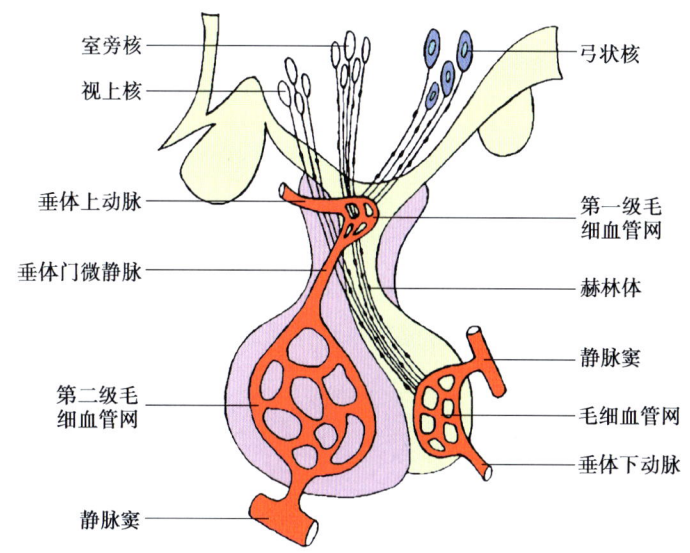

图 11-9 下丘脑与垂体的关系及垂体血管分布模式图

5. 下丘脑与腺垂体的关系　下丘脑的弓状核等一些神经细胞具有内分泌功能，故称为神经内分泌细胞。这些神经内分泌细胞的轴突伸至神经垂体的漏斗，构成下丘脑腺垂体束，细胞胞体合成的多种激素经轴突末端释放，进入漏斗处的第一级毛细血管网，再经垂体门微静脉到达腺垂体远侧部的第二级毛细血管网，调节远侧部各种腺细胞的分泌活动（图 11-9）。其中对腺细胞分泌起促进作用的激素，称释放激素（releasing hormone, RH）；对腺细胞分泌起抑制作用的激素，则称释放抑制激素（release inhibiting hormone, RIH）。

目前已知的释放激素有：生长激素释放激素（GRH）、催乳素释放激素（PRH）、促甲状腺激素释放激素（TRH）、促肾上腺皮质激素释放激素（CRH）、促性腺激素释放激素（GnRH）及黑素细胞刺激素释放激素（MSRH）等。释放抑制激素有：促生长素抑制激素（又称生长抑素，SOM）、催乳素释放抑制激素（PRIH）和黑素细胞刺激素释放抑制激素（MSIH）。由此可见，下丘脑通过所产生的释放激素和释放抑制激素，经垂体门脉系统调节腺垂体内各种细胞的分泌活动，使下丘脑和腺垂体形成功能整体；而腺垂体嗜碱性细胞产生的各种促激素又可调节甲状腺、肾上腺和性腺的内分泌活动，这样使神经系统和内分泌系统便统一起来，完成对机体的多种物质代谢及功能的调节。

（二）神经垂体

1. 神经纤维和胶质细胞　神经垂体主要由大量的无髓神经纤维和神经胶质细胞组成，含有较丰富的窦状毛细血管。下丘脑前区视上核和室旁核为神经内分泌细胞，其轴突经漏斗终止于神经部，构成下丘脑神经垂体束，也是神经部无髓神经纤维的来源（图 11-9）。这些神经内分泌细胞内的分泌颗粒沿轴突被运输到神经部，在轴突沿途和终末，分泌颗粒常局部聚集成团，使轴突呈串珠状膨大，HE 染色标本中呈现为大小不等的弱嗜酸性团块，称赫林体（Herring body）。神经部的胶质细胞又称垂体细胞（pituicyte），有的垂体细胞含较多脂滴和脂褐素。垂体细胞具有支持和营养神经纤维的作用（图 11-10）。

2. 下丘脑与神经垂体的关系　下丘脑的视上核和室旁核为神经内分泌细胞，前者合成血管升压素（vasopressin）；后者合成催产素（oxytocin），又称缩宫素。血管升压素能使小动脉的平滑肌收缩，血压升高，还可促进肾远曲小管和集合管重吸收水，使尿液浓缩。若此激素分泌减少，会导致尿崩症，患者每日排出大量稀释的尿液；故又称抗利尿激素（antidiuretic hormone, ADH）。催产素可引起子宫平滑肌收

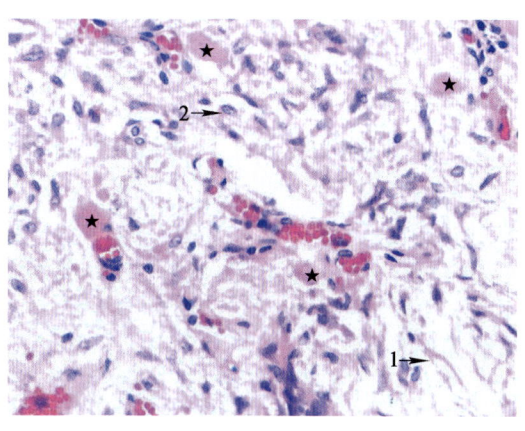

图 11-10 神经垂体光镜图

★ 赫林体　1. 无髓神经纤维　2. 垂体细胞

缩，有助于产妇分娩，还可促进乳腺分泌。这两种激素在下丘脑的神经内分泌细胞胞体内合成，经轴突运输到垂体神经部储存并释放入有孔毛细血管。因此，下丘脑与神经垂体是结构和功能的统一体。

五、松果体

松果体（pineal body）呈扁圆锥形，以细柄连于第三脑室顶。松果体表面包以软脑膜，软脑膜结缔组织伴随血管和无髓神经纤维伸入腺实质，将实质分为许多小叶。实质主要由松果体细胞、神经胶质细胞和无髓神经纤维组成。无髓神经纤维可与松果体细胞形成突触。

松果体细胞（pinealocyte）数量多，约占实质细胞的90%。在HE染色标本，胞体呈圆形或不规则形，核大，胞质少，弱嗜碱性。在成人的松果体内，常见一种同心圆的特征性结构，称脑砂，它是由松果体细胞分泌物钙化而成，其意义不明（图11-11）。松果体细胞分泌褪黑素（melatonin），褪黑素参与调节机体的昼夜生物节律、睡眠、情绪和性成熟等生理活动。

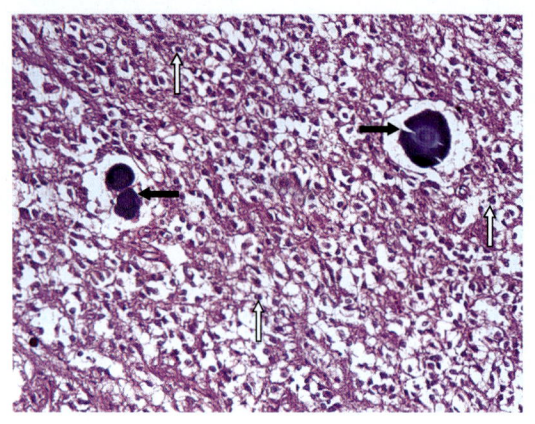

图11-11 松果体光镜图
⇧松果体细胞，➡脑砂

六、弥散神经内分泌系统

除了独立的内分泌腺外，机体其他器官还存在大量散在的内分泌细胞。这些内分泌细胞能通过摄取胺前体（氨基酸），经细胞内脱羧产生胺和肽或只产生肽，具有此特点的细胞统称为胺前体摄取和脱羧细胞（amine precursor uptake and decarboxylation cell），简称APUD细胞。随着深入研究发现，神经系统内的许多神经元也合成和分泌与APUD细胞分泌物相同的胺和（或）肽类物质。因此人们提出，将这些具有分泌功能的神经细胞（如下丘脑室旁核和视上核的神经内分泌细胞）和APUD细胞（如消化管、呼吸道的内分泌细胞）统称为弥散神经内分泌系统（diffuse neuroendocrine system，DNES）。故DNES是在APUD细胞基础上的进一步发展和扩充。至今已知DNES有50多种细胞。DNES把神经系统和内分泌系统两大调节系统统一起来构成一个整体，共同调节机体的生理活动。

知识拓展11-3
环境内分泌干扰物

（任明姬）

思考题

1. 合成甲状腺素的细胞在不同功能状态下其形态有何差异？甲状腺素分泌异常将会导致什么临床表现？
2. 皮质醇增多症属于哪个内分泌腺的疾病？腺体组织结构与功能会出现何种改变？
3. 生长激素细胞分泌功能异常时，将会导致哪些临床表现？试用组织学知识分析其原因。

数字课程学习……

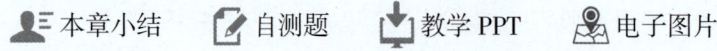

第十二章
消化管

关键词

皱襞（plica） 味蕾（taste bud） 胃小凹（gastric pit） 黏液-碳酸氢盐屏障（mucus-bicarbonate barrier） 胃底腺（fundic gland） 主细胞（chief cell） 壁细胞（parietal cell） 肠绒毛（intestinal villus） 帕内特细胞（Paneth cell） 十二指肠腺（duodenal gland）

> 消化管（digestive tract）是一条从口腔到肛门的连续性管道，包括口腔、咽、食管、胃、小肠和大肠。除了口腔和咽以外，消化管的管壁结构从内向外均可分为4层：黏膜、黏膜下层、肌层和外膜。各段管壁既具有相似的组织结构特征，又具有与其功能相适应的结构特点。消化管的功能主要是摄取、消化食物，吸收营养物质和排泄食物残渣等。

思维导图

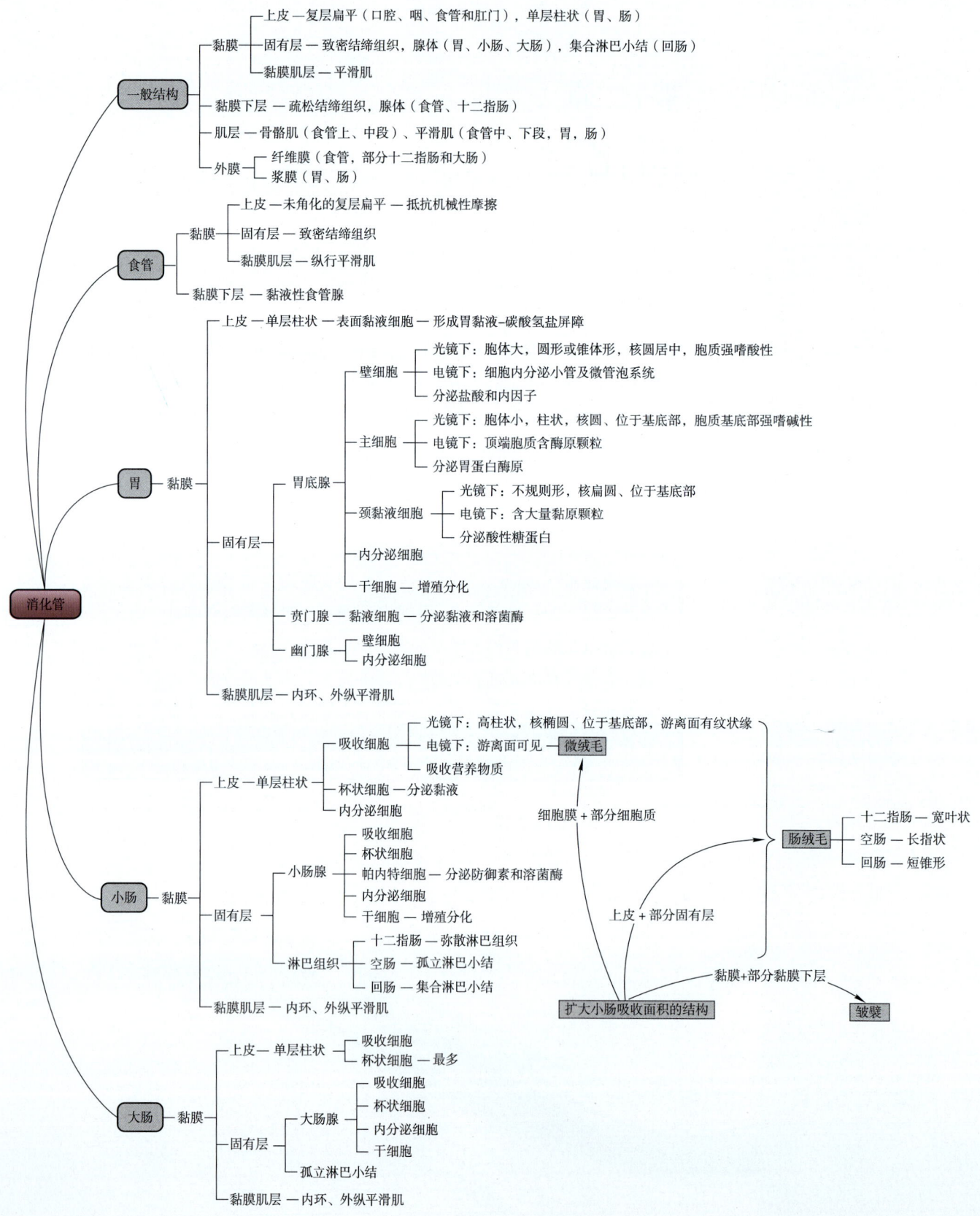

一、消化管的一般结构

消化管除口腔和咽外,从食管至大肠的管壁结构相似,由内向外均可分为4层,依次为黏膜、黏膜下层、肌层和外膜(图12-1)。

(一)黏膜

黏膜(mucosa)是消化管的最内层,也是消化管各段结构差异最大、功能最重要的一层,由上皮、固有层和黏膜肌层3部分组成。

1. 上皮　在消化管的两端(口腔、咽、食管和肛门)为复层扁平上皮,以保护功能为主;其余均为单层柱状上皮,以消化吸收功能为主。胚胎时期,上皮向管壁内生长并分化形成多种腺体。

2. 固有层(lamina propria)　为结缔组织,细胞较多,纤维细密,富含血管和淋巴管。胃、肠固有层内还富含腺体和淋巴组织。

3. 黏膜肌层(muscularis mucosa)　为薄层平滑肌,其收缩可使黏膜局部活动,增强黏膜与腔内食物的接触,促进固有层内的腺体分泌物排出和血液运行,有利于食物的消化和吸收。

(二)黏膜下层

黏膜下层(submucosa)为连接黏膜与肌层的结缔组织,内含血管、淋巴管和黏膜下神经丛(submucosal nervous plexus),后者由副交感神经元和无髓神经纤维组成,可调节黏膜肌层的收缩和黏膜腺的分泌。在食管和十二指肠的黏膜下层内分别含有食管腺和十二指肠腺。在食管、胃和小肠等部位,黏膜和部分黏膜下层可共同向消化管腔突起,形成皱襞(plica),具有扩大黏膜面积的作用。

(三)肌层

肌层(muscularis)除口腔、咽、食管上段和肛管下段的肌层为骨骼肌外,其余大部分均为平滑肌。肌层一般分为内环、外纵两层,但胃的肌层较厚,分为内斜、中环和外纵3层。肌层间

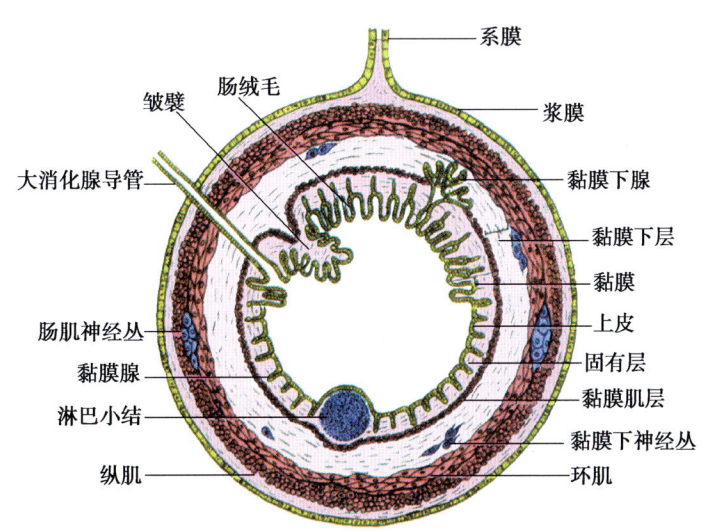

图 12-1　消化管一般结构模式图

有少量结缔组织，其中含有肌间神经丛（myenteric nervous plexus），具有与黏膜下神经丛相似的结构，可调节肌层的运动。

（四）外膜

外膜（adventitia）分为纤维膜（fibrosa）和浆膜（serosa）两种类型。纤维膜由薄层结缔组织构成，主要分布于食管和大肠末段，与周围组织连接并得以固定。浆膜由薄层结缔组织及表面覆盖的间皮共同构成，其表面光滑，可减少器官运动的摩擦，主要分布于胃、小肠和大肠大部分。

二、口腔

口腔（oral cavity）是消化管的入口，内表面为黏膜，由上皮和固有层组成，无黏膜肌层。上皮为复层扁平上皮，在硬腭等处有角化层。口腔底部的上皮菲薄，利于某些物质的通透与吸收，舌下含服药物就是基于这种结构基础研制的。固有层由细密的结缔组织组成，含有黏液性和浆液性的小唾液腺。固有层可突向上皮形成乳头，其内含丰富的毛细血管，使新鲜黏膜呈现红色。乳头及上皮内还有许多感觉神经末梢。黏膜的深面为黏膜下层，由疏松结缔组织组成。黏膜下层深部与骨骼肌或骨组织相连。口腔内还有舌和牙，为口腔的重要结构。

（一）舌

舌为肌性器官，由表面的黏膜和深部的舌肌组成。黏膜由复层扁平上皮和固有层构成；舌肌主要由横行、纵行和垂直3种不同方向排列的骨骼肌纤维组成，使得舌可向不同方向运动。舌根部黏膜内含有许多淋巴小结，构成舌扁桃体。舌腹面黏膜较薄，表面光滑；舌背面黏膜较厚，表面较粗糙。上皮和固有层向表面突出形成许多乳头状隆起，称为舌乳头（lingual papilla），按形态和分布部位不同主要分为丝状乳头、菌状乳头和轮廓乳头3种。

1. 丝状乳头（filiform papilla） 数量最多，分布于舌背和舌缘。乳头呈圆锥状，锥尖略向咽部倾斜（图12-2），表面覆有复层扁平上皮，浅层上皮细胞角化脱落，与黏液及食物残渣混合形成舌苔。舌苔的改变对疾病的诊治有一定帮助。

2. 菌状乳头（fungiform papilla） 数量较少，分散在丝状乳头之间，多位于舌尖和舌缘。乳头呈蘑菇状（图12-2），上皮不角化，内有味蕾。固有层内毛细血管丰富，使乳头外表呈现红色。

3. 轮廓乳头（circumvallate papilla） 数量少，有6～14个。位于舌界沟前方，体积较大，顶部平坦，周围的黏膜凹陷形成环沟，沟两侧的上皮内含有许多味蕾（图12-3）。固有层有较多的浆液性味腺，导管开口于环沟底部。味腺分泌稀薄液体，可不断冲洗味蕾表面的食物残渣，有利于味蕾感受新的食物刺激。

味蕾（taste bud）是味觉感受器，为卵圆形小体（图12-4），主要分布于菌状乳头和轮廓乳头，少量散在分布于软腭、会厌及咽部等上皮内，成人有2 000～3 000个味蕾。味蕾顶端有小孔，称为味孔，基底位于上皮基膜上，由长梭形的明细胞、暗细胞及味蕾底部锥体形的基细胞构成。电镜下，明细胞和暗细胞游离面均有微绒毛伸入味孔，细胞基底部含有突触小泡样颗粒，并与味觉神经末梢形成突触。基细胞是未分化细胞，先分化为暗细胞，再成熟为明细胞，其寿命为10～12天。舌不同部位的味蕾感受不同的味觉刺激，舌尖部主要感受甜味刺激，舌两侧近舌尖

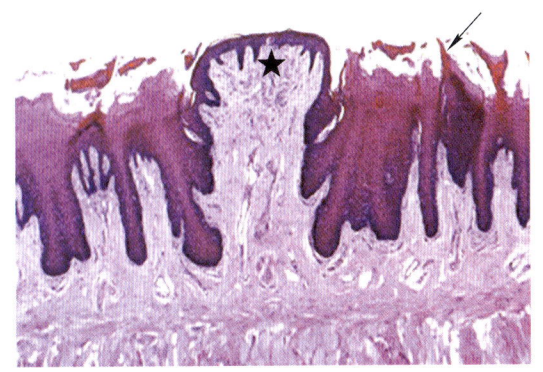

图 12-2 舌乳头光镜图
★菌状乳头，→丝状乳头

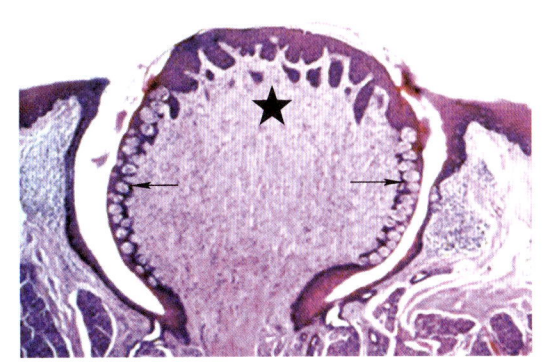

图 12-3 轮廓乳头光镜图
★轮廓乳头，→味蕾

部主要感受酸味刺激，舌根和软腭部主要感受苦味刺激。

（二）牙

牙分为3部分，外露部分为牙冠，埋在牙槽骨内的为牙根，两者交界部分为牙颈。牙的中央是牙髓腔，腔内充满牙髓，含结缔组织、血管和神经，开口于牙根底部的牙根孔。牙由牙本质、牙釉质和牙骨质3种钙化的硬组织和牙髓的软组织构成。牙根周围的牙周膜、牙槽骨骨膜和牙龈统称为牙周组织（图12-5）。

1. 牙本质（dentin） 包绕牙髓腔，构成牙的主体，质地坚硬，无机成分约占70%，主要由牙本质小管（dentinal tubule）、成牙本质细胞（odontoblast）和间质构成。牙本质小管呈放射状排列；成牙本质细胞位于牙本质内表面，呈单层排列，有突起伸入牙本质小管内，形成牙本质纤维（dentinal fiber）；间质由胶原原纤维和钙化的基质构成，分布于牙本质小管之间。牙本质对冷、热、酸、甜和机械刺激敏感。

2. 牙釉质（enamel） 包在牙冠表面，无机成分占96.5%，是体内最坚硬的组织。由釉柱和少量间质构成，每个釉柱由一个或几个成釉质细胞（ameloblast）形成，釉柱从与牙本质交界处向牙冠表面呈放射状排列。

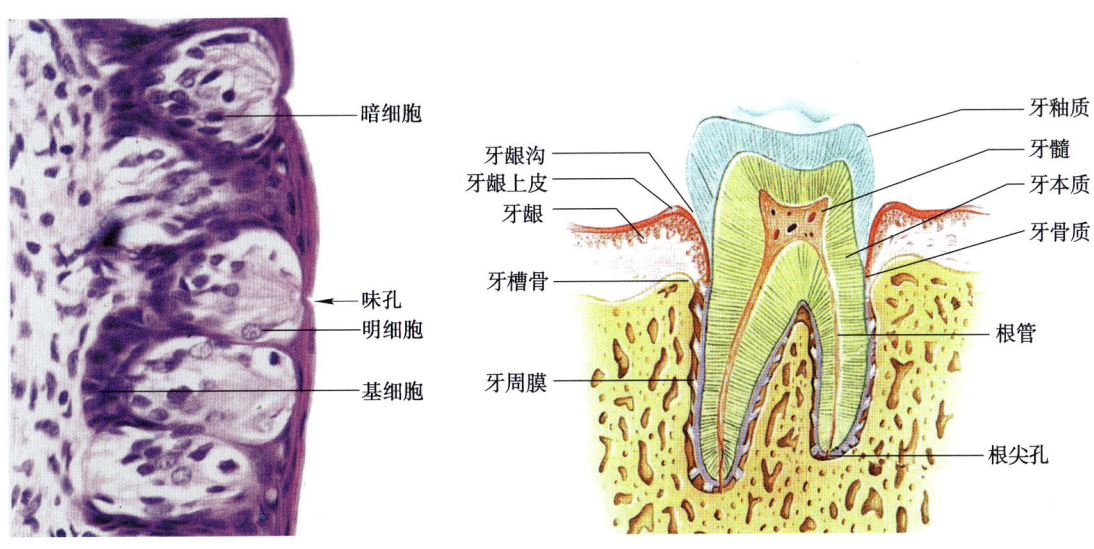

图 12-4 味蕾光镜图

图 12-5 牙结构模式图

3. **牙骨质（cementum）** 位于牙根部，包在牙本质外面，其结构与骨组织相似，但没有血管穿入。

4. **牙髓（dental pulp）** 为疏松结缔组织，内含血管、淋巴管和神经纤维，对牙本质和釉质具有营养作用。

5. **牙周膜（peridental membrane）** 是位于牙根和牙槽骨之间的致密结缔组织，其内的胶原纤维束对牙根和牙槽骨的牢固连接起重要作用。当牙周膜萎缩时，可导致牙齿松动或脱落。

6. **牙龈（gingiva）** 是口腔黏膜包覆牙颈的部分，由复层扁平上皮和固有层构成。牙龈萎缩可导致牙颈外露。

三、咽

咽（pharynx）分为口咽、鼻咽和喉咽3部分，咽壁由黏膜、肌层和外膜组成。

1. **黏膜** 由上皮和固有层组成。口咽、喉咽和鼻咽部分区域的黏膜上皮为未角化的复层扁平上皮，鼻咽的大部分主要覆以假复层纤毛柱状上皮。固有层结缔组织中含有丰富的淋巴组织、混合腺以及弹性纤维网。

2. **肌层** 由内纵行与外斜行或环行排列的骨骼肌组成，其间可有黏液腺。

3. **外膜** 为纤维膜，含有丰富的血管和神经纤维。

四、食管

> 知识拓展 12-1
> 食管癌多发部位的结构基础
>
> 切片解读 12-1
> 食管

食管（esophagus）是运送口腔食物到胃的通道，腔面有7~10条纵行皱襞，由黏膜与黏膜下层突向管腔形成，食物通过时皱襞消失（图12-6）。

（一）黏膜

上皮为未角化的复层扁平上皮，在食物通过时起机械性保护作用，下端与胃贲门部的单层柱状上皮骤然相接，该处是食管癌的好发部位之一。固有层为细密结缔组织，并形成乳头突入上皮，食管两端的固有层内可见少量黏液腺。黏膜肌层由一层纵行平滑肌束组成。

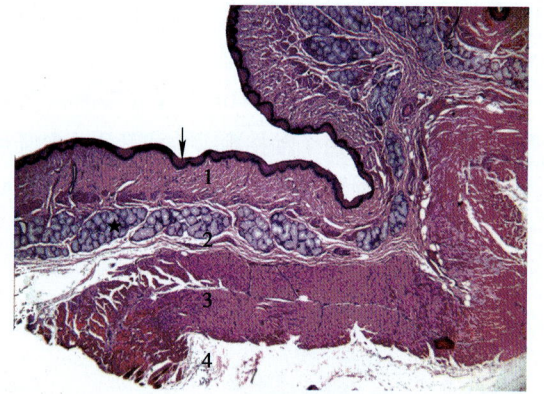

图12-6 食管光镜图
1. 黏膜 2. 黏膜下层 3. 肌层 4. 外膜 →上皮
★食管腺

（二）黏膜下层、肌层和外膜

黏膜下层为结缔组织，含有黏液性食管腺（esophageal gland），其导管穿过黏膜开口于食管腔，分泌物有利于食物在食管通过。食管腺周围可见较多的淋巴细胞，偶见淋巴小结。肌层分为内环、外纵两层。上1/3段为骨骼肌，下1/3段为平滑肌，中1/3段为骨骼肌和平滑肌混合存在。食管上、下两端的环肌增厚，分别形成食管上、下括约肌，具有防止气体进入食管和阻止食物反流的功能。外膜为纤维膜。

五、胃

胃（stomach）是消化管最膨大的部分，呈囊袋状，空虚时腔面可见许多纵行或不规则的皱襞，当胃充盈时皱襞消失。胃的功能是暂时储存食物，将食物混合、研磨成食糜，还可初步消化蛋白质，吸收部分水、无机盐、醇类和某些药物。胃黏膜含有多种内分泌细胞，分泌的激素对消化系统各器官的功能调节起重要作用。

（一）黏膜

胃黏膜表面有许多不规则小孔，称为胃小凹（gastric pit），由胃黏膜上皮向固有层凹陷形成。每个胃小凹底部有 3～5 条胃腺开口（图 12-7，图 12-8）。

1. **上皮** 主要由呈单层柱状的表面黏液细胞（surface mucous cell）构成（图 12-8），其间含少量内分泌细胞。表面黏液细胞核呈椭圆形，位于基底部，顶部细胞质内充满大量黏原颗粒，在 HE 染色切片中，黏原颗粒不能显示，使细胞顶部呈透明状或空泡状。表面黏液细胞的分泌物在上皮表面形成一层不溶性黏液，含大量碳酸氢根离子（HCO_3^-），形成黏液 – 碳酸氢盐屏障（mucous-bicarbonate barrier）。黏液除了可以润滑胃黏膜，减小食物对上皮的机械磨损之外，还对胃黏膜有重要的保护作用。表面黏液细胞不断脱落，由胃小凹底部和胃腺颈部的干细胞增殖补充，更新周期为 3～5 天。

2. **固有层** 为含有大量胃腺的结缔组织。结缔组织内含成纤维细胞、浆细胞、肥大细胞、

微课 12-1
胃黏膜

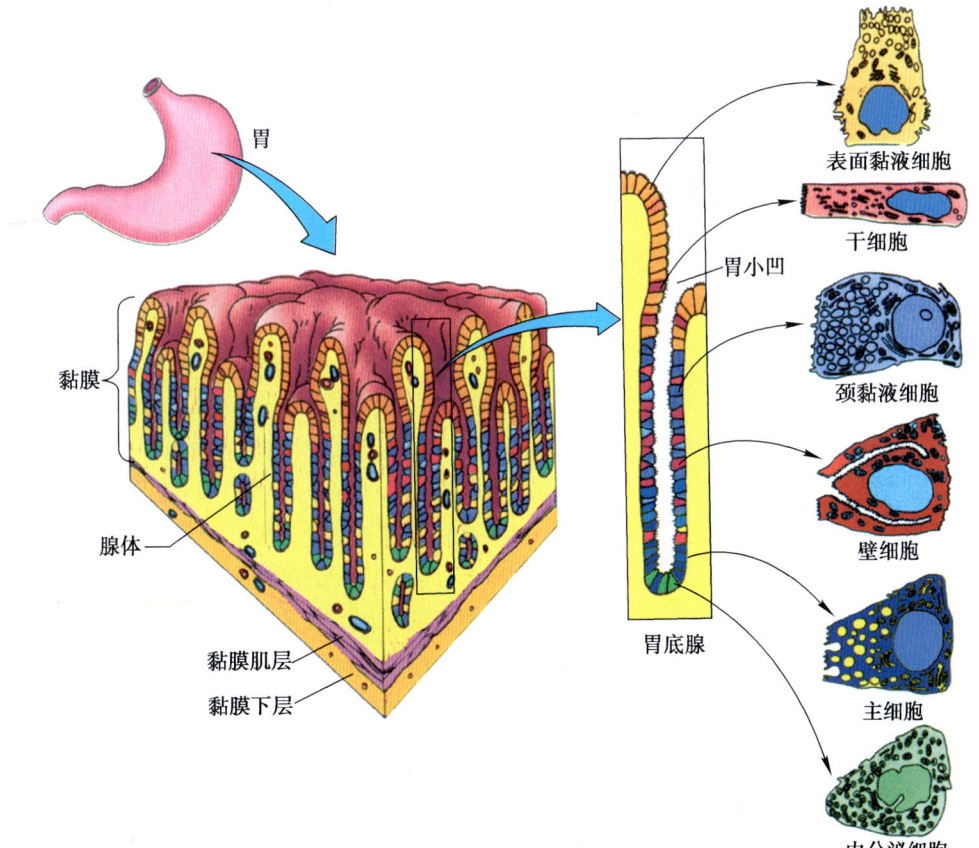

图 12-7　胃黏膜模式图

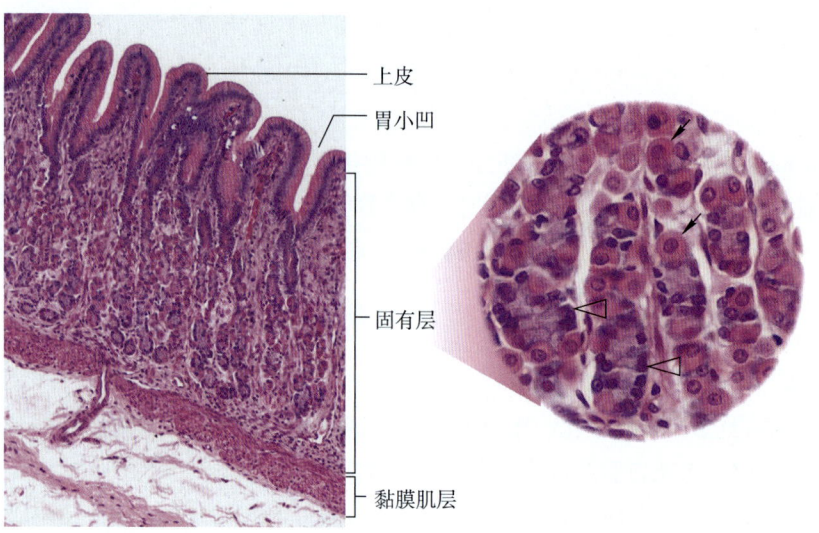

图 12-8 胃底部黏膜及胃底腺细胞光镜图
→壁细胞，△主细胞

嗜酸性粒细胞和较多的淋巴细胞。胃腺为管状腺，依分布部位不同可分为胃底腺、贲门腺和幽门腺。

（1）胃底腺（fundic gland） 数量最多，分布于胃底部和胃体部，为单管状或分支管状腺，约有 1 500 万条。每个胃底腺分为颈部、体部和底部 3 部分。颈部短，与胃小凹相连；体部较长；底部略微膨大，可达黏膜肌层。胃底腺由主细胞、壁细胞、颈黏液细胞、干细胞和内分泌细胞等组成（图 12-7）。

1）主细胞（chief cell）：亦称为胃酶细胞（zymogenic cell），数量多，主要分布于胃底腺的体部和底部。细胞体积较小，呈柱状，细胞核圆形位于基底部，近基底部的胞质呈强嗜碱性（图 12-8）。电镜下，主细胞具有典型的蛋白质分泌细胞的结构特点，细胞核上方有发达的高尔基复合体，基底部胞质含有大量粗面内质网，顶部胞质内充满了酶原颗粒（图 12-9）。主细胞分泌胃蛋白酶原，后者被盐酸激活转变为有活性的胃蛋白酶，可对蛋白质进行初步的化学消化。

2）壁细胞（parietal cell）：亦称为泌酸细胞（oxyntic cell）或盐酸细胞，主要分布在胃底腺的颈部和体部。壁细胞体积较大，多呈圆形或锥体形，细胞核圆形居中，常见双核，胞质染色呈强嗜酸性（图 12-8）。电镜下，游离面的细胞膜内陷形成迂曲分支的小管，称为细胞内分泌小管（intracellular secretory canaliculus），小管开口于腺腔，小管腔面有大量微绒毛。分泌小管周围有许多小管和小泡，称微管泡系统（tubulovesicular system）。分泌小管和微管泡系统因细胞的功能状态不同表现出明显差异（图 12-10）。当细胞处于静止状态时，微绒毛少而短，分泌小管少，微管泡系统却十分发达；在分泌期，细胞内分泌小管长而迂曲，微绒毛增长、增多，使细胞表面积增大，微管泡系统数量却锐减。这表明微管泡系统是细胞内分泌小管的储备形式，两者的质膜结构可进行膜循环而相互转换。壁细胞还含有大量线粒体，少量粗面内质网和高尔基复合体。

壁细胞的主要功能是合成和分泌盐酸（HCl）。

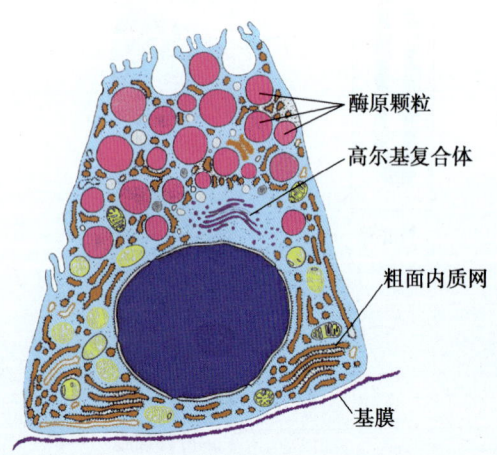

图 12-9 主细胞电镜结构模式图

其过程是：细胞从血液摄取的或代谢产生的 CO_2，在碳酸酐酶的作用下与水（H_2O）结合，形成碳酸（H_2CO_3）。H_2CO_3 解离为 H^+ 和 HCO_3^-，H^+ 被主动运输至分泌小管，而 HCO_3^- 与血液中的 Cl^- 交换；Cl^- 也被运输至小管膜，与 H^+ 结合形成 HCl（图 12-11）。盐酸具有杀菌作用，能激活胃蛋白酶原，使其转变为胃蛋白酶，在酸性环境中可对蛋白质进行初步分解。盐酸还可刺激肠道的内分泌细胞分泌促胰液素等激素，进而促进胰腺分泌胰液。

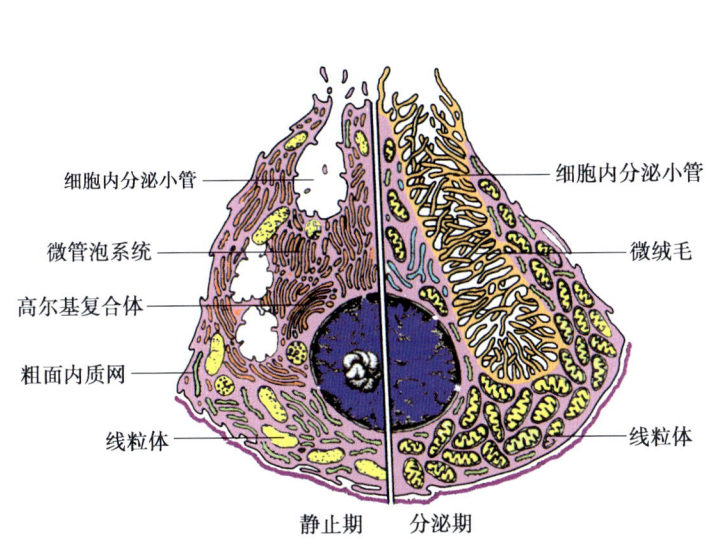

图 12-10　壁细胞电镜结构模式图

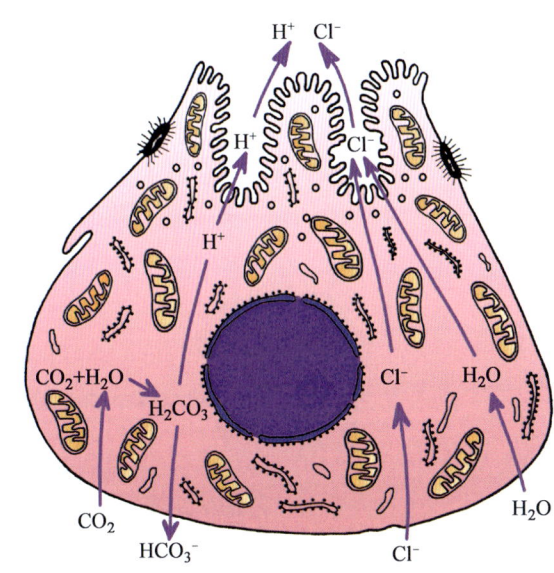

图 12-11　壁细胞合成盐酸示意图

壁细胞还能分泌内因子（intrinsic factor）。内因子是一种糖蛋白，可与食物中的维生素 B_{12} 结合为复合物，防止维生素 B_{12} 在小肠内被酶分解。该复合物到达回肠时与该处上皮的特殊受体结合而被吸收，以供给红细胞生成所需。内因子缺乏（如萎缩性胃炎）可使维生素 B_{12} 吸收障碍，导致恶性贫血。

3）颈黏液细胞（mucous neck cell）：数量少，位于胃底腺颈部，常呈楔形夹在其他细胞间。细胞形态不规则，核扁圆，位于细胞基底部，细胞核上方含有大量黏原颗粒，HE 染色浅淡。该细胞分泌可溶性的酸性黏液，对黏膜具有保护作用。

4）干细胞（stem cell）：数量少，位于胃底腺颈部和胃小凹底部，细胞较小，柱状，在 HE 染色切片中不易辨认，可用放射自显影等方法显示。干细胞能不断分裂增殖，向表面迁移分化为表面黏液细胞或其他胃底腺细胞。

5）内分泌细胞（endocrine cell）：种类较多，如胃泌素细胞（G 细胞）等。散在分布于上皮及腺体内。HE 染色切片不易辨认，可用银染或免疫组织化学方法显示。

（2）贲门腺（cardiac gland）　分布于近贲门 1～3 cm 的区域，为分支管状黏液腺，分泌黏液和溶菌酶。贲门腺也含有少量壁细胞。

（3）幽门腺（pyloric gland）　分布于幽门部 4～5 cm 的区域，为分支较多而弯曲的管状黏液腺，分泌黏液和溶菌酶，含有较多内分泌细胞。G 细胞分泌的促胃液素可刺激胃酸分泌，如促胃液素分泌过多，可导致十二指肠溃疡。

胃底腺、贲门腺和幽门腺的分泌物共同组成胃液，成人每日分泌 1.5～2.5 L，胃液 pH 为 0.9～1.5，主要成分是盐酸和胃蛋白酶。腐蚀力极强的盐酸和分解蛋白质的胃蛋白酶在正常情况下不能侵蚀胃黏膜，主要是由于在胃黏膜表面存在黏液-碳酸氢盐屏障。黏液层厚 0.25～0.5 mm，可阻断胃蛋白酶与上皮的接触，高浓度的 HCO_3^- 与渗入的 H^+ 结合形成 H_2CO_3，经碳酸酐酶分解为 H_2O 和 CO_2。这样既可防止盐酸对上皮的侵蚀，又可抑制胃蛋白酶的活性。此外，胃上皮细胞之间的紧密连接、充足的胃黏膜血流及胃上皮细胞的快速更新，也是构成胃黏膜自我保护的因素。当胃黏膜自我保护机制受到破坏，导致屏障功能削弱，或损害因素增强时（某些药物如阿司匹林、胆汁盐和高浓度的乙醇对胃上皮及黏膜有损害作用），保护因素与损害因素之间失衡，盐酸和胃蛋白酶可形成对黏膜的自身腐蚀和消化，从而导致消化性溃疡。

3. 黏膜肌层　由内环行和外纵行两薄层平滑肌组成。

（二）黏膜下层、肌层和外膜

黏膜下层为结缔组织，含有较粗大的血管、淋巴管和神经。肌层较厚，由内斜行、中环行及外纵行 3 层平滑肌组成。环行肌在贲门和幽门处增厚，分别形成贲门括约肌和幽门括约肌。外膜为浆膜。

六、小肠

小肠（small intestine）是消化管中最长的一段，分为十二指肠、空肠和回肠。小肠腔内有胆汁、胰液和小肠液，含各种消化酶，是消化管进行消化吸收的主要部位。3 段小肠的管壁结构基本相似，均由黏膜、黏膜下层、肌层和外膜 4 层组成，各段具有一些结构特征。

（一）黏膜

小肠腔面有许多环行皱襞（circular fold，plicae circulares），它是由黏膜和黏膜下层共同向肠腔突出而成，使肠腔表面积扩大约 3 倍。皱襞在十二指肠末段和空肠头段最发达，至回肠中段以下基本消失。黏膜表面还有许多细小突起，称为肠绒毛（intestinal villus），是由上皮和固有层共同向肠腔突出形成。肠绒毛在十二指肠和空肠最发达，呈宽大的叶状和圆锥形，至回肠则逐渐变短呈指状。肠绒毛进一步扩大肠腔面积约 10 倍。环行皱襞和肠绒毛使小肠表面积扩大 20～30 倍，加之小肠柱状细胞表面有发达的微绒毛，可使小肠腔表面积扩大 400～600 倍（图 12-12）。

1. 上皮　小肠黏膜上皮为单层柱状，由吸收细胞、杯状细胞和少量内分泌细胞组成。

（1）吸收细胞（absorptive cell）　数量最多，呈高柱状，细胞核椭圆形，位于细胞基底部。光镜下，吸收细胞游离面可见明显的纹状缘（striated border）（图 12-13）；电镜下则为密集而规则排列的微绒毛。每个吸收细胞有 2 000～3 000 根微绒毛。微绒毛表面的膜上还覆有一层较厚的细胞衣，为细胞膜镶嵌蛋白的外露部分，其中含磷酸酶、双糖酶及氨基肽酶等，同时还吸附有胰淀粉酶和胰蛋白酶等，故细胞衣是消化吸收的重要部位。

食物中的多糖和淀粉经唾液淀粉酶和胰淀粉酶水解成双糖类，再由吸收细胞表面细胞衣中的双糖酶分解成单糖后被吸收。蛋白质经胃蛋白酶和胰蛋白酶的作用，水解成多肽，再经吸收细胞表面细胞衣中的氨基肽酶分解成氨基酸后被吸收。脂肪经胰脂肪酶消化，使三酸甘油酯水解成单酸甘油酯、脂肪酸及甘油，然后由小肠上皮细胞吸收进入胞质，在滑面内质网重新合成自身的三酰甘油，再与胆固醇、磷脂和载脂蛋白结合，经高尔基复合体加工，形成乳糜微粒，

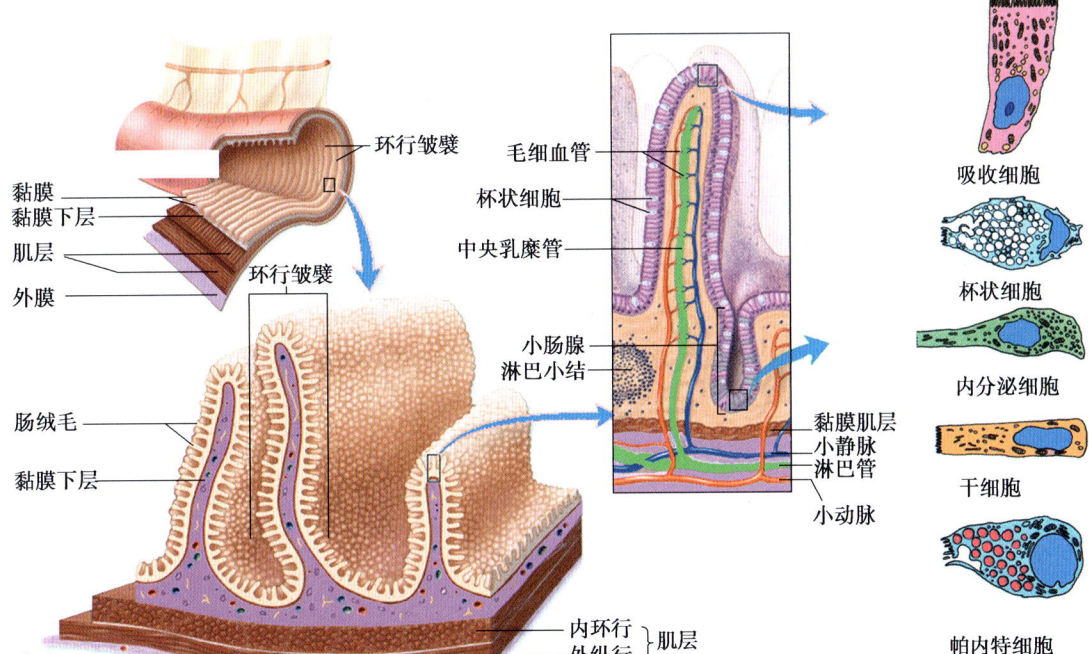

图 12-12 小肠结构模式图

进入中央乳糜管。

相邻细胞顶部之间有紧密连接、中间连接等特殊结构，可阻止肠腔内物质经细胞间隙进入深部组织，保证选择性吸收的进行。吸收细胞还参与分泌型免疫球蛋白 A 的释放过程；在十二指肠和空肠上段的吸收细胞还能分泌肠致活酶，可激活胰腺分泌的胰蛋白酶原，使之转化为具有活性的胰蛋白酶。

（2）杯状细胞（goblet cell） 散在分布于吸收细胞之间，分泌黏液，起润滑和保护作用。从十二指肠至回肠，杯状细胞的数量逐渐增多。

（3）内分泌细胞 见本章九、胃肠道的内分泌细胞。

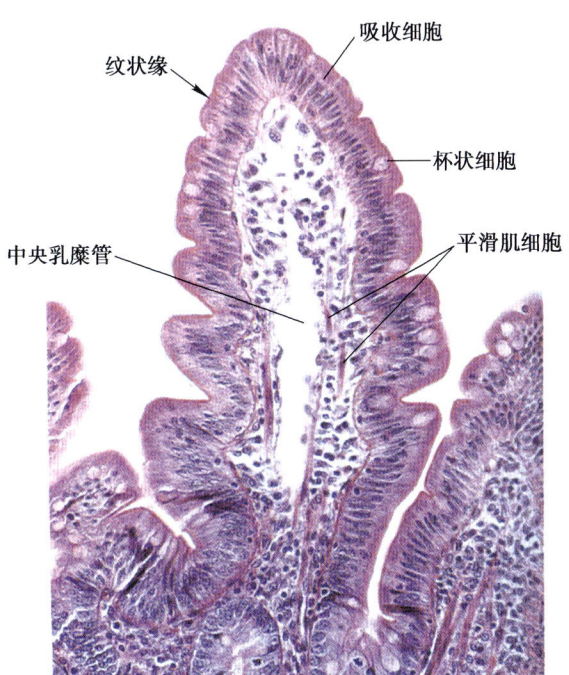

图 12-13 肠绒毛光镜图

2. 固有层 由细密结缔组织组成，含丰富的淋巴细胞、浆细胞、巨噬细胞、嗜酸性粒细胞、肥大细胞和大量的小肠腺（small intestinal gland），又称利伯屈恩隐窝（Lieberkuhn's crypt）。小肠腺为单管状腺，由上皮向固有层下陷形成，直接开口于肠腔。小肠上皮和腺体的分泌物称小肠液，成年人每日的分泌量为 1～3 L，pH 为 6～7。构成小肠腺的细胞除吸收细胞、杯状细胞和内分泌细胞外，还有帕内特细胞（Paneth cell）和干细胞（图 12-12）。

（1）帕内特细胞（Paneth cell） 又称潘氏细胞，是小肠腺的特征性细胞，常三五成群分布在小肠腺底部。细胞呈锥体形,细胞核上方的细胞质内充满粗大的嗜酸性分泌颗粒(图12-14)。帕内特细胞分泌防御素和溶菌酶,参与黏膜免疫,发挥肠道微生物生态调节作用。

(2)干细胞　位于小肠腺下半部,散在于其他细胞间。干细胞可不断分裂并分化形成吸收细胞和其他肠腺细胞。人的小肠上皮每3~5天更新一次。

固有层淋巴组织丰富,在十二指肠和空肠多为弥散淋巴组织或孤立淋巴小结,在回肠则为众多淋巴小结聚集而成的集合淋巴小结(aggregated lymphoid nodules),又称派尔斑(Peyer's patch),可穿越黏膜肌,到达黏膜下层(图12-15)。患肠伤寒时,细菌常侵入该部淋巴组织,引起局部溃疡,甚至肠穿孔。

肠绒毛是小肠的特征性结构,其表面为上皮,中轴为固有层结缔组织,内有1~2条纵行毛细淋巴管,称为中央乳糜管(central lacteal),其腔大,内皮细胞间隙宽,无基膜,利于吸收细胞释放出的乳糜微粒进入中央乳糜管后转运。小管周围有丰富的有孔毛细血管网,肠上皮吸收的氨基酸、单糖等水溶性物质经此入血。绒毛内还有少量纵行平滑肌纤维,其收缩有利于物质吸收和血液运行(图12-12,图12-13)。

3. 黏膜肌层　由内环行和外纵行两薄层平滑肌组成。

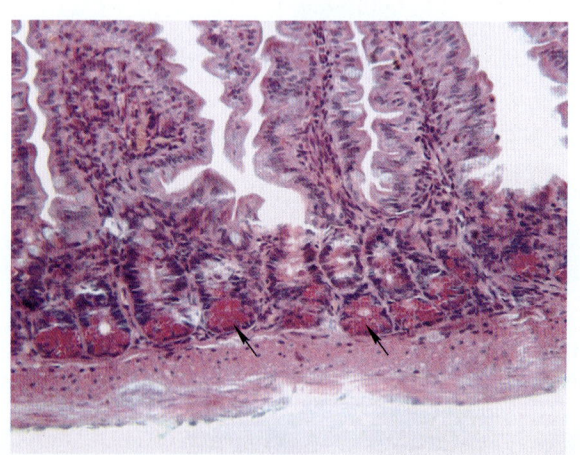

图12-14　帕内特细胞光镜图(↑)

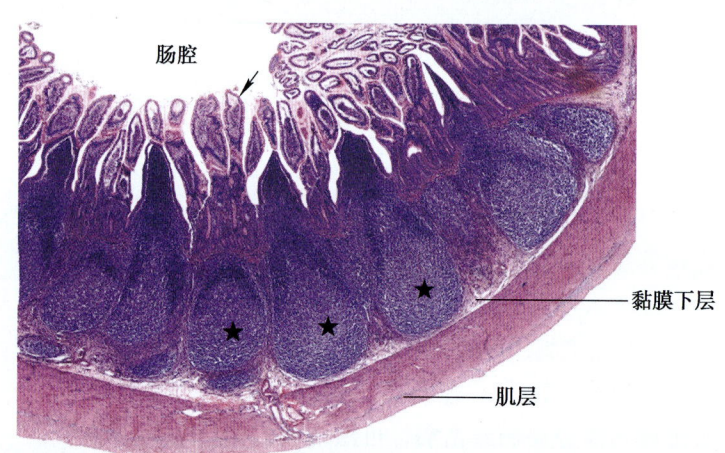

图12-15　回肠光镜图
→肠绒毛,★集合淋巴小结

(二)黏膜下层、肌层和外膜

黏膜下层结缔组织中有较大的血管和淋巴管。十二指肠的黏膜下层含十二指肠腺(duodenal gland),为复管泡状黏液腺(图12-16),开口于小肠腺底部,分泌碱性黏液(pH 8.2~9.3),可保护十二指肠黏膜免受酸性胃液的侵蚀。十二指肠腺还可分泌表皮生长因子(epidermal growth factor,EGF),促进小肠上皮细胞增殖。小肠肌层由内环和外纵两层平滑肌组成。外膜除十二指肠后壁为纤维膜外,其余均为浆膜。

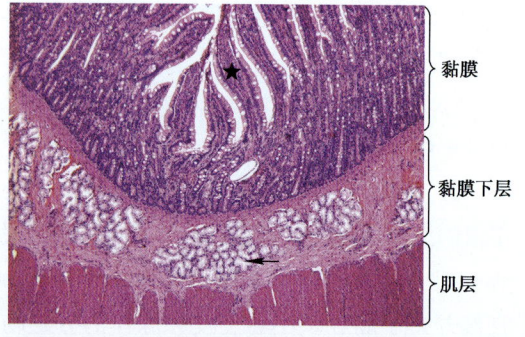

图12-16　十二指肠光镜图
★肠绒毛,→十二指肠腺

七、大肠

大肠（large intestine）由盲肠、阑尾、结肠、直肠和肛管组成。主要功能为吸收水分和电解质及形成粪便。

（一）盲肠、结肠与直肠

1. 黏膜　腔面有半月形皱襞，无绒毛。上皮为单层柱状，由柱状细胞和大量杯状细胞组成。柱状细胞可吸收水、电解质及大肠内细菌产生的 B 族维生素和维生素 K。杯状细胞分泌黏液，润滑黏膜。固有层内含大量直管状的大肠腺，较小肠腺粗而长，由柱状细胞、杯状细胞、少量干细胞和内分泌细胞组成。固有层内亦富含淋巴组织，可见孤立淋巴小结伸入黏膜下层。黏膜肌由薄层内环行和外纵行平滑肌组成（图 12-17）。

2. 黏膜下层、肌层和外膜　黏膜下层为结缔组织，内含小动脉、小静脉和淋巴管，可见成群分布的脂肪细胞。肌层由内环行和外纵行两层平滑肌组成。环肌节段性增厚形成结肠袋；纵肌局部增厚形成 3 条粗的纵带，称为结肠带，各带之间的纵行肌甚薄，甚至缺如。外膜除升结肠与降结肠后壁和直肠下段大部分为纤维膜之外，盲肠、横结肠、乙状结肠及其余部分均为浆膜。外膜结缔组织内可见大量脂肪细胞积聚，形成肠脂垂。

（二）阑尾

阑尾（vermiform appendix）为盲肠的蚯蚓状突起，管腔小而不规则，肠腺短而少。固有层内含有丰富的淋巴组织，形成许多淋巴小结，并突入黏膜下层，使黏膜肌不完整。黏膜下层淋巴组织丰富，肠腺很少。肌层较薄，分内环和外纵两层，外膜为浆膜（图 12-18）。

（三）肛管

肛管黏膜在齿状线以上的结构与直肠相似，在肛管上段可见纵行皱襞，即肛柱。在齿状线处，上皮由单层柱状上皮转变为未角化的复层扁平上皮，肠腺与黏膜肌消失。白线以下为角化的复层扁平上皮，含有较多色素。固有层中可见大汗腺和皮脂腺。黏膜下层内有丰富的静脉丛，该

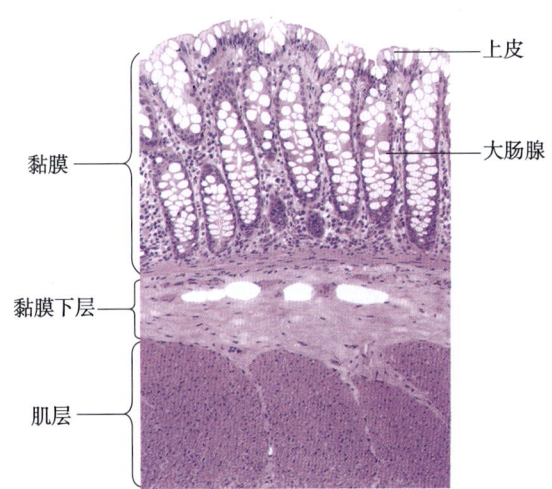

图 12-17　结肠光镜图

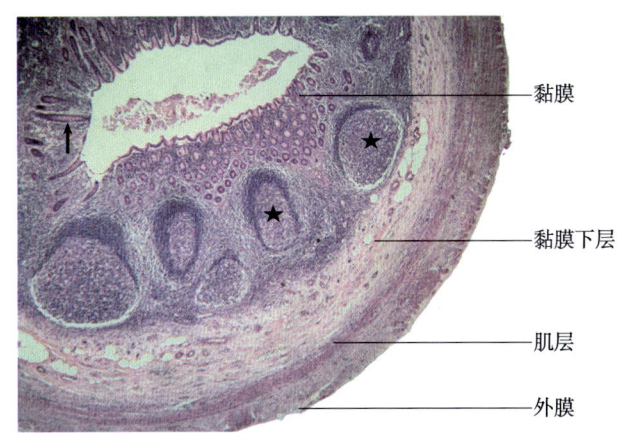

图 12-18　阑尾光镜图
→肠腺，★淋巴小结

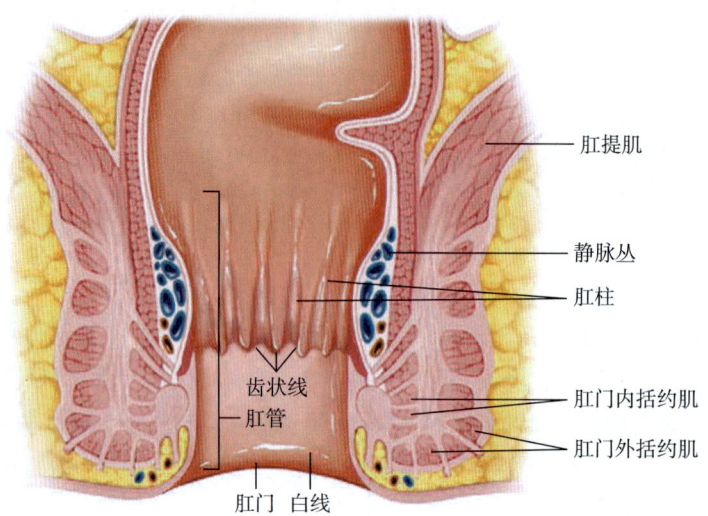

图 12-19 直肠和肛管结构模式图

处易发生静脉淤血扩张而形成痔。肌层为内环、外纵两层平滑肌，环行肌在肛管处增厚形成肛门内括约肌；近肛门处，纵行肌周围有骨盆底骨骼肌形成的肛门外括约肌（图 12-19）。

八、肠相关淋巴样组织

消化道黏膜与外环境相通，各种细菌、病毒、寄生虫（卵）等病原微生物可随食物进入消化道。它们大部分被胃酸、消化酶及帕内特细胞分泌的防御素和溶菌酶所破坏。消化管黏膜内含淋巴组织和免疫细胞，以咽、回肠和阑尾等处尤为丰富，构成机体抵御病原微生物等有害物质的一个重要屏障。消化管淋巴组织又称为肠相关淋巴样组织（gut-associated lymphoid tissue，GALT），包括黏膜淋巴小结，固有层中弥散分布的淋巴细胞、浆细胞、巨噬细胞，上皮内的淋巴细胞等及肠系膜淋巴结。

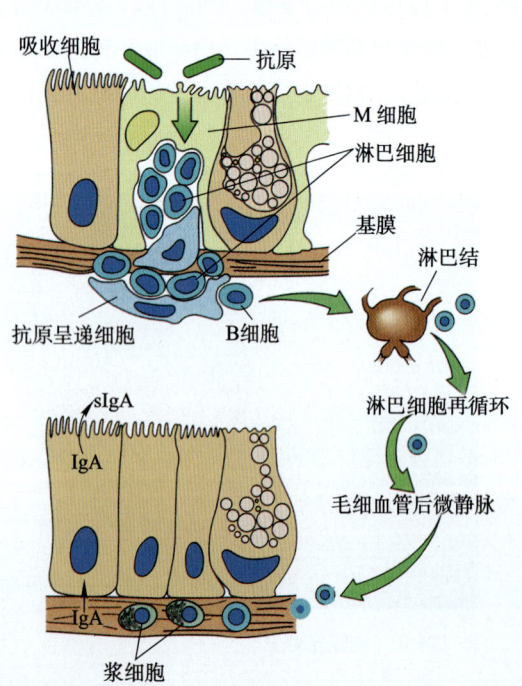

图 12-20 肠相关淋巴样组织 M 细胞功能示意图

在肠集合淋巴小结处，局部黏膜向肠腔呈圆顶状隆起，位于绒毛之间。此处上皮内有一种特殊细胞，游离面有一些微皱褶与短小的微绒毛，称为微皱褶细胞（microfold cell，简称 M 细胞）（图 12-20）。M 细胞基底面的质膜内陷形成一穹隆状凹陷，内含有一至多个淋巴细胞。M 细胞下方的基膜多不完整，有利于淋巴细胞通过。电镜下，M 细胞的胞质很少，有较多线粒体和丰富的囊泡，后者是细胞转运抗原物质的一种形式。M 细胞可选择性地摄取肠腔内的抗原物质，经吞饮小泡，转运给细胞深部凹陷内的淋巴细胞，刺激其中的 B 细胞增殖分化，形成浆细胞。浆细胞合成和分泌免疫球蛋白 A（IgA），与吸收细胞产生的分泌片（secretory piece）结合，形成分泌性 IgA（secretory IgA，sIgA）。sIgA 再被吸收细胞内吞入细胞质，进而释放入肠腔。sIgA 不易被消化酶破坏，它附着于上皮细胞表面的细胞衣上，可与肠腔内特异的抗原结合，从而抑制细菌增殖，中和毒素，降低抗原物质与上皮细胞的黏着与进入，保护肠黏膜。此外，部分增殖的淋巴细胞还可经血流或淋巴至其他器官（如呼吸道黏膜、女性生殖道黏膜和乳腺等），发挥相似的免疫作用，使消化管免疫成为全身免疫的一部分。

九、胃肠道的内分泌细胞

胃肠道的上皮及腺体中散布着许多内分泌细胞，其中尤以胃幽门部和十二指肠上段为多。由于胃肠道黏膜面积巨大，这些细胞的总数甚至超过其他内分泌腺腺细胞的总和。因此，在某种意义上，胃肠是体内最大、最复杂的内分泌器官。这些细胞有选择性地被银或铬盐染色，因此又称为嗜银细胞（argyrophilic cell）或嗜铬细胞（chromaffin cell）。其分泌物总称胃肠激素（gut hormone），主要协调胃肠道自身的消化吸收功能，也参与调节其他器官的生理活动。

胃肠内分泌细胞大多单个夹于其他上皮细胞之间，呈不规则的锥体形；基底部附于基膜。细胞最显著的形态特点是底部细胞质中含有大量分泌颗粒，故又称为基底颗粒细胞（basal granular cell）。分泌颗粒的大小、形状和电子密度依细胞种类而异。绝大多数细胞顶部达到腔面，称为开放型细胞，其游离面上有微绒毛，可感受腔内食物或消化液的刺激而分泌激素；少数细胞顶部被相邻细胞覆盖而未露出腔面，称为闭合型细胞，其主要受胃肠运动的机械刺激或其他激素的调节而改变其内分泌状态（图 12-21）。胃肠的主要内分泌细胞、分泌物及其主要作用见表 12-1。

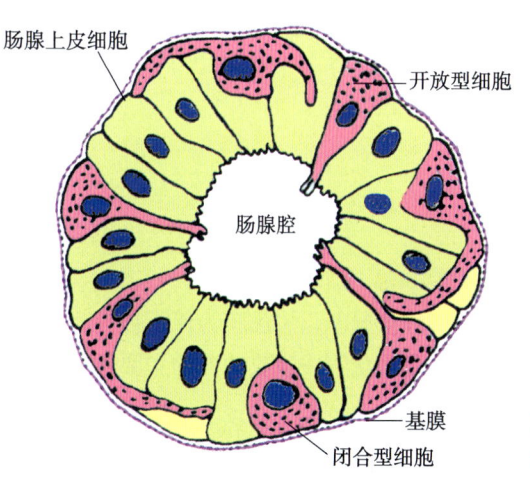

图 12-21 胃肠内分泌细胞模式图

表 12-1 胃肠的主要内分泌细胞

细胞名称	分布部位	分泌物	主要作用
D 细胞（生长抑素细胞）（somatostatin cell）	胃、肠	生长抑素	抑制胃酸、胰液及胰岛 A、B 细胞分泌
D_1 细胞（血管活性肠肽细胞）（vasoactive intestinal polypeptide cell）	胃、肠	血管活性肠肽	血管扩张，促进离子和水的分泌
EC 细胞（肠嗜铬细胞）（enterochromaffin cell）	胃、肠	5-羟色胺、内啡肽	增加胃肠运动，促进胆囊收缩，抑制胃液分泌
EC1 细胞（P 物质细胞）（P-substance cell）	胃、肠	P 物质	促进唾液分泌和肠蠕动
ECL 细胞（组胺细胞）（histamine cell）	胃底	组胺	刺激壁细胞分泌盐酸
G 细胞（胃泌素细胞）（gastrin cell）	幽门、十二指肠	促胃液素	促进胃酸分泌，刺激胃肠蠕动
I 细胞（缩胆囊素细胞）（cholecystokinin cell, Ivy cell）	十二指肠、空肠	缩胆囊素-促胰液素	促进胆汁和胰液分泌

续表

细胞名称	分布部位	分泌物	主要作用
K 细胞（抑胃肽细胞） （gastrin inhibitory polypeptide cell）	十二指肠、空肠	抑胃多肽	抑制胃酸分泌，促进胰岛素分泌
L 细胞（肠高血糖素细胞） （enteroglucagon cell）	小肠、大肠	肠高血糖素	促进肌层缓慢运动，使血糖升高
N 细胞（神经降压素细胞） （neurotensin-producing cell）	回肠	神经降压素	抑制胃酸分泌和胃肠蠕动
S 细胞（促胰液素细胞） （secretin cell）	十二指肠、空肠	促胰液素	促进胰液和胆汁分泌，抑制促胃液素释放和胃酸分泌

　　细胞的分泌颗粒含肽和（或）胺类激素，多在细胞基底面释出，经血液循环运送并作用于靶细胞；少数激素可直接作用于邻近细胞，以旁分泌方式调节靶细胞的生理功能。在 HE 染色切片上，胃肠内分泌细胞不易辨别出是何种内分泌细胞，目前多用免疫组织化学方法显示和鉴别各种内分泌细胞。

（赵　敏　吴春云）

思考题

1. 在生理情况下，胃黏膜为何不被自身的分泌物腐蚀？
2. 小肠是消化管中吸收营养的主要部位，哪些结构能帮助它提高吸收效率？为什么？

数字课程学习……

　　本章小结　　自测题　　教学 PPT　　电子图片

第十三章
消化腺

关键词

大唾液腺（major salivary gland） 腺泡（acinus） 闰管（intercalated duct） 纹状管（striated duct） 胰腺（pancreas） 泡心细胞（centroacinar cell） 胰岛（pancreatic islet） 肝（liver） 肝小叶（hepatic lobule） 门管区（portal area）

> 虽然食物中的维生素、水和无机盐可以被机体直接吸收，但是蛋白质、脂肪和淀粉等需要由消化腺将其分解为结构简单的小分子物质，才能被机体吸收利用。因此，要了解机体如何从食物中吸收营养物质，必须了解消化腺的基本结构。

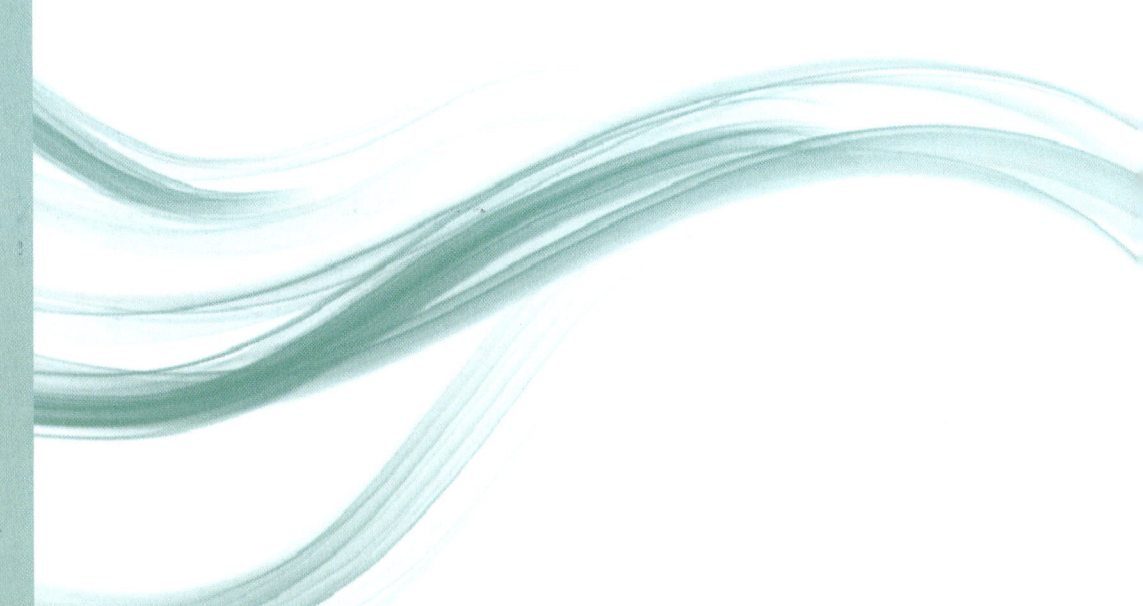

思维导图

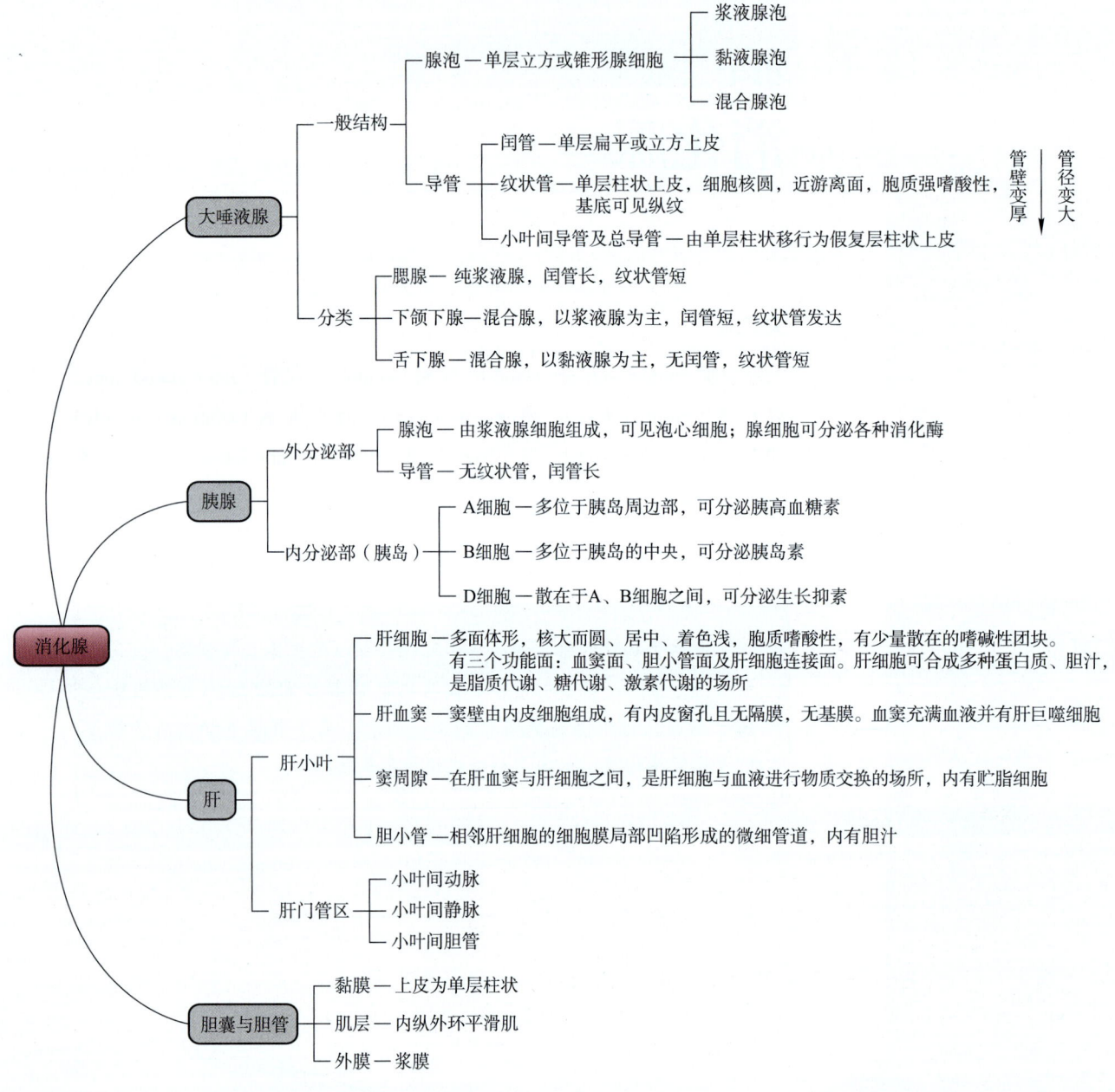

消化腺包括大消化腺（如大唾液腺、胰腺和肝）和分布于消化管壁内的小消化腺（如小唾液腺、食管腺、胃腺和肠腺等）。大消化腺是实质性器官，其实质由腺泡和导管组成，被膜及实质间的结缔组织构成间质。消化腺的分泌物经导管排入消化管，对食物进行化学性消化。部分消化腺还有内分泌或其他重要功能。

一、大唾液腺

大唾液腺（major salivary gland）有腮腺、下颌下腺、舌下腺三对，它们可分泌唾液，以导管开口于口腔。唾液中的水和黏液具有润滑作用，唾液淀粉酶可将食物中的淀粉分解为麦芽糖。此外，唾液中还含有溶菌酶和干扰素等，具有防御作用。间质中浆细胞分泌的 IgA 与腺细胞产生的分泌片相结合，形成分泌性 IgA，具有免疫功能。

（一）大唾液腺的一般结构

大唾液腺为复管泡状腺，腺实质由末端的腺泡和分支的导管组成。腺体表面覆以结缔组织被膜，被膜的结缔组织深入腺内将腺体分隔为若干小叶，血管、淋巴管和神经也随同进入腺内。

1. 腺泡（acinus） 为腺的分泌部，由单层立方或锥形腺细胞组成。腺泡分为三种类型：浆液腺泡、黏液腺泡和混合腺泡。在腺细胞和部分导管的上皮细胞与基膜之间有肌上皮细胞（myoepithelial cell），这些细胞呈扁平状，具有多个突起，其收缩有助于腺泡分泌物的排出。

2. 导管 为腺的输送部，由反复分支的上皮性管道构成。导管从腺泡至开口，依次分为闰管、纹状管、小叶间导管和总导管。闰管（intercalated duct）直接与腺泡相连，其管径小，管壁为单层扁平或立方上皮。纹状管（striated duct）又称分泌管（secretory duct），与闰管相连，其管径大，管壁为单层柱状上皮。光镜下，纹状管上皮细胞特点如下：细胞呈柱状，细胞核圆，近游离面，胞质强嗜酸性；细胞基部可见基底纵纹（图 13-1），在电镜下为质膜内褶及线粒体。纹状管上皮细胞能主动吸钠排钾，转运水分，故可调节唾液中的电解质含量和唾液量。小叶间导管和总导管位于小叶间结缔组织内，管径逐渐变大，由单层柱状上皮移行为假复层柱状上皮，近口腔开口处变为复层扁平上皮，与口腔上皮相延续。

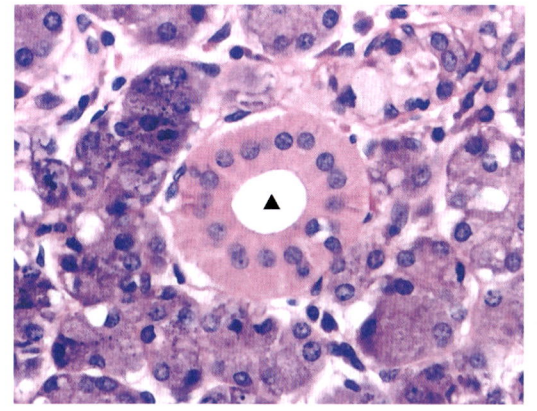

图 13-1 纹状管（▲）

（二）各大唾液腺的结构特点

1. 腮腺 为纯浆液腺，其闰管较长，而纹状管较短，分泌物含大量淀粉酶。

2. 下颌下腺 为混合腺，以浆液腺泡为主（图 13-2）。闰管短而不明显，纹状管发达，分泌物含淀粉酶较少，黏液较多。

3. 舌下腺 为混合腺，以黏液腺泡为主，

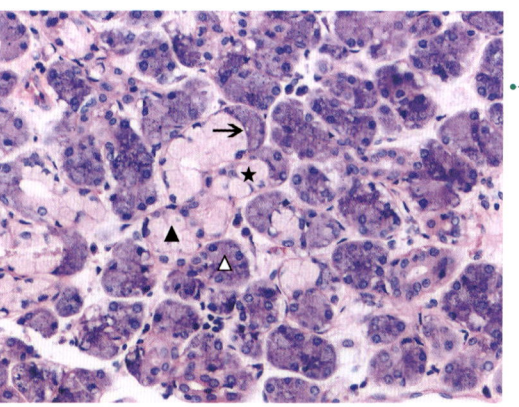

图 13-2 下颌下腺
△浆液腺泡，▲黏液腺泡，★混合腺泡，→浆半月

也常见混合腺泡。该腺无闰管，纹状管较短，分泌物以黏液为主。

二、胰腺

胰腺（pancreas）表面覆以结缔组织被膜，结缔组织伸入腺内，将实质分成许多小叶。胰腺的实质由外分泌部和内分泌部组成。

（一）外分泌部

外分泌部为复管泡状腺，由腺泡和各级导管组成，其分泌物为胰液。

1. 腺泡　由浆液型腺细胞组成。细胞底部直接附着在基膜上，基膜与腺细胞之间无肌上皮细胞。腺泡腔内可见一些体积小、着色浅的扁平或立方形细胞，称泡心细胞（centroacinar cell），其为伸入腺泡腔内闰管起始部的上皮细胞（图13-3，图13-4）。

> 切片解读 13-2
> 胰腺

2. 导管　胰腺无纹状管，闰管较长，汇合于较短的小叶内导管。进入小叶间结缔组织后形成小叶间导管，后者汇合成一条粗大的主导管，最终于胰头部与胆总管汇合，开口于十二指肠大乳头。

胰液为碱性液体，是重要的消化液，成人每天分泌1 500～3 000 mL。腺细胞分泌多种消化酶，如胰蛋白酶原、糜蛋白酶原、胰淀粉酶、胰脂肪酶、胆固醇酯酶、DNA酶、RNA酶等。胰液中胰蛋白酶和糜蛋白酶以无活性的酶原形式存在，进入小肠后被激活而具有活性。在某些病理状态下，胰蛋白酶原在胰腺内被激活，这会迅速破坏胰腺组织，从而导致急性胰腺炎。导管上皮分泌水和电解质，碳酸氢盐含量较高，能够中和进入十二指肠的胃酸。

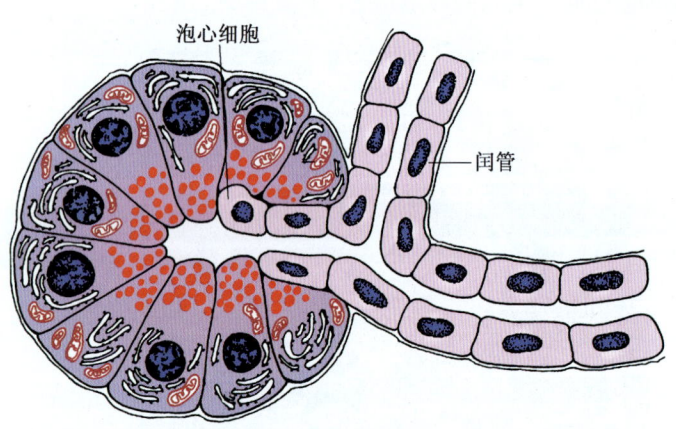

图13-3　胰腺腺泡、泡心细胞和闰管模式图

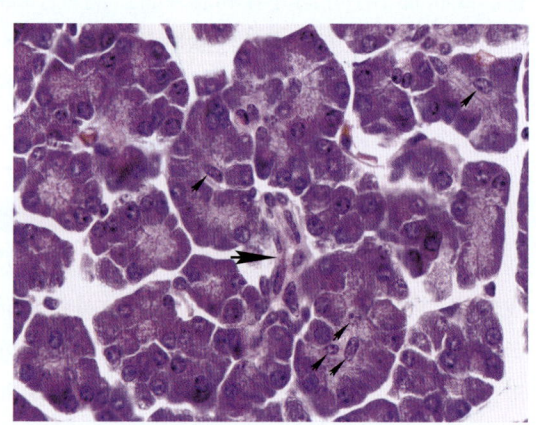

图13-4　胰腺腺泡、泡心细胞和闰管
➡闰管，↗泡心细胞

（二）内分泌部

内分泌部称胰岛（pancreatic islet），是由内分泌细胞组成的细胞团（图13-5）。胰岛散布于腺泡之间，大小不一，以胰尾部较多。胰岛细胞排列成团索状，细胞间有丰富的毛细血管。在HE染色中，胰岛细胞着色浅，不易区分细胞种类，使用特殊染色、电镜及免疫组织化学法可显示各类胰岛细胞（图13-6）。胰岛分泌的激素进入血液或淋巴，主要参与糖代谢。

1. A细胞　又称为α细胞，约占胰岛细胞总数的20%，多位于胰岛的周边。细胞体积较大，电镜下可见细胞内有粗大的分泌颗粒。A细胞分泌胰高血糖素（glucagon），能促进肝糖原分解，并抑制糖原合成，使血糖升高。

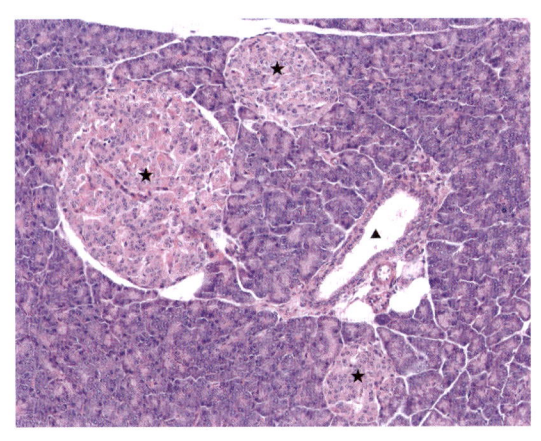

图 13-5 胰腺
★胰岛，▲导管

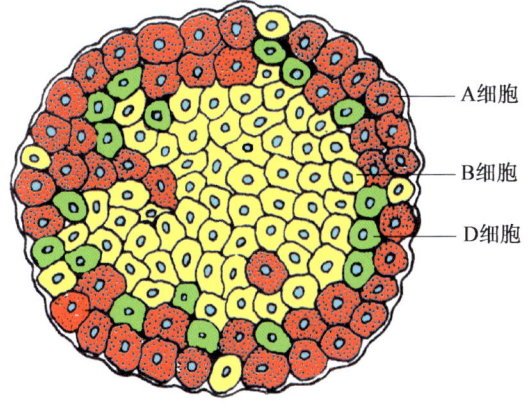

图 13-6 胰岛三种细胞分布模式图

2. B 细胞 又称为 β 细胞，约占胰岛细胞总数的 75%，多位于胰岛的中央。细胞体积较小，电镜下可见细胞内有大小不一的分泌颗粒。B 细胞分泌胰岛素（insulin），主要促进血液中的葡萄糖进入肝细胞和脂肪细胞，合成糖原或转化为脂肪并储存，使血糖降低。胰岛素和胰高血糖素的协同作用，使血糖水平保持相对稳定。若胰岛素分泌不足或胰岛素受体缺乏，可使血糖升高并从尿中排出，导致糖尿病的发生。

3. D 细胞 又称为 δ 细胞，约占胰岛细胞总数的 5%，散在于 A、B 细胞之间。电镜下可见细胞内有较大的分泌颗粒。D 细胞分泌生长抑素（somatostatin），可作用于邻近的 A 细胞、B 细胞或 PP 细胞，抑制上述细胞的分泌。

胰岛内还含有少量的其他内分泌细胞，如分泌胰多肽的 PP 细胞和分泌血管活性肠肽的 D_1 细胞。

三、肝

肝（liver）是人体最大的腺体。肝的表面大部分被浆膜覆盖，其下方为一层富含弹性纤维的致密结缔组织。肝门处的结缔组织随肝动脉、肝静脉、门静脉和肝管的分支进入肝内，将实质分成许多肝小叶。

肝具有多种生理功能，被称为人体的"化工厂"。肝分泌胆汁，参与脂类食物的消化；肝合成多种蛋白质及脂质，参与机体的物质代谢。此外，肝是清除有害物质的重要场所，在胚胎期曾是造血器官。

（一）肝小叶

肝小叶（hepatic lobule）是肝的基本结构单位，呈多角棱柱体（图 13-7），成人肝有 50 万~100 万个肝小叶。肝小叶之间有少量结缔组织分隔。人的肝小叶间结缔组织较少，因此分界不清，部分动物（如猪）的肝小叶间因结缔组织较多而分界明显（图 13-8）。每个肝小叶的中央垂直穿行着一条中央静脉。肝板（hepatic plate）和肝血窦（hepatic sinusoid）以中央静脉为中心，向周围呈放射状排列。肝板是肝细胞单行排列形成的板状结构。相邻肝板互相吻合，连接成网。肝板的横断面呈索状，称为肝索（hepatic cord）。肝板之间的不规则间隙为肝血窦，这些血窦通过肝板上的孔互相连通（图 13-9，图 13-10）。

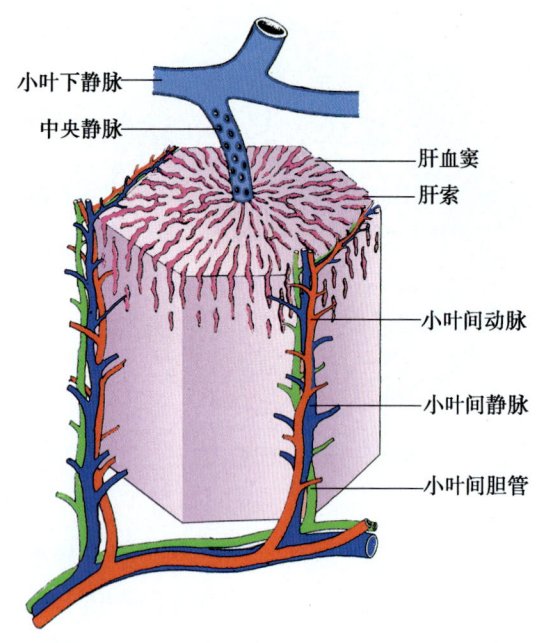

图 13-7 肝小叶模式图

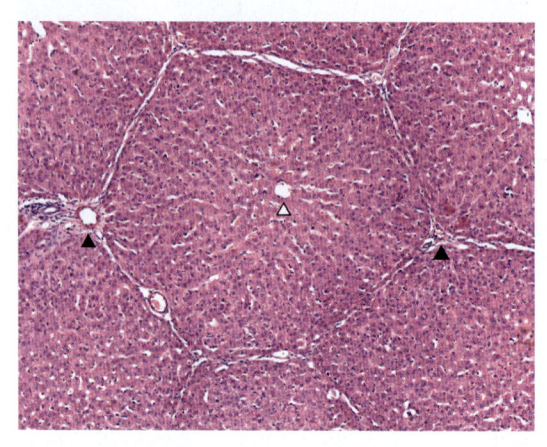

图 13-8 肝（猪）
△中央静脉，▲门管区

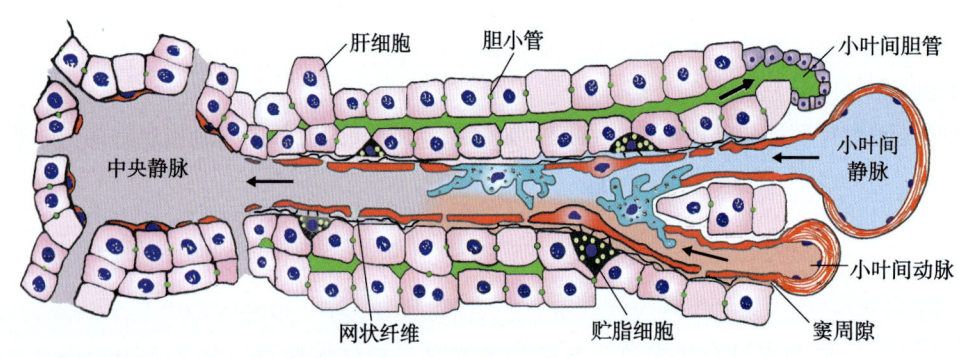

图 13-9 肝索、肝血窦与门管区模式图

切片解读 13-3
肝

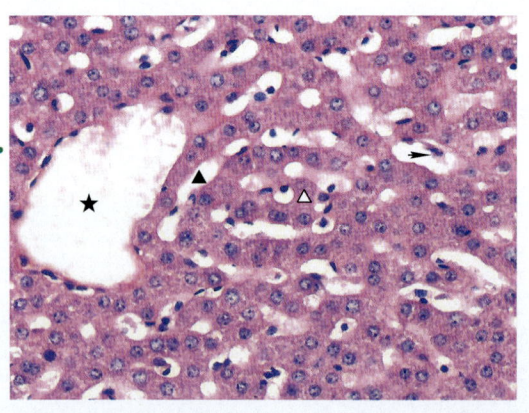

图 13-10 肝小叶
★中央静脉，△肝索，▲肝血窦，→肝巨噬细胞

微课 13-2
肝细胞

1. 肝细胞（hepatocyte） 是构成肝小叶的主要细胞，胞体较大，直径为 20～30 μm，呈多面体形。肝细胞有三种不同类型的功能面：即血窦面、胆小管面及肝细胞连接面（图 13-11）。肝细胞胞质丰富，呈嗜酸性，胞质内尚有少量散在的嗜碱性团块，含有较多的糖原颗粒（图 13-12）。肝细胞核大而圆，居中，异染色质少而着色浅，核仁一至数个，部分肝细胞有双核。此外，在肝细胞中，多倍体细胞占比较高。双核和多倍体细胞的功能活跃，可能与肝的再生能力强大有关。当手术切除部分肝组织或肝受损时，剩余的肝细胞会迅速分裂增殖，以恢复原体积。

肝细胞具有复杂的生物学功能，这与其含有丰富的细胞器及内含物密切相关。电镜下，可见粗面内质网成群分布，其附近有密集的游离核糖体，能合成血浆白蛋白、凝血酶原、纤维蛋

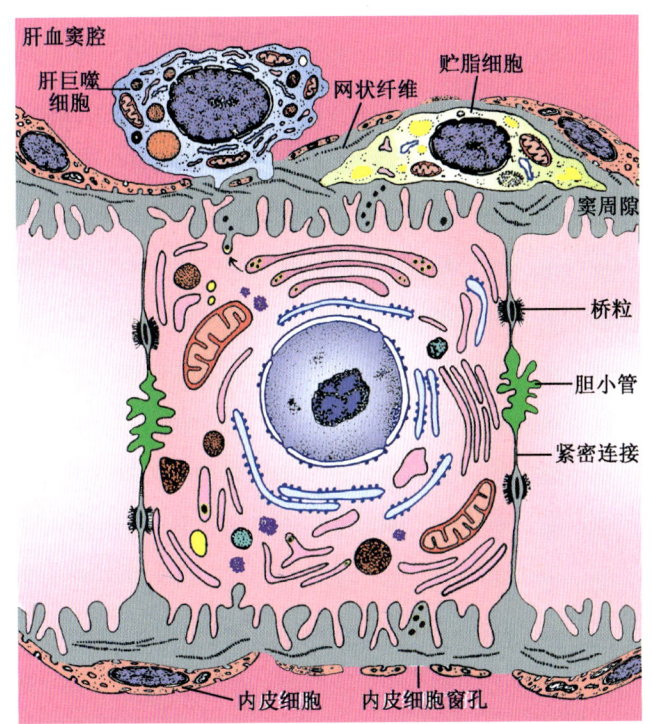

图 13-11 肝细胞、肝血窦、窦周隙及胆小管的关系模式图

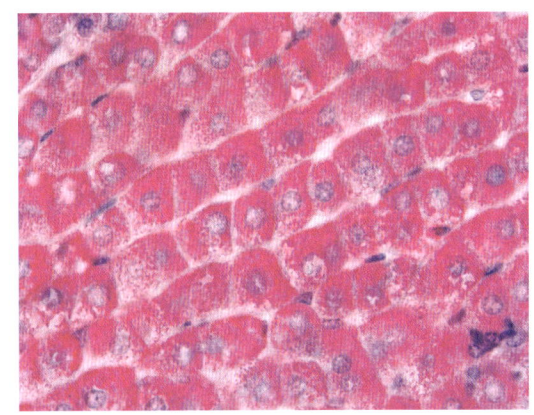

图 13-12 肝细胞（PAS 反应示糖原颗粒）

白原和脂蛋白等多种蛋白质。滑面内质网分布广泛，膜上有多种酶系，与肝细胞的胆汁合成、脂质代谢、糖代谢、激素代谢和解毒等功能相关。高尔基复合体较为发达，参与蛋白质的加工、包装及胆汁的分泌。溶酶体功能活跃，参与肝细胞的细胞内消化、胆红素的转运和铁的储存。微体数量较多，内含多种氧化酶，有解毒作用。此外，肝细胞还含有丰富的线粒体，为肝细胞代谢提供能量。

知识拓展 13-1
肝的内分泌功能
知识拓展 13-2
肝再生

2. 肝血窦　位于肝板之间，腔大而不规则，窦壁由内皮细胞组成。内皮细胞扁而薄，胞体有许多大小不等的内皮窗孔而呈筛状，内皮窗孔无隔膜封闭；胞质内有较多的吞饮小泡。内皮细胞之间连接松散，常有间隙；内皮细胞外无基膜，仅见少量网状纤维。因此，肝血窦通透性大，有利于物质交换。

肝血窦腔内可见肝巨噬细胞和大颗粒淋巴细胞。肝巨噬细胞又称库普弗细胞（Kupffer cell），其数量约为肝细胞总数的 15%，多位于靠近小叶周边的血窦腔内。肝巨噬细胞形态不规则（图 13-13），其突起可附着于内皮细胞表面，伸入内皮细胞间隙或窗孔至血窦外。肝巨噬细胞来自血液单核细胞，具有活跃的吞噬能力，可清除病原体和衰老的红细胞，并在监视、抑制和杀伤肿瘤细胞等方面发挥重要作用。大颗粒淋巴细胞是肝内的 NK 细胞，细胞近圆形，表面的短小突起可穿过内皮至窦周隙并与肝细胞接触，可直接杀伤肿瘤细胞和被病毒感染的肝细胞，与肝巨噬细胞共同构成肝的免疫防线。

3. 窦周隙（perisinusoidal space）　又称迪塞间隙（Disse space），为血窦内皮细胞与肝细胞之间的狭小间隙，光镜下不易辨认（见图 13-9，

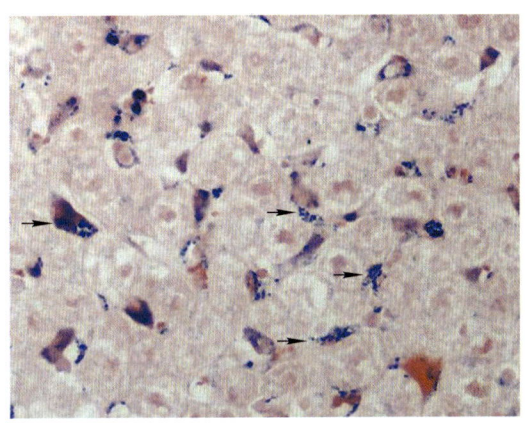

图 13-13 肝（台盼蓝注射）
→肝巨噬细胞

图13-11）。窦周隙中充满源自血窦的血浆，肝细胞的微绒毛浸于其中，因此窦周隙是肝细胞与血液之间进行物质交换的场所。

窦周隙内存在着贮脂细胞（fat-storing cell）和散在的网状纤维。贮脂细胞又称肝星形细胞，细胞形状不规则，胞质内有许多大脂滴，其主要功能是储存维生素 A，人体摄取的维生素 A 的 70%~85% 在贮脂细胞内储存。在正常肝中，贮脂细胞能合成、分泌细胞外基质蛋白和蛋白多糖，分泌多种生长因子和细胞因子；在前列腺素和血栓素 A_2（thromboxane A_2）的作用下，贮脂细胞可调节血窦腔的大小。慢性肝病时，贮脂细胞异常增多，其结构和功能类似成纤维细胞，合成细胞外基质的能力增强，与肝纤维化病变密切相关。

4. 胆小管（bile canaliculus） 是相邻肝细胞的细胞膜局部凹陷形成的微细管道（图 13-11）。胆小管管腔狭小，HE 染色不可见，镀银染色或 ATP 酶染色等染色方法可显示胆小管呈网格状（图13-14），行走在肝板内。电镜下，可见肝细胞胆小管面的质膜形成许多微绒毛，伸入管腔。胆小管周围相邻的肝细胞膜之间有紧密连接（图 13-11），起封闭胆小管周围的细胞间隙、防止胆汁外溢的作用。肝细胞病变或胆道阻塞引起胆小管内压力升高，均可破坏胆小管的正常结构，导致胆汁溢出并经窦周隙进入血窦，从而形成黄疸。

（二）门管区

在相邻肝小叶之间的结缔组织内，常伴行小叶间动脉、小叶间静脉和小叶间胆管三种管道，该区域称为门管区（portal area）（图 13-9，图 13-15）。每个肝小叶周围有 3~4 个门管区。小叶间动脉是肝动脉的分支，腔小壁厚，管径细，管壁有环行平滑肌；小叶间静脉是门静脉的分支，腔大而不规则，管壁薄，仅有少量平滑肌；小叶间胆管是肝管的分支，腔小，管壁由单层立方或矮柱状上皮构成。

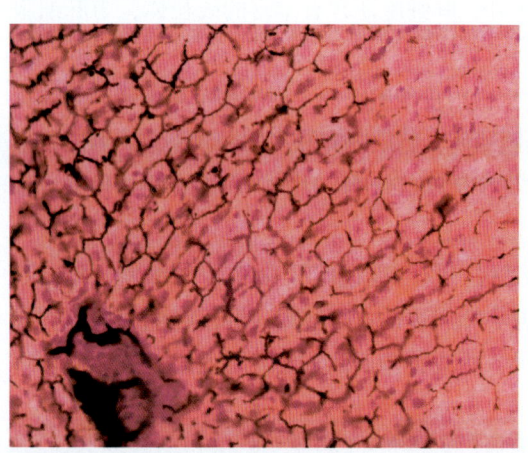

图 13-14 胆小管 镀银 + 伊红染色

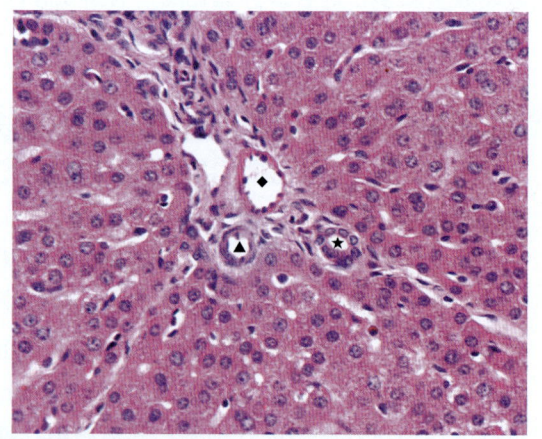

图 13-15 肝门管区
▲小叶间动脉，◆小叶间静脉，★小叶间胆管

（三）肝的血液循环

肝有两套血管：门静脉是肝的功能性血管，将胃肠道吸收的营养物质输入肝内进行代谢和转化；肝动脉是肝的营养血管，为肝的功能活动提供氧气和营养。肝血窦内含来自门静脉和肝动脉的混合血液。

肝血流通路为：功能性血管门静脉经小叶间静脉、终末门微静脉汇入肝血窦，营养性血管肝动脉经小叶间动脉、终末肝微动脉汇入肝血窦；而汇入肝血窦的血液经中央静脉、小叶下静脉、

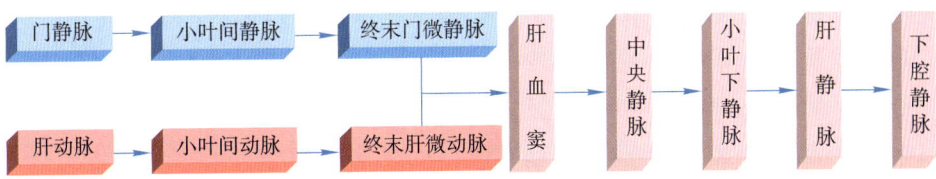

图 13-16 肝血流通路

肝静脉汇入下腔静脉（图 13-16）。因此，肝小叶中的血流方向为从周边向中央。

（四）肝内胆汁排出途径

肝细胞分泌的胆汁，经胆小管从肝小叶中央流向周边，在肝小叶的边缘处汇入小叶内胆管［又称赫林管（Herring canal）］（图 13-9），出肝小叶后汇入小叶间胆管，继而向肝门方向汇集，最后从左、右肝管出肝。

四、胆囊与胆管

（一）胆囊

胆囊壁由黏膜、肌层和外膜组成（图 13-17）。黏膜形成许多高且有分支的皱襞，当充满胆汁时，皱襞大部分消失。皱襞之间的上皮向固有层凹陷形成黏膜窦，是细菌和异物易于存留的部位。黏膜上皮为单层柱状上皮，细胞核位于基部，细胞游离面有许多短的微绒毛，近顶端胞质有少量黏原颗粒。上皮细胞的主要功能是吸收水分和电解质，并分泌少量黏液。肌层由内纵、外环的平滑肌组成。外膜较厚，大部分为浆膜。

（二）胆管

肝外胆管包括肝总管、胆囊管和胆总管。由肝分泌的胆汁出肝后，经肝总管、胆囊管进入胆囊储存，浓缩的胆汁经胆囊管、胆总管排入十二指肠。肝外胆管管壁分为黏膜、肌层和外膜三层。上皮为单层柱状，有杯状细胞；固有层内有黏液性腺，其外环绕着少量平滑肌，胆总管接近十二指肠处平滑肌逐渐增厚为括约肌。外膜为较厚的结缔组织。

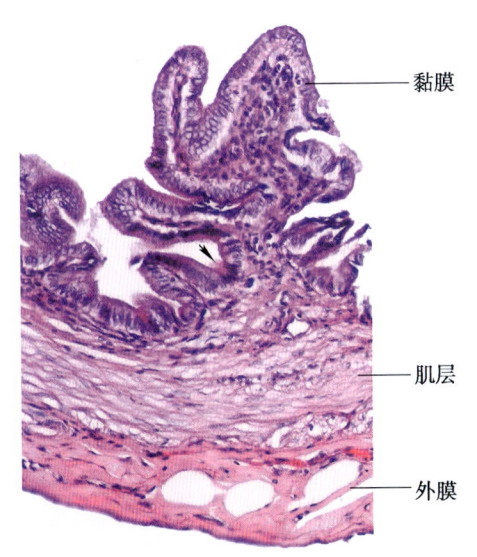

图 13-17 胆囊
↘黏膜窦

（任艳萍　谢小薰）

思考题

1. 请比较浆液腺和混合腺的区别，并各举一个器官为例，详细描述二者的组织学结构和功能。
2. 与唾液腺相比，胰腺腺泡中含有泡心细胞，请描述该细胞的组织学结构并试述其存在的生理学意义。
3. 根据正常肝的组织结构和功能，推测在病毒性肝炎发展到肝硬化过程中，肝的组织学变化及与临床症状的相关性。

数字课程学习……

📖 本章小结　　✏ 自测题　　⬇ 教学PPT　　🗺 电子图片

第十四章
呼吸系统

关键词

嗅黏膜（olfactory mucosa） 肺泡上皮（alveolar epithelium）

肺泡隔（alveolar septum） 肺泡孔（alveolar pore）

肺泡（pulmonary alveolus） 气-血屏障（air-blood barrier）

> 机体进行新陈代谢，需要通过呼吸运动不断从外界摄取氧气，并排出机体产生的二氧化碳。呼吸系统由鼻、咽、喉、气管、主支气管和肺组成，分为导气部和呼吸部，导气部从鼻腔至肺内终末细支气管，具有传导和净化空气的作用，无气体交换功能；呼吸部从呼吸性细支气管至终末的肺泡，具有气体交换的功能。

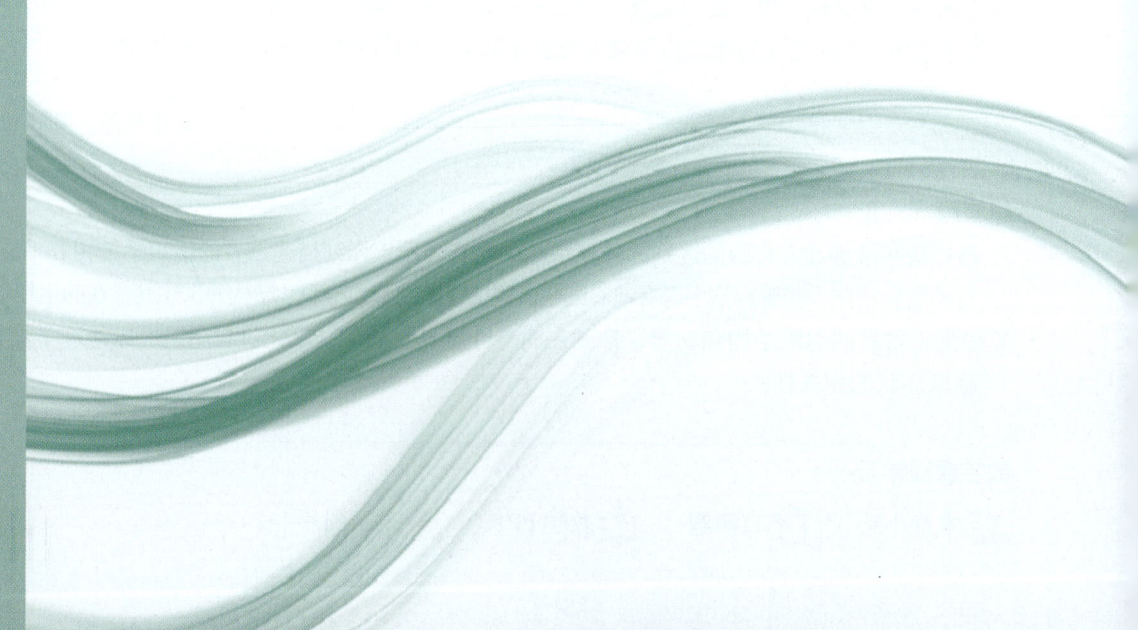

思维导图

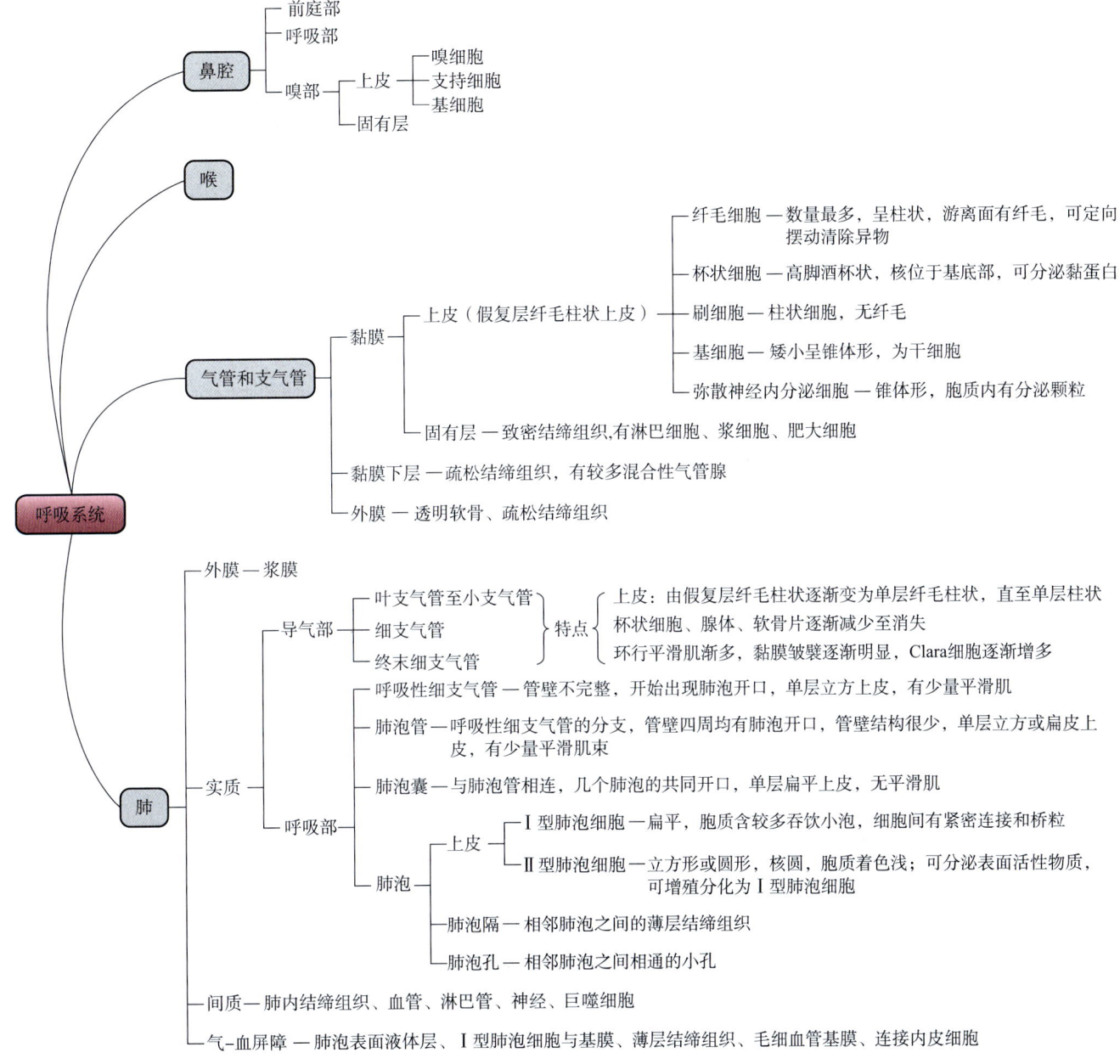

一、鼻腔

鼻是气体进入肺之入口，也是嗅觉器官。鼻腔内表面为黏膜，由上皮和固有层构成。黏膜深部与软骨膜、骨膜或骨骼肌相连。根据结构和功能的不同，鼻黏膜可分为前庭部、呼吸部和嗅部。

（一）前庭部

前庭部（vestibular region）为鼻腔入口处，鼻翼内表面的部分。黏膜为未角化的复层扁平上皮，近外鼻孔处与皮肤的表皮相移行。此处生有鼻毛，可阻挡吸入气体中的尘埃颗粒。固有层为细密结缔组织，含有毛囊、皮脂腺和汗腺。黏膜深层与鼻的软骨膜相连。

（二）呼吸部

呼吸部（respiratory region）占鼻黏膜的大部分，因血管丰富而呈粉红色。黏膜表面覆盖假复层纤毛柱状上皮，含有较多杯状细胞，基膜较厚。上皮的纤毛摆动，可把黏着的细菌或异物推向咽部，经口腔咳出。固有层为疏松结缔组织，内含混合腺，称鼻腺（nasal gland），分泌物经导管排入鼻腔，与上皮内杯状细胞分泌物共同形成黏液层覆盖于黏膜表面。固有层含有丰富的静脉丛和淋巴组织，其深部与骨膜相连。其内的静脉丛可加温和湿润吸入的空气，同时也是损伤时容易出血的原因。

（三）嗅部

嗅部（olfactory region）位于鼻中隔上部两侧和上鼻甲处。黏膜呈浅黄色，由上皮和固有层组成（图14-1）。人的嗅黏膜总面积约为 $2~cm^2$，嗅上皮比呼吸部上皮略厚，由假复层柱状上皮构成，含有嗅细胞、支持细胞和基细胞。

1. 嗅细胞（olfactory cell） 为双极神经元（图14-1），位于支持细胞之间。细胞核居中，染色较浅，树突细长，伸到上皮游离面，末端膨大呈球状，称嗅泡（olfactory vesicle）。从嗅泡发出数十根嗅毛（olfactory cilium），它是一种静纤毛，常向一侧倾倒，浸于上皮表面的嗅腺分泌物中，可感受气味物质的刺激。嗅细胞基部发出细长的轴突，穿过基膜进入固有层，形成嗅神经（olfactory nerve）。嗅毛接受气体的化学物质刺激，产生神经冲动，传入中枢，产生嗅觉。

2. 支持细胞（supporting cell） 数目最多，呈高柱状，顶部宽大，底部较细，游离面有较多

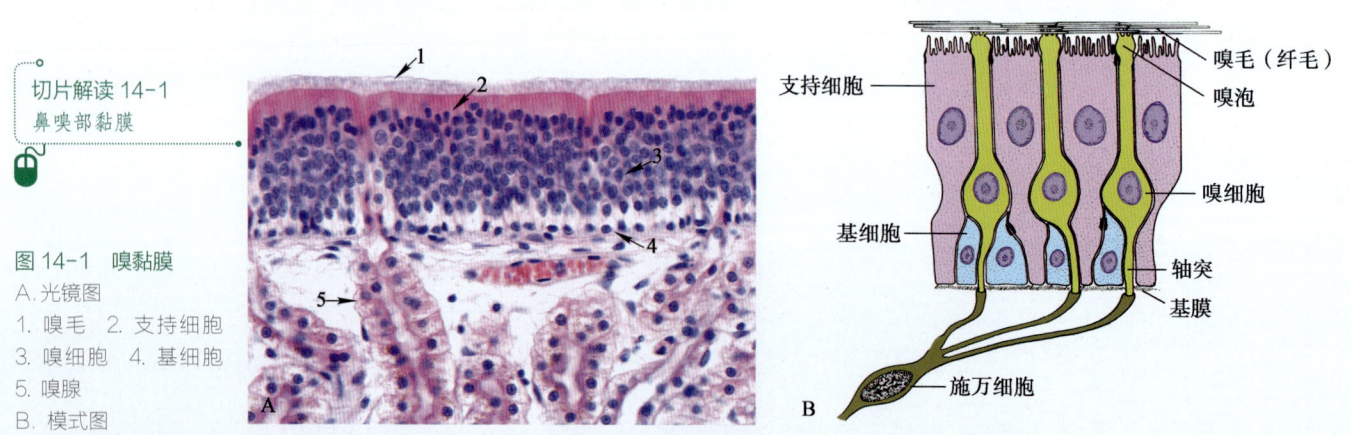

切片解读 14-1
鼻嗅部黏膜

图 14-1 嗅黏膜
A. 光镜图
1. 嗅毛 2. 支持细胞
3. 嗅细胞 4. 基细胞
5. 嗅腺
B. 模式图

微绒毛。细胞核染色较深，卵圆形，位于细胞顶部（图14-1），可见脂褐素颗粒。细胞侧面与嗅细胞构成连接复合体。支持细胞具有支持、保护和分隔嗅细胞的功能。

3. 基细胞（basal cell） 呈圆形或锥体形，位于上皮基底部（图14-1），是一种干细胞，可增殖分化为支持细胞和嗅细胞。

嗅黏膜固有层为薄层结缔组织，其深部与骨膜相连。固有层内含有较多浆液性嗅腺（olfactory gland），其导管细而短（图14-1），腺泡分泌物经导管排出至上皮表面，可溶解有气味的物质，刺激嗅毛，引起嗅觉。浆液性分泌物不断更新，可保持嗅细胞对气体物质的高度敏感。固有层内含丰富的血管、淋巴管和神经。

二、喉

喉连接咽和气管，具有通气和发声两种功能。喉以软骨为支架，软骨之间以韧带、肌肉或关节相连。会厌舌面及喉面上份的黏膜表面为未角化复层扁平上皮，舌面上皮内有味蕾，会厌的喉面下份黏膜为假复层纤毛柱状上皮。会厌各部黏膜固有层均为疏松结缔组织，内含较多弹性纤维、混合腺和淋巴组织，深部与会厌软骨的软骨膜相连。

喉的侧壁黏膜形成上、下两对皱襞，即室襞和声襞，上、下皱襞之间为喉室（图14-2）。室襞黏膜为假复层纤毛柱状上皮，夹有杯状细胞，其固有层为细密结缔组织，黏膜下层为疏松结缔组织，含较多混合腺和淋巴组织。声襞即声带，分膜部和软骨部。膜部为声襞的游离缘，较薄；软骨部为声襞的基部。膜部为复层扁平上皮，固有层较厚，浅层疏松，炎症时易发生水肿；深层为致密结缔组织，内含大量弹性纤维。固有层下方的骨骼肌构成声带肌。声襞软骨部的黏膜表面衬有假复层纤毛柱状上皮，黏膜下层含有混合腺，外膜中有软骨和骨骼肌。

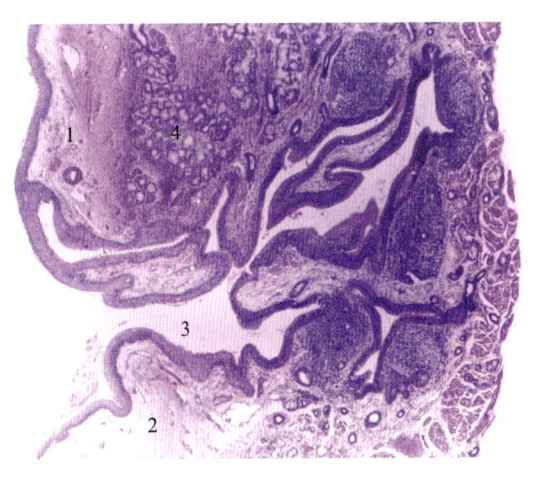

图14-2 喉纵切面
1. 室襞 2. 声襞
3. 喉室 4. 混合腺

三、气管和支气管

气管和支气管为肺外的气体通道，管壁由内向外可分为黏膜、黏膜下层和外膜三层（图14-3）。

微课14-1
气管

（一）黏膜

黏膜由上皮和固有层构成。上皮为假复层纤毛柱状上皮，由纤毛细胞、杯状细胞、刷细胞、基细胞和弥散神经内分泌细胞组成。

1. 纤毛细胞（ciliated cell） 数量最多，细胞体呈柱状，游离面有纤毛（图14-4，图14-5）。纤毛向咽部定向摆动，将黏液和黏附的尘埃、细菌等异物推向咽部，然后咳出。纤毛细胞具有清除异物和净化空气的功能。吸烟或患有慢性支气管炎时，可使纤毛减少、变形、膨胀或消失。

知识拓展14-1
呼吸道分泌细胞与COPD

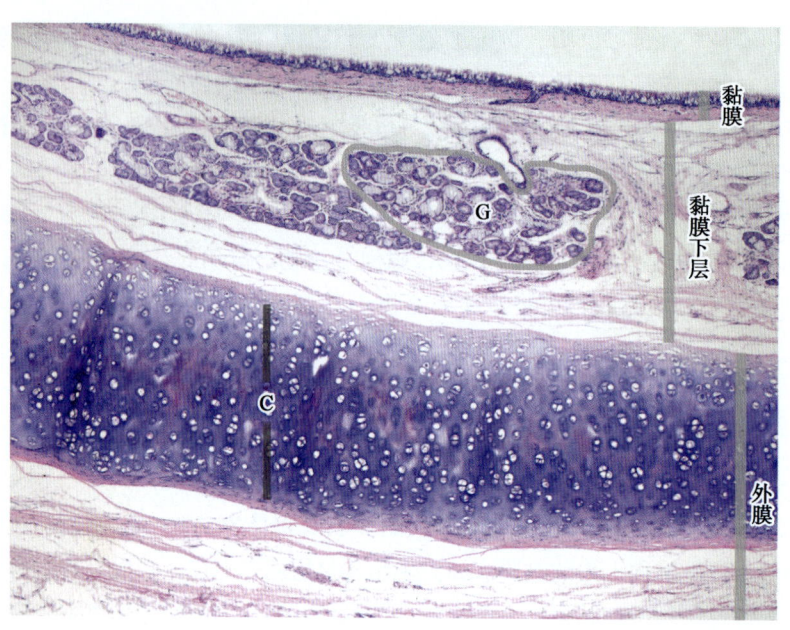

图 14-3 气管壁
C. 软骨片　G. 气管腺

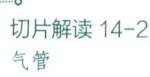
切片解读 14-2
气管

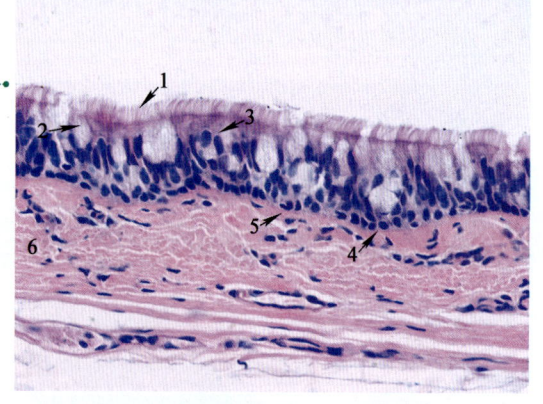

图 14-4 气管黏膜光镜图
1. 纤毛　2. 杯状细胞　3. 纤毛细胞　4. 基细胞　5. 基膜　6. 固有层

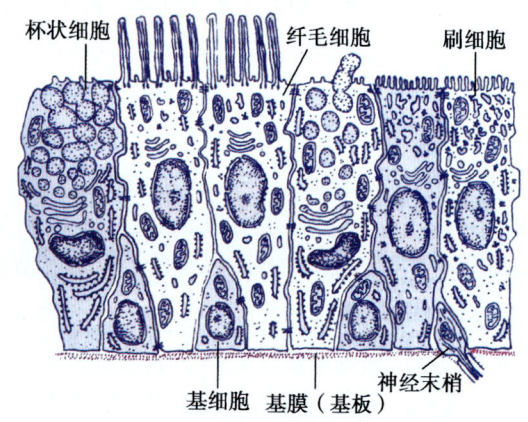

图 14-5 气管上皮超微结构模式图

2. 杯状细胞（goblet cell）散在于纤毛细胞之间（图 14-4），其分泌的黏液覆盖于黏膜表面，与气管腺的分泌物共同构成黏液屏障，可黏附空气中的尘埃颗粒和细菌等异物，溶解吸入的 SO_2 等有毒气体。

3. 刷细胞（brush cell）是无纤毛的柱状细胞，游离面有许多细长的微绒毛。细胞质内含有丰富的粗面内质网，无分泌颗粒（图 14-5）。刷细胞的功能尚未确定。有学者发现，刷细胞基部与感觉神经末梢形成突触，因此，认为刷细胞具有感受刺激的功能。

4. 基细胞（basal cell）位于上皮的深部，细胞矮小，呈锥体形，细胞顶部未达上皮游离面（图 14-4）。基细胞是一种干细胞，可增殖分化为其他类型细胞。

5. 弥散神经内分泌细胞（diffuse neuroendocrine cell）数量少，细胞呈锥体形，散在于上皮深部，HE 染色标本中不易与基细胞相区别。电镜下，可见细胞质内含有许多致密核心颗粒，又称小颗粒细胞（small granule cell）。在叶支气管至细支气管的上皮内，特别是小支气管分支处，可见小颗粒细胞成群分布，与神经纤维构成神经上皮小体（neuroepithelial body）。免疫细胞化学研究证明，细胞内含有 5-羟色胺、铃蟾肽、降钙素、脑啡肽等物质，分泌物可通过旁分泌或经血液循环，调节呼吸道和血管平滑肌的收缩和腺体分泌。

上皮与固有层之间有很厚的基膜，是气管上皮的特征之一。固有层为致密结缔组织，含有许多淋巴细胞、浆细胞和肥大细胞。浆细胞能合成IgA，当IgA通过黏膜上皮时，与上皮细胞产生的分泌片（secretory piece）结合形成分泌型免疫球蛋白A（sIgA），释放入管腔内，发挥免疫防御作用。在固有层和黏膜下层移行处含有丰富的弹性纤维。固有层内含有较多的血管和淋巴管。

（二）黏膜下层

黏膜下层为疏松结缔组织，与固有层及外膜之间没有明显界限。黏膜下层含有血管、淋巴管、神经和较多混合性气管腺（tracheal gland）（图14-3）。气管腺的黏液性腺泡所分泌的黏液与杯状细胞分泌的黏液共同形成较厚的黏液层，覆盖在黏膜表面；气管腺的浆液性腺泡分泌的稀薄液体位于黏液层下方，有利于纤毛的正常摆动。黏膜下层内还有弥散淋巴组织和淋巴小结。

（三）外膜

气管和支气管外膜由16~20个"C"形的透明软骨环和疏松结缔组织构成（图14-3），软骨环之间以弹性纤维组成的韧带相连接，使气管保持通畅并具有一定的弹性。气管后壁为膜性部，其中含有弹性纤维组成的韧带、平滑肌束和较多的气管腺。咳嗽反射时平滑肌收缩，气管腔缩小，以利于清除痰液。

四、肺

肺表面被覆浆膜，即脏胸膜。浆膜深层的结缔组织深入肺内，将肺分成许多小叶。肺组织可分为实质和间质两部分，实质包括肺内支气管的各级分支及其终末的大量肺泡，间质即肺内结缔组织及其中的血管、淋巴管和神经等。支气管由肺门进入肺内分支为叶支气管，左肺2支，右肺3支。叶支气管继而分支为段支气管。段支气管反复分支依次为小支气管、细支气管和终末细支气管。从叶支气管到终末细支气管构成肺的导气部。终末细支气管再继续分支为呼吸性细支气管、肺泡管、肺泡囊和肺泡，由于呼吸性细支气管以下各段均出现肺泡，有气体交换功能，故构成肺的呼吸部（图14-6）。支气管在肺内反复分支呈树枝状，称支气管树（bronchial tree）。每一细支气管连同其各级分支和肺泡组成一个肺小叶（pulmonary lobule）。肺小叶是肺的结构单

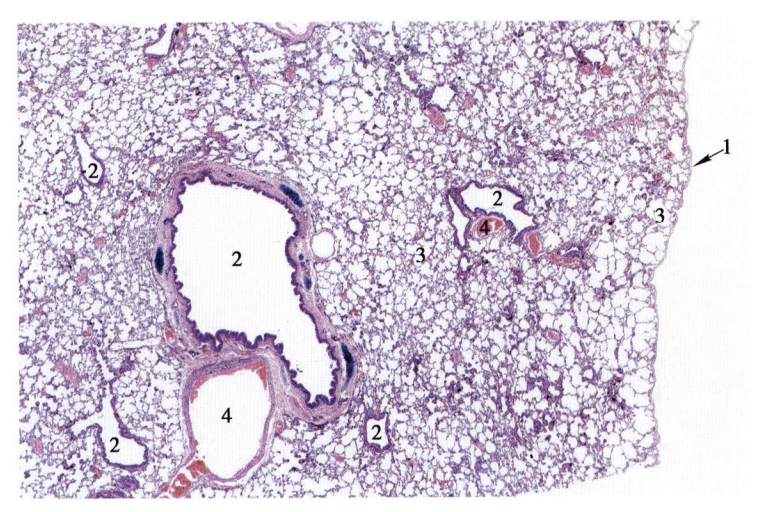

图14-6 肺（低倍）
1. 浆膜 2. 肺导气部
3. 肺泡 4. 血管

位，呈锥体形，其尖端朝向肺门，底面向着肺表面，透过脏胸膜可见肺小叶底部轮廓，直径为 1.0～2.5 cm，每叶肺有 50～80 个肺小叶。临床上小叶性肺炎系指肺小叶范围内的炎性病变。

知识拓展 14-2
肺的年龄变化

（一）肺导气部

肺导气部的各段管道随支气管分支，管径逐渐变小，管壁变薄，结构发生相应变化。

1. 叶支气管至小支气管 管壁结构与主支气管基本相似，但管径渐细，管壁渐薄，管壁三层结构分界渐不明显（图 14-7）。主要结构变化如下：

（1）黏膜上皮 为假复层纤毛柱状上皮，随管径变细，上皮由高变低，杯状细胞逐渐减少。

（2）固有层 变薄，其外侧出现少量环行平滑肌束。

（3）黏膜下层 腺体逐渐减少。

（4）外膜 结缔组织内的软骨由软骨环变为不规则的软骨片（图 14-7）。

2. 细支气管（bronchiole） 管径约为 1.0 mm，黏膜上皮由起始段的假复层纤毛柱状上皮逐渐变为单层纤毛柱状上皮，杯状细胞减少或消失。管壁内腺体和软骨片逐渐减少到消失。管壁环行平滑肌逐渐增多，黏膜皱襞逐渐明显（图 14-8）。

3. 终末细支气管（terminal bronchiole） 管径约为 0.5 mm，内衬单层纤毛柱状上皮，无杯状细胞。管壁内腺体和软骨片完全消失，出现完整的环行平滑肌层，黏膜皱襞不明显（图 14-9）。光镜下，终末细支气管的上皮由两种细胞组成，即纤毛细胞和克拉拉细胞（Clara 细胞）。纤毛细胞数量少，Clara 细胞数量多。Clara 细胞游离面略高于纤毛细胞，呈圆锥状凸向管腔（图 14-10）。电镜下，细胞质顶部可见丰富的滑面内质网和分泌颗粒。Clara 细胞分泌物稀薄，含有蛋白水解酶，可分解管腔中的黏液，降低分泌物的黏稠度，有利于其排出。Clara 细胞内尚有较多的氧化酶系，可对吸入的毒物或某些药物进行生物转化和解毒。上皮损伤时，Clara 细胞可增殖分化为纤毛细胞。

（二）肺呼吸部

微课 14-2
肺呼吸部

肺的呼吸部是呼吸系统完成气体交换功能的重要部位，其各部组织结构的共同特点是出现肺泡。

1. 呼吸性细支气管（respiratory bronchiole） 是终末细支气管的分支。每个终末细支气管可

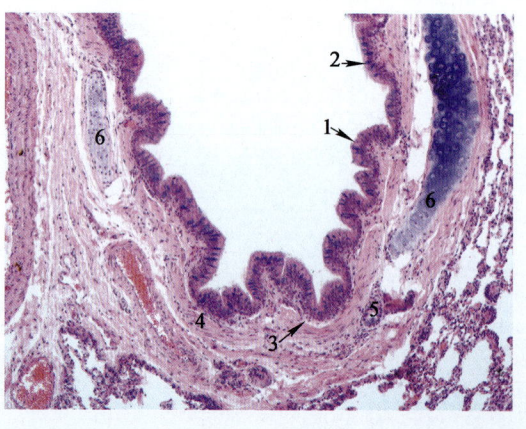

图 14-7 肺内小支气管
1. 上皮 2. 杯状细胞 3. 固有层 4. 平滑肌 5. 腺体 6. 软骨片

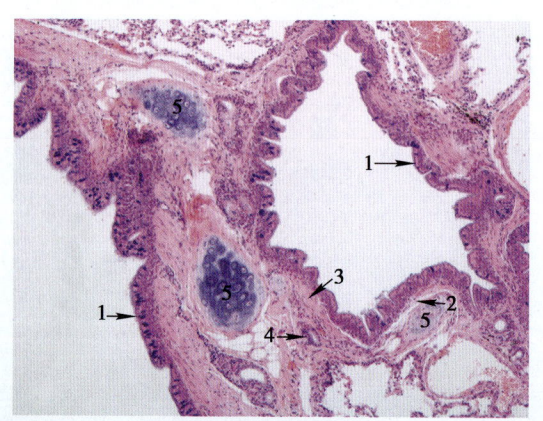

图 14-8 细支气管
1. 上皮 2. 固有层 3. 平滑肌 4. 腺体 5. 软骨片

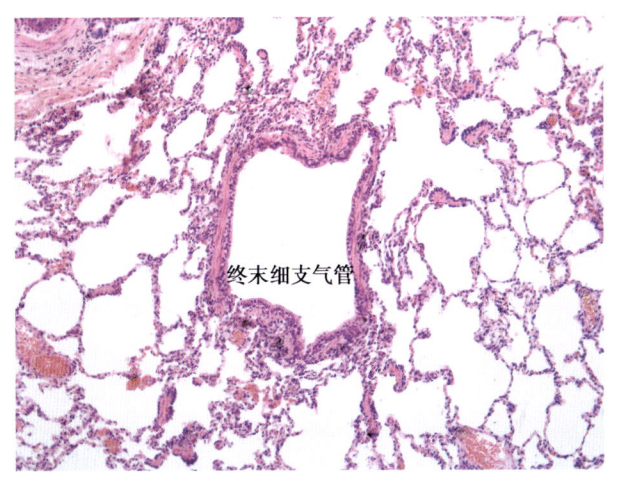

图 14-9　终末细支气管

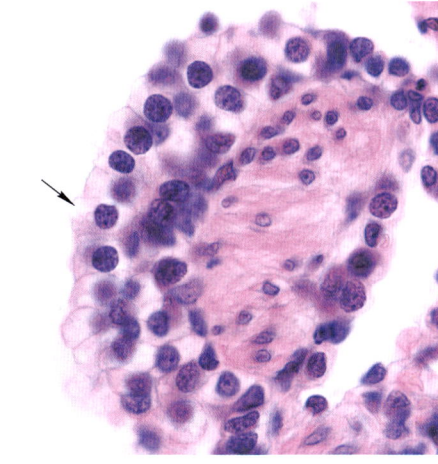

图 14-10　Clara 细胞（↑）

分支形成 2~3 个呼吸性细支气管，它的管壁结构与终末细支气管相似，但管壁上连着少量肺泡，肺泡开口于管腔（图 14-11）。呼吸性细支气管的上皮为单层立方上皮，包括纤毛细胞和 Clara 细胞。在肺泡开口处，单层立方上皮移行为单层扁平上皮。上皮外层有少量环行平滑肌和弹性纤维。

2. 肺泡管（alveolar duct）　是呼吸性细支气管的分支，每个呼吸性细支气管分支形成 2~11 个肺泡管。肺泡管与大量肺泡相连，肺泡开口于管腔，管壁自身结构很少，仅在相邻肺泡开口之间保留少许，故在切片上呈现结节状膨大（图 14-12）。其表面覆以单层立方或扁平上皮，其下方为少量平滑肌束和弹性纤维。

3. 肺泡囊（alveolar sac）　与肺泡管相连，每个肺泡管分支形成 2~3 个肺泡囊。肺泡囊是由许多肺泡共同开口而围成的囊腔。相邻肺泡开口之间没有环行平滑肌束，仅有少量结缔组织，故切片中无结节状膨大。

4. 肺泡（pulmonary alveolus）　是肺支气管树的终末部分。肺泡为多面形囊泡，开口于肺泡囊、肺泡管或呼吸性细支气管的管腔（图 14-13）。肺泡直径约为 0.2 mm，成年人每侧肺有 3 亿~4 亿个肺泡，总表面积可达 70~80 m^2。肺泡由单层肺泡上皮和基膜组成。相邻肺泡之间有

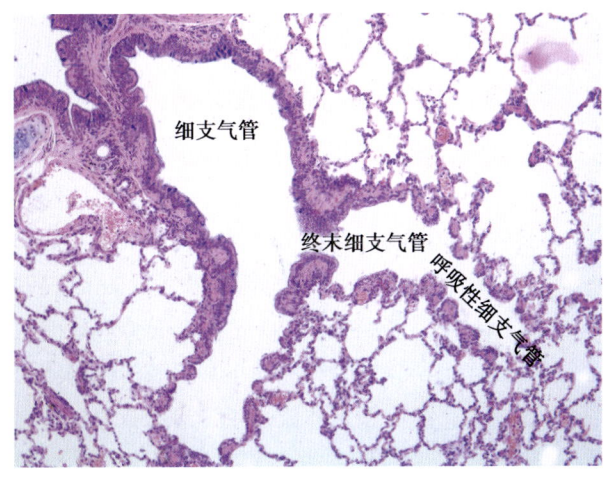

图 14-11　呼吸性细支气管

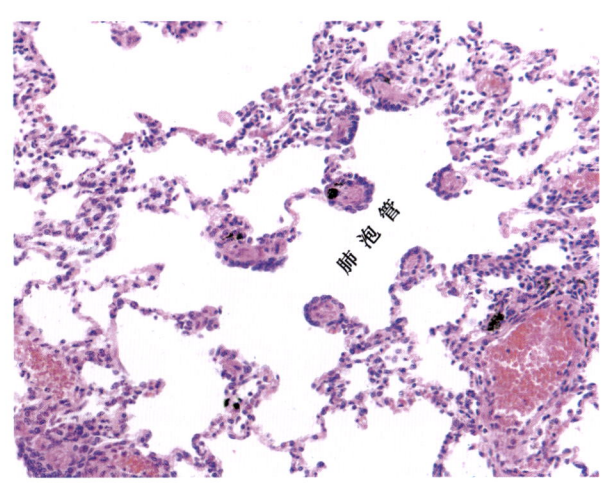

图 14-12　肺泡管

少量结缔组织，称肺泡隔，内含丰富的毛细血管和弹性纤维。

（1）肺泡上皮　由Ⅰ型和Ⅱ型两种肺泡细胞组成。

1）Ⅰ型肺泡细胞（type Ⅰ alveolar cell）：约覆盖肺泡表面积的95%，细胞扁平，细胞含核部分较厚并向肺泡腔内突出，细胞质菲薄，厚约0.2 μm，参与构成气-血屏障。电镜下，相邻的Ⅰ型肺泡细胞之间或与Ⅱ型肺泡细胞之间有紧密连接和桥粒，以防止组织液渗入肺泡腔。Ⅰ型肺泡细胞内细胞器少，细胞质中有较多的吞饮小泡，小泡内含有吞入的表面活性物质和微小尘粒，细胞可将这些物质转运到肺泡外间质内，以便清除。Ⅰ型肺泡细胞无增殖能力，损伤后由Ⅱ型肺泡细胞增殖分化补充（图14-13～图14-15）。

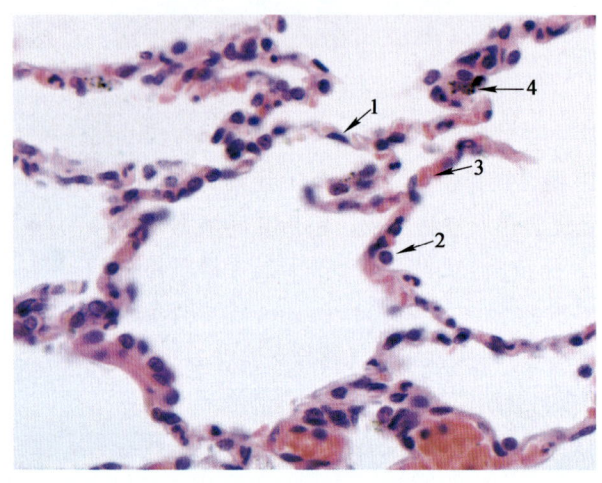 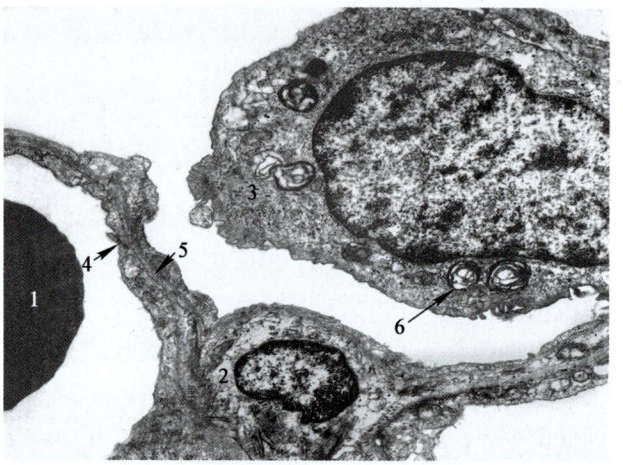

图14-13　肺泡
1. Ⅰ型肺泡细胞　2. Ⅱ型肺泡细胞　3. 毛细血管　4. 尘细胞

图14-14　肺泡壁透射电镜图
1. 红细胞　2. Ⅰ型肺泡细胞　3. Ⅱ型肺泡细胞　4. 内皮细胞连接　5. 基膜　6. 板层小体

2）Ⅱ型肺泡细胞（type Ⅱ alveolar cell）：位于Ⅰ型肺泡细胞之间，约覆盖肺泡表面积的5%。细胞呈立方形或圆形，顶端突入肺泡腔。细胞核圆形，细胞质着色浅，呈空泡状（图14-13）。电镜下，细胞游离面有少量微绒毛，细胞质内富含线粒体、溶酶体和粗面内质网，有较发达的高尔基复合体，核上方有较多的分泌颗粒。颗粒大小不等，直径为0.1～1.0 μm，电子密度高，内有平行排列的板层状结构，称板层小体（lamellar body）（图14-14）。小体内的主要成分为磷脂，以二棕榈酰磷脂酰胆碱为主，此外还有糖胺聚糖及蛋白质等。细胞以胞吐方式将颗粒内物质释放出来，铺展于肺泡表面形成一层薄膜，称为表面活性物质（surfactant）（图14-15）。表面活性物质有降低肺泡表面张力的作用。呼气时肺泡缩小，表面活性物质密度增加，表面张力降低，使肺泡不至于过度塌陷；吸气时肺泡扩张，表面活性物质密度减小，表面张力增大，可防止肺泡过度膨胀。表

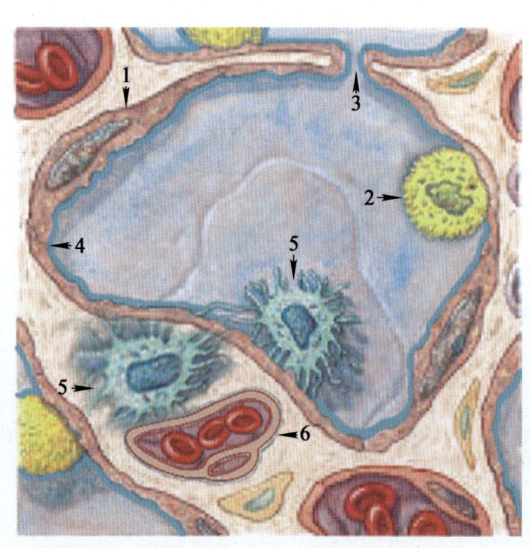

图14-15　肺泡及肺泡孔模式图
1. Ⅰ型肺泡细胞　2. Ⅱ型肺泡细胞　3. 肺泡孔　4. 表面活性物质　5. 巨噬细胞　6. 毛细血管

面活性物质由Ⅱ型肺泡细胞不断产生，经Ⅰ型肺泡细胞吞饮转运，保持不断更新。Ⅱ型肺泡细胞有分裂、增殖和分化为Ⅰ型肺泡细胞的潜能。

表面活性物质的缺乏或变性均可引起肺不张，过度通气可造成表面活性物质缺乏；吸入毒气可直接破坏表面活性物质。早产儿或新生儿可因先天缺陷致Ⅱ型肺泡细胞发育不良，表面活性物质合成和分泌障碍，使肺泡表面张力增大，婴儿出生后肺泡不能扩张，而出现新生儿呼吸窘迫综合征。

（2）肺泡隔（alveolar septum） 是相邻肺泡之间的薄层结缔组织，属于肺间质。肺泡隔内有毛细血管网与肺泡壁相贴，还有丰富的弹性纤维。倘若弹性纤维退化变性或受炎性病变破坏，肺泡弹性会减弱，影响肺的气体交换功能，导致肺气肿。肺泡隔内还有成纤维细胞、巨噬细胞、浆细胞和肥大细胞，此外，还有毛细淋巴管和神经纤维。

（3）肺泡孔（alveolar pore） 相邻肺泡之间相通的小孔为肺泡孔（图14-15），直径为10~15 μm，是相邻肺泡间的气体通路。当某个终末细支气管或呼吸性细支气管阻塞时，肺泡孔起侧支通气作用，防止肺泡萎陷。但在肺部感染时，肺泡孔也是炎症蔓延的途径。

（4）气-血屏障 肺泡腔内的O_2与肺泡隔毛细血管内血液携带的CO_2之间进行气体交换所通过的结构，称气-血屏障（blood-air barrier）。它由肺泡表面液体层、Ⅰ型肺泡细胞与基膜、薄层结缔组织、毛细血管基膜与连续内皮细胞构成（图14-14，图14-15）。但多数部位两层基膜之间没有结缔组织成分，上皮细胞基膜和毛细血管基膜相贴而融合。气-血屏障厚度为0.2~0.5 μm。当肺纤维化或肺水肿时，导致气-血屏障增厚，使肺气体交换功能障碍。

（三）肺间质和肺巨噬细胞

肺内结缔组织及其中的血管、淋巴管和神经构成肺间质。肺间质主要分布于支气管树的周围，随支气管树分支增加，间质逐渐减少。肺间质的组成与一般疏松结缔组织相同，但有较多的弹性纤维和巨噬细胞。

肺巨噬细胞（pulmonary macrophage）来源于血液单核细胞，数量较多，广泛分布于间质内，细支气管以下的管道周围及肺泡隔内更多。也可游走进入肺泡腔。肺巨噬细胞有十分活跃的吞噬、免疫和产生多种生物活性物质的功能，起着重要防御作用。肺巨噬细胞吞噬大量进入肺内的尘埃颗粒后，称为尘细胞（dust cell）（图14-13）。在心力衰竭导致肺淤血时，大量红细胞穿过毛细血管壁进入肺间质内，被肺巨噬细胞吞噬，此时肺巨噬细胞胞质中含有大量血红蛋白分解产物——含铁血红素颗粒，被称为心衰细胞（heart failure cell）。

（四）肺的血管、淋巴管和神经

肺的血液供应有两个来源，即肺动脉和支气管动脉。肺动脉是肺的功能血管，管径较粗，为弹性动脉。肺动脉从右心室发出，至肺门进入肺，其分支与各级支气管伴行直至肺泡隔内形成毛细血管网。毛细血管内的血液与肺泡进行气体交换后，汇入小静脉，小静脉行于肺小叶间结缔组织内而不与肺动脉的分支伴行，再汇集成较大的静脉后才与支气管分支及肺动脉分支伴行，最终汇合成肺静脉出肺门回到左心房。支气管动脉是肺的营养血管，管径较细，为肌性动脉。该动脉发自胸主动脉或肋间动脉，与支气管伴行入肺，沿途在导气部各段管壁内分支形成毛细血管网营养管壁组织。支气管动脉的终末分支主要分布于呼吸性细支气管周围，部分分支形成肺泡隔内毛细血管网，管壁内的毛细血管一部分汇入肺静脉，另一部分则形成支气管静脉，与支气管伴行出肺。支气管动脉的分支还供应肺淋巴结、浆膜、肺间质及血管壁。

肺内淋巴管分为深丛和浅丛两组。深丛分布于肺支气管树的管壁内、肺泡隔内及肺血管周围，最后汇合成几支淋巴管，伴随肺静脉向肺门方向走行，入肺门淋巴结。浅丛分布于胸膜下结缔组织内毛细淋巴管网，汇合成几支较大的淋巴管，也注入肺门淋巴结。在走行中，深丛淋巴管和浅丛淋巴管有吻合，淋巴液可从前者流入后者，但不能逆流，因浅丛淋巴管内有瓣膜存在。

肺的传出神经纤维和传入神经纤维在肺门形成肺丛，神经纤维随支气管分支和血管分支入肺。传出神经纤维末梢分布于支气管树管壁的平滑肌、血管壁平滑肌和腺体。传出神经包括交感神经和副交感神经。交感神经为肾上腺素能神经，兴奋时，使支气管平滑肌弛缓，血管平滑肌收缩，抑制腺体分泌；副交感神经为胆碱能神经，兴奋时，使支气管平滑肌收缩，血管平滑肌松弛，增强腺体分泌。肺的传入神经纤维走行在迷走神经内，其末梢分布于支气管树管壁黏膜内、肺泡上皮及胸膜的结缔组织内，将肺内的刺激传入呼吸中枢。

（廖礼彬　多吉卓玛）

思考题

1. 描述肺泡的结构，以及肺泡与气体交换的关系。
2. 比较正常和患病（如 COPD）状态下，呼吸道上皮细胞的形态学变化及对气体交换的影响。
3. 在呼吸系统疾病的治疗中，组织学干预（如药物治疗、手术等）的重要性是什么？请举例说明。
4. 结合组织学知识，分析哮喘发病机制中的关键组织学异常，并讨论这些异常如何导致哮喘症状。

数字课程学习······

本章小结　　自测题　　教学PPT　　电子图片

第十五章
泌尿系统

关键词

肾（kidney） 肾单位（nephron） 集合小管（collecting tubule） 肾小体（renal corpuscle） 肾小管（renal tubule） 滤过屏障（filtration barrier） 球旁复合体（juxtaglomerular complex） 输尿管（ureter） 膀胱（bladder）

> 泌尿系统（urinary system）由肾、输尿管、膀胱和尿道组成。肾生成尿液，同时调节水盐代谢和酸碱平衡，并分泌多种生物活性物质，对机体多种生理功能起重要的调节作用；输尿管、膀胱和尿道为排尿和贮尿的器官。

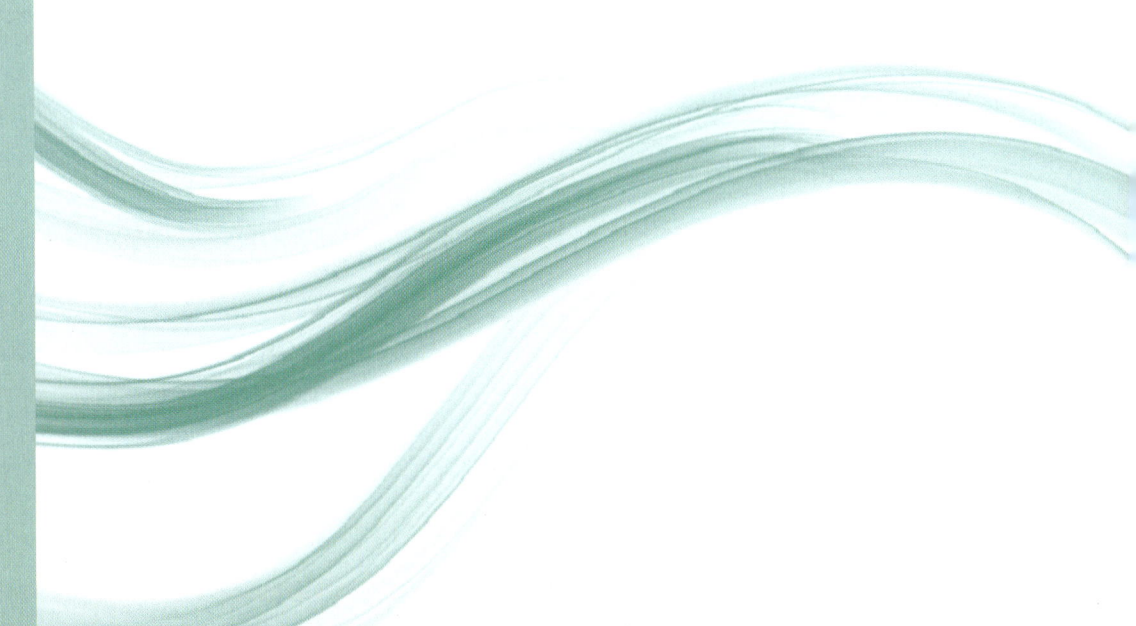

思维导图

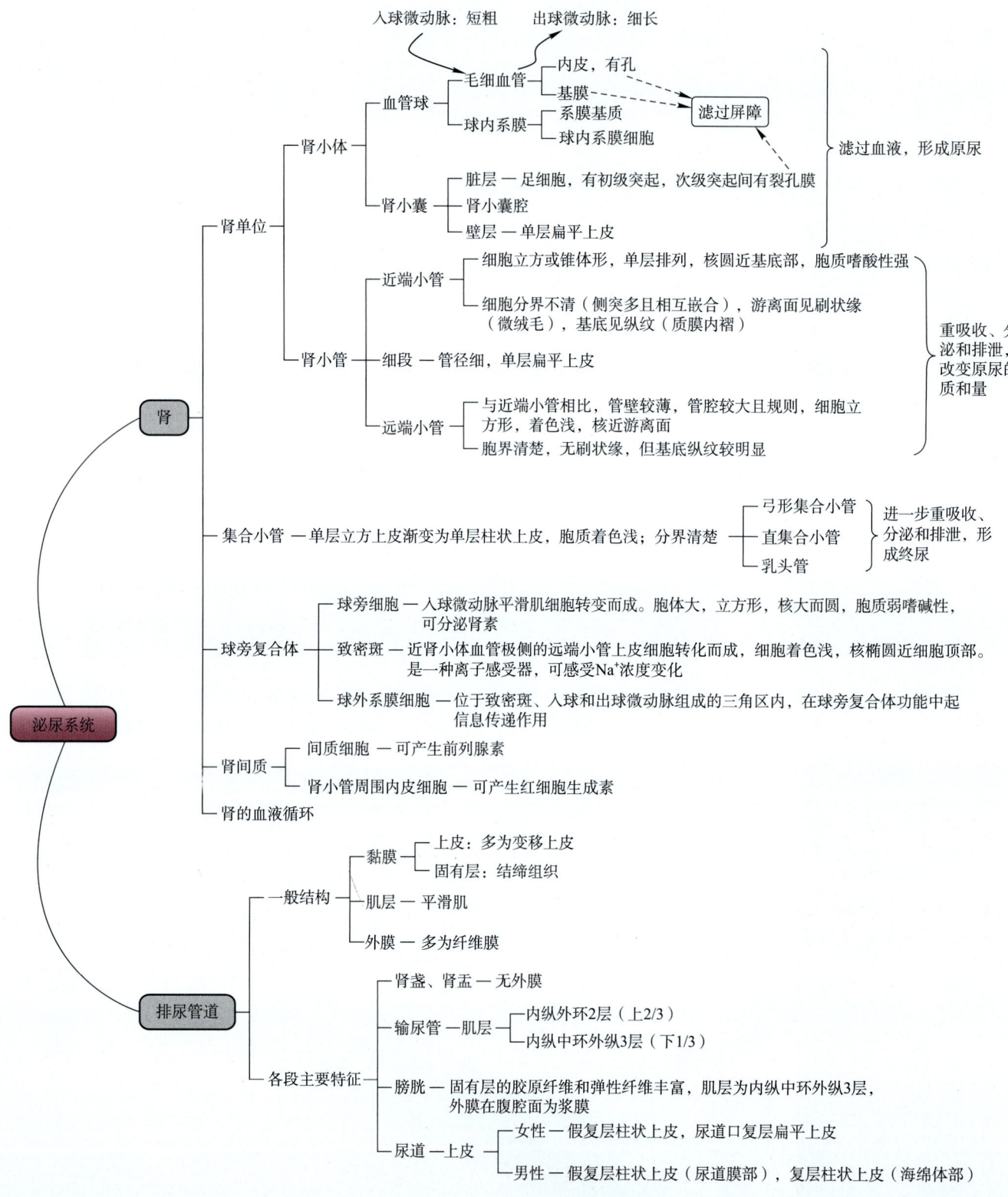

一、肾

肾表面有致密结缔组织构成的被膜,即纤维膜,被膜下部分包括浅部的皮质和深部的髓质。髓质主要由 10~18 个肾锥体构成,肾锥体尖端钝圆突入肾小盏,称肾乳头,肾乳头上有许多乳头孔;肾锥体底部与皮质相连,肾锥体及其相连的皮质组成肾叶。从肾锥体底呈辐射状伸入皮质的条纹状结构称髓放线,位于髓放线之间的皮质称皮质迷路,每条髓放线及其周围的皮质迷路组成一个肾小叶;位于肾锥体之间的皮质称肾柱(图 15-1,图 15-2)。

肾实质由肾单位和集合小管组成,其间有少量结缔组织、血管和神经等构成的肾间质。肾单位包括肾小体和肾小管两部分,是尿液形成的结构和功能单位。集合小管是收集、浓缩尿液的部位,开口于乳头孔。肾小管和集合小管都是单层上皮构成的管道,合称泌尿小管(uriniferous tubule)。肾小体、肾小管和集合小管分布于肾的特定部位(图 15-3)。

(一) 肾单位

每个肾有 100 万个以上的肾单位(nephron)。肾小体一端与肾小管相连,肾小管分为近端小管、细段和远端小管,近端小管和远端小管又分曲部和直部,近端小管和远端小管曲部又称近曲小管和远曲小管。近曲小管在肾小体附近盘曲走行后直行,为近端小管直部;继之管径变细,为细段;细段返折后管径增粗,为远端小管直部。远曲小管又盘曲行走于肾小体周围,最后汇入集合小管。近端小管直部、细段和远端小管直部三者构成"U"形的襻样结构,称髓襻(medullary loop),又称肾单位襻(nephron loop)(图 15-3,图 15-4)。

根据肾小体在皮质中的位置,可将肾单位分为两种:浅表肾单位(superficial nephron)和髓旁肾单位(juxtamedullary nephron)(图 15-4)。前者肾小体位于皮质浅部且体积小,髓襻短,约占肾单位总数的 85%,在尿液滤过中起重要作用;后者肾小体位于皮质深部靠近髓质,体积大,髓襻长,约占肾单位总数的 15%,对尿液的浓缩具有重要作用。

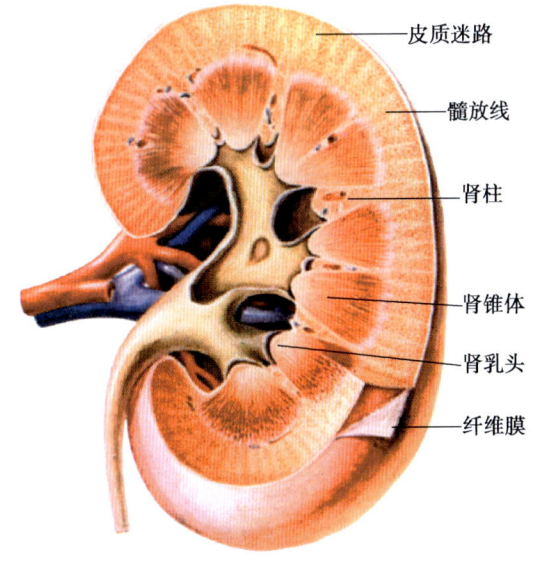

图 15-1 肾冠状切面模式图

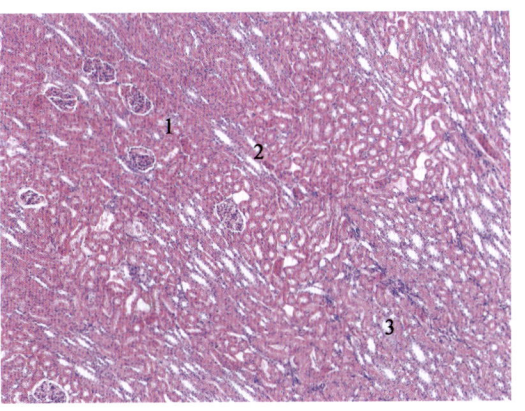

图 15-2 肾皮质与肾锥体
1. 皮质迷路 2. 髓放线 3. 肾锥体

切片解读 15-1
肾

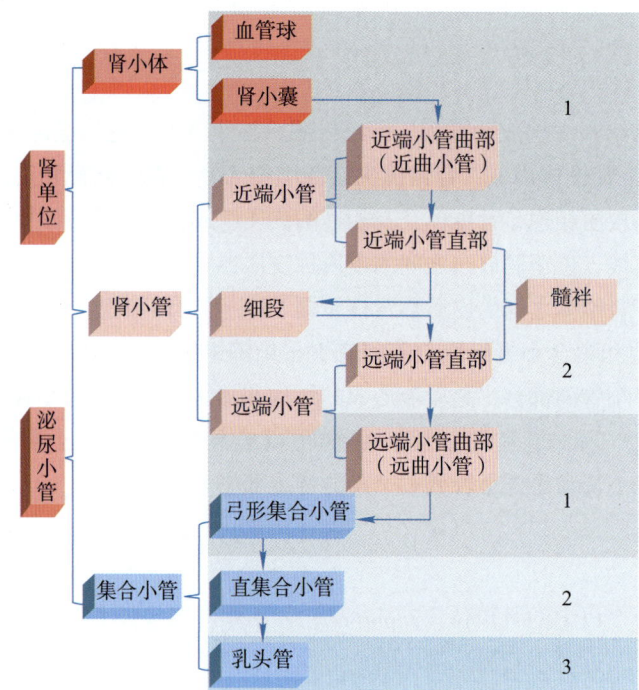

图 15-3 肾实质组成和分布部位
1. 皮质迷路、肾柱
2. 髓放线、肾锥体
3. 肾乳头

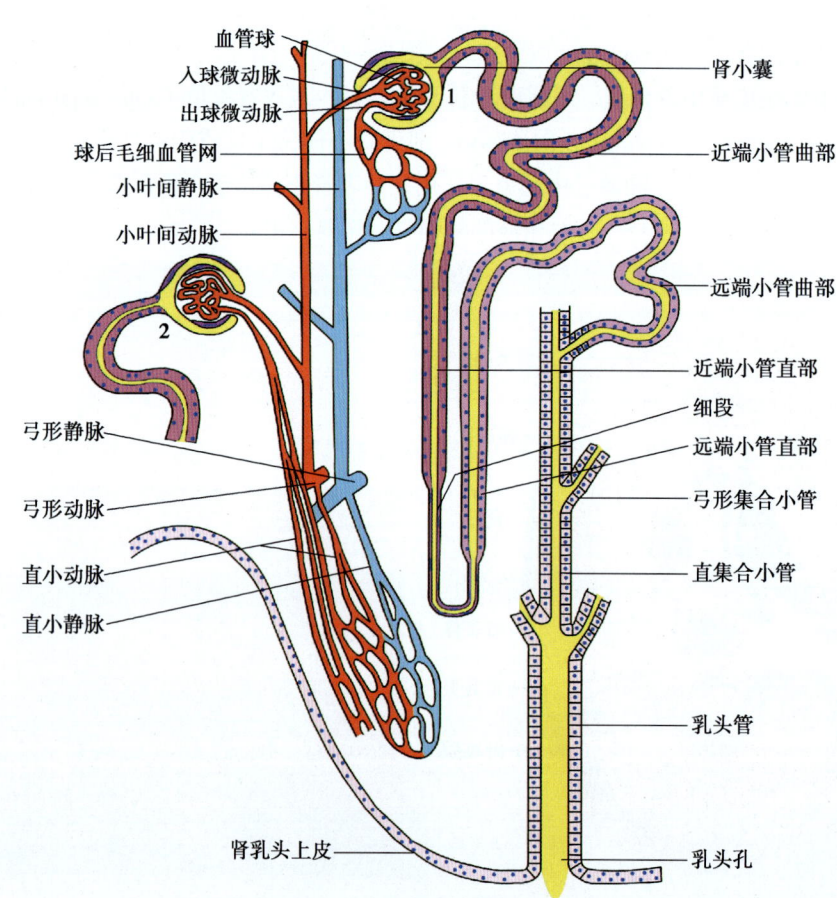

图 15-4 肾实质和血液循环模式图
1. 浅表肾单位 2. 髓旁肾单位

1. 肾小体（renal corpuscle） 位于皮质迷路和肾柱内（图15-2，图15-5），呈球形，又称肾小球，直径约200 μm，由血管球和肾小囊组成。肾小体微动脉出入的一端称血管极（vascular pole），与近端小管曲部相连的一端称尿极（urinary pole）（图15-4，图15-6）。

（1）血管球（glomerulus） 毛细血管盘曲成球形，称血管球。血管球的一端为入球微动脉（afferent arteriole），另一端为出球微动脉（efferent arteriole），入球微动脉管径较出球微动脉大，造成血管球内的血压较一般的毛细血管高。血管球为有孔型毛细血管，孔径50～100 nm，多无隔膜，有利于血液中的小分子物质滤出。内皮细胞游离面的细胞衣富含唾液酸，带负电荷。毛细血管内皮外大多有血管球基膜包绕（图15-6）。

血管球基膜较厚，成人约330 nm。电镜下分为3层，中层厚而致密，两侧薄而稀疏（图15-7）。主要成分为Ⅳ型胶原蛋白、层粘连蛋白和蛋白聚糖，蛋白聚糖的糖胺聚糖以带负电荷的硫酸肝素为主，它们形成分子筛的孔径为4～8 nm。

连接血管球毛细血管间的少量结缔组织称为球内系膜（intraglomerular mesangium），主要由球内系膜细胞和系膜基质组成（图15-6）。球内系膜细胞（intraglomerular mesangial cell）形态不

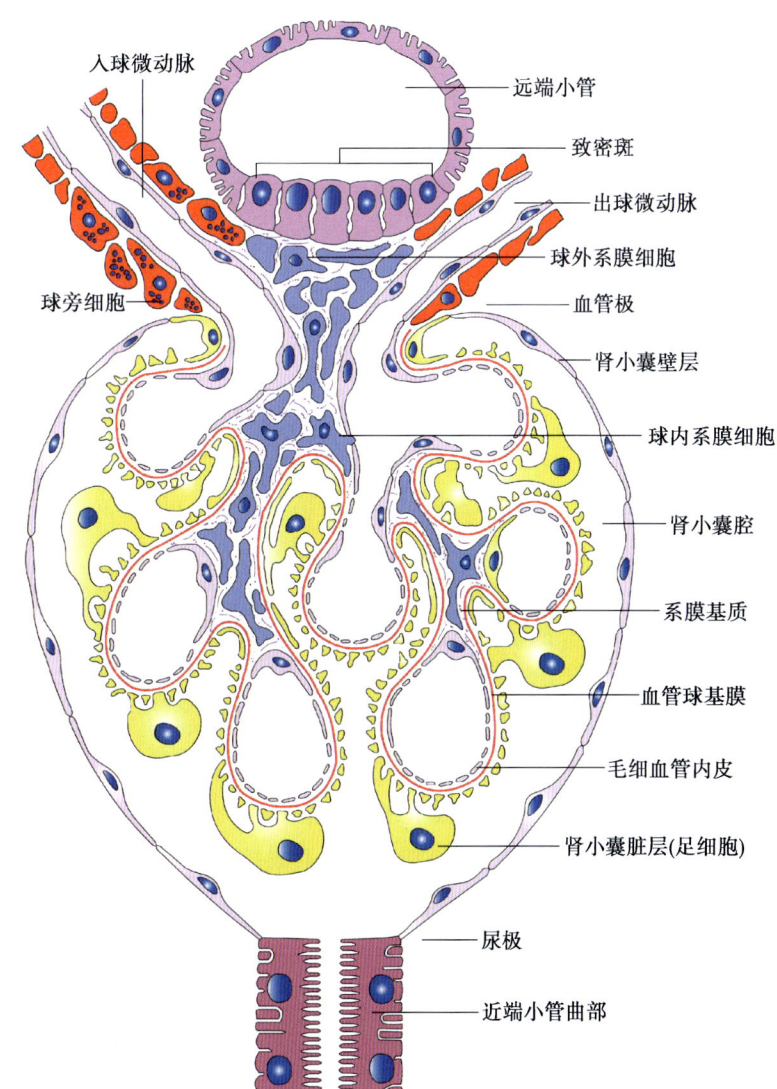

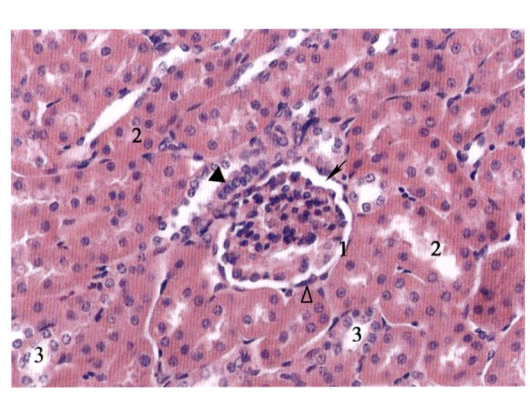

图15-5 皮质迷路
1. 肾小体 ↑肾小囊腔 △肾小囊壁层 2. 近端小管曲部 3. 远端小管曲部 ▲致密斑

图15-6 肾小体和球旁复合体模式图

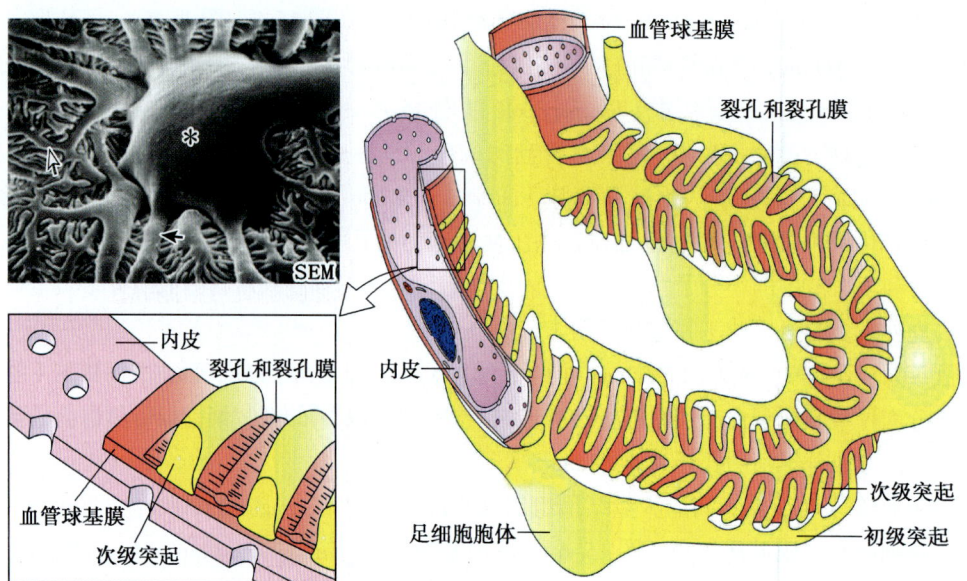

图 15-7 足细胞和血管球毛细血管
SEM. 扫描电镜图，*足细胞胞体 ◀初级突起 ↘次级突起

规则，细长的突起可伸至血管球内皮与基膜之间，胞质内有丰富的粗面内质网等细胞器，能合成基膜和系膜基质的成分，还可吞噬和降解沉积在基膜上的免疫复合物，并参与基膜的更新和修复。系膜基质填充在系膜细胞之间，有支持和通透作用。

（2）肾小囊（renal capsule） 为肾小管起始部膨大凹陷而成的杯状双层囊。肾小囊包绕血管球，壁层为单层扁平上皮，在尿极处与近端小管相连续，在血管极处反折为脏层。脏层与壁层上皮之间的腔隙，称肾小囊腔，与近端小管腔相通。脏层由一层多突起的足细胞（podocyte）构成。足细胞体积较大，凸向肾小囊腔，核染色较浅，细胞器丰富；胞体伸出几个大的初级突起，初级突起再发出许多指状的次级突起，相邻次级突起互相嵌插成栅栏状，紧贴在血管球基膜外。次级突起间有宽约 25 nm 的裂隙，称裂孔（slit pore），孔上覆盖 4～6 nm 厚的裂孔膜（slit membrane），足细胞突起内的微丝收缩可改变裂孔的宽度（图 15-6，图 15-7）。

当血液流经血管球毛细血管时，小分子物质经有孔内皮、基膜和足细胞裂孔膜滤入肾小囊腔，这三层结构，称滤过屏障（filtration barrier），又称滤过膜（filtration membrane）。一般情况下，相对分子质量小于 70 000、直径小于 4 nm、带正电荷的物质易于通过滤过膜，如葡萄糖、多肽、尿素、电解质和水等。滤入肾小囊腔的滤液，称原尿，其成分与血浆相似，但不含大分子的蛋白质。若滤过屏障受损，则会出现蛋白尿或血尿。

2. 肾小管（renal tubule） 是单层上皮性小管，分为以下三部分。

（1）近端小管（proximal tubule） 是肾小管中最长、最粗的一段，约占肾小管总长的一半。近端小管曲部分布于皮质迷路和肾柱，近端小管直部分布于髓放线和肾锥体。近端小管的壁厚，腔小不规则，细胞为立方形或锥形，胞质呈强嗜酸性，核圆，位于近基底部，细胞分界不清，游离面有刷状缘，基部有纵纹（图 15-5）。电镜下，细胞游离面有大量微绒毛整齐排列，形成刷状缘；侧面有许多侧突相互嵌合，故光镜下细胞分界不清；基部有发达的质膜内褶，形成纵纹（图 15-8）。细胞的侧突、微绒毛和质膜内褶，扩大了表面积，有利于物质交换。

近端小管的功能特点为：重吸收原尿中几乎所有葡萄糖、氨基酸、蛋白质以及大部分水和离子等，分泌 H^+、NH_3、肌酐和马尿酸等代谢产物，能排泄血液中的酚红和青霉素，临床上利用马尿酸或酚红排泄试验来检测近端小管的功能。

（2）细段（thin segment） 分布于髓放线和肾锥体。管径细，由单层扁平上皮构成（图

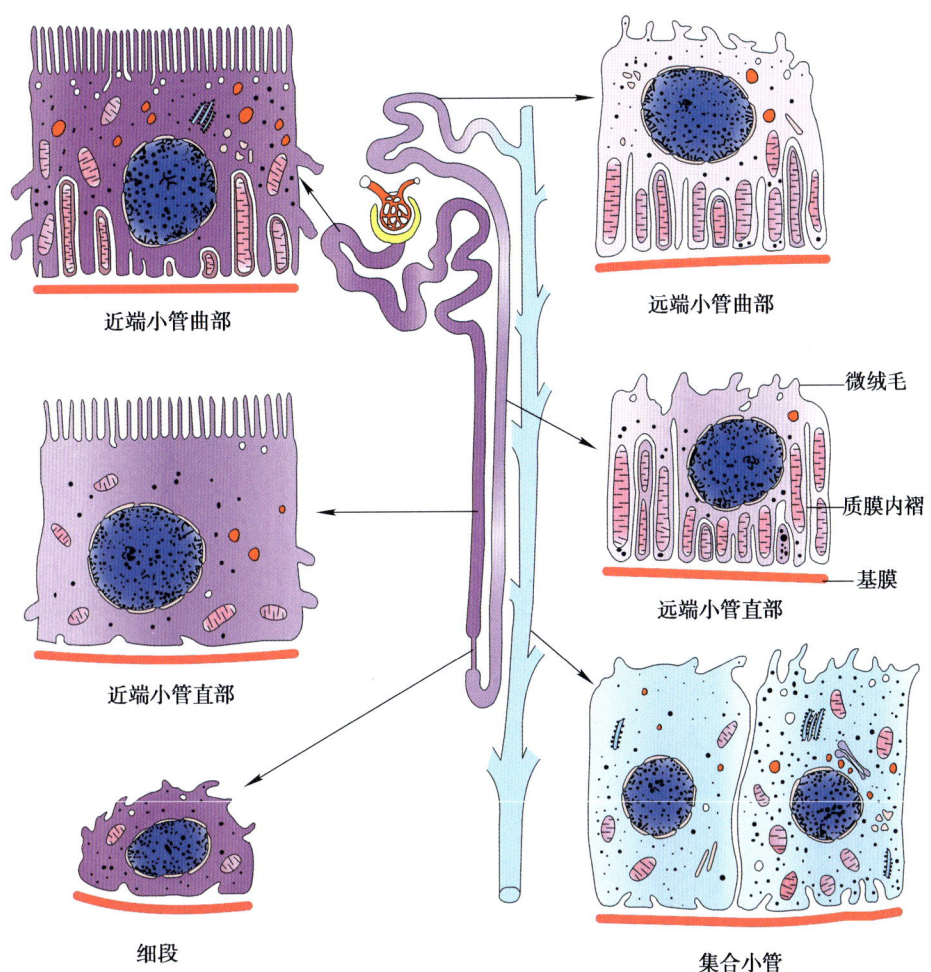

图 15-8 泌尿小管各段细胞超微结构模式图

15-8，图 15-9），有利于水和离子通透。

（3）远端小管（distal tubule） 其曲部分布于皮质迷路和肾柱，远端小管直部分布于髓放线和肾锥体。与近端小管比较，远端小管壁较薄，管腔较大而规则。细胞呈立方形，着色浅；胞核位于近游离部；胞界较清楚，无刷状缘，纵纹较明显（图 15-5，图 15-9）。电镜下，游离面微绒毛少而短小，基底部质膜内褶发达，有的内褶可伸达细胞近游离部（图 15-8）。

远端小管的功能特点为重吸收水、Na^+，排出 K^+、H^+、NH_3 等，对维持体液的酸碱平衡具有重要作用。醛固酮能促进此段重吸收 Na^+ 和排出 K^+，抗利尿激素能促进远端小管对水的重吸收，使尿量减少。

（二）集合小管

集合小管（collecting tubule）全长 20～38 mm，分为弓形集合小管、直集合小管和乳头管三段。弓形集合小管很短，位于皮质迷路和肾柱内，呈弓状走行，一端连接远端小管，另一端与直集合小管相通；直集合小管在髓放线和肾锥体内走行，至肾乳头处改称为乳头管，由皮质到肾乳头的沿途

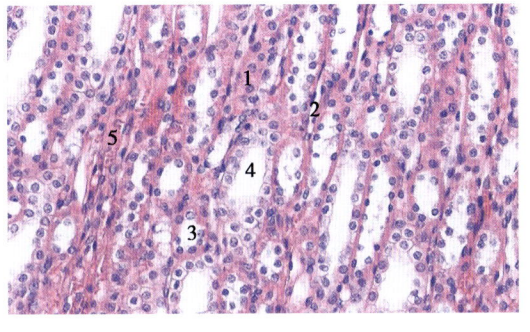

图 15-9 肾锥体
1. 近端小管直部
2. 细段 3. 远端小管直部 4. 集合小管
5. 毛细血管

有许多弓形集合小管汇入（图 15-4），管径由细变粗，上皮由单层立方渐变为柱状，在乳头孔移行为肾乳头上皮。

集合小管细胞的胞质色淡而清亮，分界清楚（图 15-9）。电镜下，细胞器少，微绒毛稀少，质膜内褶短小（图 15-8）。

集合小管的功能与远端小管相似，受醛固酮和抗利尿激素的调节；还可受心房钠尿肽的作用，而减少对水的重吸收。

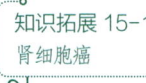
知识拓展 15-1
肾细胞癌

血液在肾小体透过滤过屏障进入肾小囊腔，形成原尿。原尿经过肾小管和集合小管的重吸收、分泌和排泄后形成终尿，经乳头孔进入肾小盏。成人每天形成原尿约 180 L，排出终尿 1~2 L，仅占原尿的 1% 左右。

（三）球旁复合体

球旁复合体（juxtaglomerular complex）又称球旁器（juxtaglomerular apparatus），位于肾小体血管极，由球旁细胞、致密斑和球外系膜细胞组成（图 15-6）。

1. **球旁细胞（juxtaglomerular cell）** 是近肾小体血管极处的入球微动脉平滑肌细胞转变而成的上皮样细胞。体积较大，呈立方形，核大而圆，胞质呈弱嗜碱性，含丰富的分泌颗粒，颗粒可以用 Bowie 染色显示。球旁细胞分泌肾素，肾素能使血管紧张素原转化为血管紧张素 I，后者转变为血管紧张素 II，可使血管平滑肌收缩，刺激肾上腺皮质分泌醛固酮，促进肾远端小管和集合小管吸收 Na^+ 和水，导致血容量增大，血压升高。肾素－血管紧张素－醛固酮系统是心血管活动的体液调节系统之一。

2. **致密斑（macula densa）** 为靠近肾小体血管极侧的远端小管上皮细胞增高、变窄而形成的细胞密集区（图 15-5，图 15-6）。细胞核椭圆，排列紧密，位于近细胞游离部；胞质色浅。致密斑是离子感受器，能敏锐地感受远端小管内 Na^+ 浓度的变化。当 Na^+ 浓度降低时，致密斑细胞将信息传递给球旁细胞并促进其分泌肾素。

3. **球外系膜细胞（extraglomerular mesangial cell）** 又称极垫细胞（polar cushion cell），位于致密斑、入球和出球微动脉组成的三角区内，形态结构与球内系膜细胞相似（图 15-6）。与球旁细胞、球内系膜细胞之间有缝隙连接，它在球旁复合体功能活动中起信息传递作用。

（四）肾间质

肾间质为肾内的结缔组织、血管和神经等。在皮质内不明显，髓质尤其是肾乳头处易见。髓质的成纤维细胞特化，称为间质细胞（interstitial cell）。间质细胞的胞质内除有较多的细胞器外，还有脂滴；能合成细胞外基质，还产生前列腺素，可舒张血管。

肾小管周围的血管内皮细胞能产生红细胞生成素，刺激骨髓生成红细胞，因此肾病晚期患者往往伴有贫血。

（五）肾的血液循环

肾动脉由腹主动脉分出，经肾门入肾后分为数支叶间动脉，叶间动脉在肾柱内走行至皮质与髓质交界处，分支走行于皮质与髓质交界处，呈弓状，称弓形动脉。弓形动脉分出若干小叶间动脉，呈放射状走行于皮质迷路内，其末端达被膜下形成被膜毛细血管网。小叶间动脉沿途分出许多入球微动脉，进入肾小体，形成血管球，继而汇合成出球微动脉。浅表肾单位的出球微动脉离开肾小体后，又分支形成球后毛细血管网，分布在肾小管周围。球后毛细血管网依次汇合成小

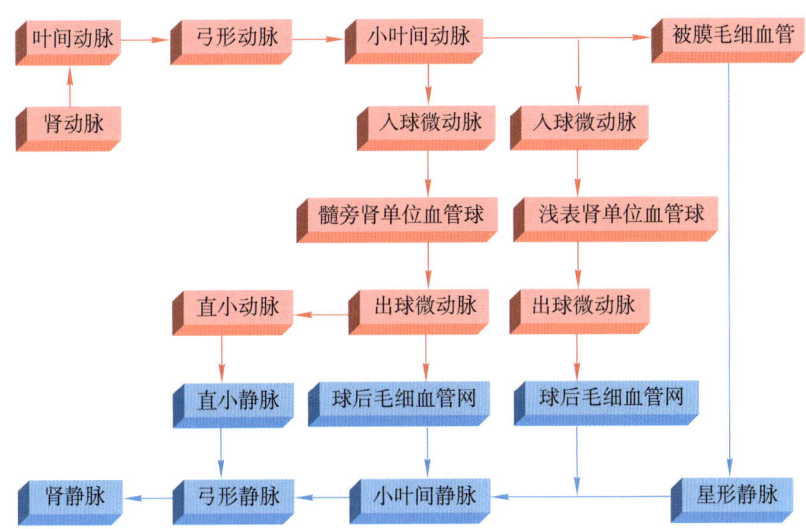

图 15-10 肾的血液循环通路

叶间、弓形和叶间静脉，与相应动脉伴行，最后形成肾静脉出肾。髓旁肾单位的出球微动脉不仅形成球后毛细血管网，而且还发出若干直小动脉直行进入髓质，而后折返直行成为直小静脉，构成"U"形的直血管袢，与髓袢伴行（图 15-4），直小静脉汇入弓形静脉，最后经肾静脉出肾（图 15-10）。

肾的血液循环与功能密切相关，表现在：①肾动脉直接起于腹主动脉，短而粗，因而血流量大、流速快，约占心排血量的 1/4。②肾内血管走行较直，血液能很快抵达血管球，90% 的血液供应皮质，进入肾小体后被滤过。③入球微动脉较出球微动脉粗大，血管球内的压力较高，有利于滤过。④形成两次毛细血管网，即血管球和球后毛细血管网。由于血液流经血管球时大量水分被滤出，因此球后毛细血管内血液的胶体渗透压较高，利于肾小管上皮细胞重吸收的物质进入血流。⑤髓质内的直小血管袢与髓袢伴行，有利于肾小管和集合小管的重吸收和尿液浓缩。

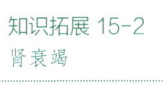
知识拓展 15-2
肾衰竭

二、排尿管道

排尿管道（urinary tract）是指肾产生的终尿排至体外的管道，包括肾盏、肾盂、输尿管、膀胱及尿道。除肾盏和肾盂外，排尿管道的结构基本相似，都分为黏膜、肌层和外膜 3 层。黏膜可分为上皮和固有层两部分，上皮主要为变移上皮，男性尿道膜部和女性尿道中部为假复层柱状上皮，男性尿道海绵体部为复层柱状上皮，尿道外口为复层扁平上皮；固有层为结缔组织。肌层为平滑肌。

（一）输尿管

黏膜形成多条纵行皱襞，管腔呈星形，输尿管斜穿膀胱壁，开口处黏膜折叠成瓣，膀胱充盈时，输尿管壁和瓣膜受压封闭，可防止尿液反流，上皮为变移上皮。上 2/3 段的肌层为内纵、外环行两层，下 1/3 段增厚，为内纵、中环和外纵 3 层。外膜为纤维膜（图 15-11）。

切片解读 15-2
输尿管

（二）膀胱

1. 黏膜　膀胱空虚时，黏膜形成许多皱襞，仅膀胱三角处的黏膜平滑；膀胱充盈时，皱襞减少或消失。膀胱的上皮为变移上皮，空虚时很厚，盖细胞大，呈矩形（图 15-12）；充盈时变

切片解读 15-3
膀胱

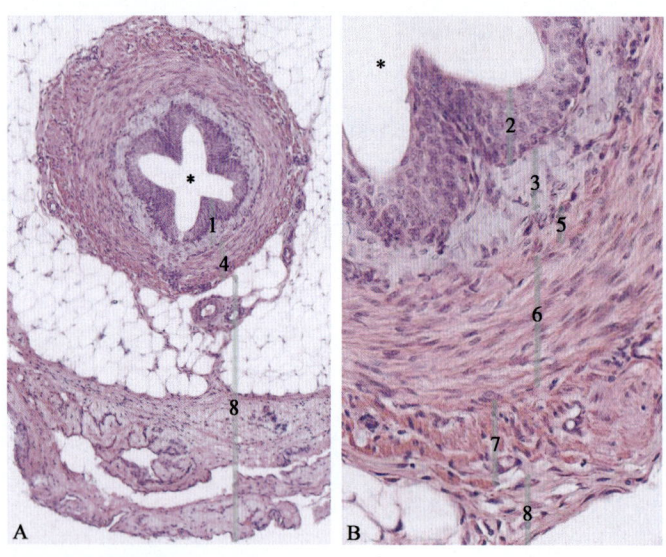

图 15-11 输尿管
A. 低倍 B. 高倍
*输尿管腔 1. 黏膜 2. 上皮 3. 固有层 4. 肌层 5. 内纵行肌 6. 中环行肌 7. 外纵行肌 8. 外膜

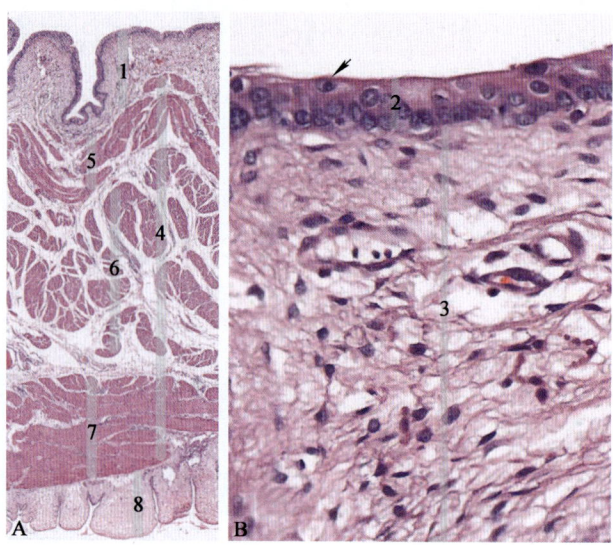

图 15-12 膀胱（空虚态）
A. 低倍 B. 高倍
1. 黏膜 2. 上皮 ←盖细胞 3. 固有层 4. 肌层 5. 内纵行肌 6. 中环行肌 7. 外纵行肌 8. 外膜

薄，盖细胞也变扁。电镜下，盖细胞游离面胞膜有内褶和囊泡，膀胱充盈时内褶可展开拉平；细胞近游离面的胞质较为浓密，可防止膀胱内尿液的侵蚀；细胞间有极为发达的紧密连接，可防止尿液与组织间物质的流通。固有层的结缔组织含较多的胶原纤维和弹性纤维。

2. 肌层　较厚，为内纵、中环和外纵3层。各层肌纤维相互交错，分界不清，尤其在充盈时（图15-12）。中环行肌在尿道内口处增厚为括约肌。

3. 外膜　多为纤维膜，膀胱体部的腹膜腔面为浆膜（图15-12）。

（刘　霞　高福莲）

思考题

1. 终尿中出现蛋白和红细胞说明病变累及了肾的哪个部位？请描述该部位正常的组织学结构。
2. 原尿中 Na^+ 重吸收发生在肾的哪个部位？这些部位具有哪些组织学结构特点？在肾中，哪些组织结构参与调控 Na^+ 重吸收？

数字课程学习……

本章小结　　自测题　　教学PPT　　电子图片

第十六章
男性生殖系统

关键词

生精小管（seminiferous tubule） 生精细胞（spermatogenic cell）

支持细胞（Sertoli cell） 睾丸间质细胞（testicular interstitial cell）

血-睾屏障（blood-testis barrier）

> 男性生殖系统（male reproductive system）包括内生殖器和外生殖器。内生殖器由睾丸、生殖管道及附属腺组成，外生殖器包括阴茎与阴囊。睾丸是产生精子和分泌雄性激素的器官。生殖管道由附睾、输精管、射精管和尿道组成，具有促进精子成熟，营养、储存和运输精子的作用。附属腺包括精囊、前列腺和尿道球腺，其分泌物参与精液的形成。

思维导图

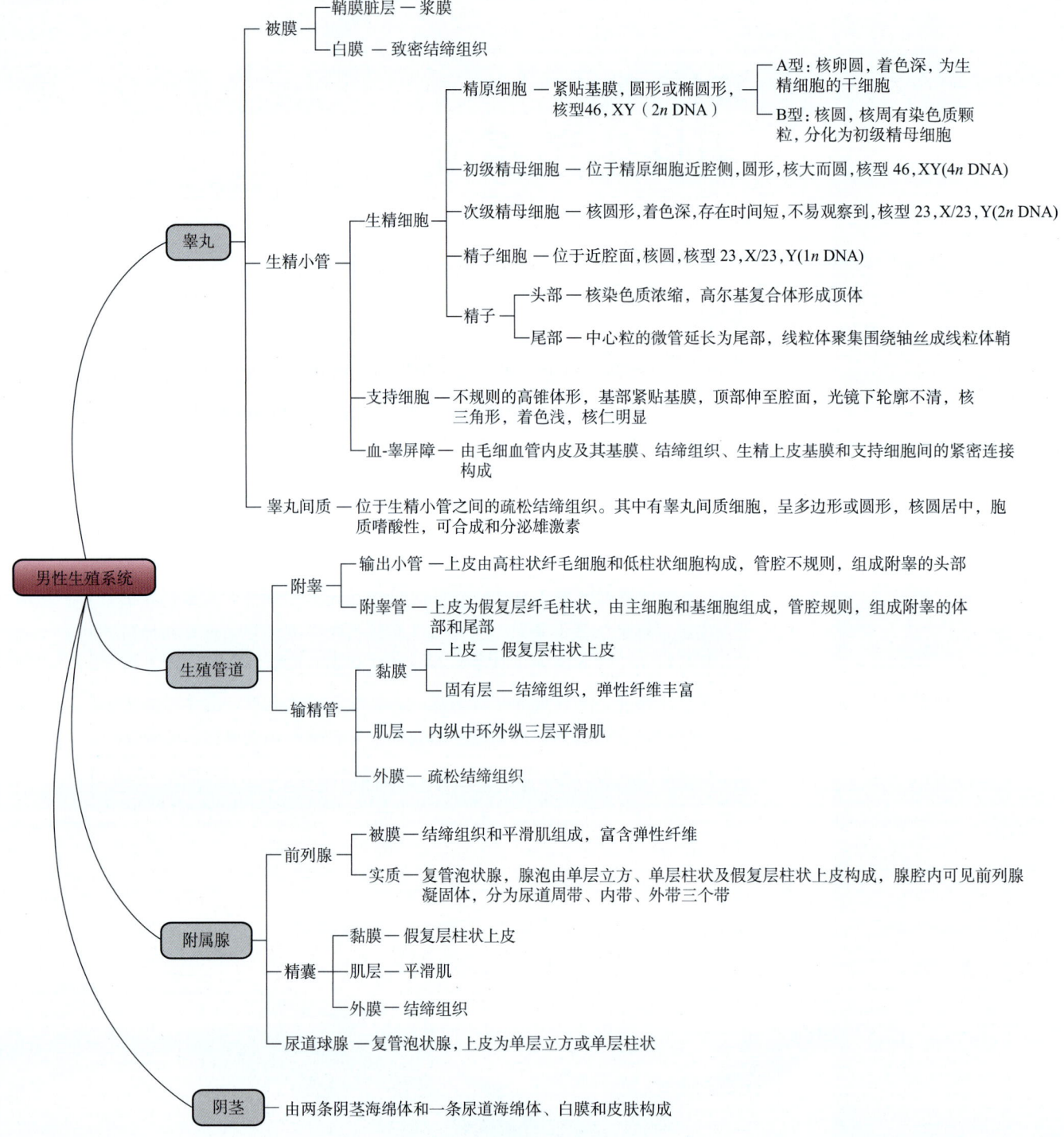

一、睾丸

睾丸表面覆以浆膜，即鞘膜脏层，深部为致密结缔组织构成的白膜（tunica albuginea）。在睾丸后缘，白膜局部增厚形成睾丸纵隔（mediastinum testis）。纵隔的结缔组织呈放射状伸入睾丸实质，将其分成200~300个锥形小叶，每个小叶内有1~4条生精小管（seminiferous tubule）。生精小管近睾丸纵隔处变为短而直的直精小管（tubulus rectus）。直精小管进入睾丸纵隔，其分支吻合形成睾丸网（rete testis）（图16-1，图16-2）。

（一）生精小管

成人的生精小管长30~70 cm，直径150~250 μm，管壁由生精上皮（spermatogenic epithelium）构成。生精上皮包括5~8层生精细胞（spermatogenic cell）和支持细胞，其外侧有基膜包绕。基膜外侧有胶原纤维和梭形的肌样细胞（myoid cell），肌样细胞收缩有助于精子的排出（图16-3，图16-4）。

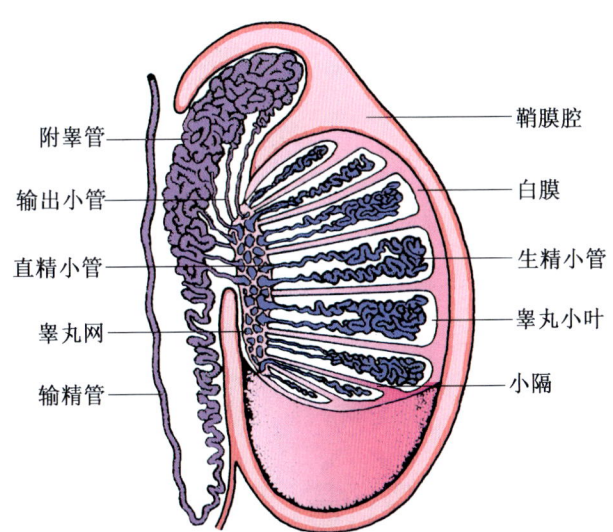

图16-1 睾丸与附睾模式图

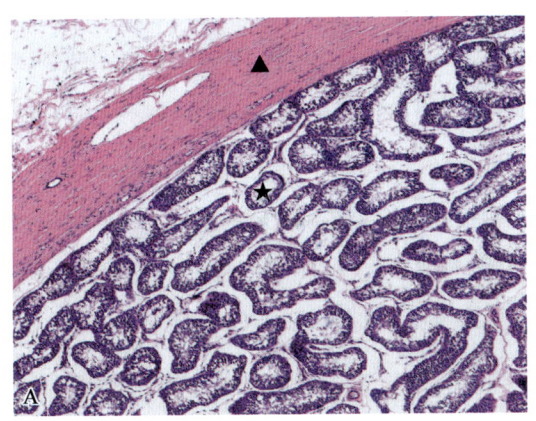
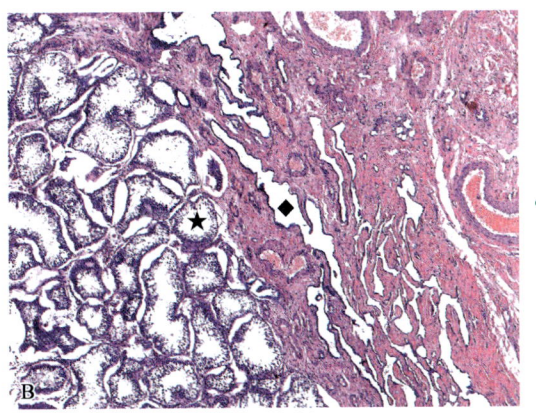

图16-2 睾丸
▲白膜，★生精小管，◆睾丸网

切片解读16-1 睾丸与附睾

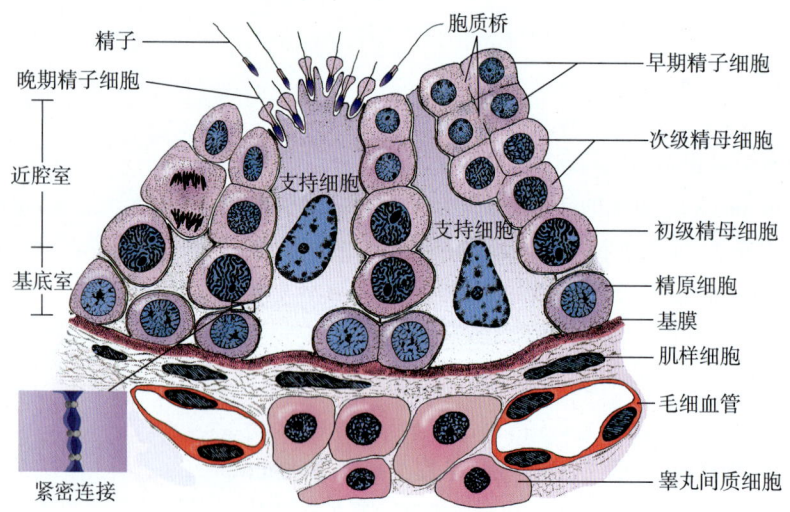

图 16-3 生精细胞与支持细胞关系模式图

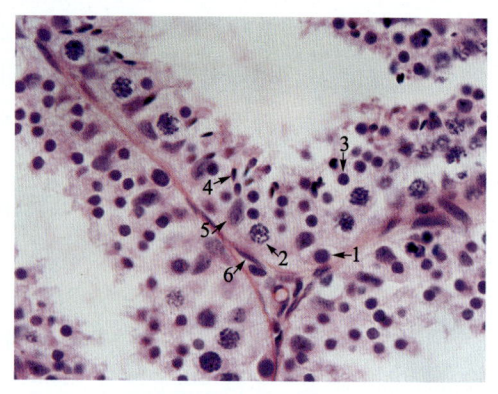

图 16-4 生精小管（局部）
1. 精原细胞 2. 初级精母细胞 3. 精子细胞
4. 精子 5. 支持细胞 6. 肌样细胞

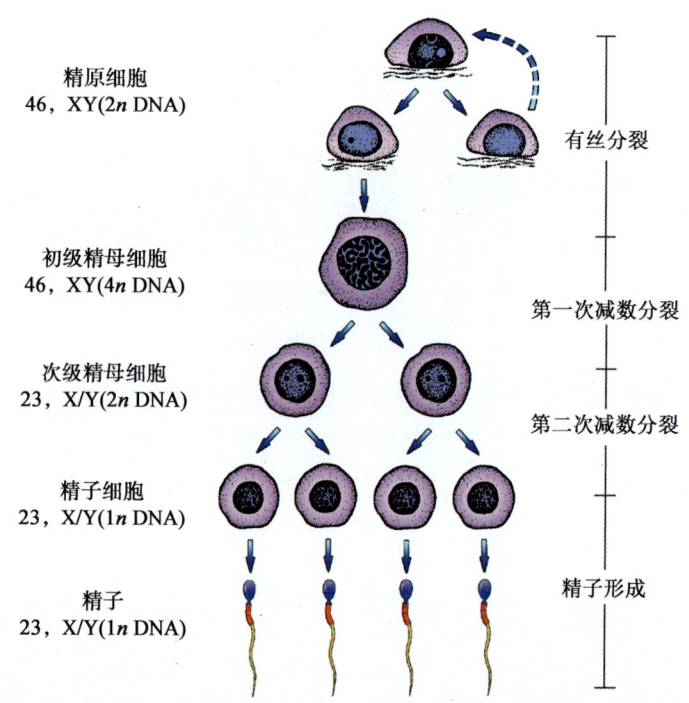

图 16-5 精子发生示意图

1. 生精细胞 自生精小管基底部至腔面，依次有精原细胞、初级精母细胞、次级精母细胞、精子细胞和精子。从精原细胞发育成为精子的过程称为精子发生（spermatogenesis），经历了精原细胞的增殖、精母细胞的减数分裂和精子形成三个阶段（图16-5）。

（1）精原细胞（spermatogonium） 紧贴基膜，圆形或椭圆形，直径约12 μm。精原细胞来源于胚胎时期的原始生殖细胞，分为A、B两型。A型精原细胞是生精细胞的干细胞，能不断分裂增殖，一部分子细胞继续作为干细胞，另一部分则分化为B型精原细胞。B型精原细胞经过数次有丝分裂后，分化形成初级精母细胞。

微课 16-1 生精细胞

（2）初级精母细胞（primary spermatocyte） 位于精原细胞近腔侧，圆形，体积较大，直径约 18 μm。核大而圆，内含或粗或细的染色质丝，核型为 46，XY。初级精母细胞经过 DNA 复制后（4n DNA），进行第一次减数分裂，形成两个次级精母细胞。由于第一次减数分裂的分裂前期历时较长，所以在生精小管的切面中常见处于不同增殖阶段的初级精母细胞。

（3）次级精母细胞（secondary spermatocyte） 位于初级精母细胞的近腔侧，细胞圆形，直径约 12 μm。核圆形，染色较深，核型为 23，X 或 23，Y（2n DNA）。次级精母细胞迅速进入第二次减数分裂，产生两个精子细胞，核型为 23，X 或 23，Y（1n DNA）。由于次级精母细胞存在时间短，因此在生精小管的切片中不易见到。

（4）精子细胞（spermatid） 位于近腔面，细胞圆形，直径约 8 μm。核圆，染色质细密。精子细胞经过复杂的形态变化，由圆形逐渐转变为蝌蚪状的精子，这个过程称为精子形成（spermiogenesis）。包括：①细胞核浓缩体积变小，移向细胞的一侧，构成精子头部的主要结构；②高尔基复合体形成顶体（acrosome），覆盖在核的头端；③中心粒迁移到顶体对侧，其中一个中心粒的微管延长，形成轴丝，成为精子尾部（或称鞭毛）的主要结构；④线粒体围绕在轴丝周围，形成线粒体鞘；⑤多余的胞质汇聚于尾侧，形成残余胞质，最后脱落（图 16-6）。

（5）精子（spermatozoon） 人的精子形似蝌蚪，长约 60 μm，分为头、尾两部分（图 16-7）。头部正面呈卵圆形，侧面呈梨形，内有一个高度浓缩的细胞核，核的前 2/3 有顶体覆盖。顶体是特殊的溶酶体，内含多种水解酶，如顶体素、透明质酸酶、磷酸酯酶等，在受精过程中发挥重要作用。尾部是精子运动的主要装置，分为颈段、中段、主段和末段 4 部分。轴丝是构成尾部全长的轴心，由 9+2 排列的微管组成。颈段有中心粒。中段的轴丝外侧有 9 根纵向外周致密纤维；线粒体鞘包绕其外，是精子的能量供应中心。主段最长，外周有纤维鞘。末段仅有轴丝。

人的精子发生需 60~70 天。在精子发生过程中，一个精原细胞增殖分化所产生的各级生精细胞，其胞质并未完全分开，有胞质桥（cytoplasmic bridge）相连，形成同步发育的细胞群（图 16-3）。从生精小管全长来看，精子发生是不同步的。在睾丸切片上，一个生精小管的断面可见具有不同发育阶段的生精细胞的组合。

精子发生须在低于体温 2~3℃ 的环境中进行，故隐睾患者会因精子发生障碍而不育。在精子发生过程中，经常出现变异而形成一些畸形精子，如双头或双核、大头、小头、不规则形头、无尾、双尾、短尾等。在有生育力男子的精液中，畸形精子可占 20%~40%，若畸形精子过多，严重者可发生不育。

知识拓展 16-1
隐睾

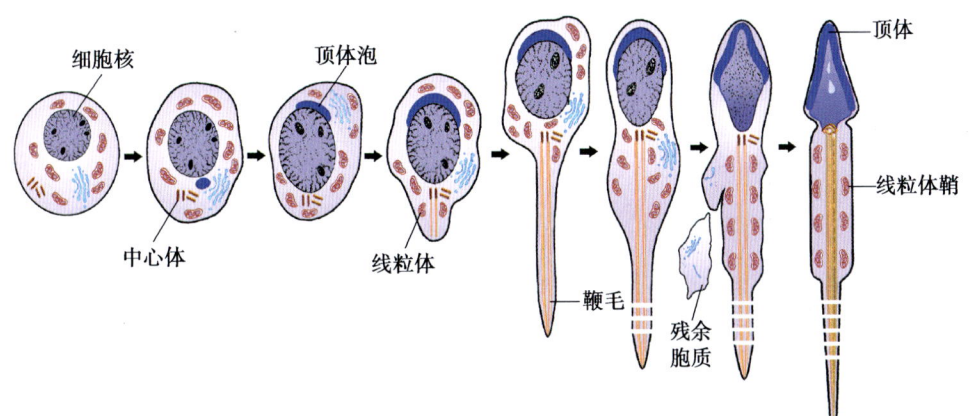

图 16-6 精子形成示意图

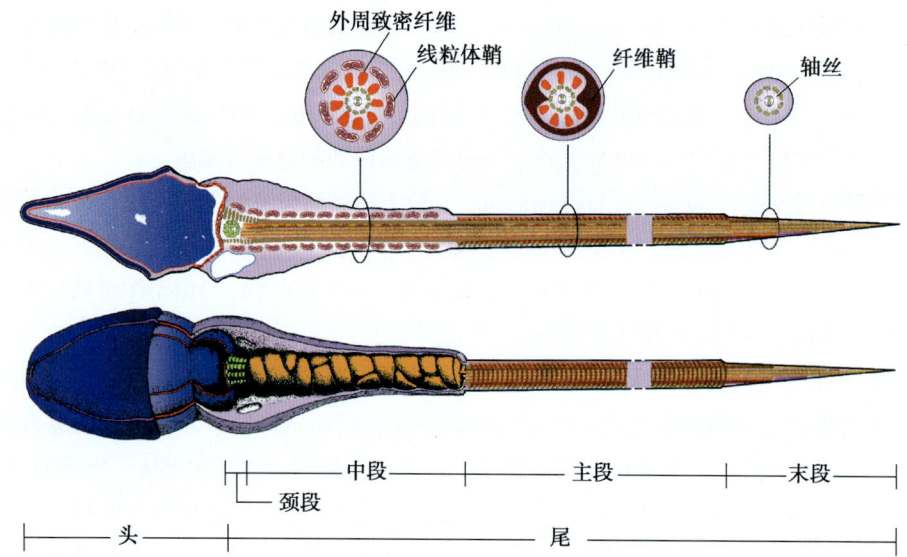

图 16-7 精子结构模式图

2. 支持细胞（Sertoli cell） 细胞呈不规则的高锥体形，基部紧贴基膜，顶部伸至腔面。由于其侧面有各级生精细胞嵌入，故在光镜下细胞轮廓不清。胞核呈三角形或不规则形，染色浅，核仁明显（图 16-3，图 16-4）。电镜下，胞质内有丰富的粗面内质网、滑面内质网和发达的高尔基复合体，还有线粒体、溶酶体、微丝、微管和糖原颗粒等。相邻支持细胞的侧面近基部的细胞膜形成紧密连接，将生精上皮分成基底室和近腔室两部分。基底室位于基膜与支持细胞紧密连接之间，内含精原细胞；近腔室位于相邻支持细胞紧密连接的上方，与生精小管管腔相通，其内有精母细胞、精子细胞和精子。生精小管与血液之间形成血-睾屏障（blood-testis barrier），由毛细血管内皮及其基膜、结缔组织、生精上皮基膜和支持细胞间的紧密连接组成，其中紧密连接是构成血-睾屏障的主要结构。血-睾屏障可阻止某些物质，如毒素、药物、免疫因子等进出生精上皮，有利于维持精子发生的微环境的稳定，还能防止精子抗原物质逸出至生精小管外而引发自身免疫反应。

支持细胞的功能包括：①支持和营养生精细胞；②参与形成血-睾屏障；③吞噬和消化精子形成过程中脱落下来的残余胞质；④在卵泡刺激素和雄激素的作用下，支持细胞合成和分泌雄激素结合蛋白（androgen binding protein，ABP），ABP 可与雄激素结合，以保持生精小管内雄激素有较高的水平，促进精子发生；⑤分泌抑制素（inhibin）和激活素（activin），调节腺垂体合成和分泌卵泡刺激素；⑥支持细胞内微丝、微管的收缩，可控制生精细胞向腔面移动和精子释放；⑦支持细胞分泌的少量液体进入生精小管管腔，成为睾丸液，有助于精子的运送。

（二）睾丸间质

睾丸间质位于生精小管之间，为含有丰富血管和淋巴管的疏松结缔组织，其中有睾丸间质细胞（testicular interstitial cell），又称 Leydig 细胞。细胞呈多边形或圆形，体积较大，核圆居中，胞质嗜酸性（图 16-8），具有分泌类固醇激素细胞的超微结构特点。从青春期开始，睾丸间质细胞在黄体生成素的影响下，合成和分泌雄激素。雄激素具有促进精子发生和男性生殖器官发育，维持第二性征和性功能等作用。

(三）直精小管和睾丸网

直精小管管径较细，管壁上皮为单层立方或矮柱状，无生精细胞。睾丸网管腔大而不规则，管壁为单层立方上皮。生精小管产生的精子经直精小管和睾丸网出睾丸运送到附睾。

（四）睾丸功能的内分泌调节

下丘脑的神经内分泌细胞分泌促性腺激素释放激素（gonadotropin releasing hormone，GnRH），促进腺垂体的促性腺激素细胞分泌卵泡刺激素（follicle stimulating hormone，FSH）和黄体生成素（luteinizing hormone，LH）。在男性，FSH 促进睾丸支持细胞合成 ABP；LH 刺激睾丸间质细胞合成和分泌雄激素，故又称间质细胞刺激素（interstitial cell stimulating hormone，ICSH）。睾丸间质细胞分泌的雄激素和支持细胞分泌的抑制素，能反馈抑制下丘脑 GnRH 及腺垂体 FSH 和 LH 的分泌（图 16-9）。

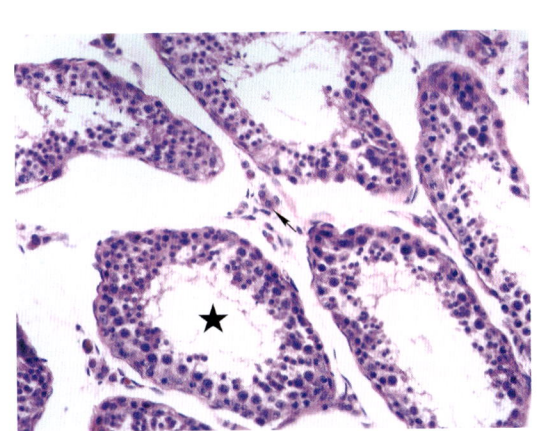

图 16-8　生精小管与睾丸间质
★生精小管，↖睾丸间质细胞

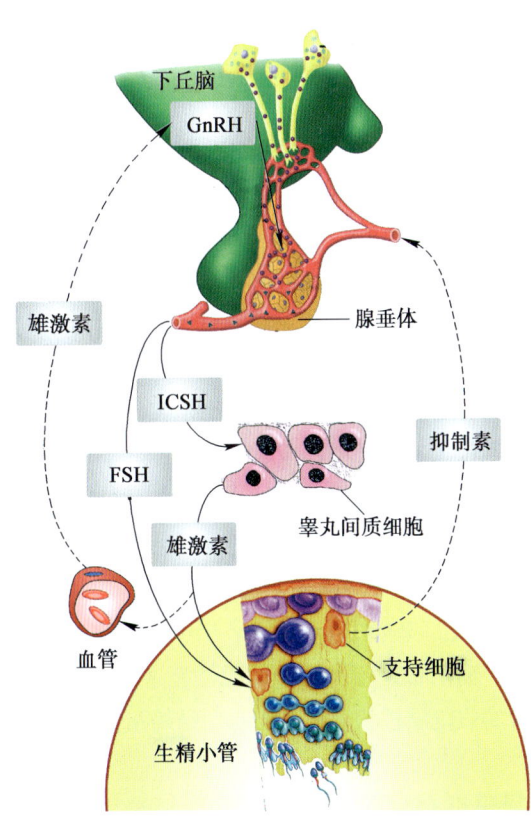

图 16-9　睾丸功能内分泌调节示意图
GnRH：促性腺激素释放激素，FSH：卵泡刺激素，ICSH：间质细胞刺激素

二、生殖管道

生殖管道包括附睾、输精管和尿道。

（一）附睾

附睾位于睾丸的后上方，分头、体和尾三部，头部主要由输出小管（efferent duct）组成，体部和尾部由附睾管（epidymal duct）组成（图 16-1，图 16-10）。

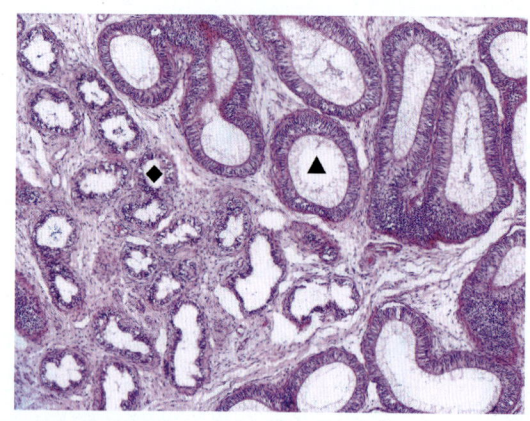

图 16-10 附睾
◆输出小管，▲附睾管

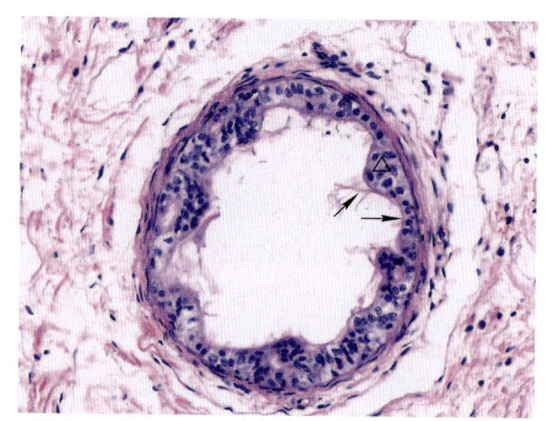

图 16-11 输出小管
↗纤毛，△高柱状纤毛细胞，→矮柱状细胞

1. 输出小管　是与睾丸网连接的8~12根弯曲小管。上皮由高柱状纤毛细胞和矮柱状细胞相间排列构成，因此管腔不规则，管周有环行平滑肌围绕。高柱状细胞游离面的纤毛摆动可促使精子向附睾管移动。矮柱状细胞胞质中含大量溶酶体及吞饮小泡，能吸收和消化管腔内物质。上皮下面的基膜周围有环行平滑肌和少量疏松结缔组织（图16-11）。

2. 附睾管　为一条长4~6 m并极度盘曲的管道，远端与输精管相连，其管腔规则，充满精子和分泌物。管壁上皮为假复层纤毛柱状，主要由主细胞和基细胞组成。主细胞在附睾管起始段为高柱状，而后逐渐变低，至末段转变为立方形；细胞表面有成簇排列的粗而长的静纤毛，细胞有分泌和吸收功能。基细胞矮小，呈锥形，位于主细胞基部之间。上皮下面的基膜周围有薄层平滑肌和富含血管的疏松结缔组织（图16-12）。

精子在附睾内停留8~17天，并经历一系列成熟变化，才能获得运动能力，达到功能上的成熟。附睾上皮细胞分泌的肉毒碱、甘油磷酸胆碱和唾液酸等多种重要物质，为精子成熟、储存提供适宜的环境。附睾功能的异常会影响精子的成熟，导致不育。

（二）输精管

输精管是壁厚腔小的肌性管道，管壁由黏膜、肌层和外膜组成（图16-13）。黏膜表面为较薄的假复层柱状上皮，固有层结缔组织中弹性纤维丰富。肌层厚，由内纵行、中环行和外纵行排

切片解读 16-2
输精管

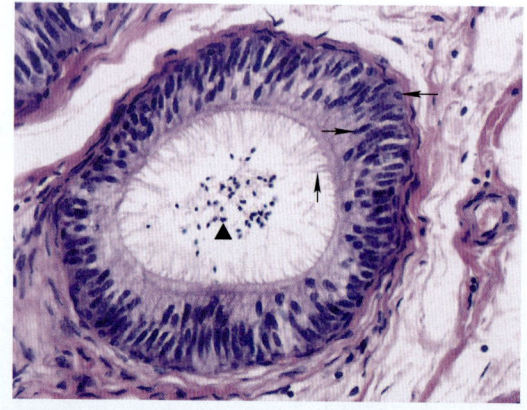

图 16-12 附睾管
→主细胞，←基细胞，↑静纤毛，▲精子

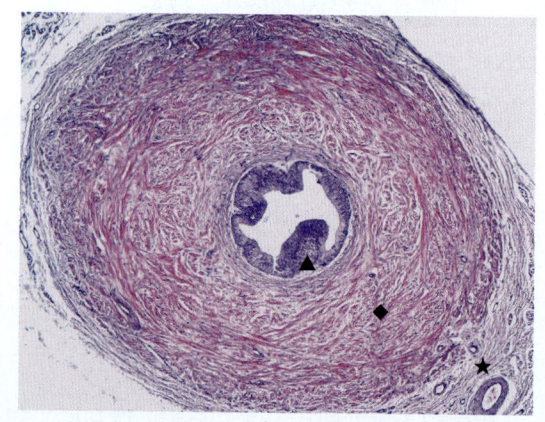

图 16-13 输精管
▲黏膜，◆肌层，★外膜

列的平滑肌组成。在射精时，肌层强力收缩，将精子快速排出。外膜为疏松结缔组织，富含血管、淋巴管和神经。

三、附属腺

附属腺和生殖管道的分泌物以及精子共同组成精液（semen）。射精量为 3～5 mL，每毫升精液中含 1 亿～2 亿个精子，若每毫升的精子数低于 400 万个，可导致不育。

（一）前列腺

前列腺呈栗形，环绕于尿道起始段。前列腺被膜由富含弹性纤维的结缔组织和平滑肌组成，并伸入实质将其分成数叶。腺实质主要由 30～50 个复管泡状腺组成，导管开口于尿道精阜的两侧。腺实质分三个带：尿道周带（又称黏膜腺），最小，位于尿道黏膜内；内带（又称黏膜下腺），位于黏膜下层；外带（又称主腺），构成前列腺的大部（图 16-14）。腺泡由单层立方、单层柱状及假复层柱状上皮交错构成，故腺腔弯曲而不规则。腔内可见分泌物浓缩形成的圆形嗜酸性板层状小体，称前列腺凝固体（prostatic concretion），随年龄的增长而增多，甚至钙化成为前列腺结石（图 16-15）。

从青春期开始，前列腺在雄激素的刺激下分泌活动增强，分泌物为稀薄的乳白色液体，富含酸性磷酸酶和纤维蛋白溶酶，还有柠檬酸和锌等物质。老年人的前列腺常增生肥大（多发生在黏膜腺和黏膜下腺），压迫尿道，造成排尿困难。

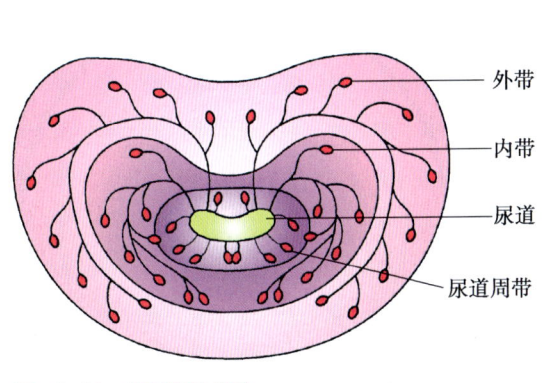

图 16-14　前列腺模式图

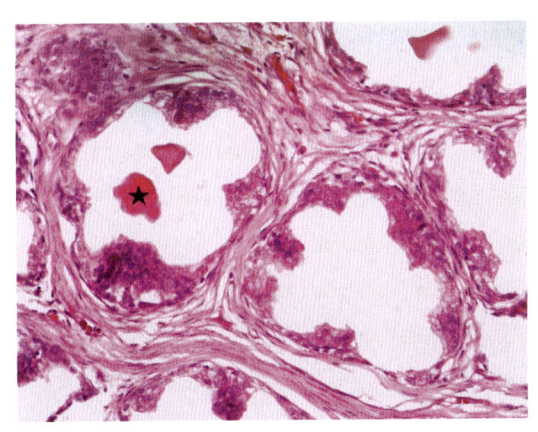

图 16-15　前列腺
★前列腺凝固体

（二）精囊

精囊是一对盘曲的囊状器官。黏膜向腔内突起形成高大的皱襞，黏膜表面是假复层柱状上皮，胞质内含有许多分泌颗粒和黄色的脂色素。黏膜外有薄的平滑肌层和结缔组织外膜。精囊分泌弱碱性的淡黄色液体，内含果糖、前列腺素等成分。果糖为精子的运动提供能量。

（三）尿道球腺

尿道球腺是一对豌豆状的复管泡状腺。上皮为单层立方或单层柱状，腺体分泌的黏液于射精前排出，以润滑尿道。

四、阴茎

阴茎主要由两条阴茎海绵体和一条尿道海绵体、白膜和皮肤构成。海绵体即勃起组织，主要由小梁和血窦构成，阴茎深动脉的分支螺旋动脉穿行于小梁中，与血窦通连。静脉多位于海绵体周边部白膜下方。一般情况下，流入血窦的血液很少，血窦呈裂隙状，海绵体柔软。当大量血液流入血窦时，血窦充血而胀大，白膜下的静脉受压，血液回流一时受阻，海绵体变硬，阴茎勃起。

（罗 彬）

思考题

1. 多项研究证明，病毒（如腮腺炎病毒、寨卡病毒、新型冠状病毒等）感染能够导致男性精液质量下降，请简要分析其中可能的发病原因和机制。
2. 根据精子的质量情况，男性不育分为哪些类型？有哪些辅助生殖技术可以帮助男性不育患者实现生育？

数字课程学习……

本章小结　　自测题　　教学 PPT　　电子图片

第十七章
女性生殖系统

关键词

卵泡（ovarian follicle） 排卵（ovulation） 黄体（corpus luteum） 月经周期（menstrual cycle）

> 女性生殖系统（female reproductive system）由卵巢、输卵管、子宫、阴道和外生殖器组成。卵巢生成卵子并分泌性激素，是重要的生殖和内分泌器官；输卵管不但是输送卵子的通道，也是受精的部位；子宫产生月经，是孕育胚胎的场所；乳腺是哺育婴儿的器官，其发育和分泌乳汁与性激素相关，故列入本章叙述。女性生殖器官有明显的年龄性变化，10岁前生殖器官发育迟缓，10岁后逐渐发育，至青春期（13~18岁），生殖器官迅速发育成熟，具有生育能力；围绝经期（45~55岁），卵巢功能逐渐减退，月经不规律，生殖器官日趋萎缩；随后进入绝经期。

思维导图

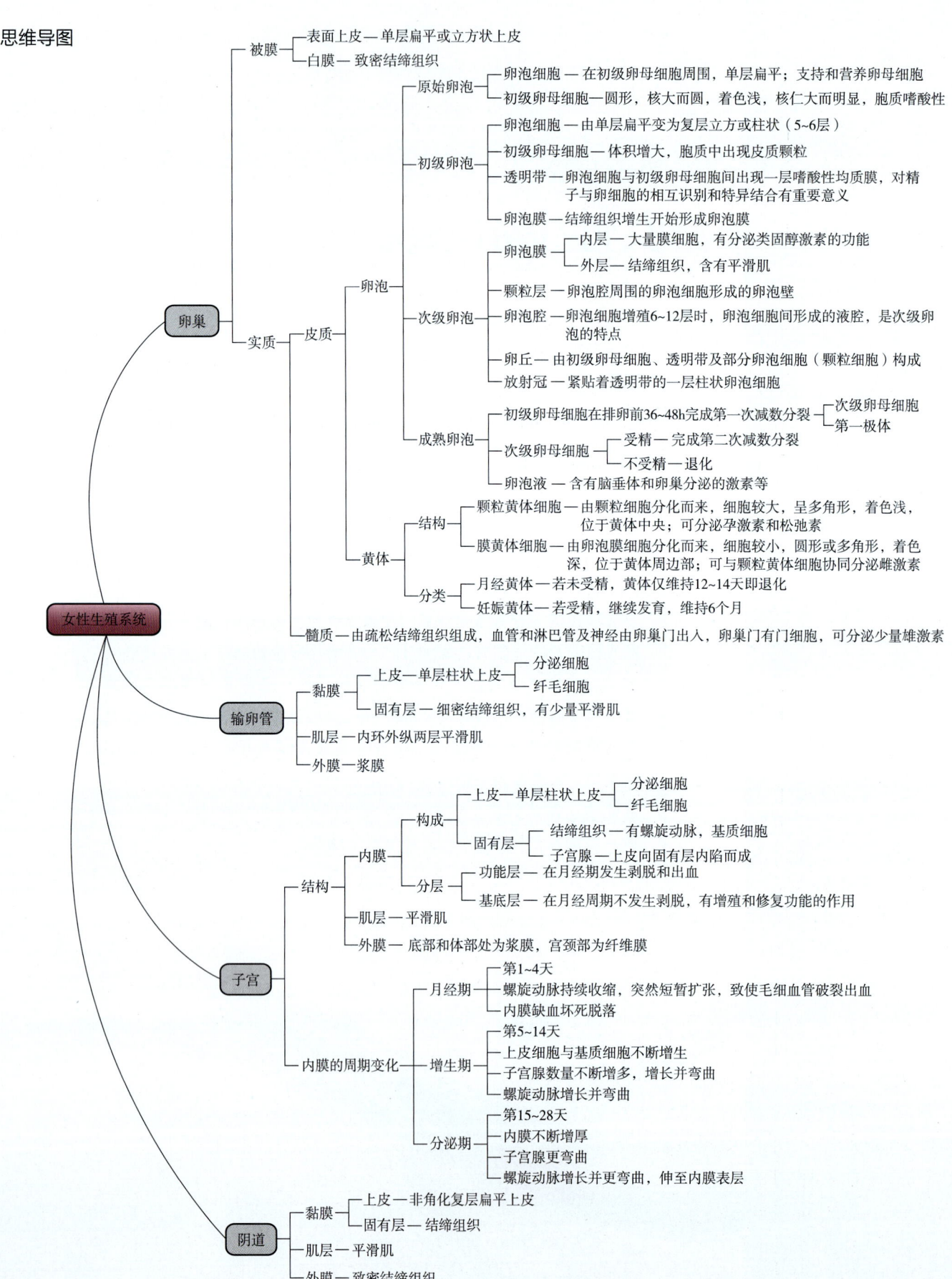

一、卵巢

卵巢（ovary）借卵巢系膜附着在子宫阔韧带的后叶上，呈略扁的椭圆形。卵巢表面被覆有单层扁平或立方状上皮，称为表面上皮（superficial epithelium）。上皮下方为薄层致密结缔组织，称白膜。卵巢实质由皮质和髓质构成。皮质位于周边，较厚，可见不同发育阶段的卵泡、黄体及它们退化形成的残余结构，在卵泡和黄体等结构之间存在结缔组织，结缔组织中富含网状纤维及梭形的基质细胞。髓质位于中央，与皮质间分界不明显，由疏松结缔组织构成，内含丰富的血管、淋巴管及神经。近卵巢门处有少量上皮样细胞，称门细胞（hilus cell），可分泌少量雄激素。卵巢的血管和淋巴管及神经由卵巢门出入（图17-1）。

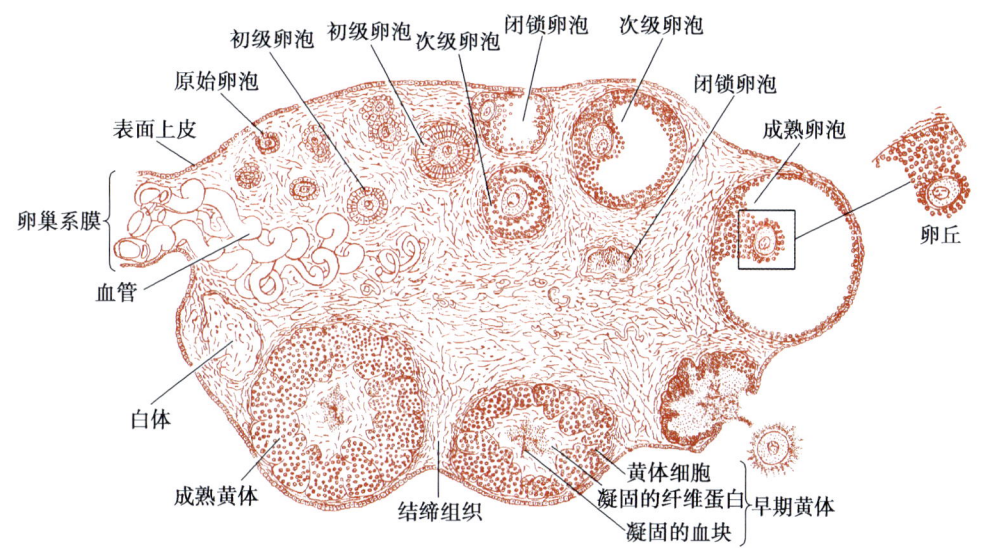

图17-1 卵巢组织结构模式图

（一）卵泡的发育与成熟

卵泡由一个卵母细胞（oocyte）和周围的多个卵泡细胞组成，呈球形。胎儿期由原始生殖细胞（primordial germ cell）分化而来的卵原细胞通过减数分裂，转化为初级卵母细胞（primary oocyte），随后每个卵母细胞被卵泡细胞（follicular cell）包裹，形成原始卵泡。卵巢有明显的年龄性变化。出生时双侧卵巢有70万~200万个原始卵泡，至青春期仅存约4万个。自青春期开始，在垂体分泌的促性腺激素的作用下，每28天左右有15~20个原始卵泡生长发育，但通常只有1个原始卵泡能发育成熟并排卵。女性一生中排卵400余个。卵泡的发育经历了原始卵泡、生长卵泡（初级卵泡和次级卵泡）和成熟卵泡三个阶段（图17-2）。

> 微课17-1
> 卵泡的发育与成熟

1. 原始卵泡（primordial follicle） 是处于静止状态的卵泡，数量多，体积小，位于皮质浅层。原始卵泡由中央一个初级卵母细胞和周围一层扁平的卵泡细胞构成（图17-2，图17-3）。初级卵母细胞体积较大，直径30~40 μm，核大而圆，染色质稀疏，染色浅，核仁明显，胞质嗜酸性。初级卵母细胞是在胚胎时期由卵原细胞分裂分化而来，随即进入第一次成熟分裂并长期停留在分裂前期，直至排卵前才完成第一次成熟分裂。电镜下，初级卵母细胞核周有成层排列的滑面内质网，并与核膜相连，称环层板，该结构可能与核和胞质间的物质传递有关。卵泡细胞体积小，扁平形，着色深，与周围结缔组织之间有薄层的基膜。卵泡细胞与卵母细胞之间有较多的缝隙连接，对卵母细胞有支持和营养的作用。通常以原始卵泡数作为卵泡池储备大小的衡量标志，

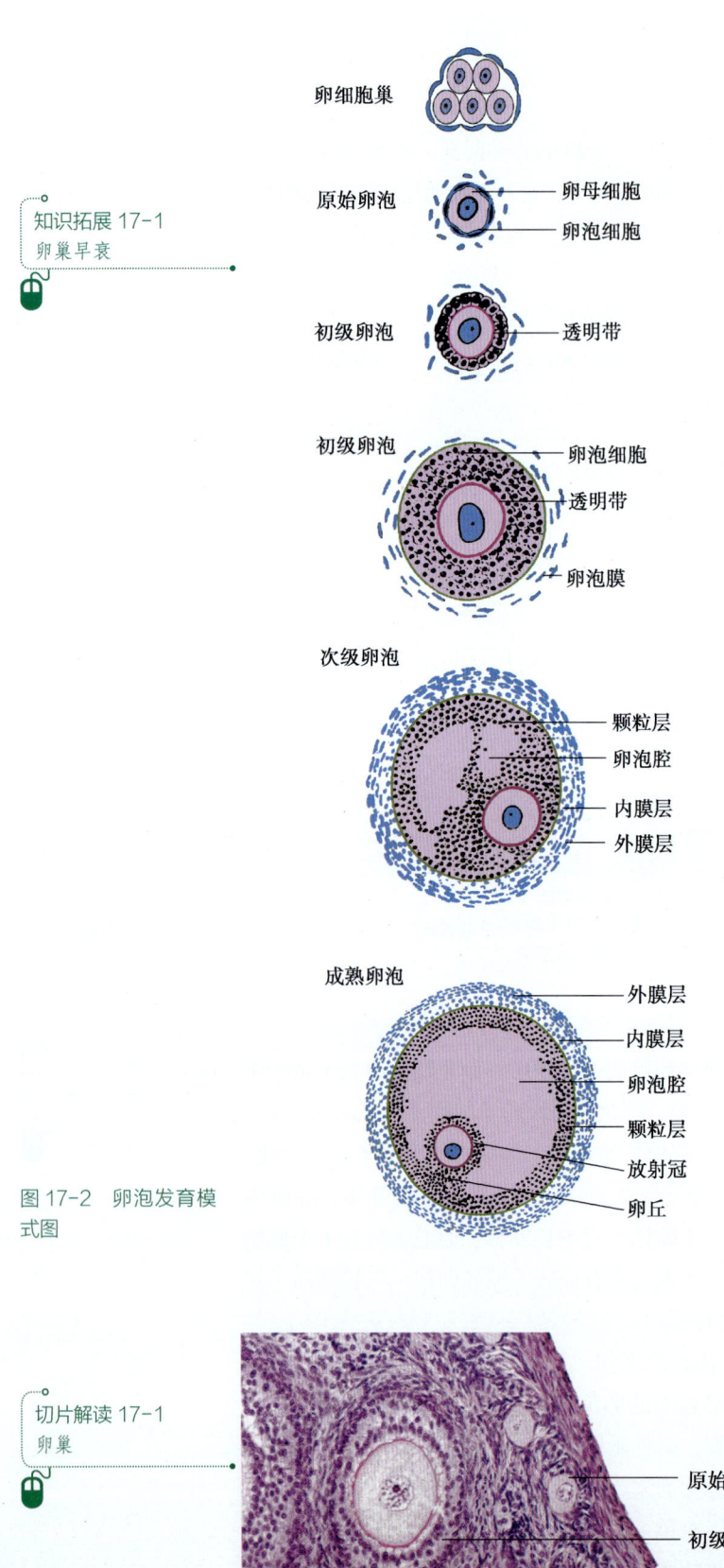

图 17-2 卵泡发育模式图

切片解读 17-1 卵巢

图 17-3 原始卵泡和初级卵泡

许多病因都可以减少卵巢内卵泡池的储备或引起卵泡功能失调而导致卵巢早衰。雌性生殖干细胞的存在为维持卵巢的生殖功能提供了细胞基础。

2. 生长卵泡（growing follicle） 由原始卵泡发育而成，并逐渐移向皮质深部。卵泡的主要变化是卵母细胞增大，卵泡细胞变大、增殖成多层，周围结缔组织增生并分化为卵泡膜。根据是否出现卵泡腔可将其分为初级卵泡和次级卵泡两个阶段。

（1）初级卵泡（primary follicle） 是卵泡生长发育的初级阶段，此时发生了4个显著的形态学变化：①初级卵母细胞的体积增大，靠近质膜的胞质中出现电子密度高的溶酶体，称皮质颗粒，参与受精过程。②卵泡细胞由单层扁平变为立方或柱状，进而增殖，由单层分化为复层（5~6 层），此时的卵泡细胞间出现卡尔 - 埃克斯纳小体（Call-Exner body），为圆形囊泡，腔面是一层基膜，周围有紧密排列的卵泡细胞，腔内含有卵泡细胞分泌的物质。③初级卵母细胞与卵泡细胞间出现一层嗜酸性的均质膜，称透明带（zona pellucida）。透明带为凝胶状糖蛋白，由初级卵母细胞和卵泡细胞共同分泌而成，折光性强。电镜下可见初级卵母细胞的微绒毛和卵泡细胞的突起均伸入透明带（图 17-4），卵泡细胞的长突起可穿越透明带与卵母细胞膜接触。在卵泡细胞与卵母细胞之间或卵泡细胞之间有许多缝隙连接。这些结构有利于卵泡细胞将营养物质输送给卵母细胞，以及细胞间离子、激素和小分子物质的交换，沟通信息和协调功能。另外，透明带上有糖蛋白分子构成的精子受体，即 ZP1、ZP2、ZP3，对精子与卵细胞之间的相互识别和特异性结合起着重要作用。④初级卵泡周围的结缔组织增生，包绕卵泡，形成卵泡膜（图 17-3），它与卵泡细胞之间隔以基膜。随着初级卵泡的体积增大，卵泡渐向卵巢皮质深部移动。

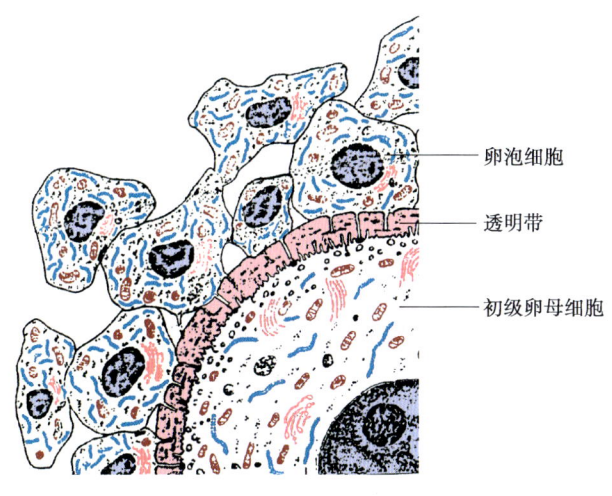
图 17-4 初级卵母细胞、透明带及卵泡细胞超微结构模式图

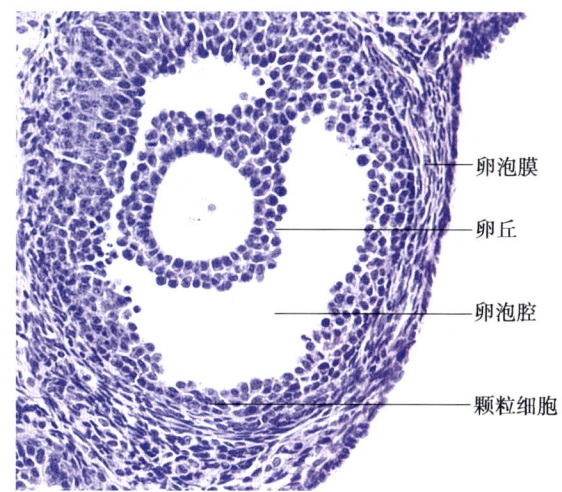
图 17-5 晚期生长卵泡

（2）次级卵泡（secondary follicle） 由初级卵泡发育而来。卵泡体积更大，卵泡细胞增至 6~12 层，最大的特点是卵泡细胞间出现卵泡腔（follicular cavity），腔内充满卵泡液（图 17-5）。卵泡液是由卵泡细胞分泌液及卵泡膜血管渗出液组成，除含有一般营养成分之外，还有卵泡分泌的类固醇激素和多种生物活性物质，对卵泡的发育成熟有重要影响。随着卵泡液的增多及卵泡腔的扩大，卵母细胞居于卵泡的一侧，并与其周围的卵泡细胞（颗粒细胞）一起突向卵泡腔，形成卵丘（cumulus oophorus）（图 17-5）。此时初级卵母细胞直径已增大至 125~150 μm。紧贴透明带的一层柱状卵泡细胞呈放射状排列，称放射冠（corona radiata）。分布在卵泡腔周边的卵泡细胞较小，排列密集呈颗粒状，构成卵泡壁，称为颗粒层（stratum granulosum）。在次级卵泡生长过程中，卵泡膜分化为内、外两层。内膜层丰富的毛细血管和含有较多的多边形或梭形的膜细胞（theca cell），膜细胞具有分泌类固醇激素的结构及功能。外膜层主要由结缔组织构成，除含有较多的胶原纤维之外，还含有平滑肌纤维。

3. 成熟卵泡（mature follicle） 体积大，直径可达 20 mm，并向卵巢表面突出（图 17-5）。其卵泡腔很大，颗粒层甚薄。此阶段的颗粒细胞已不再增殖，最关键的变化是初级卵母细胞恢复减数分裂过程，在排卵前 36~48 h 完成第一次减数分裂。产生 1 个次级卵母细胞（secondary oocyte）和 1 个很小的第一极体，第一极体位于次级卵母细胞和透明带之间的卵周间隙内。次级卵母细胞随即进入第二次减数分裂，停止于分裂中期。临床上将次级卵泡和成熟卵泡又称为囊状卵泡或窦卵泡（antral follicle）。

已有研究发现，人和某些动物的卵泡生长速度较慢，1 个原始卵泡发育至成熟排卵，并非在 1 个月经周期内完成，而是跨越几个周期。从初级卵泡后期至成熟排卵约需 85 天，从小囊状卵泡发育至排卵约需 2 个月。这是因为卵泡发育至一定大小时才可在垂体促性腺激素的作用下，于月经周期增生期内迅速发育成熟并排卵。

（二）排卵

次级卵母细胞自卵巢成熟卵泡内排出的过程称为排卵（ovulation）。生育期女性，每隔 28 天左右排卵一次，一般一次只排一个卵细胞，左、右卵巢交替排卵，排卵发生在月经周期的第 14 天左右。排卵前，在 LH 的作用下，成熟卵泡的卵泡液剧增，使突出于卵巢表面的卵泡壁、白膜和表面上皮变薄，局部缺血，形成透明的卵泡斑（follicular stigma）。排卵时，卵丘与卵泡壁分离，卵泡斑处的结缔组织被胶原酶和透明质酸酶解聚，LH 促进颗粒细胞合成的前列腺素使卵泡膜外层的平滑肌收缩，导致卵泡斑破裂。于是，次级卵母细胞及其周围的透明带、放射冠与卵泡液一起从卵巢排出（图 17-1），进入输卵管。排出的次级卵母细胞若 24 h 内未受精，即退化消失；若与精子相遇受精，则继续完成第二次减数分裂，形成成熟的卵子（ovum）并排出 1 个第二极体（second polar body）。经过两次减数分裂后的卵细胞，染色体数目减半，成为单倍体的卵细胞（23，X）。

（三）黄体的形成与退化

成熟卵泡排卵后，卵泡壁塌陷，卵泡膜内层与血管伸入颗粒层形成皱褶。在 LH 的作用下，颗粒细胞和卵泡膜内层的膜细胞体积增大，分化为一个体积较大并富含血管的内分泌细胞团，由于新鲜时呈黄色，故称黄体（corpus luteum）（图 17-1）。黄体主要由两类细胞构成，均具有分泌类固醇激素的细胞结构特征。一类是由颗粒细胞分化而来的颗粒黄体细胞（granulosa lutein cell），细胞大，呈椭圆形或圆形，胞质染色较浅，数量多，分布于黄体的中央，主要分泌孕激素；另一类是由膜细胞分化而来的膜黄体细胞（theca lutein cell），细胞较小，圆形或多边形，染色较深，数量少，分布于黄体的周边（图 17-6）。膜黄体细胞与颗粒黄体细胞协同分泌雌激素。

黄体的发育结局取决于排出去的卵细胞是否受精。卵细胞若未受精，黄体仅维持 14 天，称月经黄体（corpus luteum of menstruation），退化的黄体细胞迅速变小和退化，逐渐被结缔组织取代，称为白体（corpus albicans）。卵细胞若受精，黄体在滋养层细胞分泌的人绒毛膜促性腺激素（human chorionic gonadotropin，HCG）的作用下继续发育增大，直径可达 4～5 cm，称妊娠黄体（corpus luteum of pregnancy）。妊娠黄体可保持 6 个月，以后退化为白体。妊娠黄体的颗粒黄体细胞还分泌松弛素，可使妊娠子宫平滑肌松弛，以维持妊娠。

（四）闭锁卵泡与间质腺

退化的卵泡称为闭锁卵泡（atretic follicle），由于退化可发生在成熟卵泡之前的任何阶段，故其形态结构有所不同。原始卵泡和初级卵泡退化时，卵母细胞首先出现核固缩，细胞形态不规则。卵泡细胞变小且分散，两种细胞随后均自溶消失，而透明带则皱缩、断裂、消失，不留痕迹。次级卵泡闭锁时，除上述变化外，卵泡膜的膜细胞持续肥大，形成多边形上皮样细胞，胞质中充满脂滴，形似黄体细胞，之后逐渐被结缔组织和血管分隔成分散的细胞团索（图 17-7），称

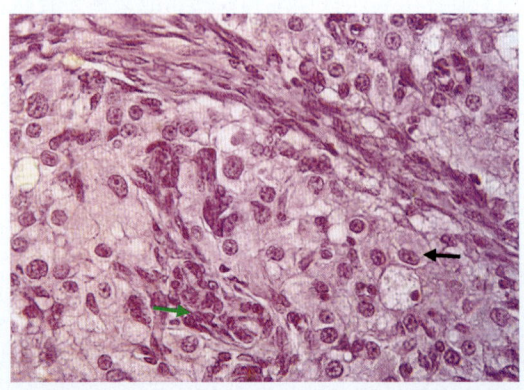

图 17-6　黄体
↑膜黄体细胞，↑颗粒黄体细胞

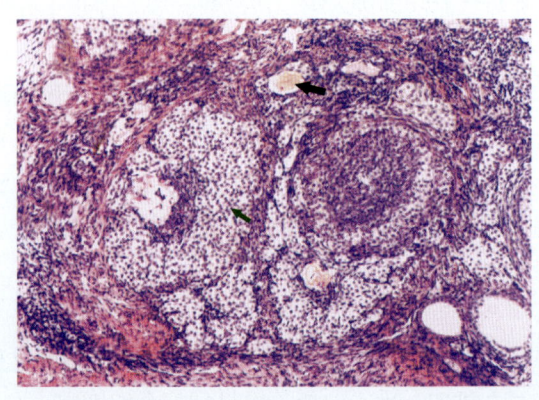

图 17-7　闭锁卵泡（猫卵巢）
↑间质腺，↑皱缩的透明带

为间质腺（interstitial gland）。人卵巢的间质腺细胞数量少，且散在分布于基质中；猫及啮齿动物卵巢的间质腺较多，有分泌雌激素的功能。

（五）卵巢的内分泌功能

在卵巢发育的过程中伴随有雌激素、孕激素、松弛素和雄激素的分泌。在腺垂体分泌的卵泡刺激素（FSH）和黄体生成素（LH）的调节下，颗粒细胞和膜细胞协同作用，合成和分泌雌激素。其过程为：膜细胞合成的雄激素透过基膜进入颗粒细胞，在芳香化酶系的作用下雄激素转变为雌激素（图17-8）。合成的雌激素小部分进入卵泡腔，大部分释放入血，调节子宫内膜等靶器官的生理活动。

近卵巢门处的结缔组织中有少量的门细胞（hilus cell），其细胞结构与睾丸间质细胞类似，具有分泌雄激素的功能，当门细胞增生或发生肿瘤时，患者常伴有男性化症状。

卵巢既调节内分泌，又维持生殖功能，故卵巢内分泌功能紊乱会产生包括闭经、月经不调、性欲减退、第二性征不发育、卵巢早衰和不育等临床现象。因此，维护卵巢功能既是对女性生育力的保护，也是对女性健康的呵护。

知识拓展 17-2
肿瘤放化疗后女性生育力保护措施

二、输卵管

输卵管由漏斗部、壶腹部、峡部和子宫部组成，管壁由内向外分为黏膜、肌层和外膜三层（图17-9）。

1. 黏膜　由上皮和固有层组成，上皮包括分泌细胞和纤毛细胞；固有层为薄层细密的结缔组织，并有少量散在的平滑肌。上皮与固有层向管腔内突出，形成许多纵行有分支的皱襞，皱襞在壶腹部最发达，至子宫部渐减少。黏膜上皮的分泌细胞表面有微绒毛，其分泌物构成输卵管液，可营养卵细胞并辅助卵运送。纤毛细胞则以漏斗部和壶腹部最多，至峡部和子宫部逐渐减少，其纤毛向子宫方向摆动，可将卵细胞运送到子宫并防止病菌进入腹膜腔。输卵管上皮在卵巢雌激素和孕激素的作用下呈现周期性变化。雌激素促进输卵管上皮细胞的生长和功能活动。在子

切片解读 17-2
输卵管

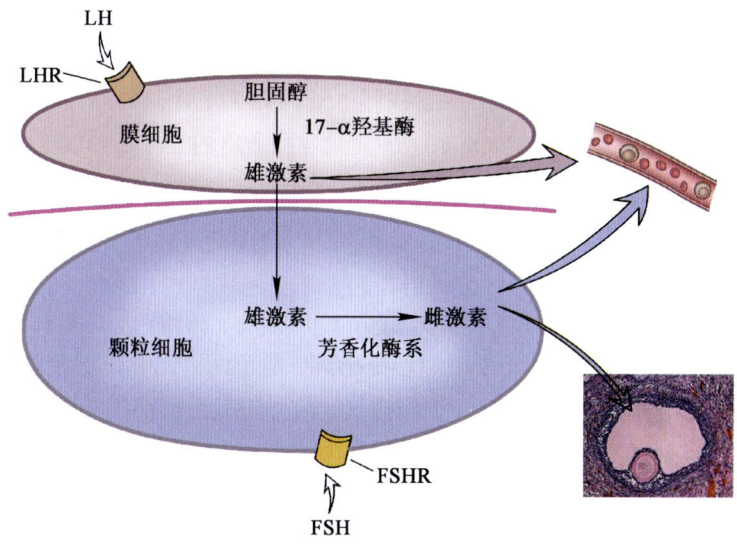

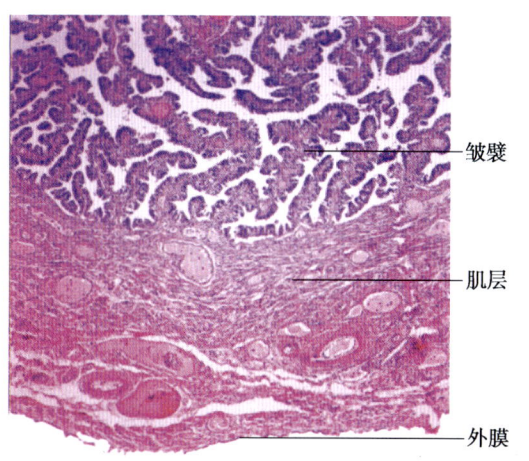

图17-8　颗粒细胞和膜细胞协同合成雌激素示意图
LH：黄体生成素；LHR：黄体生成素受体；FSH：卵泡刺激素；
FSHR：卵泡刺激素受体

图17-9　人输卵管壶腹部（横切）

宫内膜增生晚期（排卵前），纤毛细胞变成高柱状，纤毛增多，分泌细胞顶部充满分泌颗粒，功能旺盛。至分泌晚期，两种细胞均变矮，分泌细胞的分泌颗粒排空，纤毛细胞的纤毛也减少。在月经期和妊娠期，上皮细胞矮小。

2. 肌层　由内环行和外纵行两层平滑肌组成，以峡部最厚；漏斗部肌层最薄，无纵行肌；壶腹部肌层较薄，环行肌明显，纵行肌散在分布。

3. 外膜　由间皮和富含血管的疏松结缔组织组成，为浆膜。

三、子宫

子宫为腔小壁厚的肌性器官，分底部、体部、颈部三部分。体部和底部的子宫壁由内向外分为子宫内膜、子宫肌层和子宫外膜（图 17-10）。

（一）子宫壁的一般结构

1. 子宫内膜（endometrium）　由单层柱状上皮和固有层组成。单层柱状上皮主要由分泌细胞和纤毛细胞构成。子宫内膜表面的上皮向固有层内深陷形成许多单管状的子宫腺，其末端近肌层处常有分支。固有层较厚，血管较丰富，并有大量分化较低的梭形或星状细胞，称为基质细胞（stromal cell），其核大而圆，胞质较少，可合成和分泌胶原蛋白，并随子宫内膜的周期性变化而增生和分化。

生育期子宫底部和体部的内膜根据结构和功能的不同，可分为浅部的功能层（functional layer）和深部的基底层（basal layer）。功能层较厚，自青春期起在卵巢激素的作用下发生周期性剥脱和出血；妊娠时，胚泡植入功能层并在其中生长发育。基底层较薄，紧邻肌层，此层无周期性脱落变化，有修复内膜、产生新的功能层的作用。

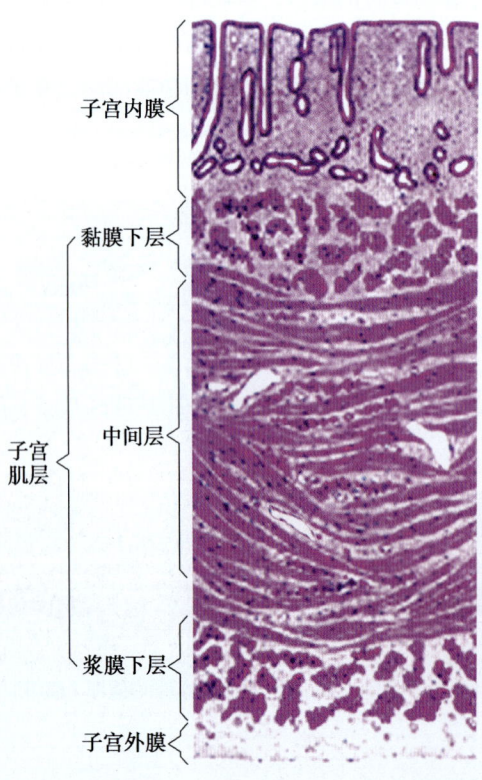

图 17-10　子宫壁光镜结构模式图

子宫内膜的血管来自子宫动脉。子宫动脉的分支经子宫肌膜进入子宫内膜，在子宫内膜与子宫肌膜交界处，每条小动脉发出一小而直的分支，称基底动脉，分布于子宫内膜基底层，它不受卵巢激素的影响。小动脉主干从子宫内膜基底层一直延伸至功能层浅部，呈螺旋状走行，称螺旋动脉（spiral artery）。螺旋动脉在子宫内膜浅部形成毛细血管网，毛细血管汇入小静脉，穿越子宫肌膜，汇合成子宫静脉。螺旋动脉对卵巢激素的作用很敏感（图 17-11）。

2. 子宫肌层（myometrium）　很厚，由成束或成片的平滑肌纤维构成，肌束间以结缔组织分隔，肌纤维互相交错排列，故分层不明显。自内向外大致可分为黏膜下层、中间层和浆膜下层。黏膜下层和浆膜下层主要为纵行平滑肌束；中间层较厚，分内环行和外纵行肌，富含血管。成年女性子宫平滑肌纤维长约 50 μm，妊娠时，在卵巢激素的作用下，肌纤维可长达 500 μm，并且肌纤维分裂增生，结缔组织中未分化的间充质细胞也可分化为肌纤维，使肌层增厚。分娩后，肌纤维恢复原状，部分肌纤维退化消失。平滑肌纤维的收缩受激素的调节，其收缩活动有助于精子向输卵管运送、经血排出及胎儿娩出。

3. 子宫外膜（perimetrium） 子宫底部和体部的外膜为浆膜，宫颈部为纤维膜。

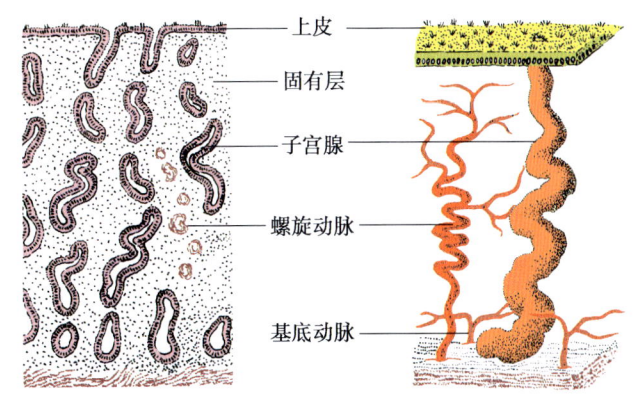

图 17-11 子宫内膜血管与腺模式图

（二）子宫内膜的周期性变化

自青春期开始，在卵巢分泌的雌激素和孕激素的周期性作用下，子宫内膜（宫颈除外）的功能层出现周期性变化，每 28 天左右发生一次剥脱、出血、修复和增生，这种现象称为月经周期（menstrual cycle）。每个月经周期是从月经第 1 天起至下次月经来潮前 1 天止。内膜周期性变化一般分为三期，即月经期、增生期和分泌期（图 17-12）。

1. 月经期（menstrual phase） 为月经周期的第 1～4 天。由于卵巢内的黄体退化，雌激素和孕激素分泌量骤降，导致子宫内膜功能层的螺旋动脉发生持续性收缩，内膜缺血，腺体分泌停止，内膜萎缩坏死。继而在坏死组织的作用下，螺旋动脉又突然短暂地扩张，致使毛细血管充血破裂，血液溢入结缔组织，最终血液与坏死脱落的内膜组织一起经阴道排出，即为经血。经血一般黏稠不凝，这是因为内膜含有一种激活因子，使血中纤维溶解酶原变成纤维溶解酶，使刚凝固的血中纤维蛋白裂解，经血复呈液体状态。月经期持续时间一般为 3～5 天。在月经终止前，子宫内膜基底层子宫腺残端的细胞迅速分裂增生，并铺展在脱落的子宫内膜表面，子宫内膜修复而进入增生期。

2. 增生期（proliferative phase） 是月经周期的第 5～14 天。此期卵巢内有若干卵泡生长发育，故又称卵泡期（follicular phase）。伴随卵泡的发育和成熟，卵巢分泌的雌激素逐渐增多，在雌激素的作用下，上皮细胞与基质细胞不断分裂增殖。增生早期的子宫腺呈现短直、细、少，而至增生晚期（第 11～14 天）时，子宫腺数量增多、增长并弯曲，上皮细胞分化成熟，胞质中糖原积聚于核下区，腺腔扩大。同时，螺旋动脉也增长并弯曲。子宫内膜厚度由增生早期的 1 mm 发育至 2～4 mm。至增生期末，卵巢内的成熟卵泡排卵，子宫内膜由增生期转入分泌期。

3. 分泌期（secretory phase） 又称黄体期（luteal phase），为月经周期的第 15～28 天。此时卵巢已排卵，黄体形成。子宫内膜在黄体分泌的激素尤其是孕激素的作用下继续增厚。子宫腺

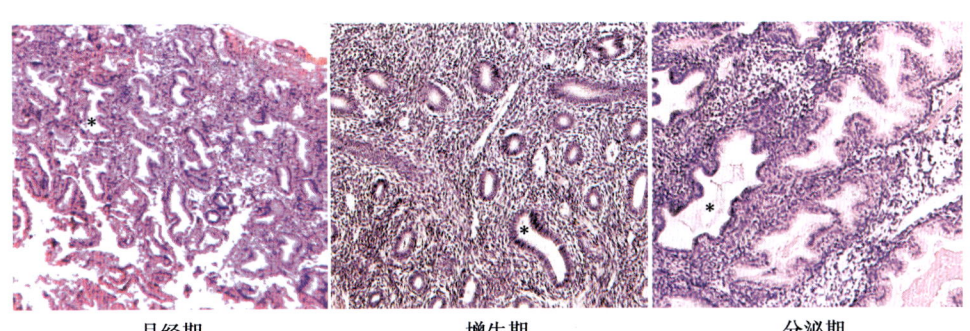

月经期　　　　　　　　增生期　　　　　　　　分泌期

切片解读 17-3
子宫内膜

图 17-12 月经期、增生期和分泌期子宫内膜
＊子宫腺腔

更弯曲，腔也变大，腺细胞核下区糖原渐转移至细胞顶部即核上区，并以顶浆分泌方式排入腺腔，腺腔内可见含糖原的嗜酸性分泌物，腺腔扩大呈锯齿状（图 17-12）。此时期的固有层内组织液增多，内膜水肿，螺旋动脉增长并更弯曲，伸至内膜表层。到了分泌晚期，基质细胞增生并分化形成两种细胞：①前蜕膜细胞（predecidual cell），细胞体积大而圆，胞质中含有糖原及脂滴；在妊娠期，前蜕膜细胞受妊娠黄体分泌的孕激素的影响，继续发育增大，成为蜕膜细胞。②内膜颗粒细胞，细胞体积较小，圆形，胞质内含有颗粒，细胞分泌松弛素。至分泌晚期，内膜可厚达 5~7 mm。卵若受精，内膜继续增厚；卵若未受精，卵巢内的月经黄体退化，孕激素和雌激素水平下降，内膜脱落，又转入月经期。

子宫内膜的周期性变化一直持续到绝经期。此后由于卵巢激素的急剧下降，子宫内膜及肌层萎缩，子宫体积缩小，分泌物减少或消失。

（三）子宫颈

子宫颈长约 3 cm，由黏膜、肌层和外膜组成。黏膜较厚，上皮为单层柱状上皮，由分泌细胞、纤毛细胞及储备细胞组成。子宫颈黏膜无周期性剥脱，但分泌性质受卵巢激素的影响。雌激素促使细胞分泌增多，分泌物稀薄，利于精子通过；孕激素使细胞分泌减少，分泌物黏稠，可阻止精子及微生物进入子宫腔。纤毛细胞数量少，位于分泌细胞之间，纤毛向阴道方向摆动，协助分泌物排出。子宫颈对精子的运行和储存起重要作用。子宫颈阴道部为复层扁平上皮，细胞内糖原丰富。在子宫颈外口处，两种上皮分界清晰（图 17-13），此处是宫颈癌的好发部位。

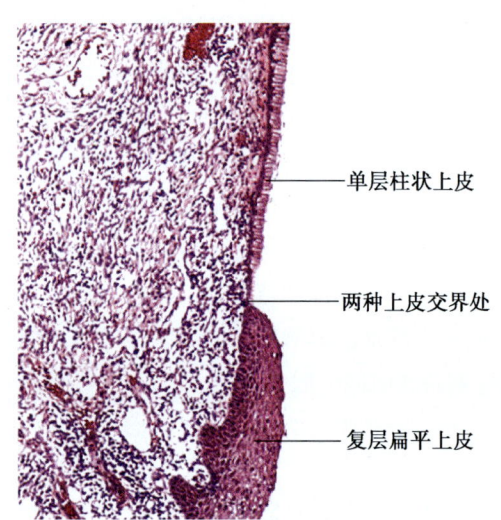

图 17-13　子宫颈

（单层柱状上皮／两种上皮交界处／复层扁平上皮）

（四）卵巢与子宫内膜周期性变化的神经内分泌调节

卵巢和子宫内膜周期性的结构与功能变化受神经内分泌调控，下丘脑-垂体-卵巢轴在这个调节系统中处于中轴地位（图 17-14）。下丘脑弓状核等神经内分泌细胞分泌促性腺激素释放激素（GnRH），促使腺垂体分泌 FSH 和 LH，LH 的合成与释放受 GnRH 的严格控制，FSH 的分泌还受其他因素的影响，包括卵巢分泌激素的影响。

月经期时，血液内的 FSH 开始略有升高，FSH 作用于卵巢，可促进卵泡生长、成熟并分泌大量雌激素，在雌激素的作用下，子宫内膜呈增生期变化。当血中雌激素达到一定浓度时，在高水平的雌激素和 GnRH 的共同作用下，促使腺垂体分泌大量 LH，在 FSH 和 LH 的协同作用下，卵巢排卵并形成黄体。排卵常发生于 LH 高峰后 24 h 左右。黄体分泌孕激素和雌激素，促使子宫内膜进入分泌期。血液中高水平的孕激素和雌激素可负反馈地作用于下丘脑和垂体，抑制 GnRH、FSH 和 LH 的分泌，致使黄体退化，血中雌激素和孕激素减少，子宫内膜进入月经期。血中低浓度的孕激素和雌激素又可反馈地作用于下丘脑和垂体，使其释放 FSH，促进卵泡生长发育，使子宫内膜进入下一周期的增生期。如此反馈性地调节，使卵巢和子宫内膜维持正常的周期性变化。综上所述，在下丘脑-垂体激素的作用下，卵巢呈现周期性的卵泡生长、排卵与黄体的生成与退化，由此产生的卵巢激素的周期性变化，又调控着子宫内膜的周期性变化。

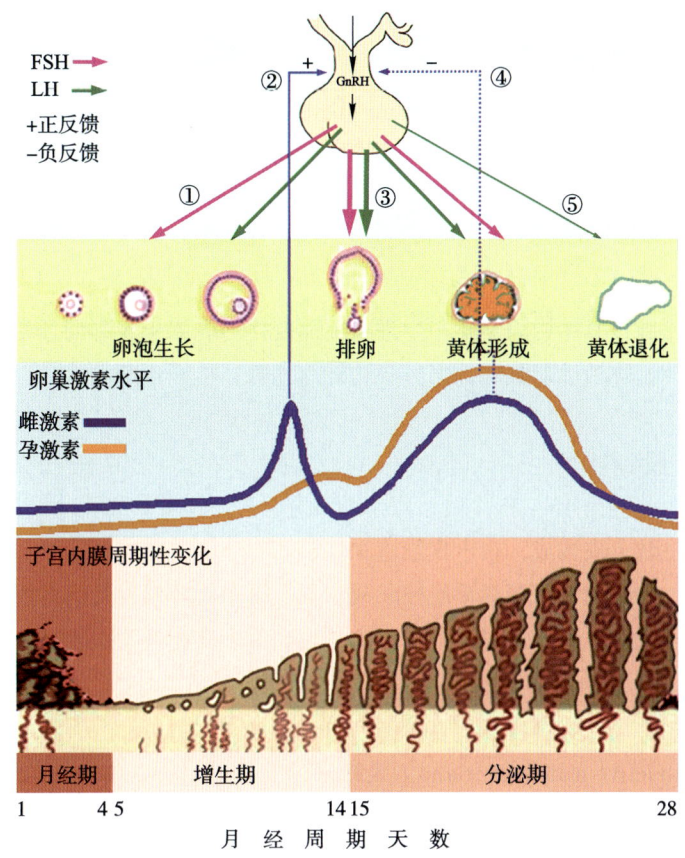

图 17-14 卵巢与子宫内膜周期性变化的神经内分泌调节

①垂体分泌的FSH和LH作用于卵巢，促进卵泡发育，子宫内膜进入增生期；②卵泡发育，雌激素分泌增多，在排卵前2天，雌激素达峰值，正反馈促使LH分泌；③LH促进排卵及黄体生成，子宫内膜进入分泌期；④黄体分泌的孕激素和雌激素增多，负反馈抑制下丘脑和垂体激素的释放；⑤垂体释放LH下降，黄体萎缩，子宫内膜进入月经期

四、阴道

阴道壁由黏膜、肌层和外膜组成。阴道黏膜形成许多横行皱襞，黏膜上皮为非角化复层扁平上皮，较厚，一般情况下表层细胞虽含透明角质颗粒，但不出现角化（图17-15）。固有层由结缔组织组成，内含丰富的毛细血管和弹性纤维。阴道上皮的脱落与更新受卵巢激素的影响，雌激素促使阴道上皮增厚，并使细胞合成大量糖原。在月经周期增生晚期，阴道上皮最厚。通过阴道上皮脱落细胞的涂片观察，可了解卵巢内分泌功能状态。阴道上皮细胞脱落后，细胞内糖原被阴道内的乳酸杆菌分解为乳酸，使阴道分泌物保持酸性，有一定的抗菌作用。绝经后阴道黏膜萎缩，脱落细胞少，阴道液pH上升，细菌易繁殖而导致阴道炎。阴道脱落细胞中还含有子宫颈、子

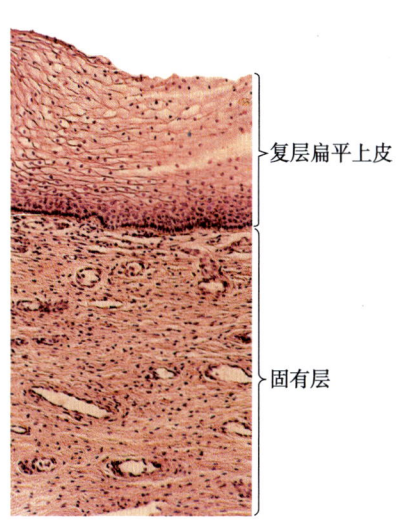

图 17-15 阴道黏膜

宫及输卵管脱落的上皮细胞，故阴道涂片也是诊断各种生殖器官肿瘤的一种辅助方法，对肿瘤的早期发现具有重要意义。

肌层为平滑肌纤维，较薄，由内环、外纵两层平滑肌构成，肌束间弹性纤维丰富，使阴道壁易于扩张。阴道外口为环行骨骼肌形成的尿道阴道括约肌。外膜为富含弹性纤维的致密结缔组织。

五、乳腺

乳腺为顶浆分泌腺，其结构因年龄与生理状况而变化。乳腺于青春期开始发育，妊娠期和哺乳期的乳腺分泌乳汁，称活动期乳腺；无分泌功能的乳腺，称静止期乳腺。

（一）乳腺的一般结构

乳腺被结缔组织分隔为15～25个叶，每个叶又分为若干小叶，每个小叶是一个复管泡状腺。腺泡由单层立方或柱状上皮构成，在上皮细胞和基膜间有肌上皮细胞。导管包括小叶内导管、小叶间导管和总导管。小叶内导管多为单层柱状或立方上皮；小叶间导管为复层柱状上皮；总导管又称输乳管，开口于乳头，管壁为复层扁平上皮，与乳头表皮相续（图17-16）。

（二）静止期乳腺

静止期乳腺（inactive mammary gland）是指未孕女性的乳腺，腺体不发达，仅见少量导管和小的腺泡，脂肪组织和结缔组织丰富（图17-17）。在排卵后，主要是在雌激素的作用下腺泡和导管略有增生。

（三）活动期乳腺

活动期乳腺（active mammary gland）包括妊娠期和哺乳期乳腺。妊娠期在雌激素和孕激素的作用下，乳腺的小导管和腺泡迅速增生，腺泡增大，上皮为单层柱状或立方细胞，结缔组织和脂肪组织相应减少。至妊娠后期，在垂体分泌的催乳素的影响下，腺泡开始分泌。分泌物中含有脂

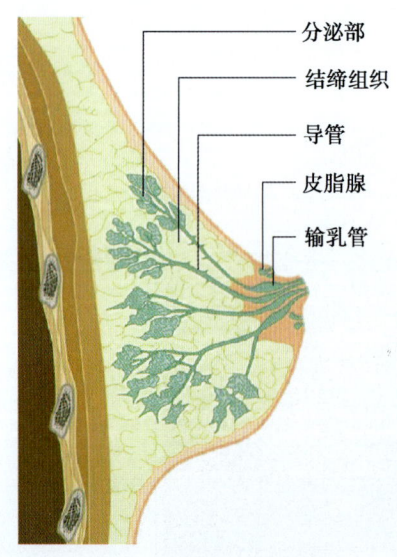

图17-16 乳房组织结构模式图

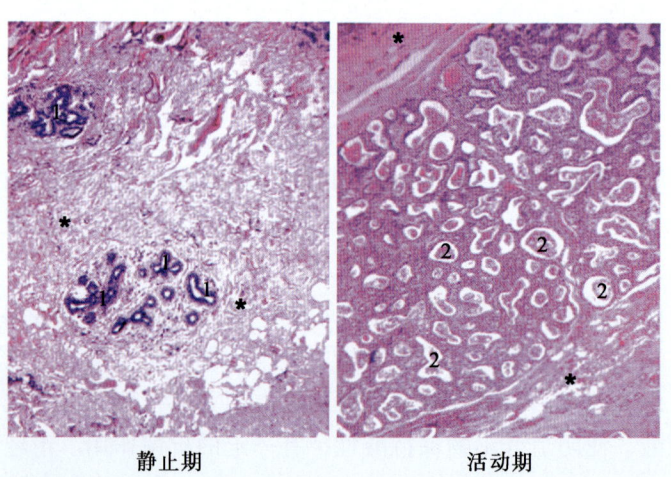

图17-17 乳腺
1. 导管 2. 腺泡 *结缔结构

滴、乳蛋白并富含抗体等，称为初乳。初乳内还有吞噬脂肪的巨噬细胞，称初乳小体。哺乳期乳腺与妊娠期乳腺结构相似，但腺体更发达，腺泡腔扩大，腺泡处于不同的分泌时期，脂肪组织和结缔组织更少（图 17-17）。断乳后，催乳激素水平下降，乳腺停止分泌，腺组织逐渐萎缩，结缔组织和脂肪组织增多，乳腺又恢复静止期的结构。

绝经后，体内雌激素和孕激素水平下降，乳腺组织萎缩退化，脂肪也减少。

（黑常春　常　青）

思考题

1. 卵巢有明显的年龄变化，导致这种现象的根本性原因是什么？
2. 育龄期女性子宫内膜的周期性变化与卵巢内卵泡的发育如何实现同步协调？有何生理意义？
3. 卵泡中卵母细胞仅在排卵前 36~48 h 才会完成第一次成熟分裂，而卵巢内卵泡发育经历原始卵泡、生长卵泡、成熟卵泡 3 个阶段，其意义何在？

数字课程学习……

本章小结　　自测题　　教学 PPT　　电子图片

第十八章
皮肤

关键词

表皮（epidermis） 真皮（dermis） 皮肤附属器（cutaneous appendages）
角质形成细胞（keratinocyte）

> 皮肤（skin）被覆于人体表面，是人体最大的器官。皮肤由表皮和真皮组成，借皮下组织与深部组织相连。皮肤内有毛、皮脂腺、汗腺和指（趾）甲，它们都是由表皮衍生的附属器。全身皮肤的结构基本相同，但在不同部位其厚度、角化程度、毛粗细及数量、腺体类型、色素沉着和血管分布等均存在一定差异。有毛的皮肤被覆身体大部分，无毛的皮肤分布于手掌、足和指（趾）等的屈侧面。皮肤直接与外界环境接触，对人体有重要的保护作用，能阻挡异物和病原体侵入，防止体液丢失。皮肤内有丰富的感觉神经末梢，能感受外界的多种刺激。此外，皮肤还具有调节体温和免疫等多种作用。

思维导图

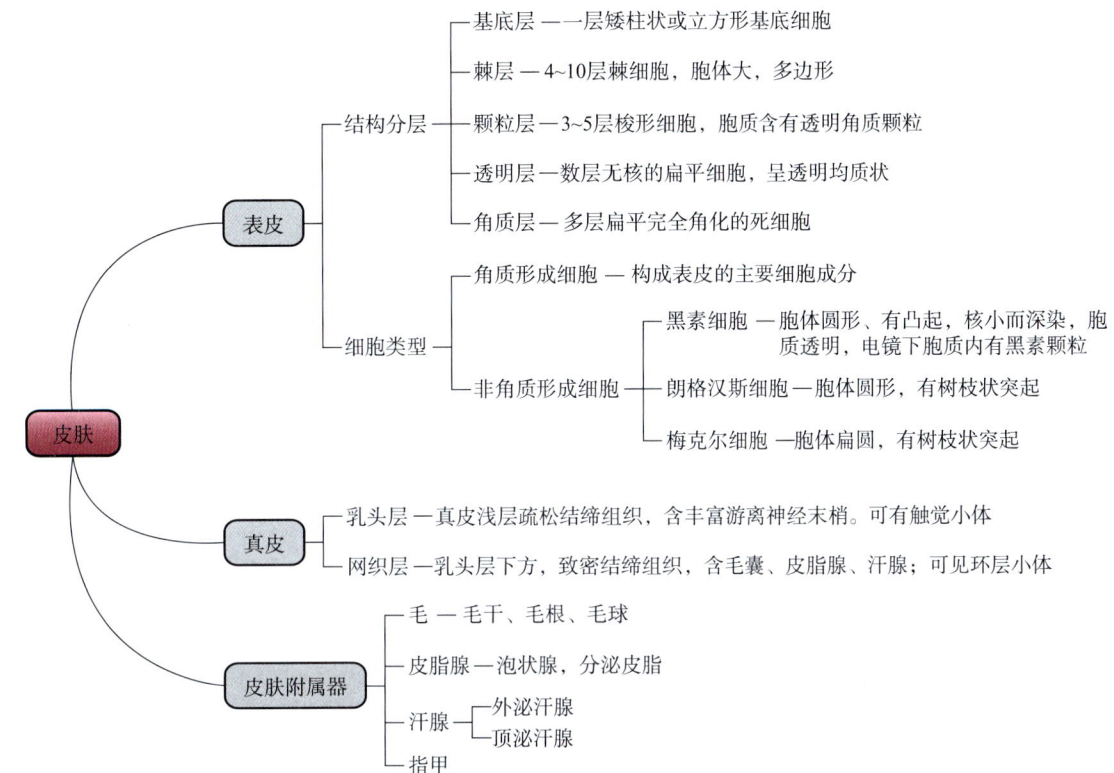

一、表皮

表皮（epidermis）位于皮肤的浅层，由角化的复层扁平上皮组成。人体各部位表皮厚薄不等，一般厚 0.07~0.12 mm，手掌和足的屈侧面最厚，为 0.8~1.5 mm（图 18-1，图 18-2，图 18-3）。

（一）表皮的分层

表皮从基底面到游离面分为 5 层（图 18-4），分布于手掌、足跖和指、趾的屈侧面；身体其余部位的表皮较薄，称薄表皮，分为 4 层（图 18-10B）。

1. 基底层（stratum basale） 附着于基膜，由一层矮柱状或立方形的基底细胞（basal cell）组成，细胞核大深染，呈卵圆形，胞质因含有丰富的核糖体而呈强嗜碱性（图 18-4）。基底细胞与相邻细胞间以桥粒相连，与基膜以半桥粒相连（图 18-5）。此外，基底细胞内还含有散在或成束的角蛋白丝（keratin filament），属中间丝，具有较强的张力，又称张力丝。

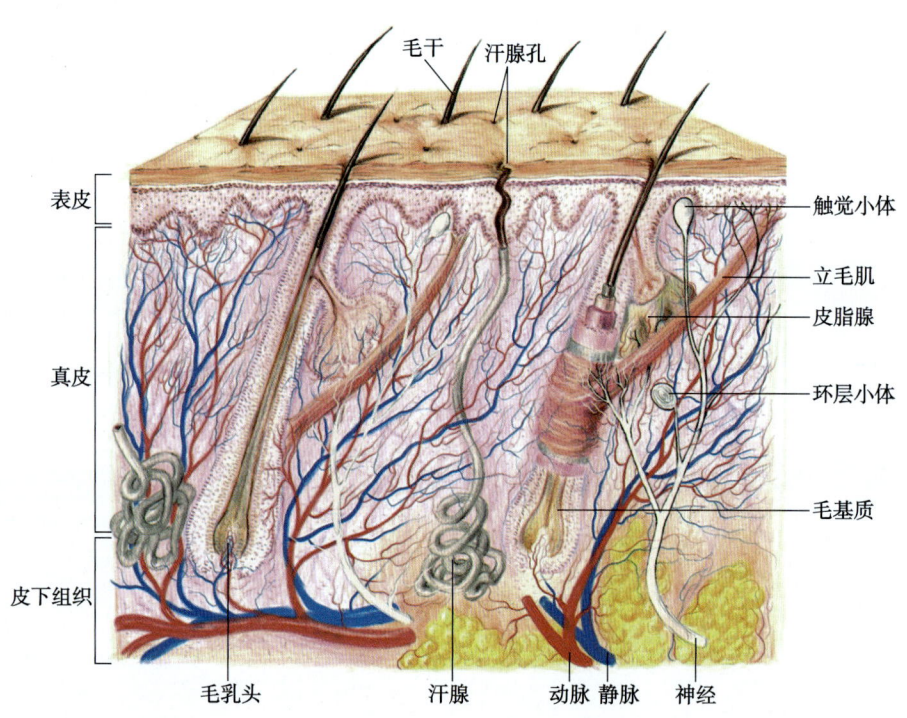

图 18-1 皮肤模式图

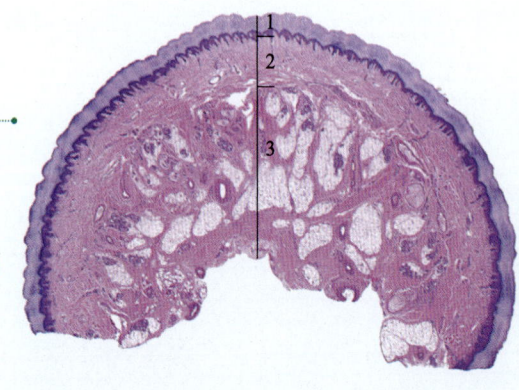

图 18-2 人手指掌侧皮肤（低倍镜）
1. 表皮 2. 真皮
3. 皮下组织

基底层由不同增殖分化能力的细胞组成，包括干细胞、过渡扩充细胞（transit amplifying cell）和有丝分裂后的分化细胞。干细胞分裂产生的两种子细胞：一种是干细胞维持自我更新，一种分化为过渡扩充细胞。过渡扩充细胞具有一定的增殖分裂能力，分裂数次后停止分裂，其产生的子细胞脱离基膜，不断向上推移并终末分化为各层细胞。一般 10 个基底细胞及其上方各层细胞形成一个柱状的表皮增生单位（epidermal

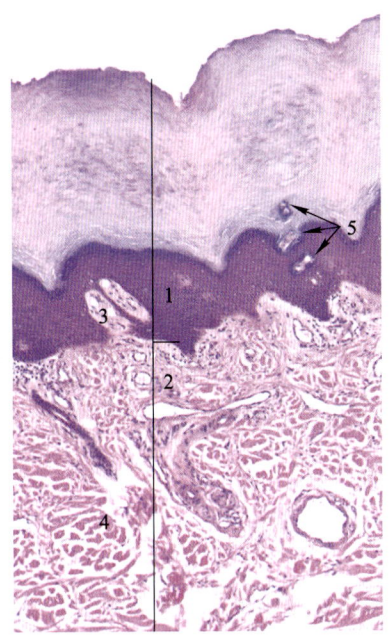
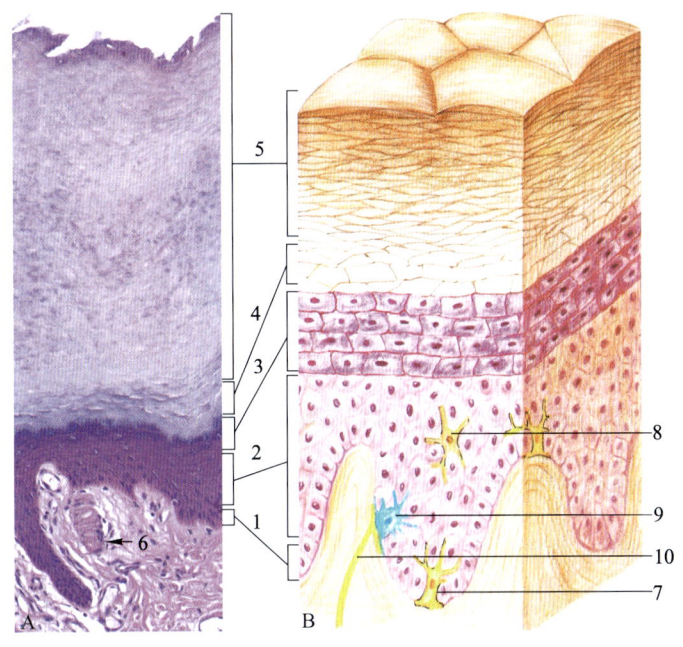

图 18-3 人手指掌侧皮肤表皮和真皮
1. 表皮 2. 真皮 3. 真皮乳头 4. 网织层 5. 汗腺导管

图 18-4 人手指掌侧表皮
A. 光镜图 B. 模式图 1. 基底层 2. 棘层 3. 颗粒层 4. 透明层 5. 角质层 6. 触觉小体 7. 黑素细胞 8. 朗格汉斯细胞 9. 梅克尔细胞 10. 感觉神经末梢

proliferative unit），干细胞位于基底细胞中心，过渡扩充细胞位于周边，以上各层细胞均是由这些基底细胞分化形成。在皮肤的创伤愈合中，基底细胞具有重要的再生修复能力。

2. 棘层（stratum spinosum） 位于基底层上方，一般由 4~10 层的棘细胞（spinous cell）组成。棘层深部的细胞也有一定的分裂能力，因此，又把基底层和深部棘层称为生发层。棘细胞胞体较大，呈多边形，胞核圆形，胞质呈弱嗜碱性（图 18-4）。细胞向四周伸出许多细短的突起，相邻细胞的突起由桥粒相连。HE 染色中突起清晰可见，称为细胞间桥（intercellular bridge）（图 18-5）。胞质内角蛋白丝多且粗大，汇集成束，止于桥粒。电镜下，胞质内含有大量卵圆形颗粒，

知识拓展 18-1
皮肤创伤修复

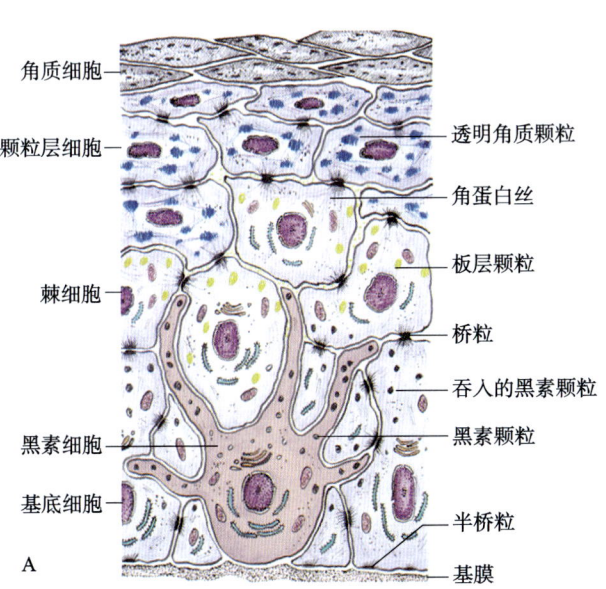
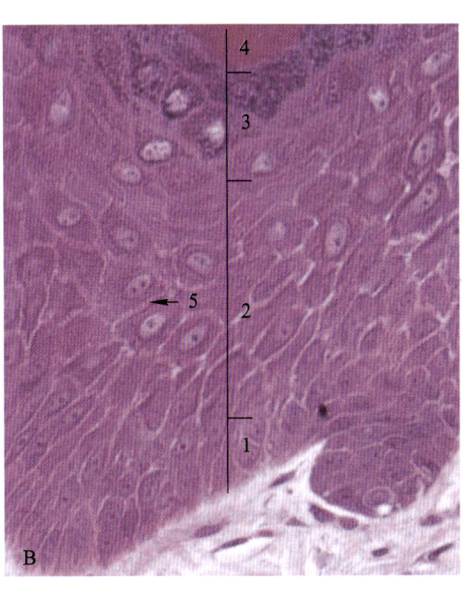

图 18-5 表皮各层细胞结构
A. 模式图 B. 光镜图
1. 基底层 2. 棘层 3. 颗粒层 4. 透明层 5. 细胞间桥

有界膜包被，呈明暗相间的板层状，故称板层颗粒（lamellated granule）。颗粒的形成和所含物质均尚未完全了解，已知其中含双极磷脂、糖蛋白和溶酶体酶。颗粒常位于细胞胞质周边，与胞膜融合，将所含脂质成分释放到细胞间隙，形成膜状物。

3. 颗粒层（stratum granulosum） 位于棘层上方，由 3~5 层较扁的梭形细胞组成，胞核和细胞器已退化，胞质内充满着大小和形状不一的透明角质颗粒（keratohyalin granule），呈强嗜碱性（图 18-5）。电镜下，颗粒没有界膜包被，呈致密均质状，角蛋白丝常伸入其中。透明角质颗粒含有富于组氨酸的蛋白质，即丝聚合蛋白前体。当颗粒细胞转化成角质细胞时，丝聚合蛋白前体分解为丝聚合蛋白，作为"胶黏物"，将角蛋白细丝聚集在一起。

4. 透明层（stratum lucidum） 位于颗粒层上方，仅见于厚表皮。由数层无核、界限不清的扁平细胞组成。在 HE 染色的标本中，此层呈现为一层薄而均质状的强嗜酸性带，折光度强（图 18-5）；细胞的超微结构与角质层相似。

5. 角质层（stratum corneum） 为表皮的最浅层，由多层扁平的角质细胞组成。这些细胞是已经完全角化的死细胞，在 HE 染色的标本中，呈嗜酸性均质状（图 18-4）。电镜下，胞质中充满密集平行的角蛋白丝，浸埋于丝聚合蛋白中，形成成熟的角蛋白。细胞膜内面附有一层厚的蛋白质，故细胞膜明显增厚而坚固。细胞间隙充满板层颗粒释放的脂类膜状物。角质层浅表细胞间的桥粒消失，细胞连接松散，脱落后为皮屑。角质层是机体皮肤的主要屏障。干硬坚固的角质细胞赋予表皮对多种理化刺激具有很强的耐受力，细胞间隙中的脂类膜状物可阻止外物侵入以及组织液的外渗。

表皮自我更新是一个复杂的生物学过程，经历了角质形成细胞增殖、分化、迁移和凋亡等多种生物学过程，受到多种信号分子的复杂调控。角质形成细胞由基底层分化成熟为角质层直至脱落的过程称表皮更新（epidermal renewal）。正常表皮更替时间为 3~4 周。

（二）表皮细胞的类型

表皮由两类细胞组成：一类是角质形成细胞（keratinocyte），另一类细胞为非角质形成细胞。

1. 角质形成细胞 是表皮的主要细胞成分。表皮不断进行自我更新，基底细胞增殖分裂活跃，产生的子细胞脱离基膜，不断补充浅表脱落的细胞。从表皮基底层向浅层迁移的过程中，角质形成细胞的形状及其内容物均发生明显变化：细胞由矮柱状到多边形最后变成扁平状，由活细胞变为死细胞，胞质内的角蛋白丝束被胞质内蛋白基质"胶黏"，聚合在一起，形成成熟的角蛋白。角质形成细胞从基底层到浅层的组织形态学变化称为角化。

2. 非角质形成细胞 散在分布于角质形成细胞之间，有以下三种类型。

（1）黑素细胞（melanocyte） 呈树枝状，胞体多散在于表皮基底细胞之间，其突起伸入基底细胞和棘细胞之间（图 18-6B）。在 HE 染色的标本中，胞体呈圆形，核小而深染，胞质透明（图 18-6C）。电镜下，胞质内有特征性的小泡状的黑素体（melanosome），由高尔基复合体生成，内含酪氨酸酶，能将酪氨酸转化为黑色素（melanin）。当黑素体内充满黑色素后，改称黑素颗粒（melanin granule）。黑素颗粒移入突起末端，然后被输送到邻近的基底细胞内（图 18-6A），因此基底细胞内常含许多黑素颗粒，而黑素细胞反而含黑素颗粒少（图 18-6C）。黑色素是决定皮肤颜色的一个重要因素。不同种族皮肤的黑素细胞数量无明显差别，肤色深浅主要取决于黑素颗粒的分布、大小、数量及内含黑色素的多少。白化病患者的皮肤呈白色，是因为黑素细胞内缺乏酪氨酸酶，不能将酪氨酸转化为黑色素所致。黑色素能吸收和散射紫外线，保护表皮深层的幼稚细胞不受辐射损伤。

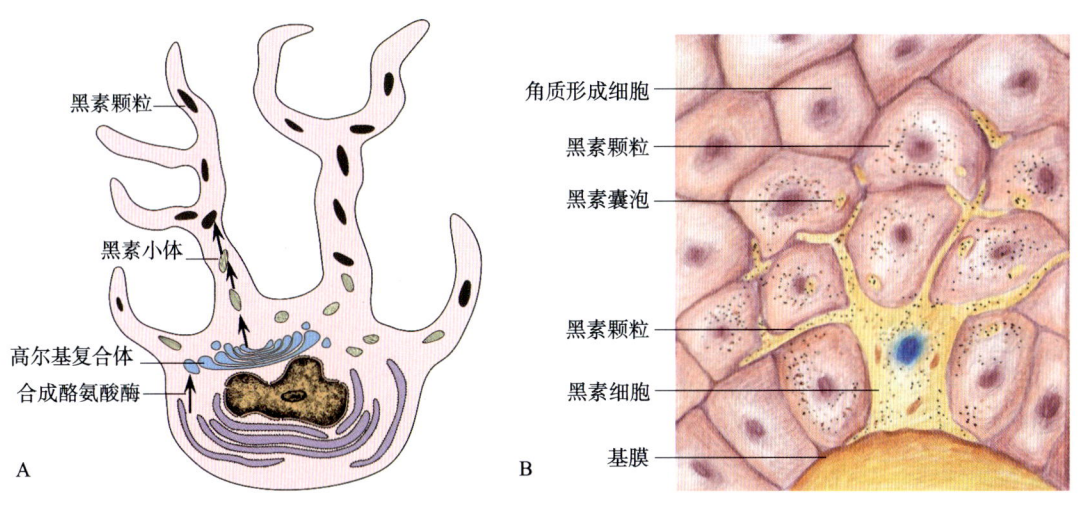

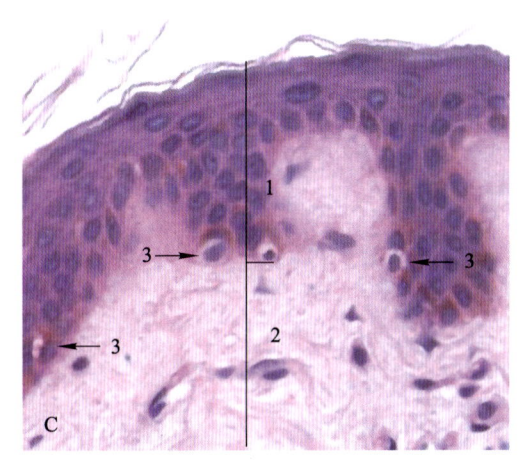

图18-6 黑素细胞
A. 合成黑素颗粒示意图 B. 模式图 C. 光镜图
1. 表皮 2. 真皮 3. 黑素细胞

（2）朗格汉斯细胞（Langerhans cell） 呈树枝状，散在分布于棘细胞之间（图18-4）。在HE染色的标本中，胞体呈圆形，核小且深染，胞质透明（图18-7B）。电镜下，胞质内有特征性的伯贝克颗粒（Birbeck granule），呈球拍状，又称朗格汉斯颗粒（图18-7A）。朗格汉斯细胞是表

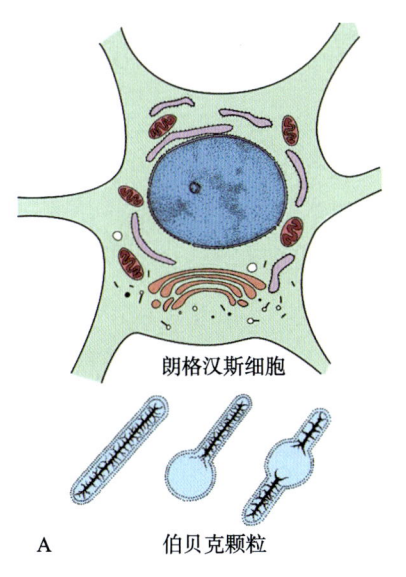

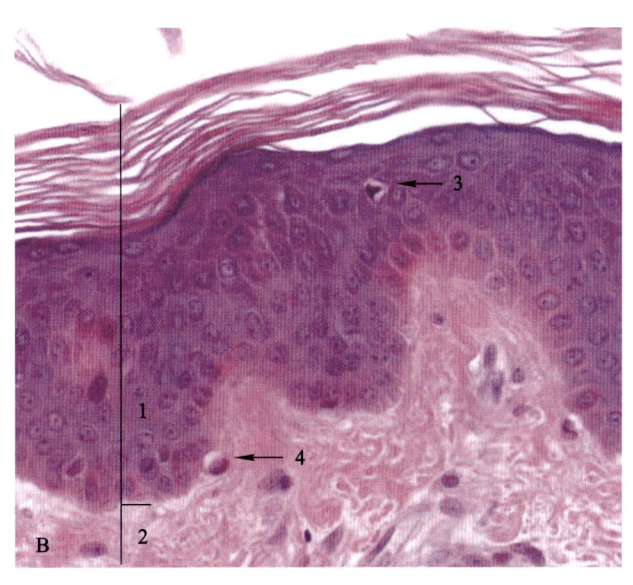

图18-7 朗格汉斯细胞
A. 模式图 B. 光镜图
1. 表皮 2. 真皮 3. 朗格汉斯细胞 4. 黑素细胞

皮中的抗原呈递细胞，受抗原刺激后游走出表皮，进入淋巴组织，引发免疫应答。朗格汉斯细胞在对抗侵入皮肤的病毒和监视表皮癌变细胞方面起着重要作用。

（3）梅克尔细胞（Merkel cell） 来源于神经嵴。细胞呈树枝状，散在分布于基底层。HE染色的标本不易辨认该细胞。电镜下，胞质内含有许多膜包被的内分泌颗粒，内有致密核芯，这些颗粒多聚集在细胞基底部。细胞与感觉神经末梢形成突触（图18-4），目前认为，该细胞可能是一种神经感受器，能感受机械性刺激。

二、真皮

真皮（dermis） 位于表皮和皮下组织之间，分乳头层和网织层，两者之间无明确界限（图18-2和图18-8）。

1. 乳头层（papillary layer） 为紧邻表皮的薄层疏松结缔组织。此层结缔组织向表皮底部突入，形成许多嵴状或乳头状隆起，称真皮乳头。该结构使表皮与真皮的连接面扩大，有利于两者牢固连接，便于表皮从真皮获得营养。乳头层含有丰富的毛细血管和游离神经末梢，在手指掌侧的真皮乳头内含有较多的触觉小体（图18-4）。

2. 网织层（reticular layer） 位于乳头层下方，较厚，是真皮的主要组成部分。网织层由致密结缔组织组成，粗大的胶原纤维束交织成网，并有许多弹性纤维，使皮肤具有较大的韧性和弹性。此层含有较多的血管、淋巴管和神经，深部常见环层小体（图18-9）、皮脂腺和汗腺等皮肤附属器也存在于此层（图18-1）。

三、皮下组织

皮下组织即解剖学中所称的浅筋膜，由疏松结缔组织和脂肪组织组成（图18-9），毛囊和汗

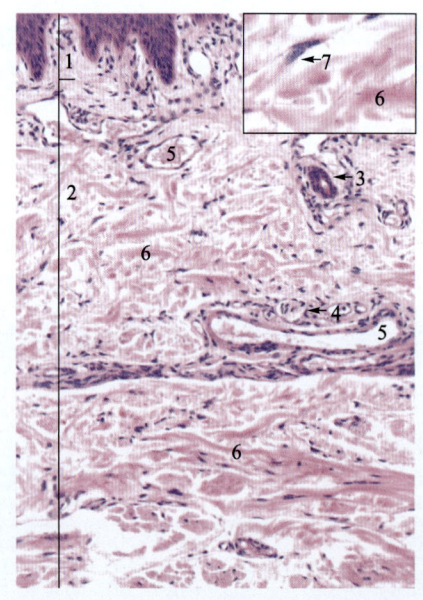

图18-8 人手指掌侧皮肤真皮
1. 乳头层 2. 网织层 3. 汗腺导管 4. 神经
5. 血管 6. 胶原纤维束 7. 成纤维细胞核

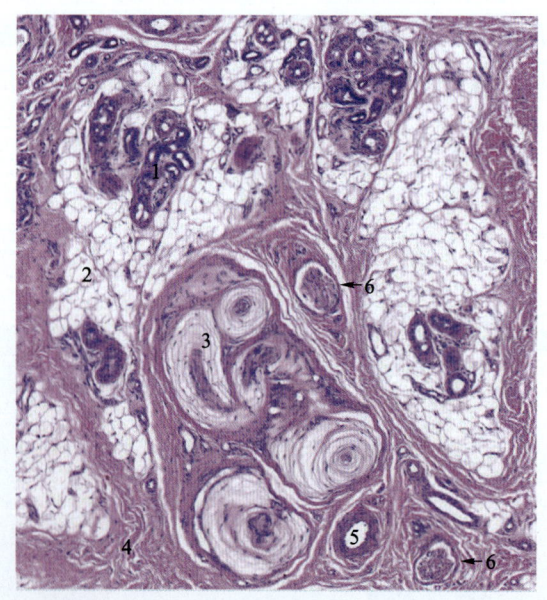

图18-9 人手指掌侧皮肤皮下组织
1. 汗腺 2. 脂肪组织 3. 环层小体 4. 胶原纤维束
5. 血管 6. 神经

腺常延伸到此，真皮网织层有些纤维束垂直下行与皮下组织相连。其厚度因部位、性别、年龄和营养而异。

四、皮肤附属器

（一）毛

人体皮肤除手掌和足底等部位外，均有毛（hair）分布。毛的粗细和长短不一。尽管毛的粗细、长短和颜色有差异，但其基本结构相同。毛分为毛干、毛根和毛球三部分。位于皮肤以外的部分称毛干，位于皮肤以内的部分称毛根。毛干和毛根由排列规则的角化上皮细胞组成，细胞内充满角蛋白和黑色素。毛根包裹在由上皮和结缔组织组成的毛囊（hair follicle）内（图18-10）。毛囊由内向外分为两层，内层为上皮根鞘，又分为内根鞘和外根鞘两层。内根鞘包绕在毛根的外周，由毛球发生而来，由数层细胞构成，在皮脂腺开口处的上方退化消失；外根鞘与表皮的生发层相连续。外层为结缔组织根鞘，由致密结缔组织构成，结缔组织鞘内侧有一层均质状膜，名玻璃膜（glassy membrane）。毛根与毛囊上皮根鞘的下端融合，膨大为毛球（hair bulb）（图18-11）。毛球的上皮细胞称毛母质细胞。这些细胞为分裂活跃的多潜能细胞，能增殖分化为毛根和毛囊的上皮根鞘。毛母质细胞间散布有黑素细胞和朗格汉斯细胞。毛球底面向内凹陷，容纳毛乳头（hair papilla）（图18-11）。毛乳头是富含血管和神经的结缔组织。毛球是毛和毛囊的生长点，毛乳头对毛的生长起诱导和维持作用。毛和毛囊斜长在皮肤内，在毛囊与皮肤表面呈钝角的一侧有一束平滑肌，称立毛肌（图18-1，图18-12）。立毛肌受交感神经支配，收缩时使毛竖立。

毛的生长有一定的生长周期，身体各部位毛的生长周期长短不等，头发的生长期通常为3~5年。毛的生长周期分三个阶段，即生长期、退化期和静止期。生长期的毛囊长，毛球和毛乳头膨大，毛母质细胞分裂活跃。转入静止期的毛囊变短，毛球和毛乳头变小萎缩，毛母质细胞停止分裂，毛根与毛球和毛囊连接不牢。在旧毛脱落之前，于毛囊基部形成新的毛球和毛乳头，开始形成新毛。新毛长入原有的毛囊内，将旧毛推出。

（二）皮脂腺

皮脂腺（sebaceous gland）多位于毛囊和立毛肌之间，为泡状腺，由一个或几个囊状腺泡与一

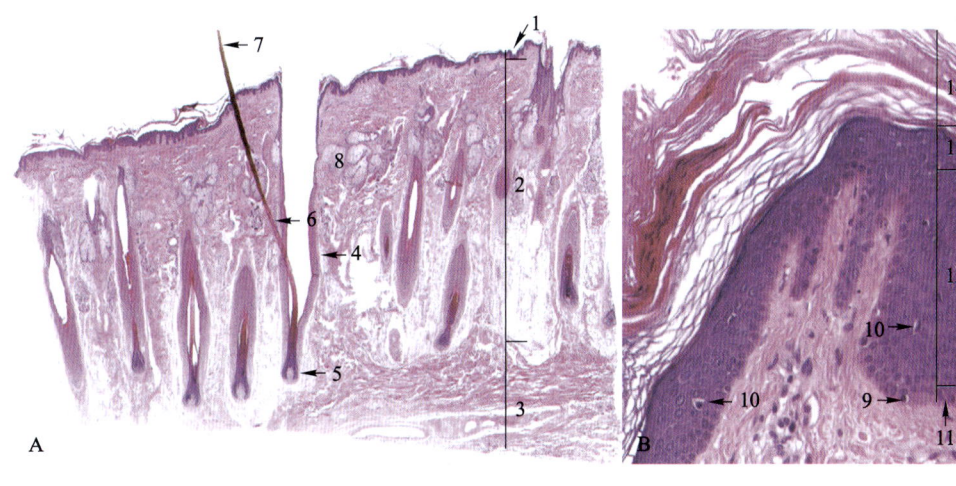

图18-10 头皮
A. 低倍镜 B. 表皮
1. 表皮 2. 真皮
3. 皮下组织 4. 毛囊
5. 毛球 6. 毛根
7. 毛干 8. 皮脂腺
9. 黑素细胞
10. 朗格汉斯细胞
11. 基底层 12. 棘层
13. 颗粒层 14. 角质层

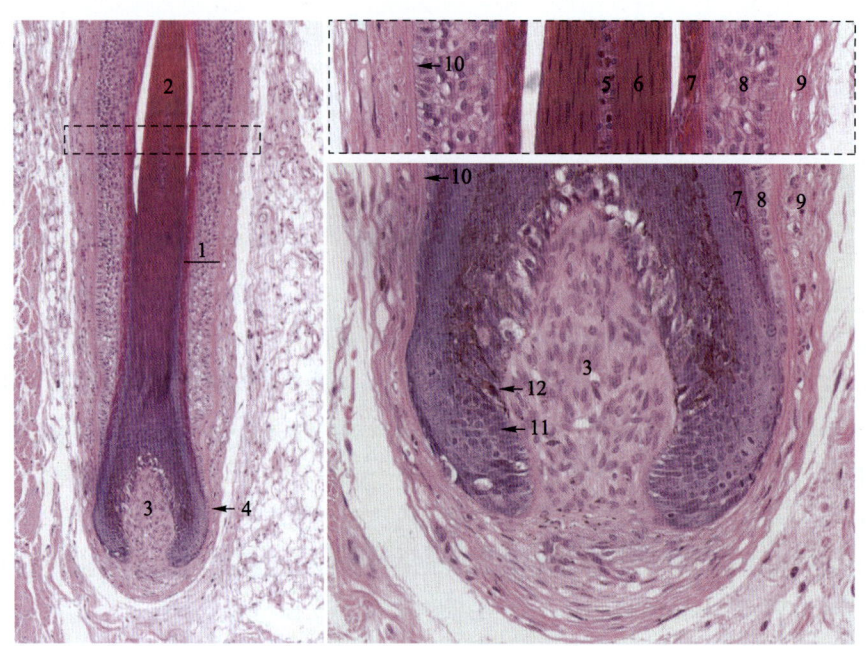

图 18-11 毛囊、毛球和毛乳头
1. 毛囊 2. 毛根 3. 毛乳头 4. 毛球 5. 毛髓质 6. 毛皮质 7. 内根鞘 8. 外根鞘 9. 结缔组织鞘 10. 玻璃膜 11. 毛母质细胞 12. 黑素细胞

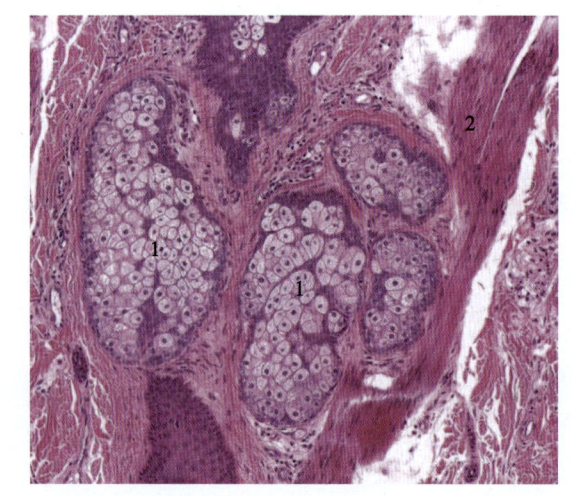

图 18-12 皮脂腺
1. 皮脂腺 2. 立毛肌

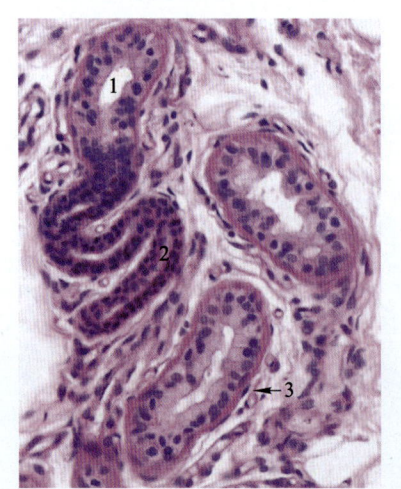

图 18-13 汗腺
1. 分泌部 2. 导管 3. 肌上皮细胞

个短而粗的导管构成。导管为复层扁平上皮，大多开口于毛囊上段，有些直接开口于皮肤表面。腺泡周边是一层较小的干细胞，它们不断增殖分裂，新生的腺细胞体积逐渐变大，胞质出现脂滴，并向腺泡中心移动。腺泡中心的细胞大，呈多边形，核固缩，胞质内充满脂滴（图 18-10，图 18-12）。在近导管处，腺细胞解体，连同脂滴一起排出，即为皮脂。皮脂除了有润滑皮肤和毛发的作用外，还具有一定的保湿、防水和抑菌作用。皮脂腺的发育和分泌受性激素的调节，青春期分泌活跃。

（三）汗腺

汗腺（sweat gland）包括外泌汗腺和顶泌汗腺。

1. 外泌汗腺（eccrine sweat gland） 又称局泌汗腺、小汗腺，即通常所称的汗腺。它们遍布全身皮肤，不同部位皮肤内的汗腺数目有差别，手掌、足跖和腋窝最多。汗腺是单曲管状腺。分泌部位于真皮深层和皮下组织，盘曲成团，管径较粗；由单层锥形腺细胞组成，胞核呈圆形，近基底部，胞质着色浅，腺细胞外有一层明显的基膜；腺细胞与基膜之间有肌上皮细胞，其收缩时有助于排出分泌物。导管由两层立方形细胞组成，胞质嗜碱性；导管较细，其与腺体连接处弯曲，之后直行穿过真皮，与表皮相连续且螺旋状穿过表皮，开口于皮肤表面（图 18-1，图 18-3，图 18-13）。腺细胞分泌的汗液除含大量水分外，还含钠、钾、氯、乳酸盐和尿素。汗液分泌（出汗）是身体散热的主要方式，有调节体温、湿润皮肤和排泄废物等作用。

2. 顶泌汗腺（apocrine sweat gland） 又称大汗腺，主要分布在腋窝、乳晕和会阴部等处。顶泌汗腺为管状腺，位于真皮和皮下组织。分泌部盘曲成团，管径粗大；腺细胞呈立方形，胞核圆形，近基底部，胞质嗜酸性；腺细胞与基膜之间有肌上皮细胞。导管较细而直，由两层上皮细胞组成，开口于毛囊上段。分泌物为黏稠的乳状液，含蛋白质和脂质等，被细菌分解后产生特别的气味。分泌过盛而致气味过浓时，则发生狐臭。顶泌汗腺的分泌受性激素的调节，青春期分泌活跃。

（四）指（趾）甲

指（趾）甲（nail） 由甲体及其周围和下方的几部分组织组成。甲体为指（趾）末节背面的外露部分，由多层连接牢固的角化细胞构成。甲体下面的组织称甲床，由非角化的复层扁平上皮和真皮组成。甲体的近端埋在皮肤内，称甲根。甲体两侧嵌在皮肤所成的甲襞内。甲体与甲襞之间的沟为甲沟。甲根附着处的甲床上皮为甲母质，该部位细胞增殖活跃，是甲体的生长区（图18-14）。

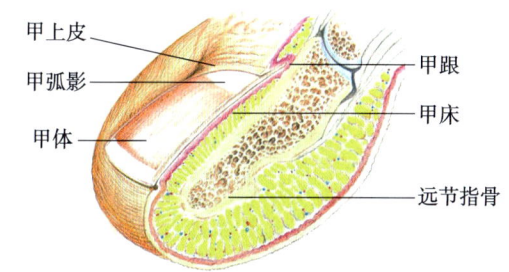
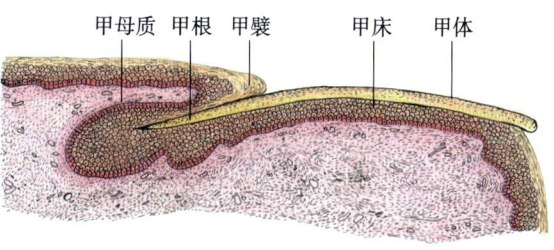

图 18-14 指甲纵切模式图

（张　琳）

思考题

1. 临床做皮试时，药物注射到皮肤什么部位？如果皮试阳性，可能参与的皮肤细胞有哪些，都有什么作用？
2. 简述人体不同部位的皮肤（如头皮、面部皮肤、脚底皮肤、手掌皮肤、腹部皮肤）有何功能、在组织上有何区别？
3. 皮肤"晒黑"是什么细胞发生了变化？发生了什么变化？

数字课程学习……

本章小结　　自测题　　教学 PPT　　电子图片

第十九章
眼和耳

关键词

角膜（cornea） 虹膜（iris） 睫状体（ciliary body） 视网膜（retina）
壶腹嵴（crista ampullaris） 位觉斑（macula acoustica） 螺旋器（spiral organ）

> 人体通过感觉器官接受机体内外环境的各种刺激，并将刺激转化为神经冲动，经感觉神经传入中枢神经系统产生感觉，从而建立机体与内外环境的联系。眼和耳都是人体的特殊感觉器官。人之所以能感知世界的五彩缤纷，就是因为眼能感受光和色的刺激，并将其转换成神经冲动，传至大脑的视觉中心，产生光感、色感和图像。人之所以能享受到音乐的美妙，以及辨别出声音来自何方，是因为耳具有听觉和定位功能，就像一部雷达，能捕捉声音信号并定位方向和距离。通过学习眼和耳的结构，可以更好地理解它们的功能。

思维导图

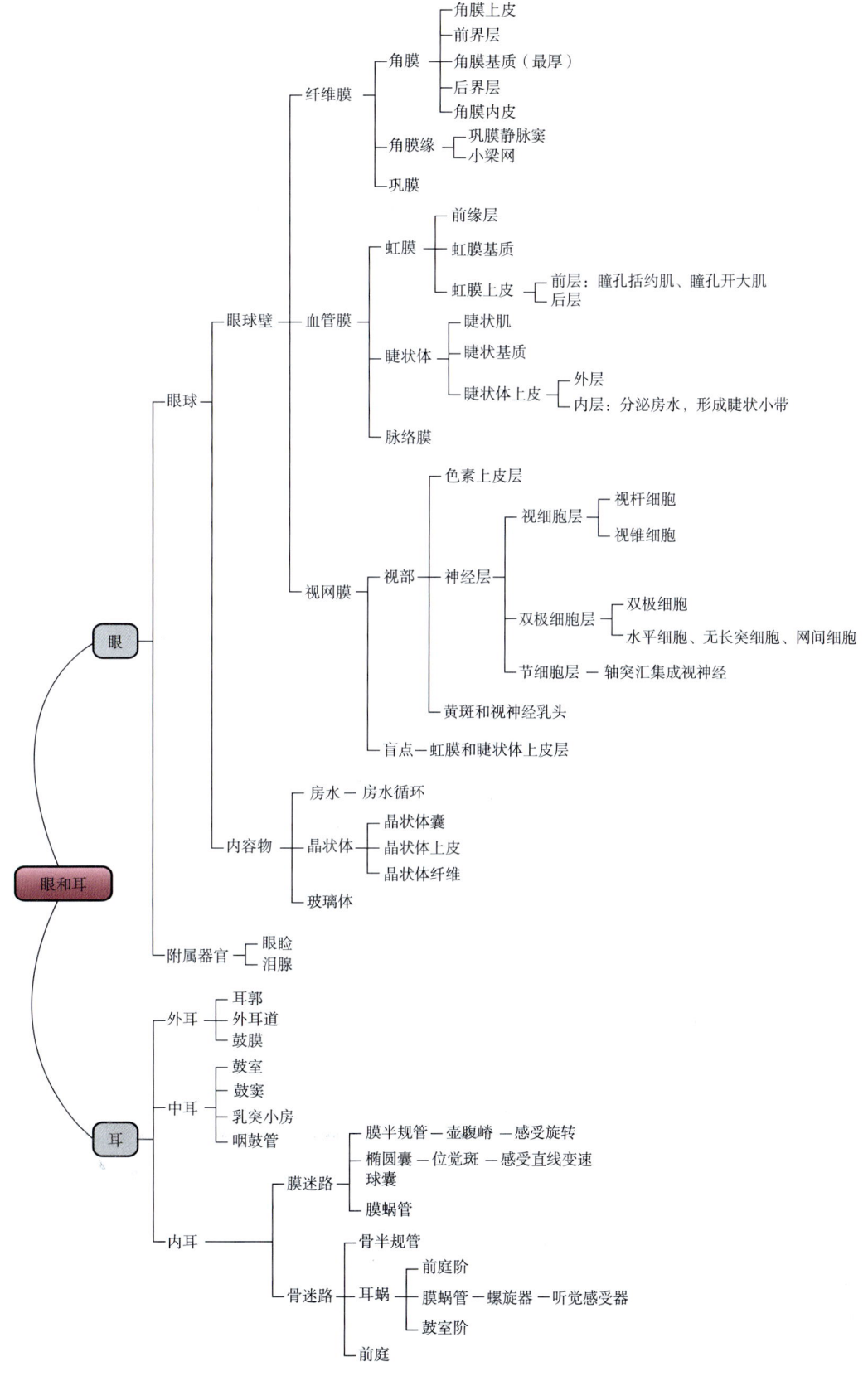

一、眼

眼包括眼球及其附属结构。眼球近似圆球形，由眼球壁和眼球内容物组成（图 19-1）。

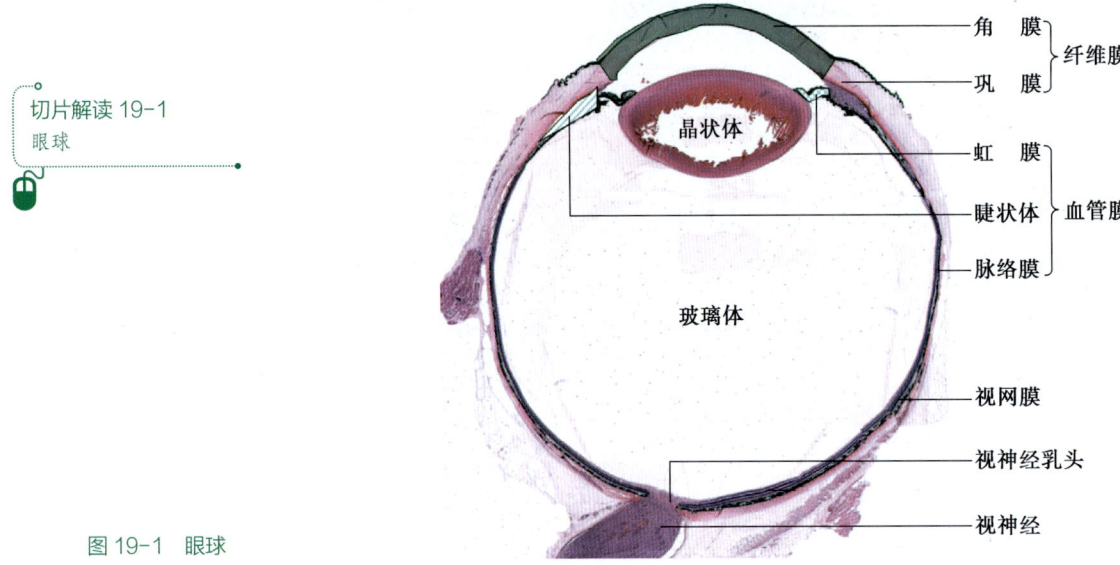

图 19-1　眼球

（一）眼球壁

眼球壁由外向内依次为纤维膜、血管膜和视网膜三层。

1. **纤维膜**（tunica fibrosa）是眼球壁的最外层，主要由胶原（原）纤维平行致密排列构成。前部为透明的角膜，后部为白色的巩膜，两者交界处为角膜缘。

（1）**角膜**（cornea）位于纤维膜的前方，约占眼球表面的 1/15。角膜微向前凸，透明，无血管，其营养主要由房水、泪液和角膜缘血管渗透供给。其主要的生理功能是作为屈光介质，将光线传入眼内。角膜由前向后分为 5 层（图 19-2）。

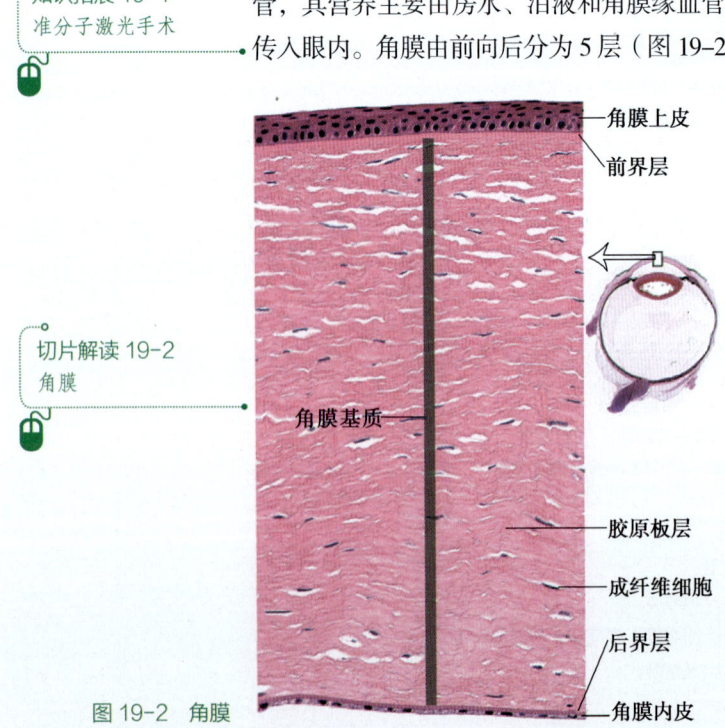

图 19-2　角膜

1）角膜上皮：是未角化的复层扁平上皮，有 5~7 层细胞。基底层细胞呈柱状，常见有丝分裂象，表明角膜上皮有更新和再生能力。上皮基部平整，借基膜与深层的结缔组织相连。上皮内有丰富的游离神经末梢，感觉非常敏锐。

2）前界层：是由胶原原纤维和基质构成的透明均质状膜，为上皮的基膜，由角膜基质分化而来。

3）角膜基质：约占角膜全厚的 90%，由许多粗细一致的胶原原纤维平行排列成板层组成（有 200~500 层），相邻板层的原纤维大致呈垂直排列。板层间有角膜基质细胞，是一种成纤维细胞，能合成纤维和基质。基质中含有硫酸软骨素 A、硫酸角质素和透明质酸及纤连蛋白等，起黏合和保持水分的作用。

4）后界层：亦为透明均质状膜，较前界膜略薄，为角膜内皮的基膜，由角膜内皮分化而来。

5）角膜内皮：为单层扁平或立方上皮。

（2）巩膜（sclera） 由规则致密结缔组织构成（图19-3），厚而坚韧，呈乳白色，不透明，有保护和支持眼球的作用。在巩膜与角膜交界处，巩膜向前内侧凸起，形成一个环形嵴，称巩膜距（scleral spur），是小梁网和睫状肌的附着部位。巩膜前部的表面有球结膜被覆，黏膜上皮为复层扁平上皮，与角膜上皮连续。在巩膜后端视神经穿出处形成许多小孔，称筛板，是巩膜的薄弱部位。

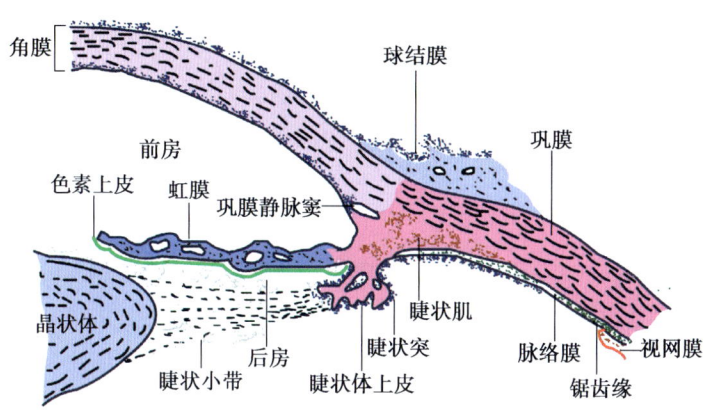

图 19-3 眼球前部结构示意图

（3）角膜缘（corneal limbus） 为角膜与巩膜的连接处，又称角巩膜缘。角膜缘的内侧有巩膜静脉窦和小梁网（图19-4），是房水循环的重要结构。巩膜静脉窦为一环行小管，窦壁由内皮、不连续的基膜和薄层结缔组织构成，窦腔内充满房水。小梁网由小梁和小梁间隙组成。小梁网由角膜基质纤维、后界膜和角膜内皮组成。

2. 血管膜（tunica vasculosa） 由疏松结缔组织构成，富含血管和色素细胞。血管膜自前向后依次为虹膜、睫状体和脉络膜（图19-1）。

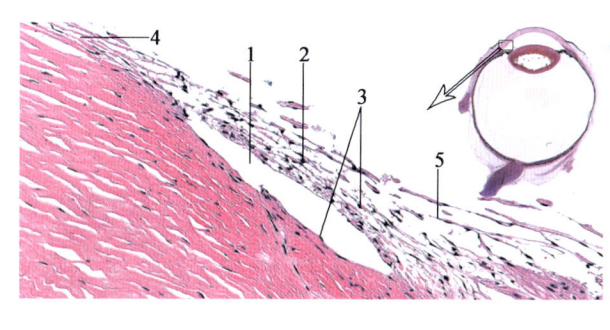

切片解读 19-3 角膜缘

图 19-4 角膜缘
1. 巩膜静脉窦 2. 小梁网 3. 内皮细胞 4. 角膜基质 5. 睫状体基质

（1）虹膜（iris） 是位于角膜后方的环形膜，中央有瞳孔，周边与睫状体相连。虹膜与角膜之间的腔隙称前房，虹膜与玻璃体之间的腔隙称后房，前房与后房借瞳孔相通。虹膜的结构由前向后分为前缘层、虹膜基质和虹膜上皮（图19-5）。

前缘层即虹膜的前表面，为一层不连续的成纤维细胞和色素细胞。虹膜基质为富含血管和色素细胞的疏松结缔组织。基质的色素细胞胞质中含大量色素颗粒，不同人种，甚至不同个体的色素颗粒的形状、密度和分布存在一定的差异。虹膜上皮构成虹膜后表面，前层细胞特化为肌上皮细胞，其中外侧肌纤维呈放射状排列的

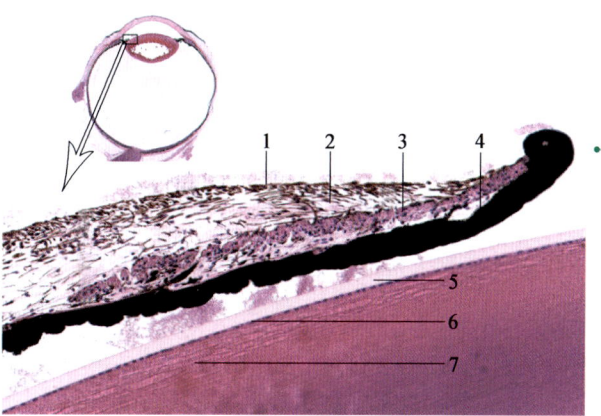

切片解读 19-4 虹膜

图 19-5 虹膜
1. 前缘层 2. 虹膜基质 3. 瞳孔括约肌 4. 虹膜上皮 5. 晶状体囊 6. 晶状体上皮 7. 晶状体纤维

肌是瞳孔开大肌，由交感神经支配，可开大瞳孔。近瞳孔处肌束呈环形排列的肌为瞳孔括约肌，由副交感神经支配，可缩小瞳孔。后层细胞为色素上皮细胞，呈立方形或矮柱状，胞质内富含较大的黑素颗粒（图19-6）。

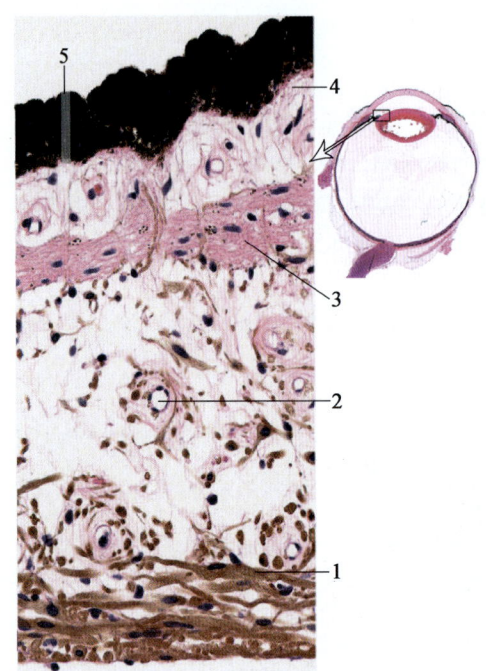

图 19-6 虹膜
1. 虹膜基质内的色素细胞 2. 虹膜基质内的血管 3. 瞳孔括约肌 4. 瞳孔开大肌 5. 色素上皮细胞

（2）睫状体（ciliary body） 位于虹膜与脉络膜之间，在眼球矢状切面上呈三角形（图19-7）。前部较宽，与虹膜连接处形成许多放射状的突起，称睫状突（图19-8）；后部较窄，终止于齿状缘，与脉络膜相连。由睫状突发出许多放射状的睫状小带，止于晶状体囊。睫状小带由许多管状微原纤维借蛋白聚糖黏合、包被而成。

睫状体由睫状肌、基质和睫状体上皮组成。睫状肌为平滑肌，是构成睫状体的主要成分，受交感神经支配。睫状肌收缩时，睫状小带松弛；睫状肌舒张时，睫状小带紧张，借此使晶状体的位置和曲度发生改变，从而对视力进行调节。基质是富含血管和色素细胞的疏松结缔组织。睫状体上皮也属视网膜盲部，由虹膜的两层色素上皮组织延续而来，外层为立方形的色素细胞，含有粗大的色素颗粒；内层为立方形的非色素细胞，能合成胶原蛋白并形成睫状小带，分泌房水。

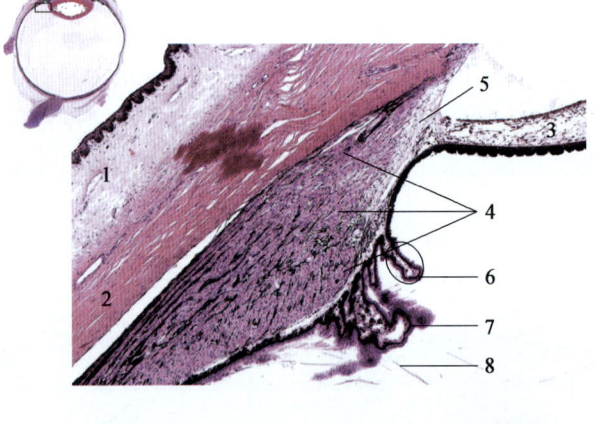

图 19-7 睫状体
1. 球结膜 2. 巩膜 3. 虹膜 4. 睫状肌 5. 睫状基质 6. 睫状突 7. 睫状上皮 8. 睫状小带

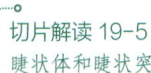

切片解读19-5
睫状体和睫状突

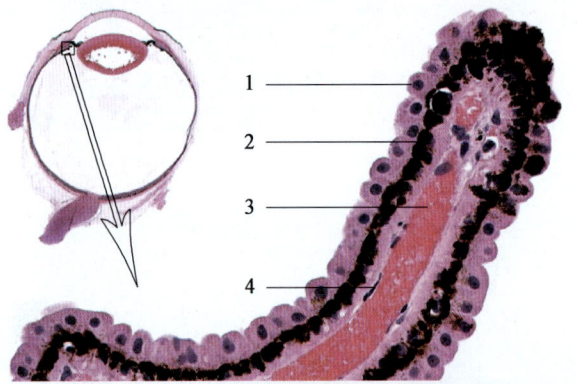

图 19-8 睫状突
1. 睫状体非色素上皮（细胞） 2. 睫状体色素上皮（细胞） 3. 血管 4. 内皮细胞

（3）脉络膜（choroid） 为血管膜的后2/3部分，衬于巩膜与视网膜间，由富含色素细胞和血管的疏松结缔组织构成（图19-9）。脉络膜的内面为一层均质透明的玻璃膜，由纤维和基质组成。

3. 视网膜（retina） 位于脉络膜的内侧，通常指能感光的视网膜的视部，它与盲部的交界处呈锯齿状，称锯齿缘（图19-3）。视网膜由色素上皮层和神经层组成，其中神经层由视杆视锥层、外界膜、外核层、外网层、内核层、内网层、节细胞层、视神经纤维层和内界膜构成（图19-10）。

（1）色素上皮层 位于视网膜的最外层，为单层矮柱状细胞。细胞基底部紧密附于玻璃膜上。细胞顶部有许多细长的胞质突起，伸入视杆细胞或视锥细胞之间（图19-10，图19-11）。色素上皮细胞的胞质内含有大量黑素颗粒，当受强光照射时，黑素颗粒移入细胞突起内，吸收光线，防止强光对视细胞的损害。色素上皮细胞的胞质内还含有吞噬体，吞噬体内常见被吞噬的视

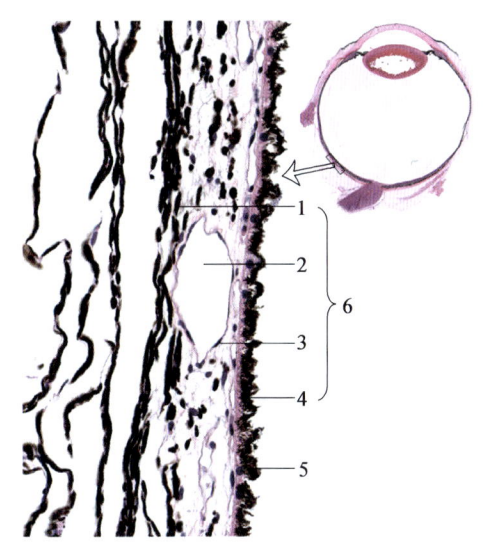

图 19-9 脉络膜
1. 色素细胞 2. 血管 3. 血管内皮细胞 4. 玻璃膜 5. 视网膜色素上皮层 6. 脉络膜

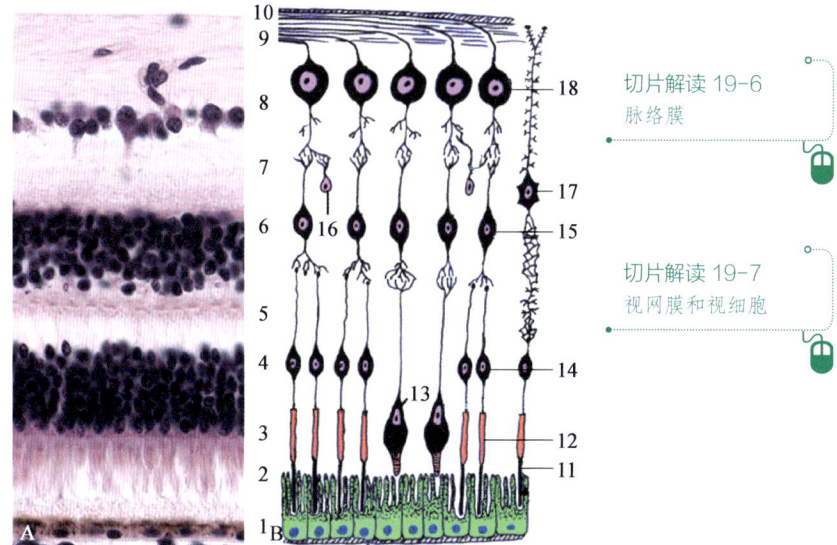

图 19-10 视网膜
A. 光镜图 B. 视网膜结构模式图
1. 色素上皮层 2. 视杆视锥层 3. 外界膜 4. 外核层 5. 外网层 6. 内核层 7. 内网层 8. 节细胞层 9. 视神经纤维层 10. 内界膜 11. 视杆细胞外突外节 12. 视杆细胞外突内节 13. 视锥细胞 14. 视杆细胞 15. 双极细胞 16. 无长突细胞 17. 放射状胶质细胞 18. 节细胞

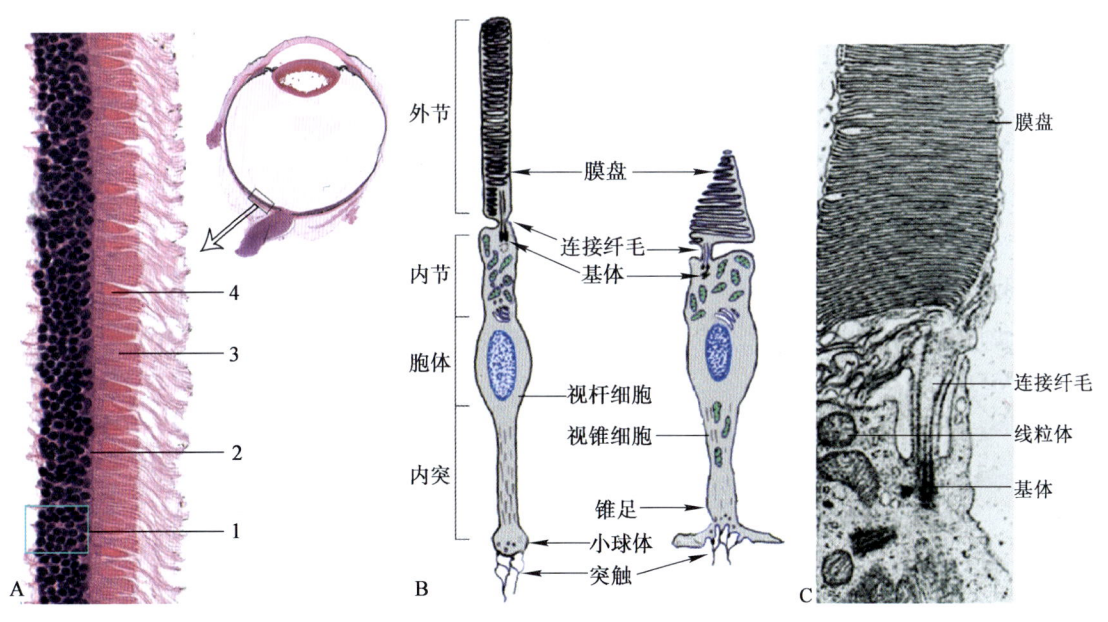

图 19-11 视细胞
A. 光镜图 B. 模式图 C. 视杆细胞外节电镜图
1. 外核层 2. 视细胞胞体和胞核 3. 视杆细胞外节 4. 视锥细胞外节

细胞膜盘。色素上皮细胞还储存维生素 A，参与视紫红质的形成。

（2）神经层 视网膜的神经层是神经组织，呈层状结构。从外向内分布三类神经元。第一类是感光细胞，即视细胞，是双极神经元，分为视杆细胞和视锥细胞，其外突构成视杆视锥层，胞体构成视网膜的外核层。第二类是联络神经元，包括双极细胞、水平细胞、无长突细胞和网间细胞，其胞体构成视网膜的内核层。第三类是投射神经元，即节细胞，是多极细胞，其胞体构成视网膜的节细胞层。外核层与内核层之间、内核层与节细胞层之间是由神经元的突起分别构成的外网层和内网层。

1）视杆细胞（rod cell）：是细长形细胞，核小，染色深。胞体向色素上皮细胞伸出细长的树突（外突），称视杆，分内节和外节。外节细长，以偏向一侧的峡部与内节相连。外节基部一侧的细胞膜连续内陷和折叠，形成许多平行排列的扁圆形膜盘（图 19-11B），顶端的部分膜盘不断与胞膜分离脱落，被色素上皮细胞吞噬。膜盘上含有视紫红质，是由视黄醛和视蛋白组成的感光物质。维生素 A 是合成视紫红质的原料，当体内维生素 A 缺乏时，对弱光的敏感性降低，产生夜盲症。内节较粗，含有丰富的细胞器，能为外节提供能量和原料。从胞体另一端发出细的轴突（内突），伸入外网层，内突的末端膨大呈小球状，与双极细胞和水平细胞形成突触（图 19-11C）。

2）视锥细胞（cone cell）：形态与视杆细胞相似，核较大，染色较浅。胞体向色素上皮伸出的树突（外突）呈圆锥状，称视锥细胞，也分内节和外节。外节也有胞膜内褶形成的膜盘，但与胞膜不分离，顶端的膜盘也不脱落。视锥细胞的膜盘上含有视色素，也由 11- 顺视黄醛和视蛋白组成，能感受强光和颜色。人的视网膜中有三种视锥细胞，分别含有感受蓝、绿、红三种颜色的视色素。人若缺乏某一种视锥细胞或由于基因异常，不能合成某一种视色素，就会使相应的色觉缺乏，称为色盲。视锥细胞的轴突（内突）末端膨大，与双极细胞的树突及水平细胞形成突触（图 19-11B）。

3）双极细胞（bipolar cell）：是连接视细胞和节细胞的联络神经元（图 19-10）。外侧的树突伸入外网层，与视细胞内突形成突触；内侧的轴突伸入内网层，与节细胞的树突形成突触。

4）神经节细胞（ganglion cell）：简称节细胞，位于视网膜的最内层，为多极神经元，胞体较大。节细胞的树突与双极细胞的轴突形成突触。节细胞的轴突构成视神经纤维层，并向眼球后极汇集形成视神经穿出脉络膜和巩膜。

视网膜内除神经细胞外，还有神经胶质细胞，其中主要是放射状胶质细胞，又称米勒细胞（Müller cell），细胞狭长而不规则，胞体位于内核层；突起呈叶片状，伸展于神经元之间。外侧突起末端有微绒毛，分布在视细胞内节之间，连接形成外界膜；内侧突起末端常膨大分支，在神经纤维层内表面连接形成内界膜（图 19-10）。米勒细胞具有营养、支持、绝缘和保护作用。

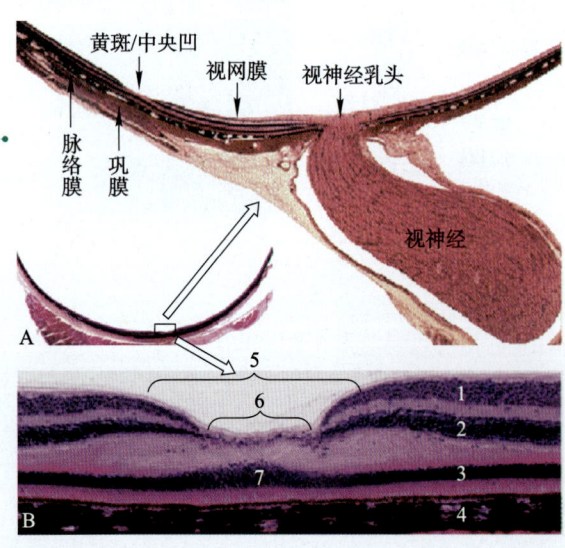

切片解读 19-8
黄斑/中央凹

图 19-12 视网膜后部
A. 光镜模式图　B. 视网膜光镜图（高倍）
1. 节细胞层　2. 内核层　3. 外核层　4. 脉络膜　5. 黄斑　6. 中央凹　7. 视锥细胞胞体/胞核

5）黄斑（macula lutea）：是位于视网膜后极的浅黄色小区。黄斑中央有一浅凹，称中央凹（central fovea）（图 19-12）。中央凹处视网膜最薄，只有视锥细胞和色素上皮细胞，与视锥细胞相连的双极细胞及节细胞均斜向外周排列。中央凹的视锥细胞与双极细胞和节细胞形成一对一的视觉通路传到中枢。故中央凹是视觉最敏锐、最精确的部位。

6）视神经乳头（papilla of optic nerve）：位于黄斑鼻侧，它是由视网膜节细胞的轴突汇集而成的乳头状隆起，中央略凹，为视神经穿出眼球的部位。视神经乳头处有视网膜中央动脉、静脉通过，但无感光细胞，故又称盲点（图19-13）。

（二）眼球内容物

眼球内容物包括房水、晶状体和玻璃体（图19-1），这些结构均与角膜一样无色透明，是眼的屈光装置。

1. 房水（aqueous humor） 是含少量蛋白质的透明液体，有维持眼内压及营养晶状体、角膜和玻璃体等作用。房水由睫状体血管内的血液渗透和非色素上皮细胞分泌而成，从后房经瞳孔入前房，再经小梁网入巩膜静脉窦，由睫状前静脉汇入眼静脉。若房水产生过多或回流受阻，导致眼内压过高，则引起青光眼。

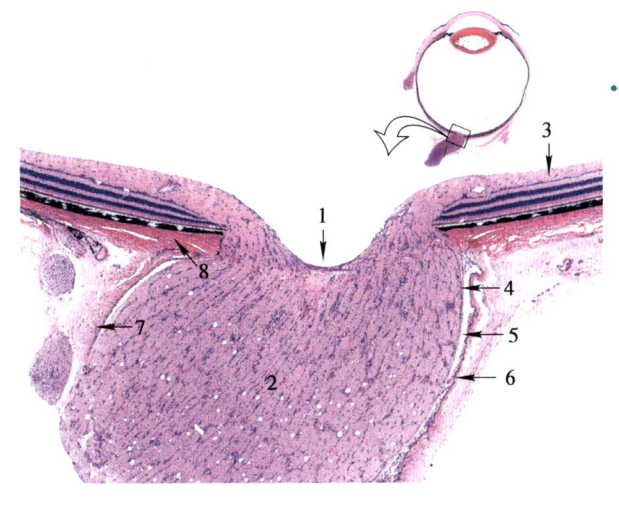

切片解读 19-9
视神经乳头

图 19-13 视神经乳头和视神经
1. 视神经乳头 2. 视神经 3. 视神经纤维层 4. 软脑膜 5. 蛛网膜下隙 6. 蛛网膜 7. 硬脑膜 8. 巩膜

2. 晶状体（lens） 形如扁圆形双凸透镜，透明而有弹性，借睫状小带悬于虹膜、睫状体和玻璃体之间（图19-1）。晶状体由晶状体囊、晶状体上皮和晶状体纤维构成。晶状体外包一层具有高度弹性的被膜，称晶状体囊，由增厚的基膜和胶原原纤维组成。晶状体实质分外周的皮质和中央的晶状体核两部分。在皮质的前表面有一层立方形细胞构成的晶状体上皮，晶状体赤道部的上皮细胞不断分裂并伸长，渐变为长柱状的晶状体纤维，并向中心移位，呈环层状排列，有的纤维内可见细胞核。皮质部的纤维较幼稚，中央部的纤维较成熟，胞核消失，形成晶状体核。晶状体内无血管和神经，营养由房水供应。老年人晶状体的弹性减弱，透明度常降低，甚至混浊，为老年性白内障。

3. 玻璃体（vitreous body） 为无色透明的胶状体，充填于晶状体与视网膜之间。玻璃体内水分占99%，还含有透明质酸、玻璃蛋白和胶原原纤维等。玻璃体流失后不能再生，而由房水填充。

（三）眼附属器官

1. 眼睑（eyelid） 为薄板状结构，自外向内可分为5层（图19-14）。

（1）皮肤 薄而柔软，睑缘有2~3列睫毛，睫毛根部的皮脂腺称睑缘腺，又称蔡斯腺（Zeis gland）。在睫毛附近还有一种较大的汗腺称睫毛腺，又称莫尔腺（Moll gland），开口于睫毛毛囊或睑缘。

（2）皮下组织 为薄层疏松结缔组织，脂肪少，易水肿和淤血。

（3）肌层 主要是骨骼肌，包括眼轮匝肌和提上睑肌。在上睑板上部有由平滑肌组成的睑肌。

（4）睑板 由致密结缔组织构成。睑板内有许多皮脂腺，称睑板腺，导管开口于睑缘（图19-14A）。分泌物可润滑眼睑和角膜。

（5）睑结膜（palpebral conjunctiva） 为一层薄而光滑的黏膜，表面为复层柱状上皮，有杯状细胞。固有层为薄层结缔组织。睑结膜反折覆盖于巩膜表面，称球结膜。

2. 泪腺（lacrimal gland） 为浆液性复管状腺，腺上皮为单层立方或柱状上皮，上皮外有基膜和肌上皮细胞（图19-15）。泪腺分泌的泪液经导管排至结膜上穹窿部，有润滑和清洁角膜的作用。

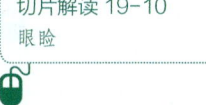
切片解读 19-10
眼睑

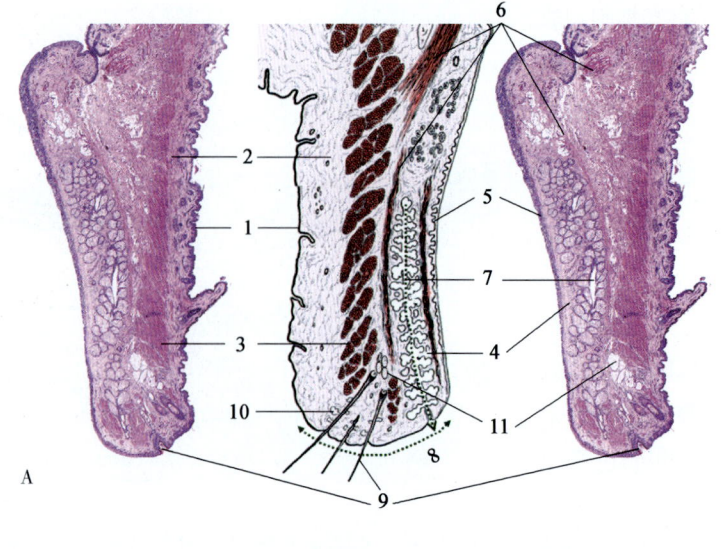

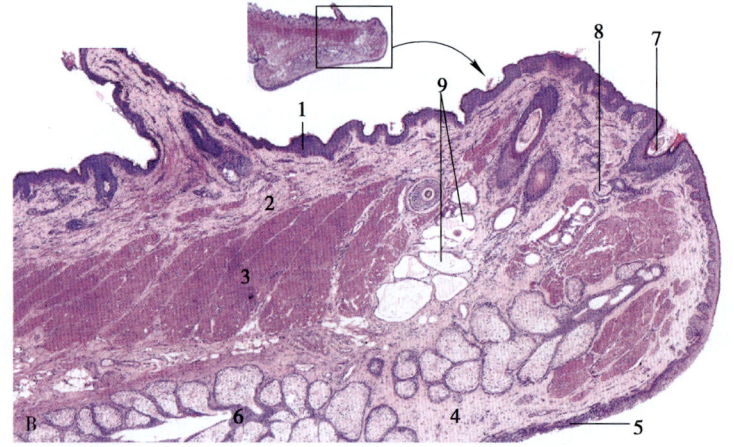

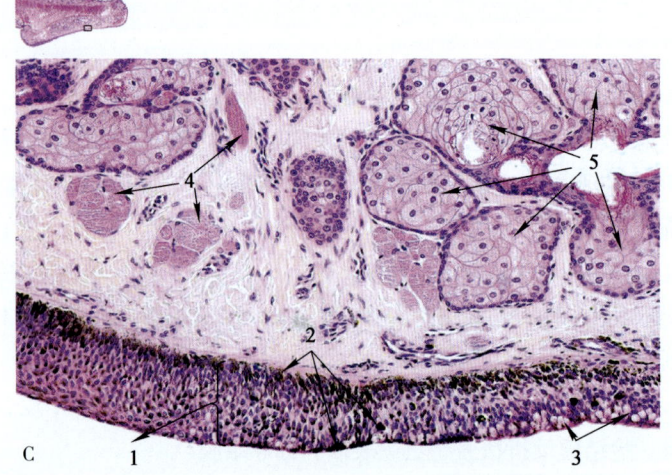

图 19-14 眼睑及其附属腺

A. 眼睑结构示意图（中）及光镜图　1. 皮肤　2. 皮下组织　3. 肌层　4. 睑板　5. 睑结膜　6. 睑肌　7. 睑板腺　8. 睑缘　9. 睫毛　10. 睑缘腺　11. 睫毛腺

B. 眼睑（低倍）　1. 皮肤　2. 皮下组织　3. 眼轮匝肌　4. 睑板　5. 睑结膜　6. 睑板腺　7. 睫毛　8. 睑缘腺　9. 睫毛腺

C. 眼睑（高倍）　1. 睑结膜　2. 色素细胞　3. 杯状细胞　4. 骨骼肌　5. 睑板腺

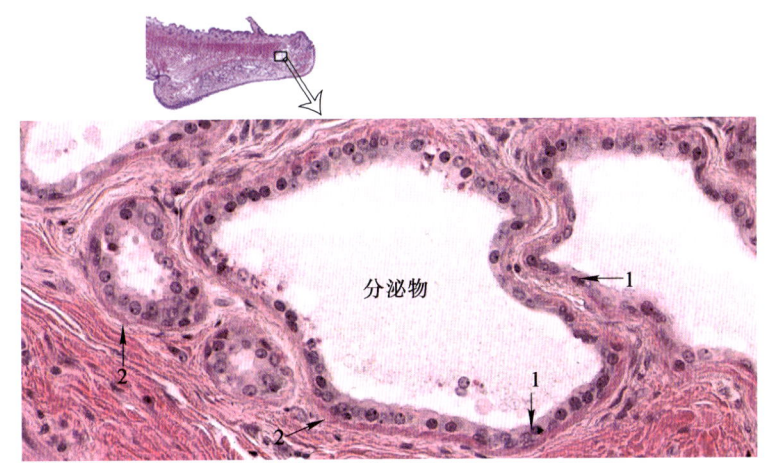

图 19-15 睫毛腺
1. 腺泡上皮细胞
2. 肌上皮细胞

二、耳

耳分外耳、中耳和内耳三部分。其中外耳由耳郭、外耳道和鼓膜构成；中耳由鼓室、鼓窦、乳突小房和咽鼓管组成，两者主要传导声波。内耳为听觉感受器和位觉感受器的所在部位，本节仅叙述内耳。

微课 19-1 内耳

内耳位于颞骨岩部内，分骨迷路和膜迷路两部分。骨迷路是骨质内弯曲的隧道，管壁为骨质，腔面衬有骨膜；膜迷路是套装在骨迷路内的薄层结缔组织膜性管道。骨迷路与膜迷路之间的间隙称外淋巴间隙，内充满外淋巴，膜迷路内充满内淋巴，内、外淋巴互不相通。

骨迷路由耳蜗、前庭和骨半规管组成。耳蜗形似蜗牛壳，由骨性蜗管环绕蜗轴约两圈半构成。前庭是骨迷路中部膨大的腔隙。骨半规管有三个，它们各有一个膨大，称骨壶腹。膜迷路的形态与骨迷路相近似，三个膜半规管也各自在相应的骨壶腹处膨大成膜壶腹，膜迷路中部在前庭处膨大成椭圆囊和球囊，膜蜗管也在耳蜗内卷曲两圈半（图 19-16）。膜壶腹一侧的管壁黏膜增厚，向腔内突出形成壶腹嵴，椭圆囊的外侧壁和球囊的前壁局部黏膜增厚，向腔内隆起形成椭圆囊斑和球囊斑，膜蜗管的部分黏膜增厚则形成听觉感受器。

微课 19-2 眼与耳

（一）壶腹嵴

膜壶腹一侧黏膜增厚并凸向管腔，形成一横行隆起，称壶腹嵴（crista ampullaris），又称位觉嵴（图 19-16）。壶腹嵴的上皮由支持细胞和毛细胞组成。支持细胞呈高柱状，细胞的基部位于基膜上，游离面有微绒毛，胞质的顶部有分泌颗粒。支持细胞分泌的酸性糖胺聚糖胶质物质形成壶腹帽，覆盖于壶腹嵴上面。支持细胞对毛细胞有支持、营养作用。毛细胞位于支持细胞之间，游离端有许多静纤毛和一根较长的动纤毛，纤毛都伸入壶腹帽内（图 19-17）。静纤毛是特殊分化的微绒毛，中轴内有纵向排列的

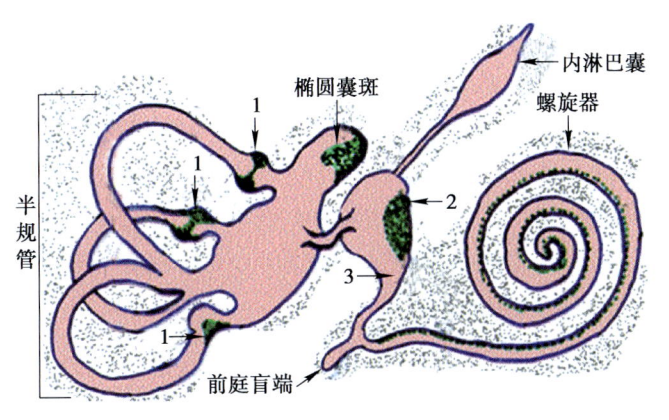

图 19-16 内耳模式图
1. 壶腹嵴，2. 球囊斑，3. 球囊

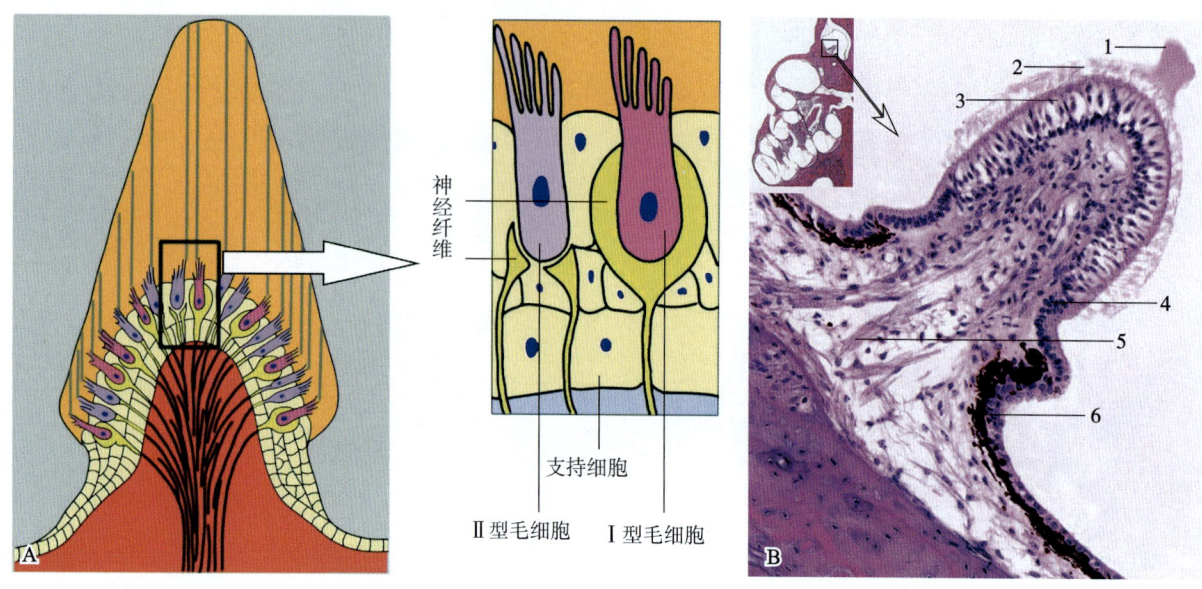

图 19-17 壶腹嵴
A. 模式图　B. 光镜图　1. 壶腹帽　2. 胶质膜　3. 毛细胞　4. 支持细胞　5. 神经纤维　6. 色素细胞

微丝。动纤毛内有 9+2 的微管结构。毛细胞基部与前庭神经末梢形成突触。壶腹嵴感受头部旋转运动开始和终止时的刺激。

（二）椭圆囊斑与球囊斑

椭圆囊斑（macula utriculi）和球囊斑（macula sacculi）合称位觉斑（macula acoustica），其结构与壶腹嵴基本相似，也由支持细胞和毛细胞组成（图 19-18）。位觉斑表面有一层含有耳石（碳酸钙和蛋白质组成的晶体，又称位砂）的胶质状膜，称耳石膜（又称位砂膜）。毛细胞顶端的纤毛伸入耳石膜内，毛细胞的基部与前庭神经末梢形成突触。位觉斑感受头部静止时的位置和直线变速运动引起的刺激。

（三）膜蜗管和螺旋器

1. **膜蜗管（membranous cochlea）**　位于耳蜗中部，横切面呈三角形，其上方的腔为前庭阶，下方的腔为鼓室阶（图 19-19）。膜蜗管有三个壁。上壁为前庭膜，两面覆以单层扁平上皮，中间为薄层结缔组织。外侧壁由骨膜增厚形成的螺旋韧带和覆于其表面的数层上皮细胞构成，上皮内含有血管，故又称血管纹，能分泌内淋巴。下壁由骨螺旋板和基膜共同组成，骨螺旋板的骨膜在与前庭膜连接处增厚成螺旋缘。螺旋缘向膜蜗管中突出的部分称前庭唇，从前庭唇伸出的一片狭长的胶质膜称盖膜，覆盖在螺旋器的上方，与毛细胞的听毛接触（图 19-20，图 19-21）。基膜的结缔组织中除有血管和神经外，还含有胶原样细丝束，称听弦，人约有 24 000 条听弦。由于基膜从蜗底向蜗顶逐渐增宽，故蜗顶的听弦较长、较细，蜗底的听弦较短；因此，蜗底基膜的共振频率高，蜗顶基膜的共振频率低。基膜表面的上皮分化形成螺旋器。

2. **螺旋器（spiral organ）**　又称科蒂器（organ of Corti），是听觉感受器，位于基膜上，由支持细胞和毛细胞组成（图 19-21）。

（1）支持细胞　主要是柱细胞（pillar cell）和指细胞（phalangeal cell）。柱细胞排列成内、外两行，内侧为内柱细胞，外侧为外柱细胞。细胞核呈圆形，位于细胞基部，胞质内有丰富的张

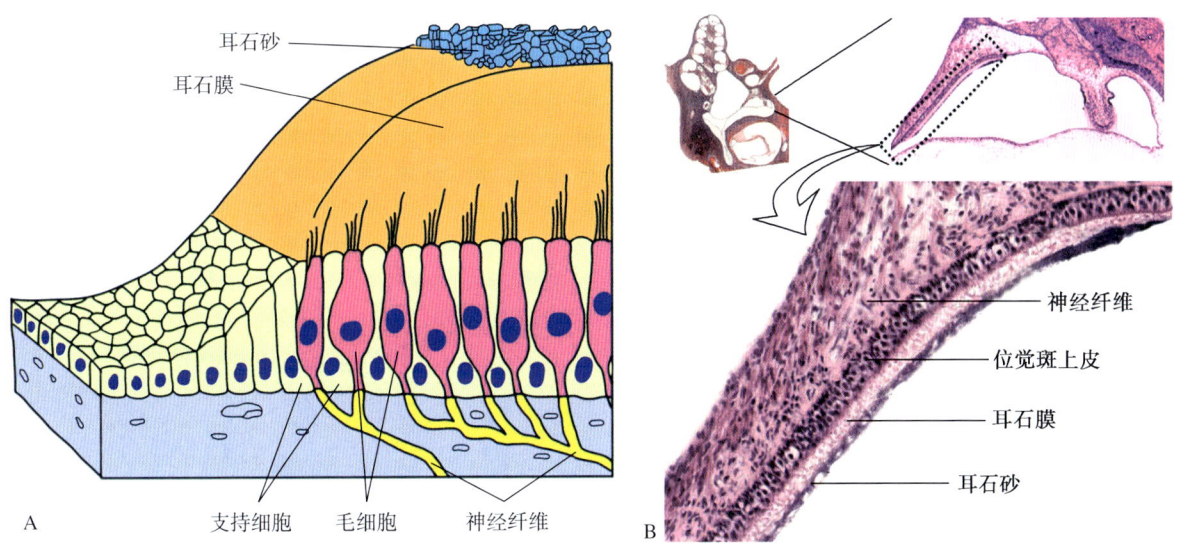

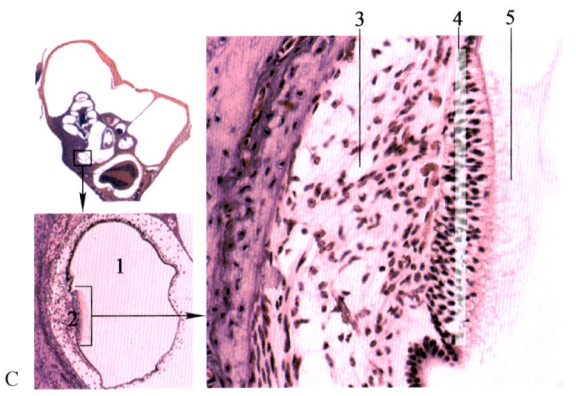

图 19-18 位觉斑
A. 结构模式图 B. 椭圆囊斑 C. 球囊斑 1. 球囊 2. 球囊斑 3. 神经纤维 4. 位觉斑上皮 5. 耳石膜

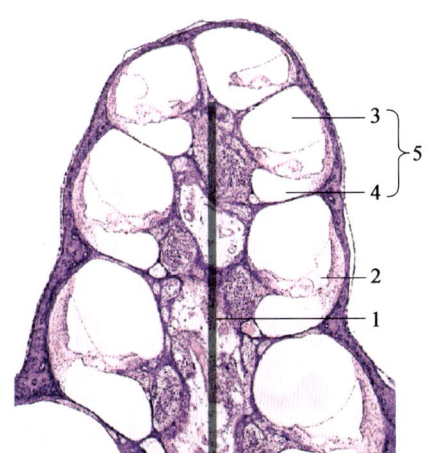

图 19-19 耳蜗
1. 蜗轴（内含骨髓、蜗神经节和蜗神经） 2. 膜蜗管 3. 前庭阶 4. 鼓室阶 5. 骨性蜗管

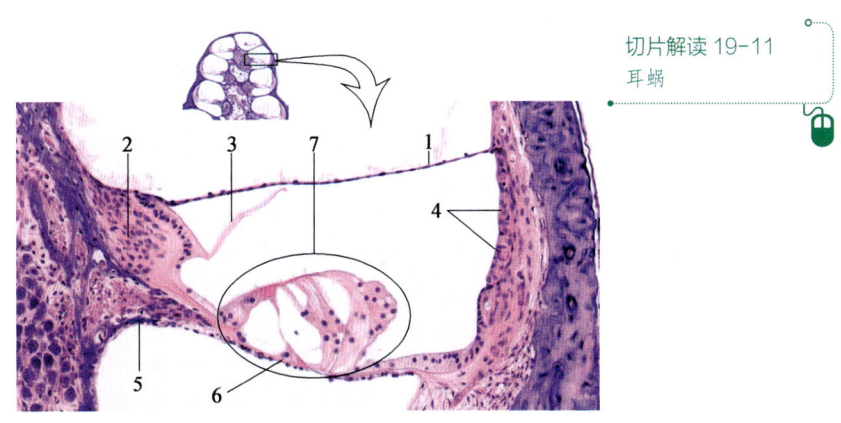

图 19-20 膜蜗管
1. 前庭膜 2. 螺旋缘 3. 盖膜 4. 血管纹 5. 骨螺旋板 6. 基膜 7. 螺旋器

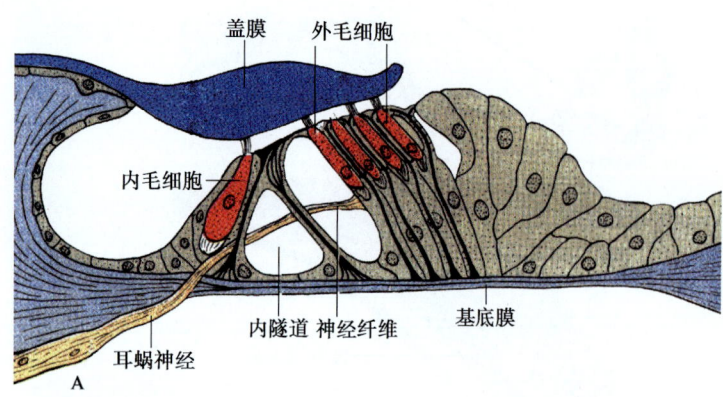
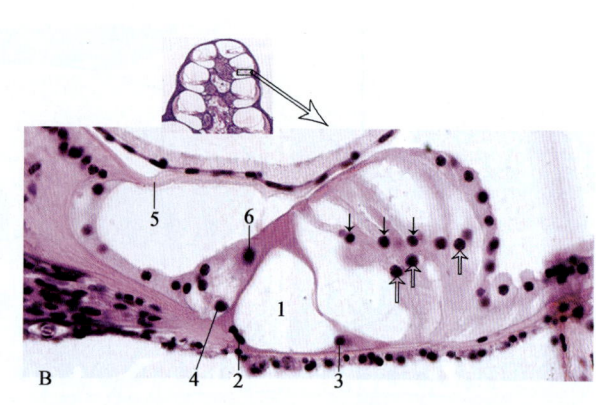

图 19-21　螺旋器
A. 结构模式图　B. 光镜图　1. 内隧道　2. 内柱细胞　3. 外柱细胞　4. 内指细胞　5. 盖膜　6. 内毛细胞　↓ 外毛细胞；↑ 外指细胞

力原纤维，起支持作用。内、外柱细胞的基底部和顶部彼此连接，中部分离围成一条三角形的隧道，称内隧道（图 19-21）。指细胞分列于内、外柱细胞的两侧，分为内指细胞和外指细胞。在内柱细胞内侧有 1 列内指细胞，在外柱细胞外侧有 3~5 列外指细胞。指细胞呈柱状，细胞核位于上部，细胞的顶部有一指状突起，胞体上支托着毛细胞（图 19-21）。

（2）毛细胞（hair cell）　是感受声波刺激的细胞，有内毛细胞和外毛细胞。内毛细胞呈烧瓶状，排成一列，位于内指细胞胞体上方；外毛细胞呈柱状，排成 3~5 列，位于外指细胞胞体上方（图 19-21）。毛细胞的游离面有许多排列规则的静纤毛，称听毛。螺旋神经节的双极神经元的周围突终末与毛细胞的基部形成突触，中枢突形成蜗神经。声波由外耳道传入，使鼓膜产生振动，并经中耳的听小骨传到前庭窗，引起前庭阶外淋巴振动，继而使前庭膜和膜蜗管的内淋巴振动。前庭阶外淋巴的振动也经蜗孔传到鼓室阶，使基膜发生共振。基膜的振动使盖膜与毛细胞的静纤毛接触，静纤毛发生弯曲，引起毛细胞兴奋，经蜗神经将冲动传至中枢。

（刘　琼　陈英华）

思考题

1. 简述房水产生和房水循环的途径，并阐释其异常会造成什么后果。
2. 简述人工耳蜗植入的基础知识和原理。

数字课程学习……

本章小结　　自测题　　教学 PPT　　电子图片

第二十章
胚胎学总论

关键词

受精（fertilization） 卵裂（cleavage） 植入（implantation） 胚盘（germ disc） 胎膜（fetal membrane） 胎盘（placenta）

> 胚胎学长期受研究对象特殊性的制约，与医学其他学科相比发展缓慢。1997年，第一例体细胞克隆羊的诞生及相继哺乳动物胚胎干细胞的建系，使得胚胎发生发育机制的研究有了迅猛的发展，胚胎学的内容也愈加丰满。本章主要讲述胚胎发生和早期发育的过程。

思维导图

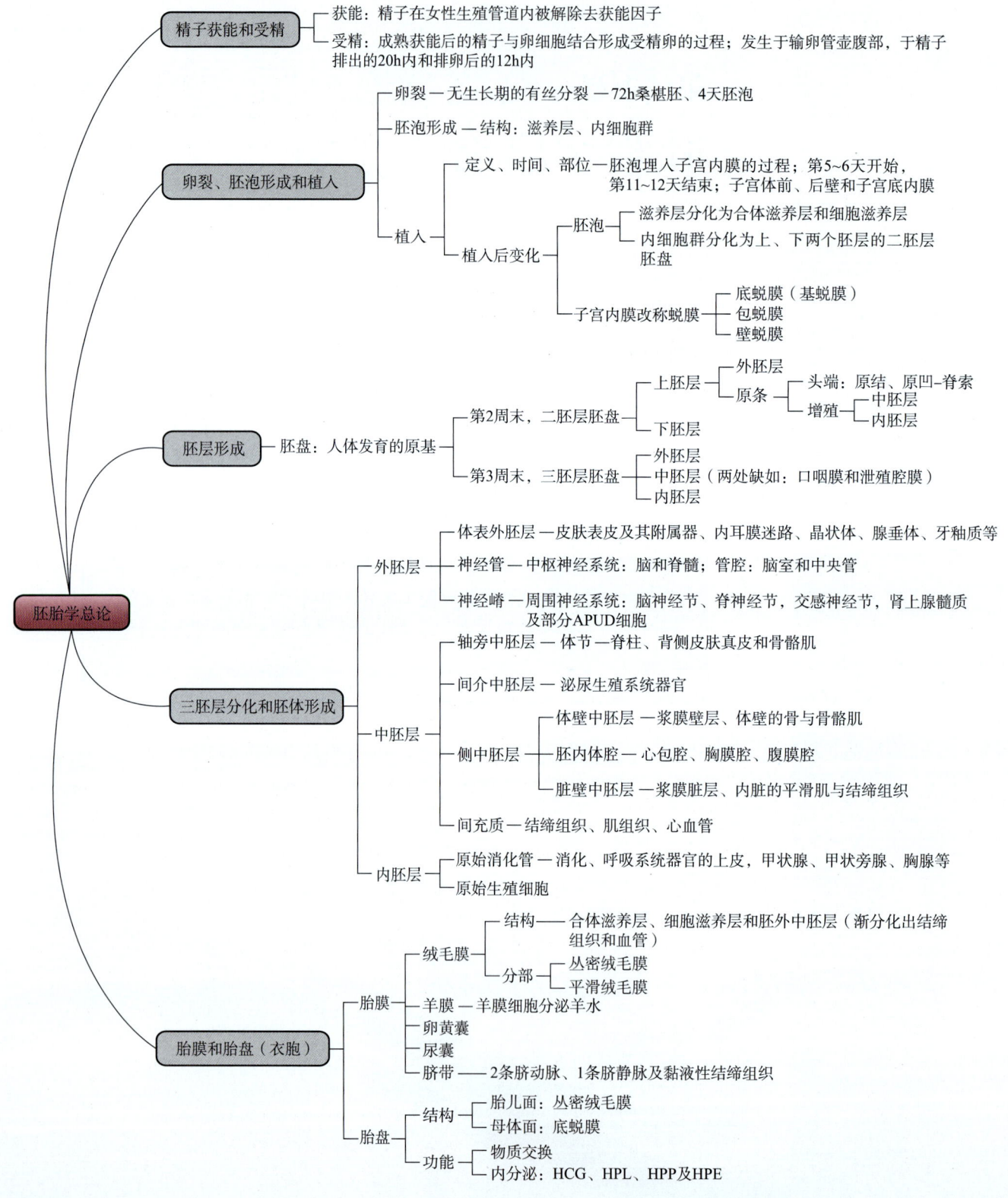

胚胎学（embryology）是研究生命个体发生、发育过程及其机制的科学，研究内容包括生殖细胞的发生和成熟、受精、卵裂、植入、胚胎发育、胚胎与母体的关系、先天性畸形等。

人胚胎在母体子宫中发育经历38周（约266天），可分为三个时期：①胚前期（pre-embryonic period）：从受精到第2周末，包括受精卵形成、胚泡形成、植入、二胚层胚盘形成；②胚期（embryonic period）：第3周至第8周末，三胚层形成并分化，胚（embryo）内的各器官、系统初具雏形，人体外形基本建立；③胎期（fetal period）：第9周至出生，胎儿（fetus）逐渐长大，各器官、系统继续发育，并相继出现不同程度的功能。一个受精卵发育为 $(5 \sim 7) \times 10^{12}$ 个细胞构成的足月胎儿是一个复杂的动态变化过程，尤以前8周的变化更为急剧，通常说的早期胚胎发育即指前8周的发育。学习者既要了解某一时期胚胎的立体形态，也要掌握不同时期这些结构的来源与演变过程。

人体胚胎学不仅与细胞生物学、组织学、遗传学、病理学、分子生物学等基础学科密切相关，也是妇产科学、生殖工程学、儿科学、外科学、肿瘤科学、影像学等临床学科必要的基础知识，还是优生学赖以发展的学科之一。

知识拓展20-1
体外受精技术及试管婴儿之父

胚胎学包括以下分支学科：描述胚胎学（descriptive embryology）、比较胚胎学（comparative embryology）、实验胚胎学（experimental embryology）、化学胚胎学（chemical embryology）、分子胚胎学（molecular embryology）、畸形学（teratology）、生殖工程学（reproductive engineering）以及研究胚胎发生发育机制的发育生物学（developmental biology）。本书以描述胚胎学内容为主，即应用形态学观察方法（如光镜、电镜、超声及各种胚胎摄影技术等）观察胚胎发育的形态演变过程，包括胚体外形的演变，各器官、系统的形成，细胞的增殖、迁移和凋亡等，是胚胎学的基础内容。

人胚发生和早期发育是指从受精卵形成到第8周末的胚发育过程，主要包括受精、卵裂、胚泡形成、胚层形成及分化、器官原基及胚体外形的建立等。此时期胚胎的内部结构和位置关系的变化很大，易受内外环境因素的影响，对以后胎儿的正常发育具有决定性作用。本章将按发生发育的时间顺序，描述胚胎发育的基本过程和主要变化。

一、精子获能和受精

成熟的精子需经过获能才能与排出的卵结合完成受精。

（一）精子的获能

精子于生精小管形成并进入附睾管进一步成熟，同时具有了运动能力，附睾管上皮的分泌物及附属腺的分泌物附着在精子的细胞膜表面，抑制精子顶体酶的释放，从而阻止受精，这些覆盖在精子表面的精浆蛋白（seminal protein）也称"去获能因子（decapacitation factor）"。精子进入女性生殖管道后，在子宫、输卵管分泌物及卵周卵泡液的作用下，解除去获能因子，获得受精的能力，此过程称为精子获能（sperm capacitation），精子通过子宫到达输卵管峡部时获能过程基本完成。

精子在女性生殖管道可存活1~3天，受精能力仅维持20 h左右。

（二）受精

受精（fertilization）是成熟获能后的精子与卵细胞结合形成受精卵的过程。受精一般发生在排卵后 12 h 内，受精部位多为输卵管的壶腹部。正常一次射精进入女性生殖管道的精子数可达 3 亿～5 亿个，众多精子协力完成穿越女性生殖管道和卵细胞表面结构的过程，到达受精部位的仅为 300～500 个，最终只有 1 个精子与卵细胞受精。

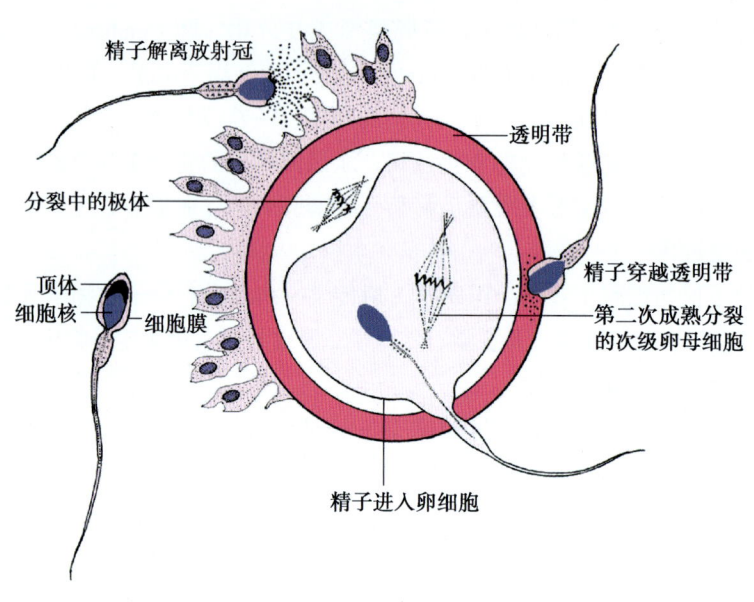

图 20-1 精子的顶体反应及受精示意图

微课 20-1 受精

1. 受精的过程　可分为以下三期（图 20-1）：

（1）穿过颗粒层和放射冠（Ⅰ期）　成熟获能后的精子接近卵丘（也称卵冠丘复合体）的颗粒细胞层时，在卵周的卵泡液、放射冠和卵细胞释放的物质的影响下，发生顶体反应（acrosome reaction），释放顶体酶，分解颗粒层细胞间基质成分，局部颗粒层和放射冠细胞脱落，精子得以接触到透明带。

（2）穿过透明带（Ⅱ期）　透明带由三种糖蛋白构成：ZP1、ZP2 和 ZP3。ZP3 可识别同种属精子，诱导顶体反应，被视为精子受体。顶体释放顶体酶和顶体素（acrosin），透明带被酶水解出通道，精子由此进入卵周隙；精子头部质膜与卵细胞膜相接触，使卵细胞立即向卵周释放位于浅层胞质中的皮质颗粒，称为皮质反应（cortical reaction）；皮质颗粒内的酶修饰了透明带蛋白，使其不能与其他精子结合，保证了人卵是单精入卵（monospermy），此过程称为透明带反应（zona reaction）。偶可见两个精子同时进入卵细胞，形成三倍体的受精卵，但大多难以发育为正常个体。

（3）精卵融合（Ⅲ期）　精子头部侧面的质膜与卵细胞膜融合，成为受精卵细胞膜的一部分，其细胞质和细胞核进入卵细胞。精卵质膜的融合，激发次级卵母细胞完成第二次成熟分裂，分离出第二极体。此时，卵细胞核称为雌原核（female pronucleus），精子染色质解聚、细胞核膨大形成雄原核（male pronucleus）。雄原核与雌原核移至细胞中央并互相接近，靠拢处核膜消失，染色体互相混合，形成二倍体的受精卵（fertilized ovum），又称合子（zygote）。至此，受精完成。

2. 受精的结果和意义

（1）精子进入次级卵母细胞，激发其完成第二次成熟分裂，并激活了卵细胞质的代谢，受精卵进行快速的分裂和分化，新的生命开始。

（2）精子与卵母细胞结合，恢复了细胞的二倍体核型，保持染色体数目恒定；来自父母双方的遗传物质随机组合，加之生殖细胞成熟分裂中曾发生染色体联会并进行了基因交换，以及早期卵裂及植入过程中的基因印记事件，故新个体既保持双亲的遗传特点，又具有不同于亲代的新性状。

（3）受精决定了胚胎的遗传性别，X 性染色体的精子与卵母细胞结合，受精卵的核型为 46，XX，胚胎的遗传性别为女性；若是 Y 染色体，受精卵的核型则为 46，XY，为男性。

3. 受精的条件　成熟获能后的精子与卵母细胞于适当的时间相遇是受精的前提，包括以下几个基本条件：

（1）生殖细胞的正常发育　尤其是精子的数量和活动能力：如果每毫升精液的精子数少于 500 万，则不能受精；若精液中含较多的异常精子，或精子活动能力太弱等，都会影响受精。

（2）时间的吻合　配子的受精时间有个体差异，精子为进入女性生殖管道的 20 h 内，卵母细胞为排卵后的 12 h 内，若错过相符的时期，精卵即使相遇也难以结合。

（3）生殖管道的通畅　男性和女性生殖管道通畅是精卵相遇的必备条件，如果生殖管道因炎症等因素造成堵塞或狭窄，则精卵相遇困难。

二、卵裂、胚泡形成和植入

（一）卵裂

受精激发了代谢缓慢的卵细胞进入快速分裂进程。受精卵早期进行的快速有丝分裂称为卵裂（cleavage），卵裂形成的子细胞称为卵裂球（blastomere）。卵裂的主要特点是细胞周期短，分裂间期细胞质没有增长，但理化性质发生了变化，卵裂球几乎不生长即进行下一次分裂，卵裂球体积越来越小。哺乳动物受精第 1 天结束时尚未完成第 1 次卵裂，随后的每次卵裂用时 10~12 h，受精后约 30 h 为二细胞期；40 h 为四细胞期；72 h 为 12~16 细胞期，此期细胞紧密相贴，形似桑椹，称为桑椹胚（morula），外周仍有透明带包裹（图 20-2）。卵裂的同时，输卵管的平滑肌节律性收缩，管壁

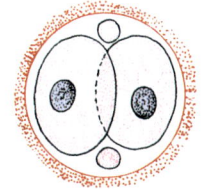
二细胞期(受精后30h)

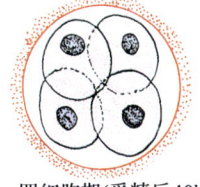
四细胞期(受精后40h)

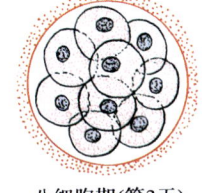
八细胞期(第3天)

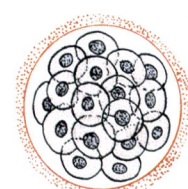
桑椹胚(第3.5天)

图 20-2　卵裂及桑椹胚示意图

上皮细胞纤毛摆动和输卵管腔内液体流动，使卵裂球从输卵管壶腹部逐渐向子宫方向移动，受精后 72 h 的桑椹胚已到达输卵管子宫腔交界处（图 20-3）。精子的线粒体一般在受精后的早期卵裂过程中被溶酶体自噬消失。

（二）胚泡形成

桑椹胚继续分裂，第 4~5 天，卵裂球数目增至 100 个左右，细胞间出现若干小腔隙，逐渐汇合成一个大腔，腔内充满液体，此时细胞按一定规律排列，形似囊泡，称为胚泡（blastocyst）（图 20-4）。胚泡周围的细胞排列成层，因其接触子宫内膜可从母体吸收营养物质，故称为滋养层（trophoblast）；滋养层内侧，有一细胞团与之相贴，称为内细胞群（inner cell mass, ICM），内细胞群的细胞是目前科研常用胚胎干细胞（embryonic stem cell, ESC）的来源；与内细胞群相贴的滋养层部分称为极端滋养层（polar trophoblast），是胚泡植入时率先与子宫内膜相接触的部位；

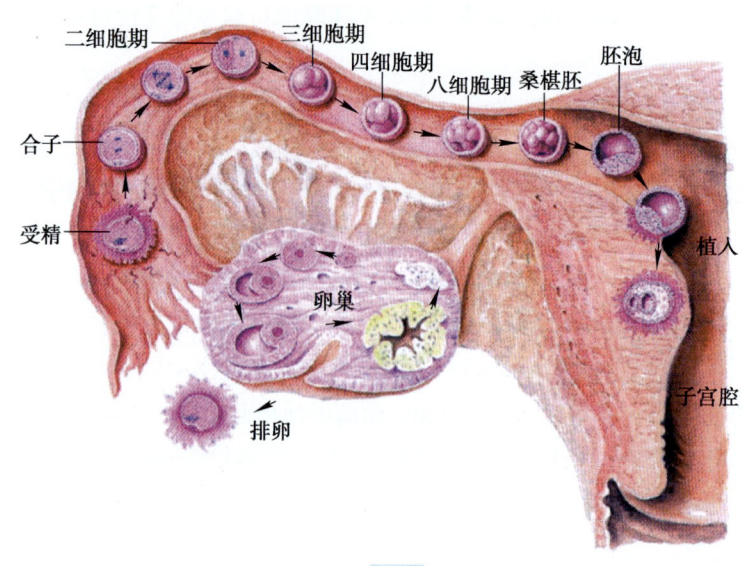

图 20-3 排卵、受精、卵裂与植入示意图

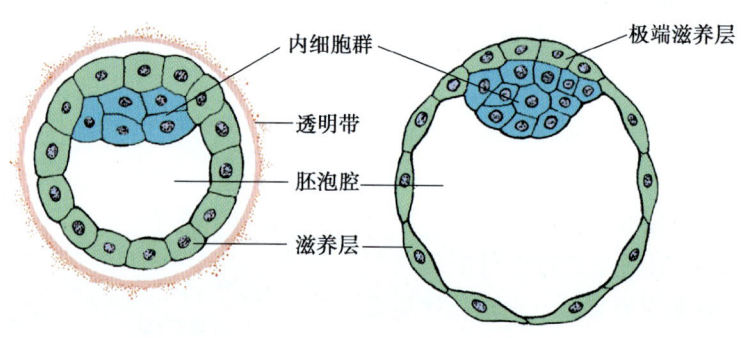

图 20-4 胚泡

胚泡的腔称为胚泡腔（blastocyst cavity）。第 4 天末，包裹在胚泡表面的透明带逐渐溶解消失。

（三）植入

胚泡继续生长需要大量营养物质，此时的子宫内膜在雌、孕激素的协同作用下处于分泌期：内膜肥厚，血管丰富，腺体扩张并分泌，适合胚泡的发育。胚泡埋入子宫内膜的过程称为植入（implantation）或着床（nidation）。植入于受精后第 5~6 天开始，第 11~12 天完成。植入部位多为子宫体前、后壁或子宫底的内膜（图 20-3）。

植入时，透明带已完全消失，胚泡的极端滋养层先与子宫内膜接触（图 20-5），并分泌蛋白水解酶溶蚀子宫上皮，胚泡由缺口处深入子宫内膜功能层。接触了内膜的滋养层获取营养，迅速分裂增殖、变厚，细胞分化为内外两层：内层细胞保持明显的界限，为单层立方上皮，称为细胞滋养层（cytotrophoblast），有较强的分裂增殖能力，不断产生新的细胞加入外层；外层细胞相互融合，细胞间界限消失，称为合体滋养层（syncytiotrophoblast）（图 20-6）。合体滋养层内出现一些小的腔隙，称为滋养层陷窝，与子宫内膜的小血管相通，内含母体血。胚泡完全埋入内膜后，表面上皮缺口先由纤维蛋白凝栓填补后，再由附近的上皮细胞增生修复，至此植入完成（图 20-7）。

植入后，子宫内膜血供更丰富，腺体分泌也更旺盛。固有层的基质细胞变得十分肥大，呈椭圆形或多边形，成群分布于蜕膜中，核圆，核仁明显，胞质富含糖原和脂滴，改称蜕膜细胞（decidual cell），蜕膜细胞具有供给胚泡营养和保护子宫内膜免受滋养层过度侵蚀的功能。子宫内膜的上述变化称为蜕膜反应（decidua reaction），子宫内膜改称为蜕膜（decidua），将在分娩时脱落。蜕膜根据其与胚的位置关系，分为三部分（图 20-8）：①底蜕膜（decidua basalis），又称

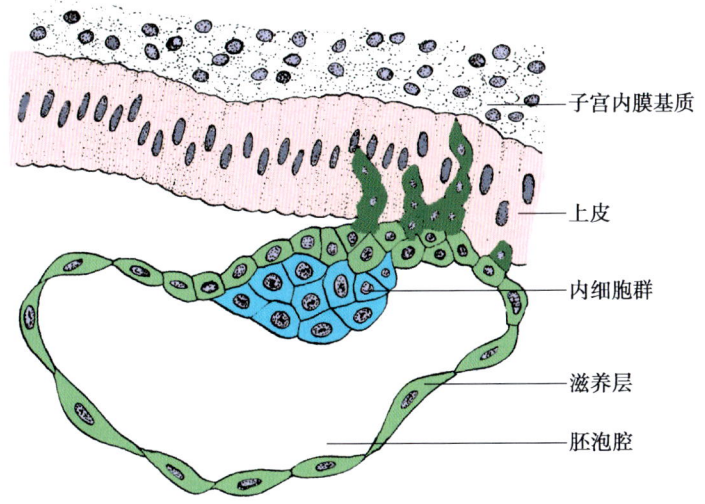

图 20-5 胚泡开始植入

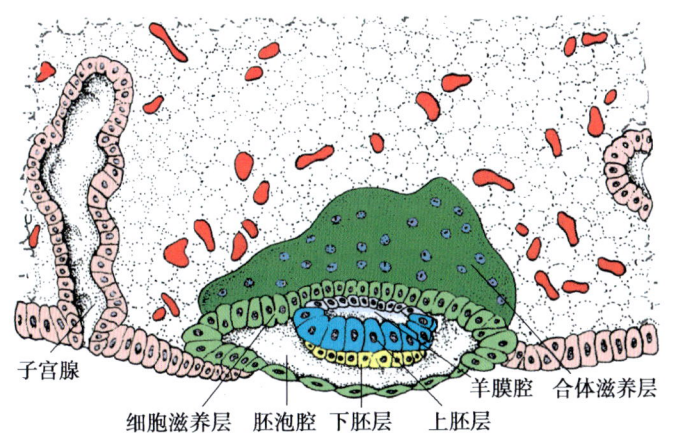

图 20-6 第 8 天胚泡部分植入

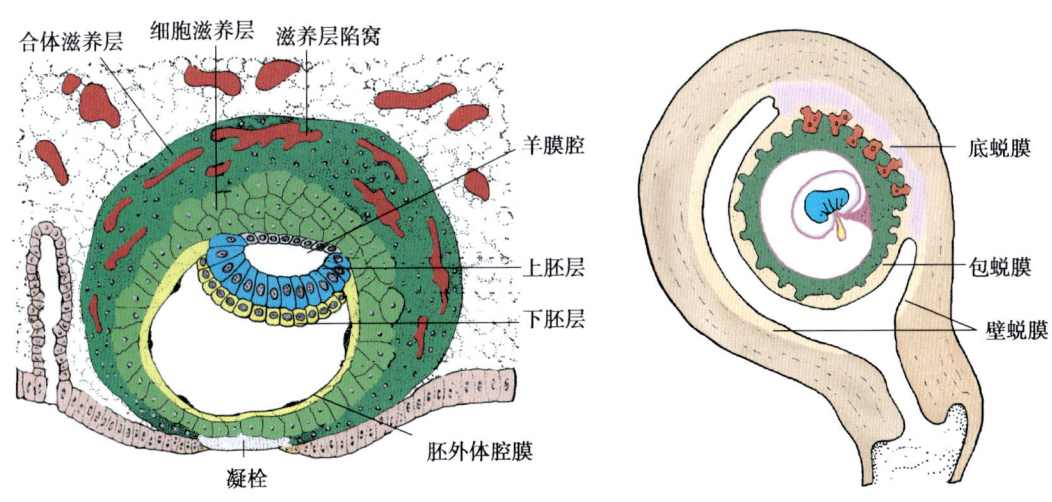

图 20-7 第 9 天胚泡全部植入　　图 20-8 胚胎与子宫关系示意图

基蜕膜，位于胚深侧，为胚泡与子宫肌层之间的蜕膜，随着胚胎的发育而不断扩大、增厚，参与胎盘的形成；②包蜕膜（decidua capsularis），为覆盖在胚泡宫腔面的蜕膜；③壁蜕膜（decidua parietalis），与胚泡无直接联系的蜕膜。壁蜕膜与包蜕膜之间为子宫腔。

植入是受母体雌激素和孕激素精细调节的复杂生理过程。内分泌失调及药物干扰均可致子宫内膜的周期性变化与胚泡的发育不同步，植入不能完成。正常的子宫腔内微环境也是实现植入的必要条件，子宫炎症或异物均可阻碍胚泡植入。若胚泡植入部位靠近子宫颈，将形成前置胎盘（placenta praevia），胎盘位置阻塞产道，妊娠晚期易发生胎盘早剥而导致母体出血、胎儿乏氧窒息，分娩时易致难产。胚泡在子宫以外的部位植入，称为异位妊娠（ectopic pregnancy）或宫外孕，常见于输卵管，以壶腹部和峡部多见，约占异位妊娠的80%，偶可发生在卵巢表面、腹膜腔及肠系膜等（图20-9）。异位妊娠的胚胎多因营养不足难以发育到足月，例如，输卵管妊娠多于2个月左右引起输卵管破裂、出血，输卵管妊娠的原因可能是内分泌失调或输卵管异常，如输卵管狭窄、慢性炎症或肿瘤压迫等影响受精卵通过所致。

知识拓展 20-2
试管婴儿研究进展

三、胚盘的形成

（一）二胚层胚盘及相关结构的形成

第2周植入过程中，胚泡内细胞群的细胞增殖分化逐渐形成圆盘状的胚盘（embryonic disc），由两个胚层组成，又称二胚层胚盘。在此期内还将形成羊膜腔、卵黄囊及胚外中胚层。

内细胞群胚泡腔侧的细胞形成一层整齐的立方形细胞，称为下胚层（hypoblast）（图20-7），又名原内胚层（primary endoderm）；下胚层细胞的背侧出现一层柱状细胞，称为上胚层（epiblast），又名原外胚层（primary ectoderm）。上、下胚层相贴，呈盘状结构，称为二胚层胚盘（bilaminar germ disc），胚盘是人体发育的原基。

上、下胚层形成的同时，上胚层细胞之间出现了一个小腔，随着小腔不断扩大，一层上胚层细胞被推向细胞滋养层与之相贴，称为羊膜上皮（amniotic epithelium）；羊膜上皮周缘与上胚层相连形成的腔，称为羊膜腔（amniotic cavity）；羊膜上皮分泌的液体为羊水。同时，在细胞滋养层内面，出现一层扁平细胞构成的膜，与下胚层周缘相接，称为胚外体腔膜（exocoelomic membrane），形成一个大的囊占据胚泡腔，称为初级卵黄囊（primary yolk sac）；下胚层周缘细胞沿胚外体腔膜向下生长，形成由单层立方上皮构成的新囊，称为次级卵黄囊（secondary yolk sac），初级卵黄囊逐渐退化为外体腔泡（图12-7，图20-10）。

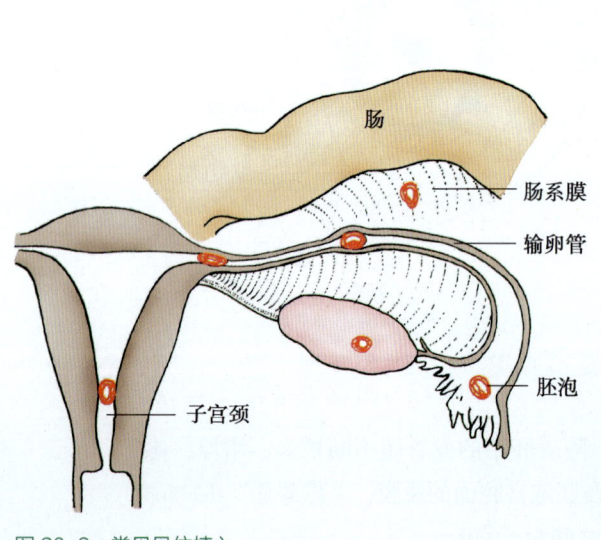

图20-9 常见异位植入

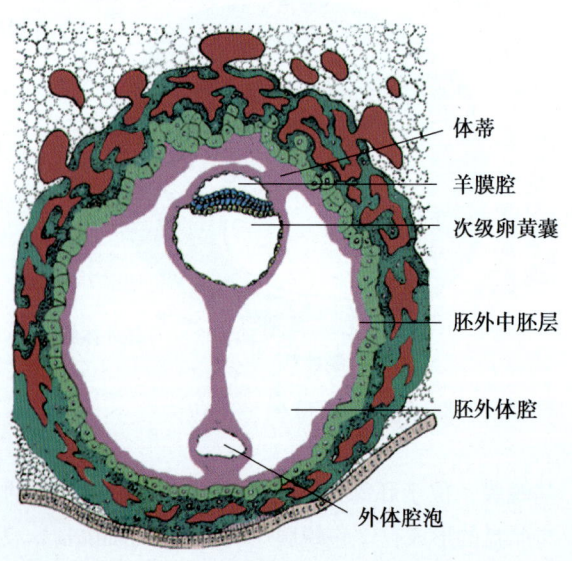

图20-10 植入完成（受精后第13天）

与此同时，胚泡腔内出现一些松散排列的星形细胞和细胞外基质，分布于羊膜、卵黄囊与细胞滋养层之间，称为胚外中胚层（extraembryonic mesoderm）。第2周末（约第12天），胚外中胚层细胞间出现一些小腔隙，逐渐融合成一个大腔，称为胚外体腔（extraembryonic coelom）。胚外中胚层随之分为两部分：衬在细胞滋养层内面和羊膜外表面的，称为胚外体壁中胚层（extraembryonic somatopleuric mesoderm）；覆盖在卵黄囊外表面的，称为胚外脏壁中胚层（extraembryonic splanchnopleuric mesoderm）。随着胚外体腔的扩大，胚盘、羊膜腔和卵黄囊由少部分胚外中胚层与滋养层相连，这部分胚外中胚层称为体蒂（body stalk）（图20-10），体蒂将发育为脐带的主要部分。

（二）三胚层胚盘及相关结构的形成

第3周初，上胚层细胞增殖，由胚盘两侧向尾端中轴线迁移，形成一条细胞增厚区，称为原条（primitive streak），原条出现侧为胚盘的尾端，对侧为头端。原条头端的细胞增殖较快，形成结节状膨大，称为原结（primitive node）（图20-11）。

原条细胞增殖，向上胚层的深部迁移，致其中线出现沟状凹陷，称原沟（primitive groove）（图20-12）。原沟的细胞继续增殖迁移，在上、下胚层之间呈翼状扩展成一个夹层，称为胚内中胚层（intraembryonic mesoderm），即中胚层（mesoderm），它在胚盘的边缘与胚外中胚层相连；部分增殖细胞进入下胚层，逐渐置换全部下胚层细胞，形成一层新的细胞，改称内胚层（endoderm）；内胚层和中胚层出现后，上胚层改称外胚层（ectoderm）。外、中、内三个胚层构成三胚层胚盘（trilaminar germ disc），三个胚层均起源于上胚层（图20-12）。

原结细胞向深部增殖，其中央凹陷形成原窝（primitive pit），原窝的细胞增殖并向头端迁移，在内、外胚层间形成一管状突起，经过复杂的变化形成一条单独的细胞索，称为脊索（notochord）（图20-13），脊索在人胚早期诱导神经板形成，后逐渐退化成人椎间盘中央的髓核。在脊索的头端和原条的尾端各有一中胚层缺如区，此处内、外胚层直接相贴呈薄膜状，分别称为口咽膜（oropharyngeal membrane）和泄殖腔膜（cloacal membrane）。

随着胚体的发育，脊索向胚盘头端增长迅速，原条生长相对缓慢并向尾端退缩，至第4周时原条已退化消失。若原条不消失，残存的原条在胎儿出生后分化成源于三个胚层组织的肿瘤，常位于骶尾部，称为畸胎瘤（teratoma）。

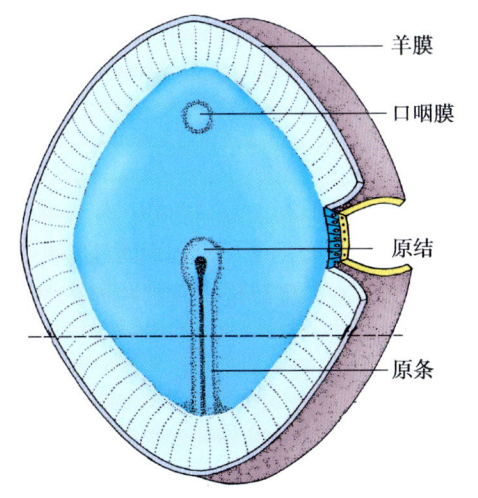

图20-11 胚盘背面观

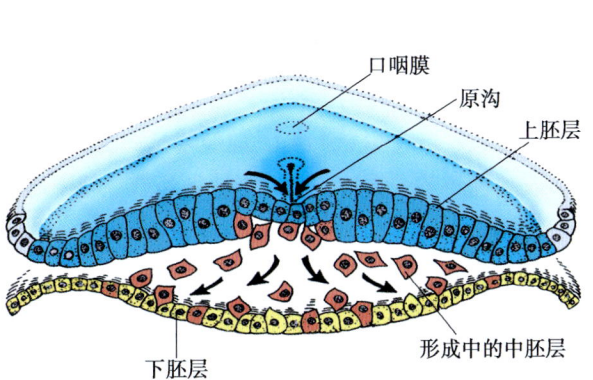

图20-12 原条细胞迁移形成三胚层

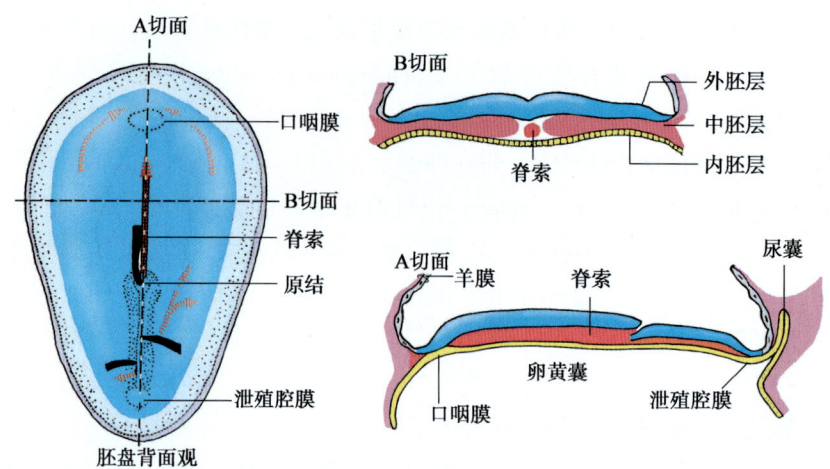

图 20-13 脊索形成

第 3 周末，胚盘的形状由圆盘状变为头端略宽大、尾端较窄小的鞋底形，胚盘的尾端连于体蒂。

四、三胚层分化和胚体形成

模型讲解 20-2
三胚层胚盘形成

第 4~8 周，三个胚层逐渐分化，形成各器官的原基，胚体外形逐渐建立。

（一）三胚层的分化

1. 外胚层的分化　脊索诱导其背侧比邻的外胚层增厚成板状，称为神经板（neural plate）。神经板初期随着脊索的生长而迅速增长，头端较尾端宽厚。第 18 天，神经板中央向脊索侧凹陷成沟，称为神经沟（neural groove），沟两旁的神经板隆起，称为神经褶（neural fold）。神经沟逐渐加深，第 3 周末，中段的两侧神经褶靠拢、愈合，愈合趋势呈双向拉链状逐渐向头尾两端延伸，形成神经管（neural tube）（图 20-14，图 20-15）。

神经管的头端和尾端的开口分别称为前神经孔（anterior neuropore）和后神经孔（posterior neuropore）（图 20-15）。前神经孔约在第 25 天（18~20 对体节期）闭合，后神经孔在第 27 天（25 对体节期）闭合。神经管是中枢神经系统的原基，神经管闭合后，其头端发育迅速，膨大成脑泡，分化为脑、松果体、神经垂体和视网膜等；其余部分的神经管较细，为脊髓的原基。神经管的管腔分化为脑室和中央管。若前神经孔不闭合，将形成无脑儿（anencephaly）；后神经孔不闭合，将形成脊髓裂，常伴有脊柱裂。

神经管形成的同时，不参与形成神经管的一些神经褶细胞向深部的间充质迁移，在神经管的背侧形成一条纵行的细胞索，继而分裂为两条，分别位于神经管的左、右背外侧，称为神经嵴（neural crest）（图 20-14）。神经嵴是周围神经系统的原基，神经嵴细胞可以远距离迁移，分化形成脑神经节、脊神经节、交感神经节、肾上腺髓质、黑素细胞、施万细胞及某些神经内分泌细胞。

神经管闭合时，两侧的表面外胚层与神经管分离并在管的背侧靠拢、愈合。表面外胚层分化形成皮肤的表皮及其附属器、角膜上皮、晶状体、内耳膜迷路、腺垂体、牙釉质、口腔和鼻腔与肛门的上皮等。

2. 中胚层的分化　第 3 周，中胚层细胞快速增殖、分化，冠状切面由中央向两侧依次

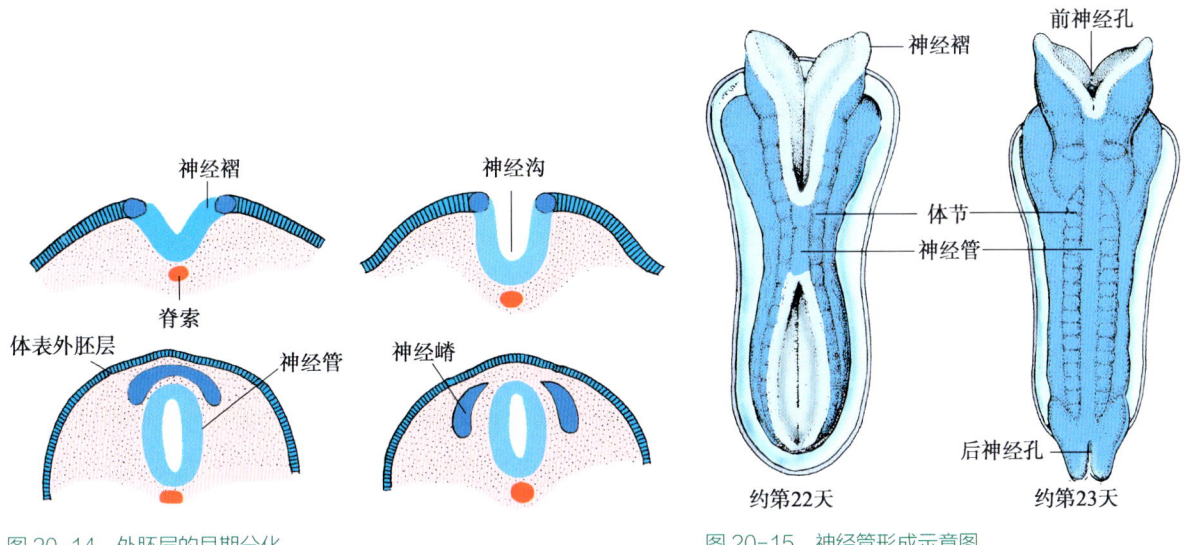

图 20-14 外胚层的早期分化

图 20-15 神经管形成示意图

为轴旁中胚层、间介中胚层和侧中胚层（图 20-16），另有部分中胚层形成疏松网状的间充质（mesenchyme），充填于内、外胚层之间。

（1）轴旁中胚层（paraxial mesoderm） 紧邻脊索两侧的中胚层迅速增殖，形成一对纵行的细胞索，即轴旁中胚层。第 3 周末，轴旁中胚层细胞增殖肥厚，随即分裂为左、右成对的细胞团块，称体节（somite）（图 20-16）。体节从胚体的颈部向尾部顺序形成，每天形成 3~4 对，第 5 周体节全部形成，共 42~44 对。体节是脊柱、背侧的皮肤真皮和骨骼肌的原基。从胚体表面即能分辨体节，故可作为人胚早期推测胚龄的标志之一。

（2）间介中胚层（intermediate mesoderm） 是轴旁中胚层与侧中胚层之间的狭长区域（图 20-16），它是泌尿生殖系统器官的原基。

（3）侧中胚层（lateral mesoderm） 初为中胚层的最外侧单一的薄层状区域，很快其内部出现一些小腔隙，渐融合成一个大的胚内体腔（intraembryonic coelom），它将侧中胚层分为两

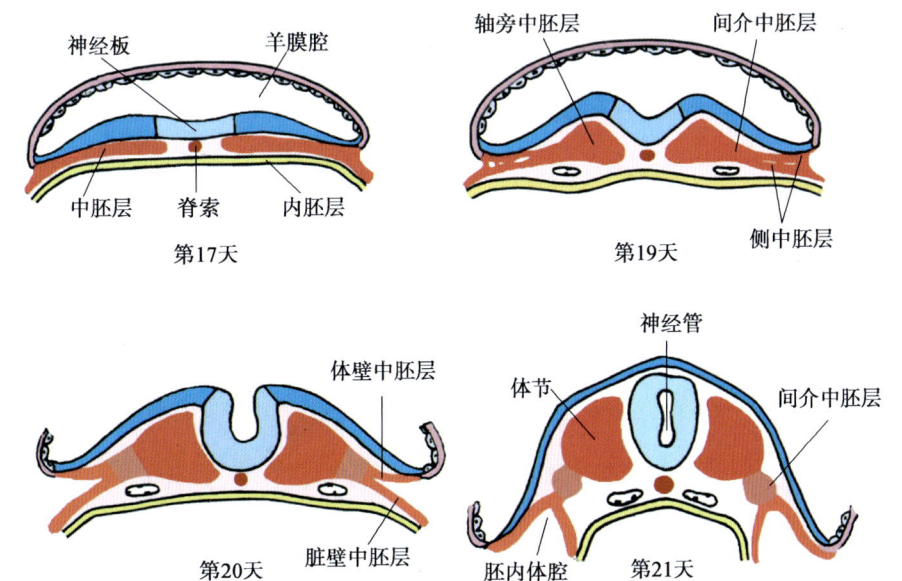

图 20-16 中胚层的早期分化

部分：与外胚层相贴者称为体壁中胚层（somatic mesoderm），与内胚层相贴者称为脏壁中胚层（splanchnic mesoderm）（图20-16）。体壁中胚层是形成浆膜壁层及体壁（胸腹和四肢）的皮肤真皮、结缔组织、骨骼和肌肉的原基；脏壁中胚层覆于内胚层形成的原始消化管外面，将分化为浆膜脏层及内脏器官的平滑肌和结缔组织。胚内体腔由头至尾依次分化为心包腔、胸膜腔和腹膜腔。

（4）间充质 由星形的间充质细胞和基质组成，间充质细胞具有多向分化的潜能，将分化成结缔组织、肌组织和心血管系统等，出生后仍有尚未分化的间充质细胞存在。

3. 内胚层的分化 由于外胚层生长迅速，向下包卷，使卵黄囊顶壁的内胚层卷入胚体内形成原始消化管（primitive gut）。原始消化管的头端部分为前肠（foregut），与卵黄囊相连的部分为中肠（midgut），尾端部分为后肠（hindgut）。前肠的头端由口咽膜封闭，后肠末端由泄殖腔膜封闭（图20-17）。卵黄囊逐渐变细形成卵黄管，第6周末闭锁。原始消化管将分化为消化和呼吸系统的上皮组织，以及中耳、甲状腺、甲状旁腺、胸腺、膀胱等器官的上皮组织。

（二）胚体外形的形成

由于胚体各部位生长速度不同：外胚层的生长速度快于内胚层，第4周体节及神经管生长迅速，致使早期扁平的胚盘向羊膜腔内隆起，胚盘的周缘出现了明显的卷折。头、尾端的卷折称为头褶（cephalic fold）和尾褶（caudal fold）（图20-17），两侧缘的卷折称为侧褶（lateral fold）。随着胚的生长，头、尾褶及侧褶逐渐加深。胚体头尾方向的生长快于左右侧向的生长，又由于头端脑和颜面器官的发生，胚盘由圆盘状变为头大尾小的圆柱形胚体。胚盘的侧褶卷折向胚体腹侧靠拢，会聚于脐部，体表外胚层包在胚体表面，体蒂和卵黄囊于胚体腹侧脐部会聚，外包羊膜，形成原始脐带。第4周末，胚体（从头至尾）呈"C"形（图20-17），凸入羊膜腔、浸于羊水中。

第5～8周，胚体外形有明显的变化，主要器官、系统在此期内形成。第8周末初具人形，此期称为器官发生期（organogenetic period）。此期的主要变化为：胚体头部向腹侧弯曲，呈"C"形；继之，躯干变直，头部逐渐抬起；眼、耳、鼻出现，颜面逐渐形成；肢芽出现，生长形成上、下肢；尾突渐退化不明显；形成明显的脐带；心肝隆起明显；头曲、颈曲出现，头颈渐分

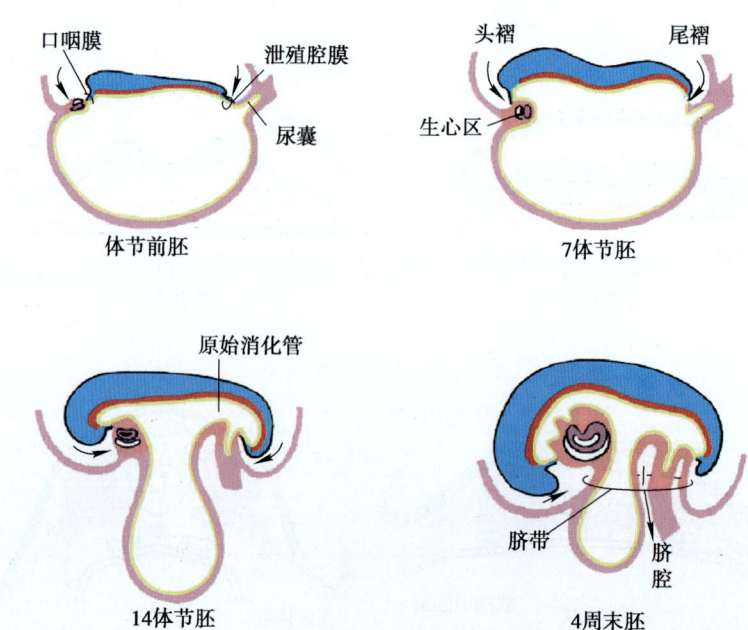

图20-17 胚体外形和内部结构的变化

明;外生殖器发生,不易分辨性别;神经和肌肉已发育,胚胎能进行轻微运动。

第3~8周是许多器官原基发生以及人体外形进行雕塑的重要时期,对致畸因素(如某些药物、病毒、细菌等)的影响极其敏感,易发生先天性畸形,故也称此期为致畸敏感期,机体对不同致畸因子的敏感时间段也略有差异。

五、胎膜和胎盘

胎膜和胎盘是胎儿的附属结构,不参与胚体的构成,但对胚胎有支持、保护、营养、呼吸、排泄等作用,还具有内分泌功能。胎儿娩出后,胎膜和胎盘即与子宫分离并被排出体外,总称胞衣(afterbirth)。

(一)胎膜

胎膜(fetal membrane)包括绒毛膜、羊膜、卵黄囊、尿囊和脐带(图20-18)。

1. 绒毛膜(chorion) 是由滋养层和衬于细胞滋养层内面的胚外中胚层发育而成。植入开始,合体滋养层和细胞滋养层在胚泡表面形成一些绒毛状突起伸入蜕膜,这就是最初的绒毛,称为初级绒毛干;第3周,胚外中胚层形成并伸入初级绒毛干中轴,称为次级绒毛干;第3周末,胚外中胚层分化形成结缔组织、血管,通连成网,绒毛内血管与胚体的血管相通,此时的绒毛称为三级绒毛干(图20-19)。绒毛的主干插入子宫蜕膜,称为固定绒毛;绒毛干分支形成数量不等的绒毛游离于绒毛干间,称为游离绒毛。固定绒毛顶端的细胞滋养层增生并穿过合体滋养层进

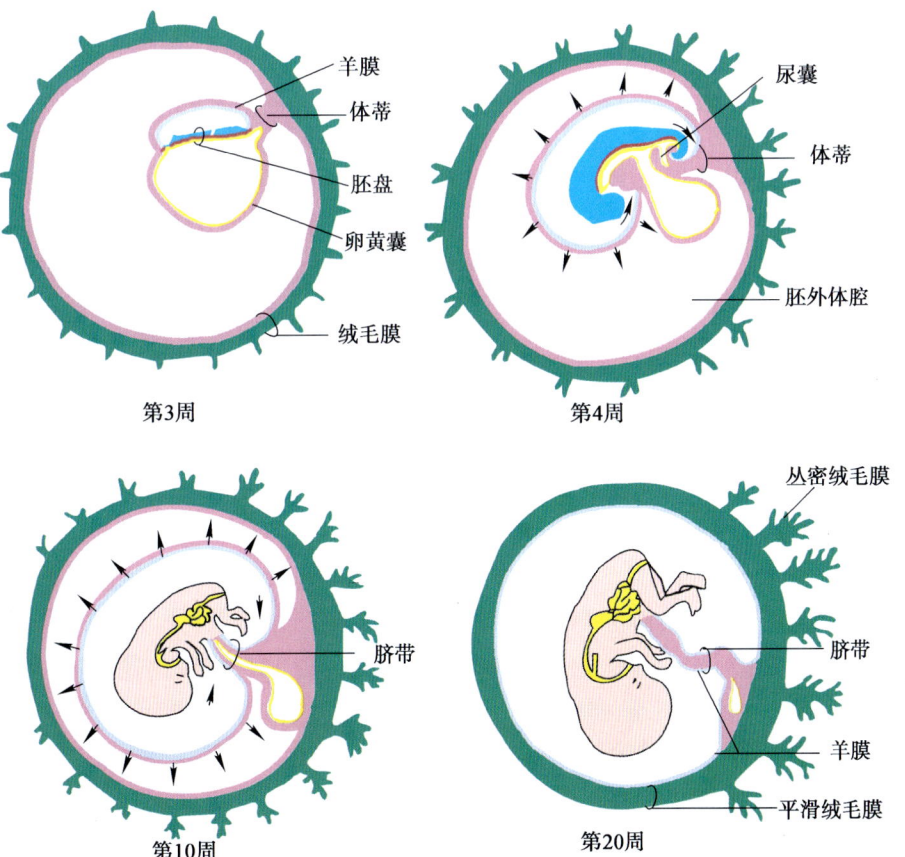

图20-18 胎膜的演变

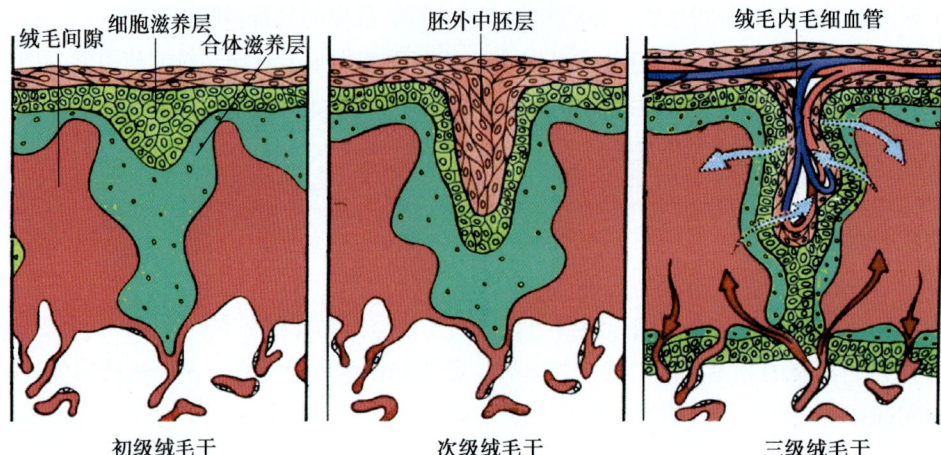

图 20-19 绒毛膜的形成过程

入蜕膜,然后继续增殖,在蜕膜的表面扩展形成壳状,称为细胞滋养层壳,将绒毛干锚定于子宫蜕膜。

胚胎发育的前6周,绒毛膜的表面绒毛分布均匀,其中伸入底蜕膜中的绒毛由于营养丰富而生长茂盛,并发出若干分支,此处的绒毛膜称为丛密绒毛膜(chorion frondosum)。伸入包蜕膜中的绒毛因营养不足而逐渐萎缩退化,变得光滑平坦,故称为平滑绒毛膜(chorion laeve)(图 20-18)。随着胚胎的发育,丛密绒毛膜与底蜕膜共同构成胎盘,而平滑绒毛膜则和包蜕膜一起逐渐与壁蜕膜融合。

植入时,合体滋养层间出现滋养层陷窝继而演变为绒毛间隙,子宫螺旋动脉分支直接开口于绒毛间隙,绒毛浸浴在绒毛间隙的母血中,胚胎通过绒毛膜内的毛细血管从母血中吸收氧和营养物质并排出代谢废物。绒毛膜还有内分泌功能和屏障作用。

如果绒毛膜内血管发育不良,或者与胚体血管连接不良,胚胎会因缺乏营养而发育迟缓或死亡。如果绒毛膜滋养层细胞增生,造成细胞间质水肿,形成有蒂成串大小不等的水泡样结构,状如葡萄,称为葡萄胎或水泡状胎块。如果滋养层细胞过度增生并癌变,称为绒毛膜上皮癌(简称绒癌)。绒癌侵袭性强,可侵蚀母体血管,破坏周围组织,早期即广泛地局部或全身转移。绒癌与妊娠有明显的关系,约 50% 的绒癌继发于葡萄胎,25% 发生于流产后,22% 发生于正常分娩后;其他则发生于异位妊娠。

2. 羊膜(amnion) 是由一层羊膜上皮和薄层胚外中胚层构成的半透明薄膜,厚 0.2～0.5 mm,羊膜腔中充满羊水(amniotic fluid)(图 20-18)。羊膜最初与外胚层连续,附着于胚盘边缘,随着胚体生长,羊膜腔逐渐扩大,继而外胚层向腹侧包卷,胚体逐渐凸入羊膜腔,进而整个胚体浸于羊水中生长发育;继而羊膜在胚体腹侧包裹体蒂形成原始脐带,在脐带远端覆于绒毛膜上,胚外体腔消失。

羊水为胎儿生长发育提供适宜的环境,防止胚胎局部组织粘连,并保护胎儿免受外界冲击和损伤,胎儿可在羊水中自由活动,利于骨骼和肌肉的发育。妊娠初期,羊水无色透明,主要由羊膜分泌和吸收,具有一定的营养作用;随着妊娠的进行,胎儿可以吞咽羊水,排泄物也进入羊水,羊水逐渐混浊,内含胎儿分泌物、排泄物和脱落的上皮;分娩启动时,羊水可促进宫颈扩张,冲洗软产道。羊水量随妊娠的进行逐渐增多,足月时可达 1 000～1 500 mL;如果羊水多于 2 000 mL,为羊水过多;如果羊水少于 500 mL,则为羊水过少。羊水过多或过少都影响胎儿的正常发育,并常提示胎儿存在某种先天发育异常。

临床上穿刺抽取羊水得到胎儿脱落的上皮细胞，可用于检测胎儿染色体有无异常；也可检测羊水中某些物质的含量，以提前诊断相关的先天发育异常。

3. 卵黄囊（yolk sac） 位于原始消化管腹侧（图20-18），卵生动物（如鸟类）胚胎的卵黄囊很发达，囊内储存有大量的卵黄，为胚胎发育提供营养。人胚的卵黄囊小，没有卵黄，已经不能为胚胎提供营养且很快退化，它的出现是生物进化过程的重演。第3周，卵黄囊壁上的胚外脏壁中胚层形成血岛，它是最早发生原始血细胞的部位；卵黄囊根部近尿囊的内胚层细胞将分化为原始生殖细胞，迁入生殖腺嵴并诱导生殖腺的发生。

卵黄囊被包入脐带，逐渐变细成为卵黄管，与中肠相连，于第6周闭锁为实心的纤维索带，胚远端的卵黄囊也逐渐闭锁，其残迹并入脐带，有的留在胎盘胎儿面的羊膜下。如果卵黄管不闭锁，肠和脐之间遗留一瘘管，肠内容物通过瘘管可流入脐部，这种先天性畸形称为脐肠瘘（omphalomesenteric fistula）。卵黄管近端闭合不全与肠管相接处常遗留一个囊状突起（憩室），称为麦克尔憩室（Meckel's diverticulum）。

4. 尿囊（allantois） 是第3周卵黄囊尾侧向体蒂突入形成的一个盲囊，随胚体的生长卷折而开口于后肠的腹侧（图20-18）。人胚的尿囊不发达，仅存数周即退化。但其壁上的胚外中胚层形成一对尿囊动脉和一对尿囊静脉，逐渐演变成脐动脉和脐静脉，成为胎儿和母体进行物质交换的通道。尿囊的根部演化为膀胱的一部分；其余大部分退化形成一条从膀胱顶至脐带内的细管，称为脐尿管。脐尿管闭锁，成为脐正中韧带。如果胎儿出生后脐尿管未闭，膀胱中的尿液就会经此管溢至脐部，称为脐尿瘘。

5. 脐带（umbilical cord） 为一圆柱状条索，一端连于胚胎脐部，另一端连于胎盘，是胎儿与母体进行物质交换的通道（图20-18）。脐带外覆羊膜，内有胚外中胚层分化来的黏液样结缔组织，结缔组织内有逐渐退化的卵黄囊和尿囊，还有尿囊动、静脉演变来的脐动、静脉。

脐动脉两条，脐静脉一条，连接胎儿血管并分支进入胎盘绒毛膜形成毛细血管。脐动脉长于脐带，所以在脐带内螺旋状走行，它将胚胎血液运送至胎盘绒毛膜内毛细血管，通过绒毛壁与绒毛间隙内的母体血液进行物质交换。脐静脉将交换来的含氧和营养物质的血液运送回胚胎。

妊娠末期，脐带的长度达到40~60 cm；直径1~2 cm。如脐带长度超过80 cm，为脐带过长，可发生脐带绕颈、打结、缠绕肢体等，引起局部发育不良或胎儿窒息、死亡；如果脐带长度短于35 cm，称为脐带过短，临近分娩或分娩时可引起胎盘早剥，重者危及母子生命。临床用脐血干细胞移植治疗血液疾病，已取得很好的效果。

（二）胎盘

胎盘是胎儿与母体进行物质交换的重要结构，同时还具有屏障和重要的内分泌功能。

1. 胎盘的形态结构　胎盘（placenta）是由胎儿的丛密绒毛膜和母体的底蜕膜构成的圆盘状结构（图20-20）。足月胎儿的胎盘重约500 g，直径15~20 cm，平均厚约2.5 cm。胎盘分胎儿面和母体面：胎儿面覆盖羊膜，光滑，脐带连于中央或偏位，透过羊膜可见脐血管的分支向四周呈辐射状走行；母体面粗糙，为剥离后的底蜕膜，有不规则的浅沟将其分隔成15~30个胎盘小叶。

在胎盘的垂直切面上，可见脐血管的分支形成毛细血管行于绒毛膜的结缔组织中。羊膜下方为绒毛膜板，绒毛膜板有40~60根绒毛干，绒毛干及其分支绒毛位于绒毛间隙内，绒毛干末端以细胞滋养层壳固定于底蜕膜上；底蜕膜发出若干楔形小隔即胎盘隔（placental septum）伸入绒毛间隙，将其分隔为 15～30 个小区，每个小区含有 1～4 根绒毛干，这些小区称为胎盘小叶（cotyledon）（图 20-21）。子宫螺旋动脉与子宫静脉的分支开口于绒毛间隙，故绒毛间隙充满母体血液，绒毛浸泡其中。胎盘隔的远端游离，不与绒毛膜板接触，因而胎盘小叶之间的分隔不完全。母体血液可以从一个胎盘小叶流入另一个小叶。

2. 胎盘的血液循环和胎盘膜　胎盘内有母体和胎儿两套血液循环。母体血液循环通路起自子宫动脉的分支，经螺旋动脉流入绒毛间隙，与绒毛膜内毛细血管的胎儿血进行物质交换后，汇入子宫静脉；胎儿血液循环通路经脐动脉及其分支，末端为绒毛膜内毛细血管，在此与绒毛间隙的母体血进行物质交换，之后汇入脐静脉。母体血与胎儿血有各自的管道，互不交通，但可进行物质交换。

胎儿血与母体血在胎盘内进行物质交换所通过的薄层结构，称为胎盘膜（placental membrane），也称胎盘屏障（placental barrier）。早期胎盘膜由合体滋养层、细胞滋养层和基膜、薄层结缔组织、毛细血管基膜和内皮组成。氧、二氧化碳、离子、维生素、氨基酸、蛋白质、抗体、激素以及部分药物等可通过胎盘屏障，一些更大的分子（如 Rh 阳性抗原）、细菌一般不能通过胎盘屏障。发育后期，多处细胞滋养层消失，合体滋养层仅剩薄层胞质，故胎盘膜变薄，仅由绒毛内毛细血管内皮和基膜及合体滋养层和基膜构成，更有利于物质交换。

3. 胎盘的功能　胎盘具有物质交换、防御屏障和内分泌等重要生理功能。

（1）物质交换和防御屏障　是胎盘的基本功能，胎儿生长发育所需的氧、营养物质均来自母体，胎儿代谢所产生的二氧化碳等代谢废物也通过母体排出，即为胎盘的物质交换。胎盘膜是分隔母体血和胎儿血的薄层结构，有选择性透过作用，随着胎龄的增长，胎盘膜逐渐变薄，至妊娠末期，胎盘膜厚度不到 2 μm，物质交换也越来越多。胎盘的物质交换方式有多种，一般认为，气体、水、电解质、脂溶性维生素以简单扩散的方式通过；氨基酸和水溶性维生素以主动运输方式通过，蛋白质分子通过胞饮和胞吐的方式通过，脂肪酸可自由通过胎盘膜参与胎儿的脂肪合成。胎儿也可以从母体获得某些抗体（如免疫球蛋白 G），抵御感染，并在出生后半年内都保存这种抗体，能够防止呼吸道疾病的发生。

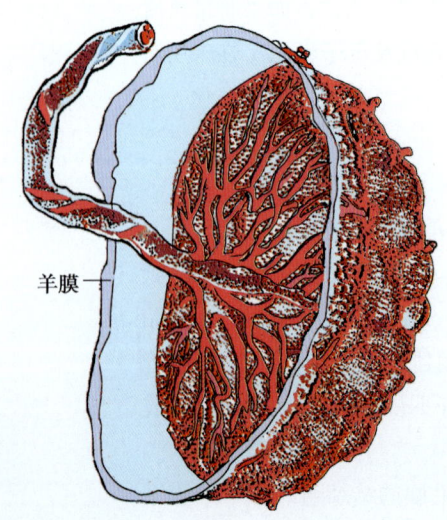

图 20-20　胎盘（大体）

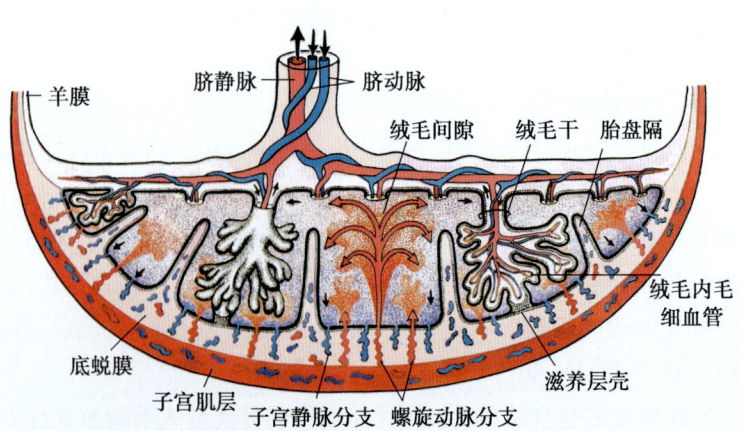

图 20-21　胎盘结构示意图

胎盘也是胎儿的重要防御屏障，多数细菌和大分子的致病微生物不能通过胎盘膜。但有些细菌和药物可以通过胎盘屏障，直接或间接通过引起母体发热等反应干扰胎盘的功能而影响胎儿发育；有些病毒也可以通过感染胎盘而感染胎儿，影响胎儿发育。例如，梅毒螺旋体可破坏胎盘膜而侵害胎儿，导致先天性梅毒；某些抗肿瘤药物、精神疾病用药物都可通过胎盘膜影响胎儿发育；风疹病毒可引起胎儿发育畸形；乙型肝炎病毒、人类免疫缺陷病毒（艾滋病病毒）等可经胎盘垂直传播给胎儿。

（2）内分泌功能　胎盘的合体滋养层能分泌多种激素，在妊娠期间发挥重要作用。主要的激素有：

1）人绒毛膜促性腺激素（human chorionic gonadotropin，HCG）：是一种糖蛋白激素，受精后第 2 周末便出现于母体血液中。血和尿的 hCG 浓度变化曲线相平行，尿中也可检测到，第 9～11 周达高峰，随后逐渐下降，至 20 周降至最低点并持续至分娩，一般于产后 1～2 周消失。HCG 常用于诊断早期妊娠。

HCG 有多种生理功能，在妊娠初期，有类似黄体生成素的作用，可促进孕妇卵巢内的黄体继续生长发育并持续分泌雌、孕激素以维持妊娠。另外，HCG 可能参与了抑制母体对胎儿及胎盘的免疫排斥。

2）人胎盘催乳素（human placental lactogen，HPL）：是一种蛋白类激素，其分子结构与人生长激素相似。受精后第 2 个月出现，第 8 个月达高峰直至分娩。其作用一方面促进母体乳腺的生长发育，为泌乳做准备；另一方面促进胎儿的代谢和生长发育。

3）人胎盘孕激素（human placental progesterone，HPP）和人胎盘雌激素（human placental estrogen，HPE）：是两种类固醇激素，是维持妊娠过程稳定的必不可少的激素。妊娠初期，HPP、HPE 来源于黄体，HCG 使黄体继续生长并持续分泌雌激素、孕激素 4～6 个月。胎盘于受精后第 3～4 个月开始分泌 HPP 和 HPE，多数进入母体血液，以后分泌量逐渐增多，妊娠黄体退化，由胎盘分泌的 HPP 和 HPE 维持后续的妊娠过程。

六、胚胎龄的推算和胚胎各期外形特征

（一）胚胎龄的推算

胚胎龄的推算有以下两种常用方法。

1. 胚胎的月经龄　即从孕妇末次月经的第 1 天算起，至胎儿娩出，共 280 天左右。

2. 胚胎的受精龄　即从受精之日起推算胚胎龄。受精一般发生在末次月经第 1 天之后的 2 周左右，故从受精到胎儿娩出约为 266 天。因为月经周期常受周遭环境等多因素的影响，故推算的胚胎龄难免有误差。

对于早期人胚可利用发生发育中的形态特点推算胚胎龄，例如 12 个卵裂球时，约为第 3 天；二胚层胚盘为第 2 周；4～5 周的胚可用体节数来推算，如 4 对体节约为 20 天，10 对体节为 23 天等；5～8 周胚胎可利用腮弓、颜面及四肢的特征来推算。

知识拓展 20-3
预产期计算

（二）胚胎长度测量法

临床上及法医鉴定中常需要对早产儿、流产和意外伤害中的胚胎进行胚胎龄的认定，除根据胚胎的外形特征粗略估算之外，还可多采用测定胚胎长度法判定胚胎龄。测量胚胎长度的方法有三种（图 20-22）。

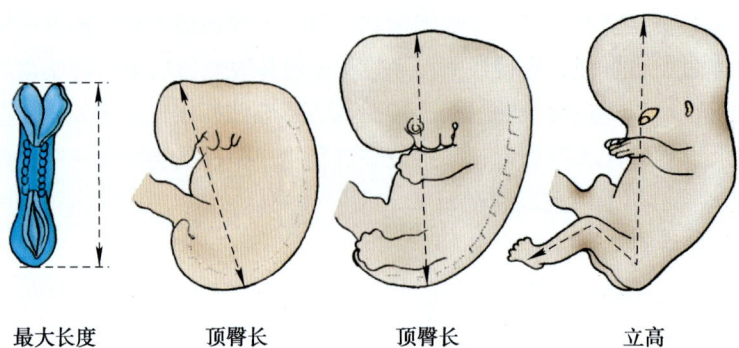

最大长度	顶臀长	顶臀长	立高

图 20-22　胚胎长度测量法

1. 最大长度（greatest length，GL）　此法多用于测量 1～3 周的人胚，因为此期胚体较直，便于直接测量最大长度。

2. 顶臀长（crown-rump length，CRL）　又称坐高，指从头部最高点至尾部最低点之间的长度，常用于测量 4 周及以后的胚胎。

3. 立高（standing height，SH）　又称顶踵长（crown-heel length，CHL）。从头顶至坐骨结节，从坐骨结节到膝盖，再从膝盖到足跟，三者之和即为立高。

目前应用 B 超测定胚胎的长度比较准确。对于流产或死胎长度的推算应慎重，由于发育受阻，故所测长度不易准确反映胎龄。

（三）胚胎各期外形特征

胚胎学及相关科学的研究者，研究过程中常需准确的胚胎龄，胚胎学家根据对大量胚胎标本的观察研究，总结归纳出各期胚胎的外形特征和长度，作为推算胚胎龄的依据。胚期和胎期的外形特征等分别如表 20-1、表 20-2 所示。

表 20-1　胚的外形特征与长度

胚龄（周）	外形特征	长度（mm）
1	受精、卵裂、胚泡形成、植入开始	
2	植入完成，二胚层胚盘形成，绒毛膜初步形成	0.1～0.4（GL）
3	原条、脊索、神经管、三胚层胚盘形成，体节、血管、血细胞出现	0.5～1.5（GL）
4	胚体渐形成，神经孔闭合，眼、耳、鼻原基初现，脐带与胎盘形成	1.5～5.0（CRL）
5	肢芽出现，手板明显，心膨隆，体节 30～40 对	4～8（CRL）
6	肢芽分两节，足板明显，视网膜出现色素，耳郭隆突明显	7～12（CRL）
7	胚体渐直，手指明显，足趾可见，颜面形成	10～21（CRL）
8	胚体变直，颜面似人形，腹部膨隆，脐疝明显，指、趾明显，外生殖器官发生但不能分辨性别	19～35（CRL）

表 20-2　胎儿各期主要特征、身长及体重

胎龄（周）	外形特征	身长（mm）	体重（g）
9	眼睑闭合，外阴性别不可分辨	50	8
10	指甲发生，脐疝消失	61	14

续表

胎龄（周）	外形特征	身长（mm）	体重（g）
12	胎头特大，颈明显，外阴可分辨性别	87	45
14	趾甲出现，下肢发育良好	120	110
16	骨骼、肌肉发育，头渐直，皮肤很薄，耳郭伸出，胎动明显	140	200
18	胎脂出现	160	320
20	胎毛出现，有吞咽活动，可听出胎心音	190	460
22	皮肤薄而红皱	210	630
24	指甲发育良好，胎体瘦	230	820
26	眉毛出现，眼睑部分睁开	250	1 000
28	眼张开，睫毛、头发明显，体瘦有皱纹，早产可存活	270	1 300
30	趾甲全出现，睾丸开始下降	280	1 700
32	指甲达指尖，皮肤平滑、粉红	300	2 100
36	胎体已较丰满，胎毛开始脱落，体表外观红色消退，趾甲越过趾尖，四肢屈曲	340	2 900
38	胸部发育良好，乳腺略突出，四肢变圆，睾丸降入阴囊	360	3 400

七、孪生、多胎和连体双胎

人胚发生多为单卵受精，单胎发育。但是在少数情况下，也可发生孪生、多胎，甚或病理性多胎。

（一）孪生

孪生（twins）又称双胎，其发生率约为新生儿的1%。孪生子的分析在人类和医学遗传学研究上具有重要价值，孪生有两种。

1. 单卵孪生（monozygotic twins） 系由1个受精卵发育为2个胚胎。两者的基因型完全相同，两个体之间不仅性别相同、容貌相似，而且进行组织或器官移植不会引起免疫排斥反应。

其发生可以有以下几种情况（图20-23）：①当受精卵形成2个卵裂球时，两者分开，各自发育成1个胚泡，分别植入子宫内膜，有各自的羊膜囊、脐带、绒毛膜和胎盘；②胚泡期，在1个胚泡内形成2个内细胞群，发育为2个个体，各有各的羊膜囊和脐带，共用1个胎盘；③二胚层胚盘时期，上胚层尾端形成2个原条，分化出2套三胚层胚盘并分离，各发育成1个胚胎，共用1个羊膜囊，以各自的脐带连于1个胎盘上。

2. 双卵孪生（dizygotic twins） 是母体一次排2个卵，分别受精发育为两个胚胎，每个胚胎有独立的羊膜囊、脐带和胎盘，有时胎盘可以融合。两个体的性别可以相同，也可不同，其容貌及生理特性如同一般兄弟姐妹，只是年龄相同。双卵孪生约占孪生的2/3。

（二）多胎

一次分娩出生两个以上的新生儿称为多胎（multiple birth）。其原因与孪生相同，有单卵多胎、多卵多胎及混合性多胎三种类型。多胎的发生率很低，三胎的发生率约为万分之一，四

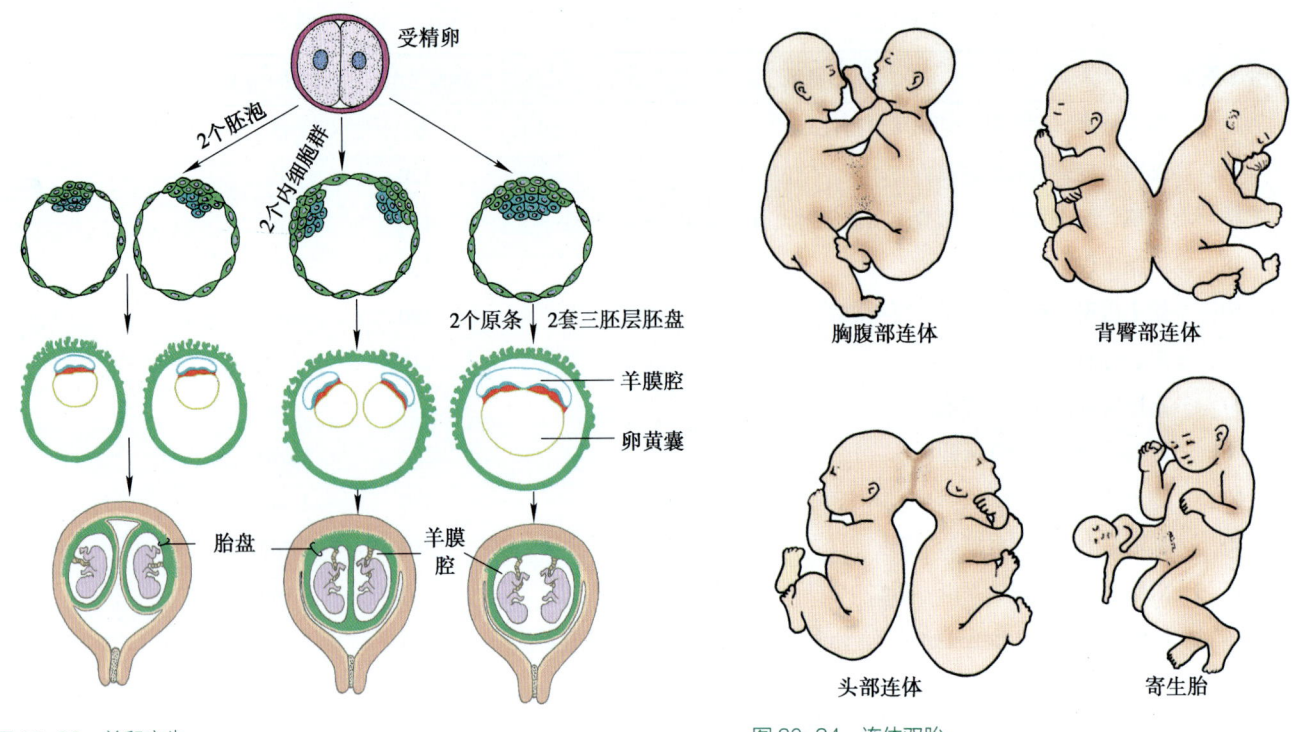

图 20-23 单卵孪生

图 20-24 连体双胎

胎的发生率约为百万分之一，五胎的发生率约为亿分之一。近年来，由于促性腺激素在不孕症治疗中的应用，多胎发生率有所提高。

（三）连体双胎

连体双胎（conjoined twins）为两个胚体的局部相连，又称连体畸胎、连体儿（图 20-24）。它是上述单卵孪生发生的第三种情况，1 个胚盘出现 2 个原条分别发育为 2 个胚胎时，若 2 个原条靠得较近，胚体形成时发生局部连接而导致连体双胎。连体双胎有对称型和不对称型，对称型指 2 个胚胎大小一致，有头部连体、胸腹部连体、腹部连体、臀部连体、背部连体、脊臀部连体等。不对称型连体双胎是一大一小，小者常发育不全，形成寄生胎或胎内胎。

（刘　渤）

思考题

1. 根据受精及植入的知识，简述体外受精技术可以解决现实中的哪些问题。
2. 以组织学知识和三胚层分化的知识阐述部分胸腹部连体双胎分离手术成功的原因。

数字课程学习……

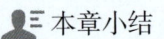 本章小结　　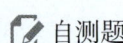 自测题　　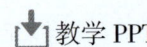 教学 PPT

第二十一章
颜面、颈和四肢的发生

关键词

鳃弓（branchial arch） 唇裂（cleft lip） 腭裂（cleft palate） 面斜裂（oblique facial cleft） 颈囊肿（cervical cyst） 残肢畸形（meromelia）

> 人胚胎自第4周开始颜面及四肢的发生，至第8周末已初具人形，这段时间的胚胎易受遗传、环境等多种因素的影响而产生唇裂、腭裂等颜面畸形及颈和四肢畸形。第9周后胎儿及出生以后，颜面、颌骨等还继续发育，一直延续到18~20岁。本章重点就是要了解人体颜面、颈和四肢的发生过程及唇裂、腭裂等常见畸形的成因。

思维导图

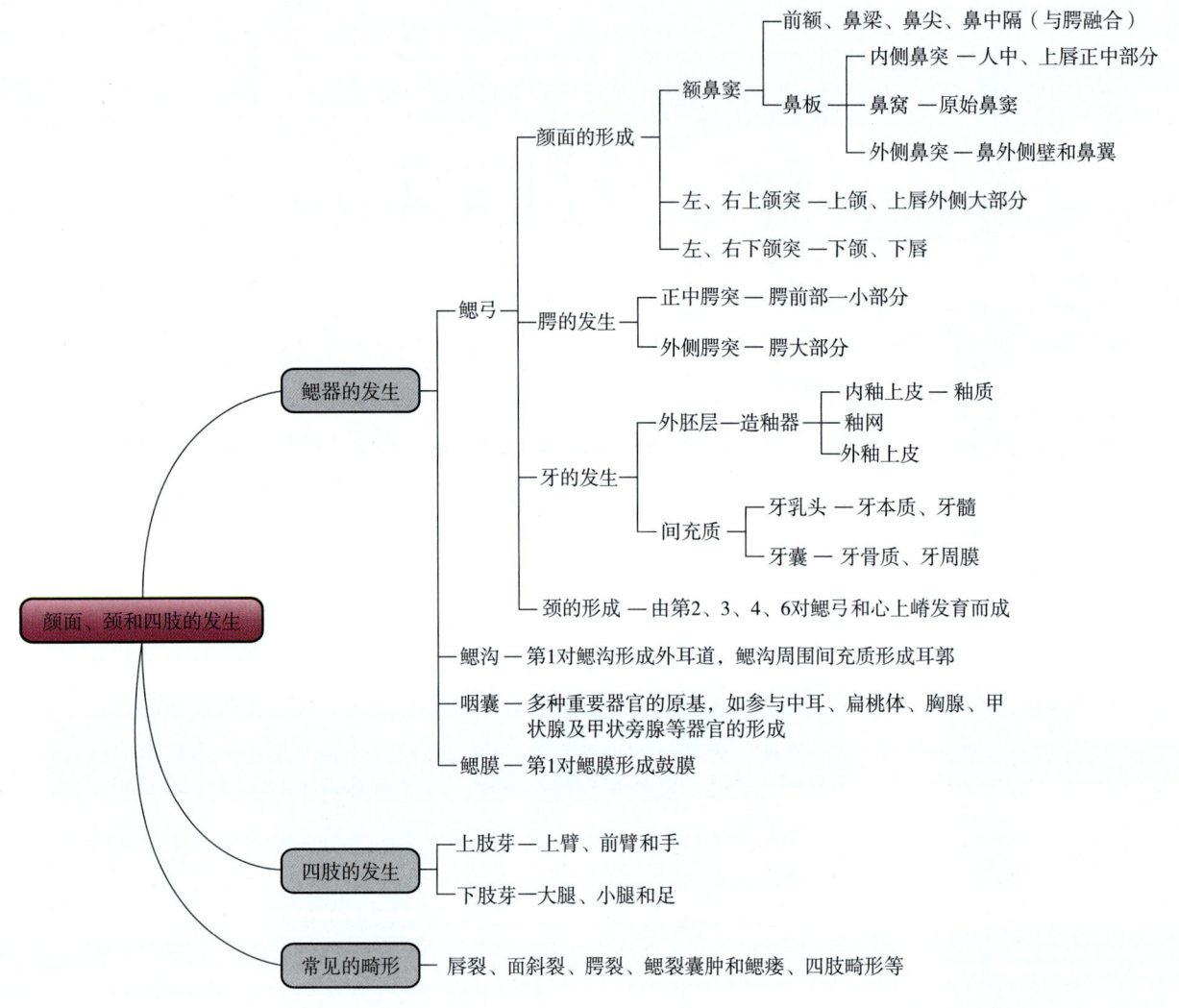

人胚发育至第 4 周时，胚体已由扁平状的胚盘卷折为圆柱状。前神经孔逐渐闭合，神经管头端迅速膨大，形成脑泡。脑泡及其腹侧增生的间充质，使胚体头端向腹侧弯曲，在口咽膜上方形成一个圆形突起，称额鼻突（frontonasal prominence）。与此同时，由于原始心的发育，在口咽膜尾端也形成一个向腹侧的突起，称心隆起（heart bulge），也称心突（图 21-1）。

一、鳃器的发生

在人胚第 22~29 天，原始咽两侧的间充质迅速增生，从头向尾先后形成左右对称、背腹走向的 6 对弓状隆起，称鳃弓（branchial arch）。人胚前 4 对鳃弓明显，第 5 对出现不久即消失或不出现，第 6 对很小。相邻鳃弓之间的凹沟称鳃沟（branchial cleft），共 5 对。鳃弓发生的同时，原始咽两侧的内胚层向外侧膨出，形成 5 对咽囊（pharyngeal pouch），分别与 5 对鳃沟相对应。鳃沟外胚层、咽囊内胚层及其之间的少量间充质构成的薄膜，称鳃膜（branchial membrane）（图 21-1，图 21-2）。

鳃弓、鳃沟、咽囊和鳃膜统称鳃器（branchial apparatus）。鳃器是鱼类和两栖类幼体的呼吸器官。鳃器在人胚早期的出现是种系发生的重演现象，也是生物进化与人类起源的佐证之一。

鳃器与颜面、颈部及某些器官的形成密切相关。第 1 对鳃弓将参与颜面的形成。第 2~6 对鳃弓将参与颈的形成。咽囊将参与多种重要器官，如中耳、扁桃体、胸腺、甲状腺及甲状旁腺的发生。

二、颜面的形成

颜面的形成与额鼻突及第 1 对鳃弓密切相关。

人胚第 4 周初第 1 鳃弓出现后，其腹侧份迅速分叉，形成上、下两支，分别称上颌突

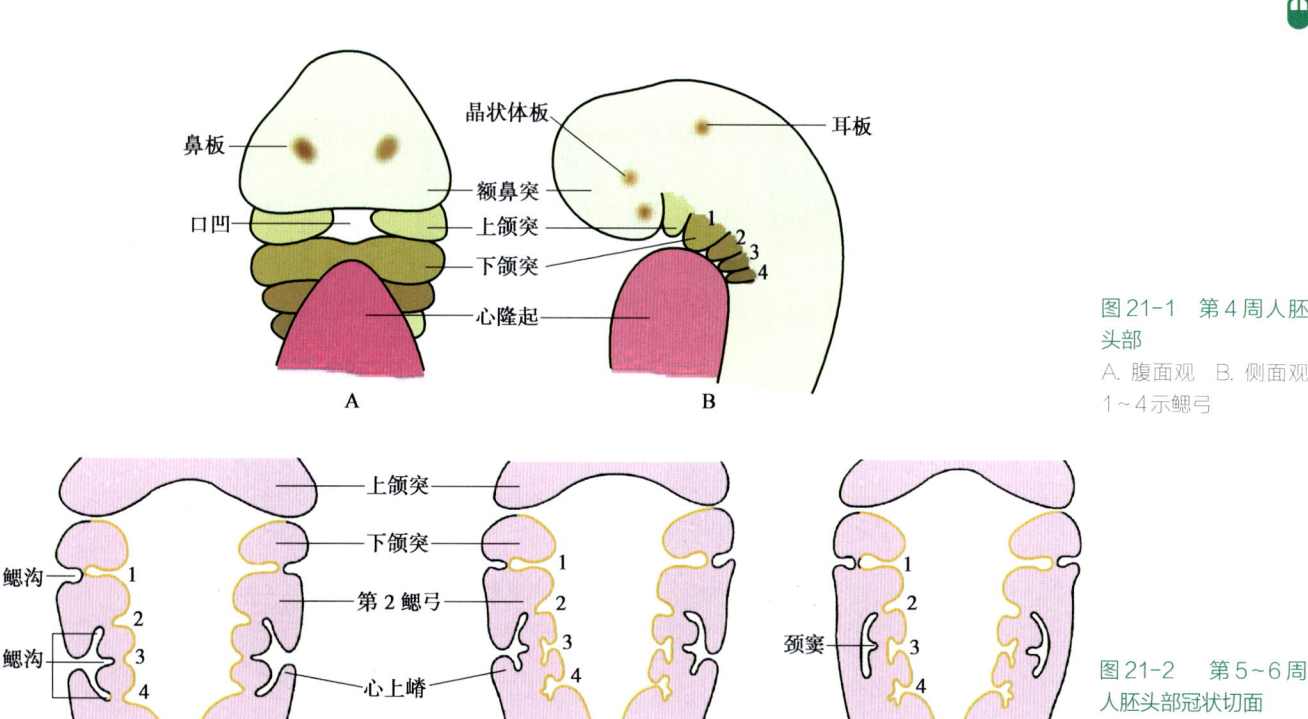

图 21-1　第 4 周人胚头部
A. 腹面观　B. 侧面观
1~4 示鳃弓

图 21-2　第 5~6 周人胚头部冠状切面
1~4 示咽囊

（maxillary prominence）和下颌突（mandibular prominence）。左、右两侧的上颌突、下颌突及其上方的额鼻突，围绕一个宽大的凹陷，称口凹（stomodeum），即原始口腔（图21-1）。口凹的底由口咽膜封闭。口咽膜大约于第4周破裂，原始口腔便与原始咽相通。

在第4周末，额鼻突的下缘两侧局部外胚层增生，形成两个椭圆形的增厚区，称鼻板（nasal placode）。继而鼻板中央凹陷，形成鼻窝（nasal pit），其下缘以一细沟与口凹相通。鼻窝周围间充质增生，形成一个马蹄形突起，位于鼻窝内侧者，称内侧鼻突（median nasal prominence）；位于鼻窝外侧者，称外侧鼻突（lateral nasal prominence）（图21-3）。外侧鼻突与上颌突之间有一浅沟，称鼻泪沟（nasolacrimal groove）。

颜面的形成是从两侧向中央方向发展的。左、右下颌突向中线生长，于第5周愈合，发育形成下颌、下唇和颊的下部分。第6周，左、右内侧鼻突向中线生长，相互融合，并向下延伸，形成人中和上唇的正中部分。第6~7周，左、右上颌突也向中线生长，并先后与同侧的外侧鼻突和内侧鼻突愈合。这样，鼻窝与口凹之间的细沟被封闭，鼻窝与口凹即被分开；上颌突将形成上颌、上唇的外侧部和颊的上部分，外侧鼻突将形成鼻翼和鼻外侧壁的大部分。额鼻突的下部分呈峰状增生，向下迁移，发育成鼻根、鼻梁和鼻尖，上部分发育成前额（图21-3）。随着鼻外部结构的形成，原来朝向前方的鼻窝，逐渐朝向下方，形成鼻孔。第6周末，左、右鼻窝向深部扩大，并融合为一个大腔，即原始鼻腔。起初，原始鼻腔与原始口腔之间隔以很薄的口鼻膜，该膜于第7周破裂，形成原始鼻后孔，使原始鼻腔与原始口腔相通。上、下颌形成后，两者间的裂隙称口裂（oral fissure）。口裂起初很宽大，在人胚第2个月，同侧上颌突和下颌突的外侧部逐渐融合，形成颊，使原来宽大的口裂逐渐缩小。眼的原基发生于额鼻突下缘的外侧，两眼相距较远，并朝向外侧。随着脑的发育及上颌与鼻的形成，两眼逐渐向中线靠近并转向前方。第1鳃沟形成外耳道，第1鳃沟周围的间充质及表面的外胚层形成耳郭。耳郭最初位于下颌的下方，随着下颌与颈部的发育，逐渐移向后上方。至第2个月末，颜面初具人貌。

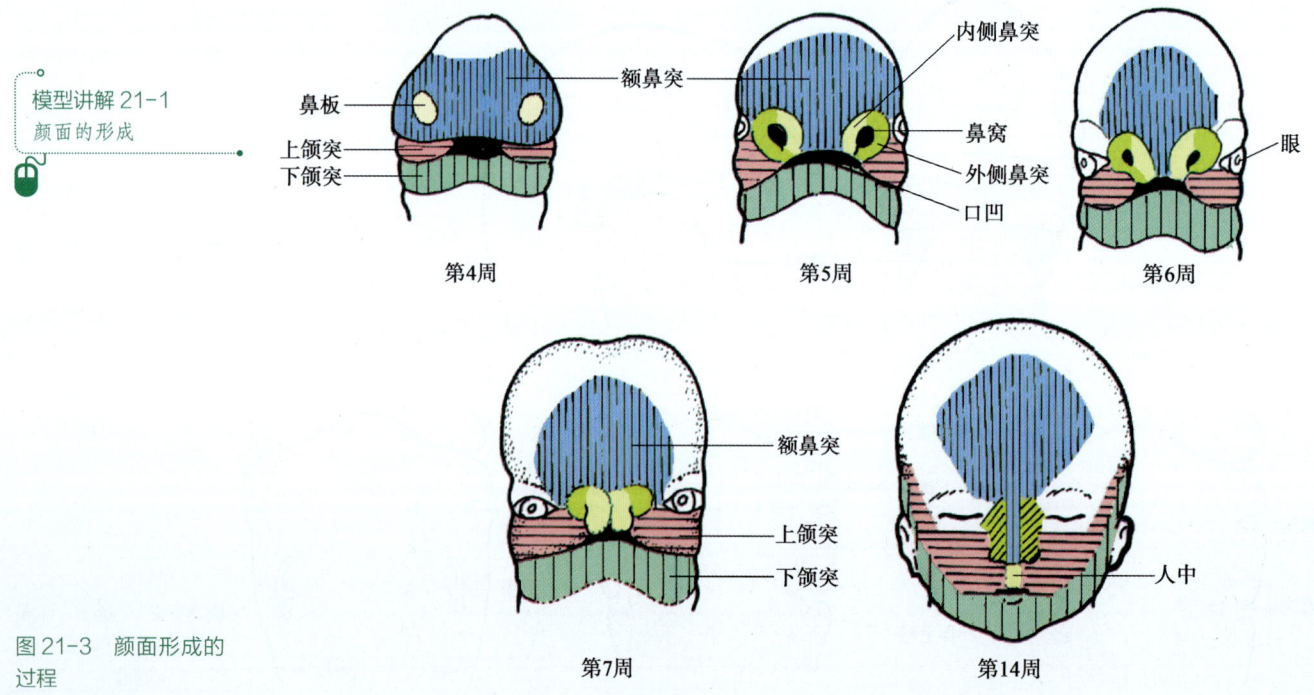

模型讲解21-1 颜面的形成

图21-3 颜面形成的过程

三、腭的发生

形成腭的原基是正中腭突和两侧的外侧腭突。腭于第 5 周开始发生，至第 12 周完成。正中腭突（median palatine process）又称初发腭（primary palate），为左、右内侧鼻突融合处的间充质增生形成的一个突向原始口腔的短小突起，将演变为腭前部的一小部分。外侧腭突（lateral palatine process）是在人胚第 8～9 周时，左、右上颌突内侧面间充质增生，向原始口腔内长出的一对扁平突起。外侧腭突最初位于舌两侧，斜向下方生长，随着口腔的扩大，舌变扁以及舌位置的下降，外侧腭突渐移至舌上方，并呈水平方向生长，最终在中线愈合，形成腭的大部分。左、右外侧腭突的前缘与正中腭突愈合，共同形成继发腭（secondary palate）。愈合处留有一小孔，称切齿孔（incisive foramen）（图 21-4）。以后，继发腭前部间充质骨化，形成硬腭，后部则形成软腭。软腭后缘正中组织增生形成一个小突起，即腭垂。

腭的形成将原始口腔与原始鼻腔再次分隔，成为永久的口腔与鼻腔，鼻腔在腭的后缘与咽相通。伴随腭的形成，额鼻突的下部在形成鼻梁和鼻尖的同时，还向原始鼻腔内长出板状的鼻中隔，它向腭的方向垂直生长，最终与腭在中线愈合，鼻腔即被分为左、右鼻腔。鼻腔外侧壁还发生 3 个嵴状皱襞，分别形成上、中、下鼻甲（图 21-4）。

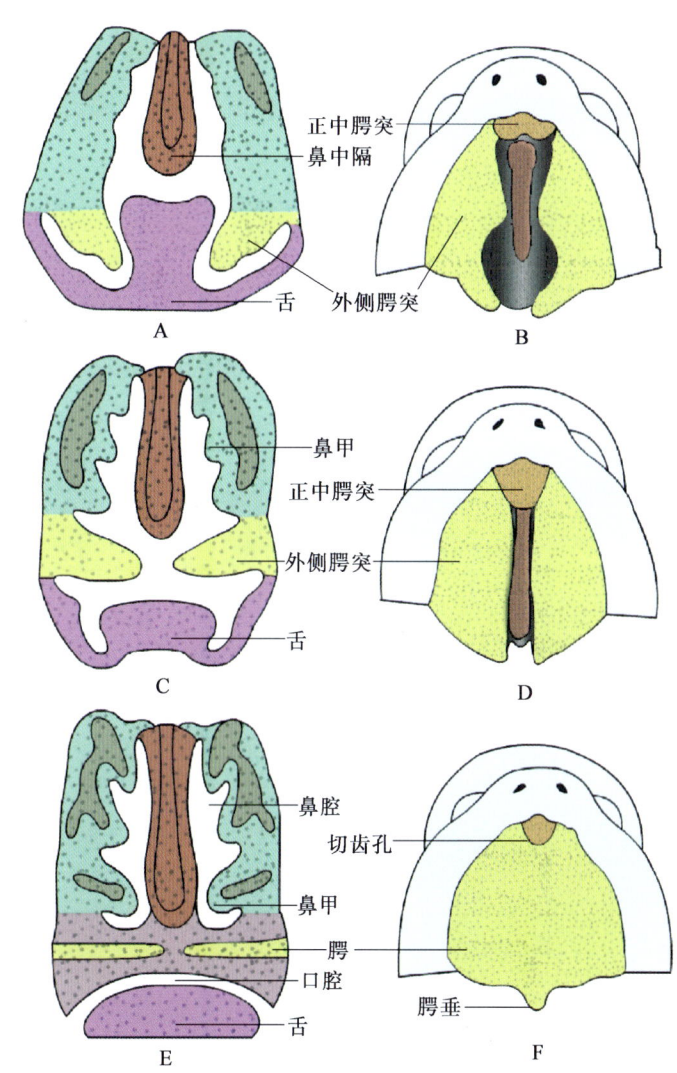

图 21-4　腭发生
A、C、E. 冠状切面　B、D、F. 口腔顶部观

四、牙的发生

牙釉质来源于口腔外胚层，其他成分来自中胚层。人胚第 6 周时，口凹边缘外胚层组织增生，沿着上、下颌，各形成一个与颌外形一致的"U"形的牙板（dental lamina）。第 7 周时，牙板上皮向深层的间充质内生长，在上、下颌内各形成 10 个相间排列的球状突起，称牙蕾（tooth bud）。第 8 周时，牙蕾远端凹陷，形成帽状结构，称造釉器（enamel organ）。造釉器凹陷内的间充质称牙乳头（dental papilla）。造釉器和牙乳头周围的间充质形成牙囊（dental sac）。造釉器、牙乳头和牙囊共同构成乳牙的原基（图 21-5）。

（一）釉质的形成

人胚第 10 周时，造釉器已分化为 3 层：外层为外釉上皮，内层为内釉上皮，中层为星形细胞构成的釉网。胚胎第 7 个月时，内釉上皮细胞分化为成釉质细胞（ameloblast）。成釉质细胞具有造釉质作用，从牙冠尖部开始形成，逐渐向颈部扩展。随着釉质的增厚，釉网逐渐退化消失，成釉质细胞渐向浅部迁移，与外釉上皮相贴，形成牙小皮。牙小皮在胎儿出生时退化消失。

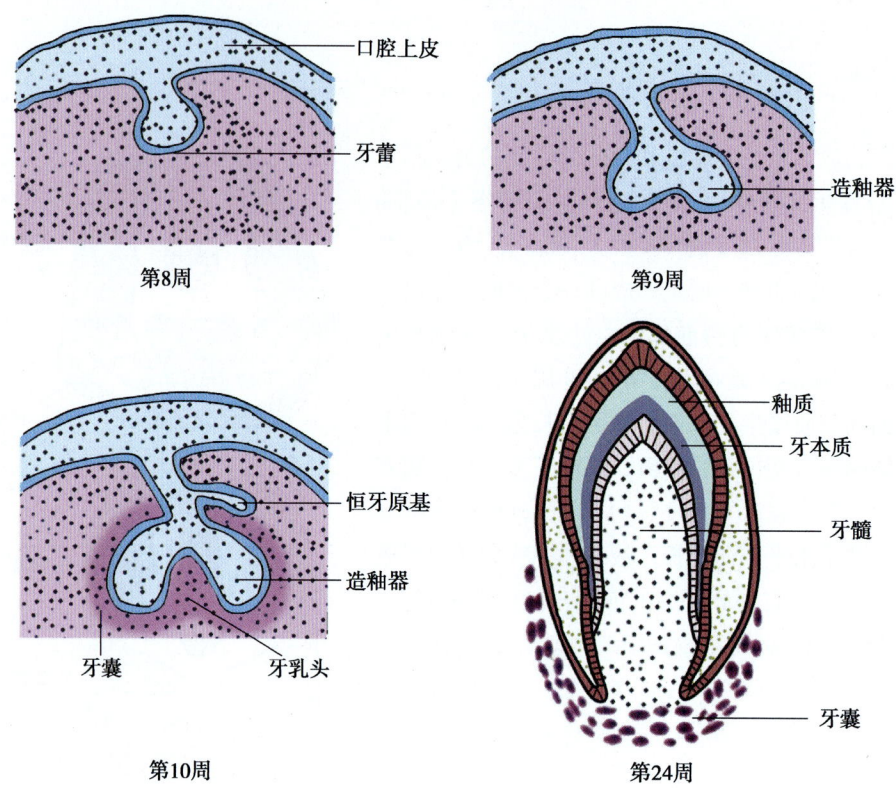

图 21-5 牙的发生

(二) 牙本质的形成

人胚第 10 周时，牙乳头靠近内釉上皮的间充质细胞分化为一层柱状成牙本质细胞 (odontoblast)。成牙本质细胞不断分泌基质，基质钙化后即为牙本质。随着牙本质的增厚，成牙本质细胞渐向深部迁移，成牙本质细胞埋在牙本质内，其细长突起形成牙本质纤维，它们在牙本质中占据的管道即牙本质小管。牙乳头的其余部分分化为牙髓。

(三) 牙骨质和牙周膜的形成

牙囊内层分化为牙骨质，外层分化为牙周膜。
恒牙原基发生于人胚的第 10 周，其形成过程与乳牙相似。

五、颈的形成

颈由第 2、3、4、6 对鳃弓和心上嵴 (epicardial ridge) 发育而成。人胚第 4 周，口咽膜尾端的心隆起上缘间充质增生向头端长出一嵴状的突起，即心上嵴。人胚第 5 周时，第 2 鳃弓迅速向尾侧生长并越过第 3、4、6 鳃弓，最后与心上嵴愈合 (图 21-2)。第 2 鳃弓与其下方较小的第 3、4、6 鳃弓之间的间隙称颈窦 (cervical sinus)。第 2 鳃弓与其深部其他鳃弓完全融合后，颈窦消失。随着鳃弓的分化、食管和气管的伸长以及心位置的下降，颈部逐渐延长，呈生后形态。

六、四肢的发生

形成四肢的原基是左、右上肢芽和左、右下肢芽。人胚第 4 周末，在胚体左、右两侧先后出

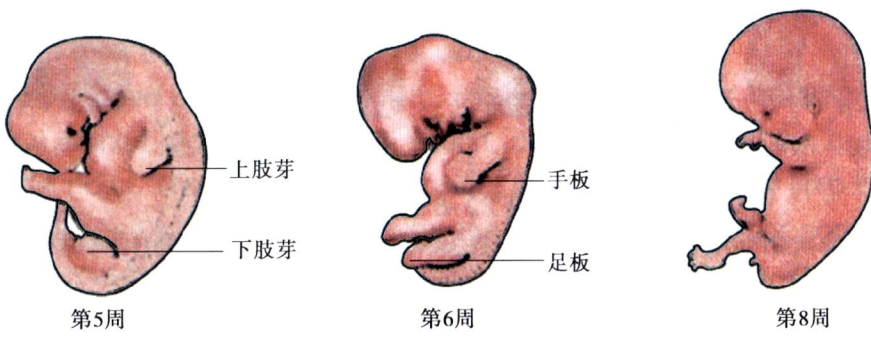

图 21-6 四肢发生

现上、下两对小隆起，即上肢芽（upper limb bud）和下肢芽（lower limb bud）（图 21-6）。肢芽的表面被覆外胚层，深部为增生的体壁中胚层。肢芽逐渐增长、变粗，先后出现两个缩窄环，将每一肢芽分为 3 段，在上肢即为上臂、前臂和手，在下肢即为大腿、小腿和足。第 6~7 周，肢芽的间充质原基形成软骨雏形，继之以软骨内骨化方式形成骨，周围的间充质分化形成肢体的肌群，脊神经和主动脉分支向肢体内长入。随着肢体的伸长和关节形成，肢体由最初的向前外侧伸直转向体壁弯曲。手和足起初均为扁平的桨板状，称手板（hand plate）和足板（foot plate）（图 21-6）；而后，在手板和足板的远端出现 4 条凹沟，使手板和足板呈蹼状；至第 7~8 周，蹼膜以细胞凋亡（apoptosis）的形式退化消失，形成游离的指（趾）。

七、颜面、颈和四肢的常见畸形

（一）唇裂

唇裂（cleft lip）是最为常见的颜面畸形，多发生于上唇，是由于上颌突未与同侧的内侧鼻突愈合所致。裂沟位于人中的外侧。多为单侧（图 21-7），但也可见于双侧（图 21-8）。如果合并人中发育不良，则可出现宽大的上唇正中裂。

微课 21-2
颜面畸形

（二）面斜裂

面斜裂（oblique facial cleft）是位于眼内眦与口角间的裂隙，由于上颌突与同侧的外侧鼻突未愈合所致（图 21-9）。

（三）腭裂

腭裂（cleft palate）也比较常见，有多种类型。外侧腭突未能与正中腭突愈合可导致前腭裂，在切齿孔至切齿间留有一个斜行裂隙。左、右外侧腭突未能在中线愈合可导致正中腭裂，在切

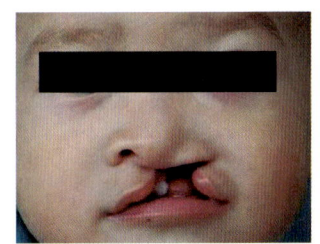

图 21-7 单侧唇裂

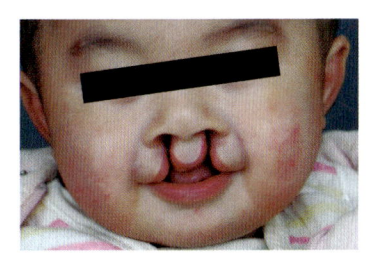

图 21-8 双侧唇裂

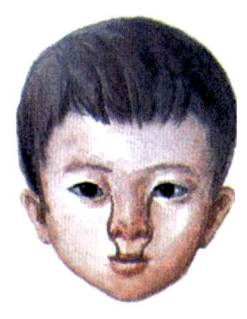

图 21-9 面斜裂模式图

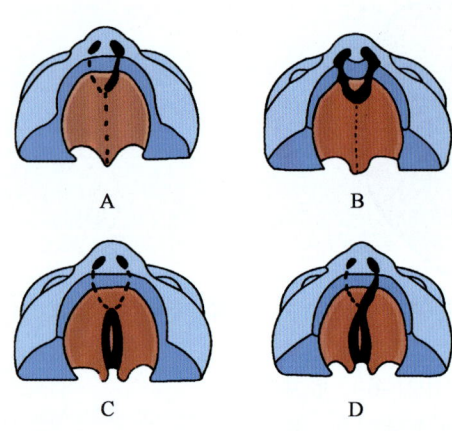
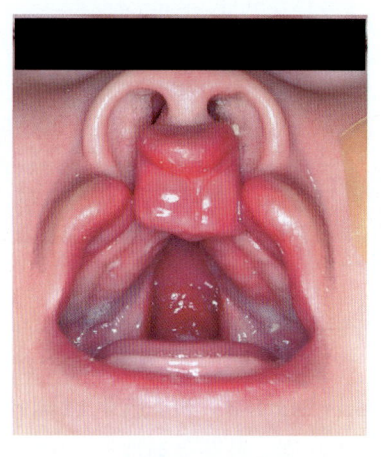
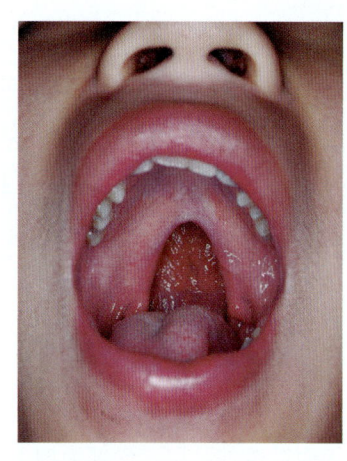

图 21-10 腭裂
A. 单侧前腭裂合并唇裂 B. 双侧前腭裂合并唇裂 C. 正中腭裂 D. 腭裂合并单侧唇裂

图 21-11 双侧唇裂合并腭裂

图 21-12 后腭裂

知识拓展 21-1
唇腭裂

齿孔至腭垂间留有一个矢状裂隙。前腭裂和正中腭裂同时存在，则称全腭裂，多伴有唇裂（图 21-10 ~ 图 21-12）。

（四）管状鼻

管状鼻（proboscis-like nose）是由于额鼻突在发育过程中，其下缘中央或一侧出现一个异位鼻窝，导致鼻呈管状，突出于额部上方、下方或偏于一侧，无鼻孔及鼻翼，内端不与咽相通（图 21-13）。

（五）颈囊肿和鳃瘘

由于颈窦未完全闭锁消失，出生后在下颌角下方或胸锁乳突肌前缘处留有一个封闭的囊泡，称颈囊肿（cervical cyst）。若颈囊肿开口于与咽腔（内口）或体表（外口），则称鳃瘘（branchial fistula）。

知识拓展 21-2
多发性畸胎

（六）四肢畸形

四肢畸形可发生在肢体上、中、下各段，种类很多。一般可分为以下三大类。①缺失性畸形：表现为肢体一部分的缺失或整个肢体缺失，即短肢畸形或残肢畸形（meromelia）。残肢畸形又称四肢不全畸形，指一个肢体或多个肢体的部分缺失，由肢芽的发育和分化停顿或紊乱所致。②重复性畸形：表现为肢体某一成分的重复发生，如多指（趾）畸形。③发育不全：如并肢、并指（趾）畸形等（图 21-14）。

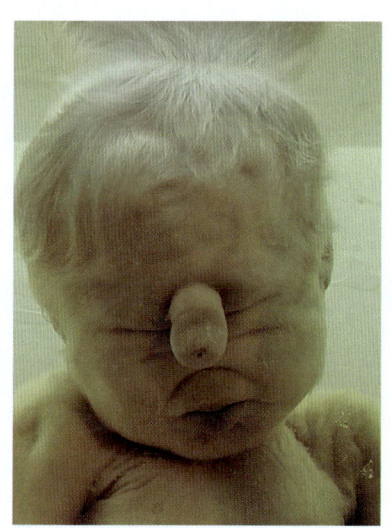

图 21-13 管状鼻

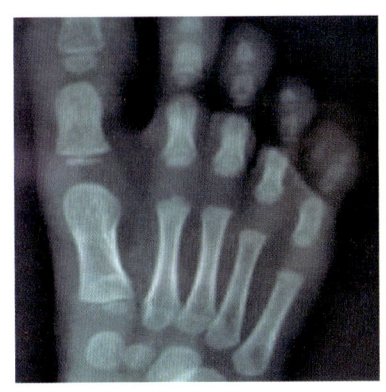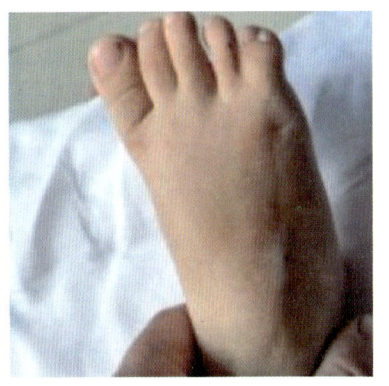

图 21-14 四肢畸形（多趾畸形兼并趾畸形）

（刘慧雯）

思考题

1. 试述颜面形成的主要过程。
2. 简述腭的发生过程。
3. 简述四肢发生的主要演变过程。
4. 简述下列畸形的成因：唇裂、腭裂、面斜裂、颈囊肿、鳃瘘、残肢畸形。

数字课程学习……

- 本章小结
- 自测题
- 教学 PPT

第二十二章
消化系统和呼吸系统的发生

关键词

原始消化管（primitive gut） 中肠袢（midgut loop） 泄殖腔（cloaca） 麦克尔憩室（Meckel diverticulum） 喉气管憩室（laryngotracheal diverticulum）

> 消化系统和呼吸系统的作用分别是消化吸收和气体交换。但这两个系统众多器官（上皮）发生的原基来自共同的胚层——内胚层。内胚层通过何样演变发育成这些形态和功能各异器官的上皮？在其发育和演变过程中，哪些因素会影响这些器官的发育，形成先天畸形？为明确这些问题，必须系统了解它们的发育过程。

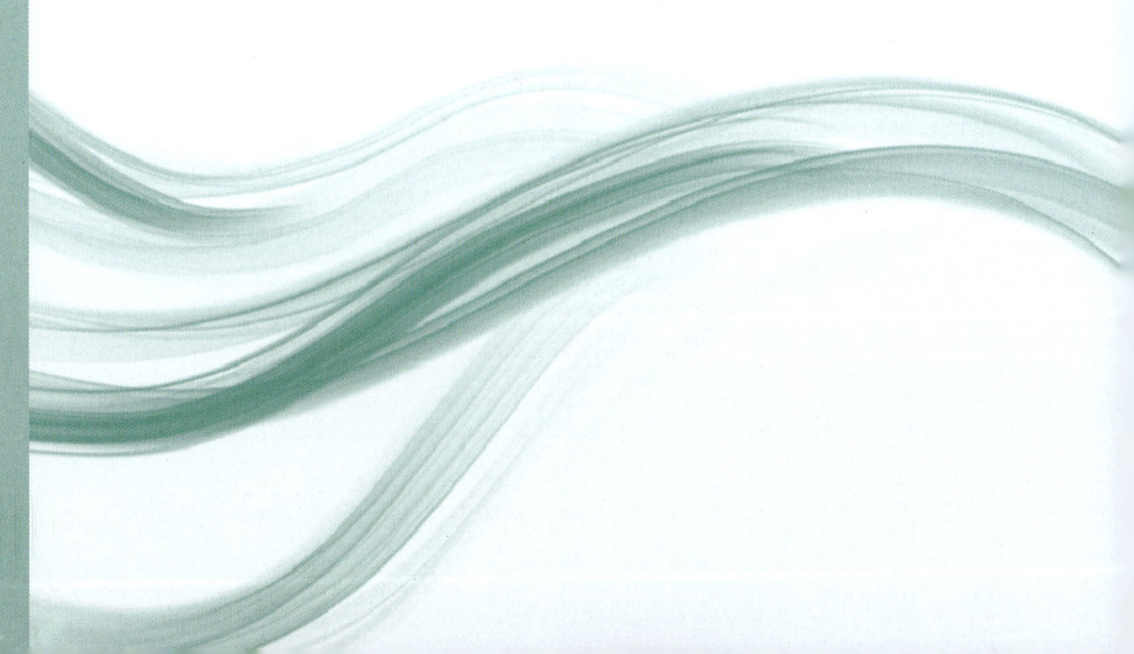

思维导图

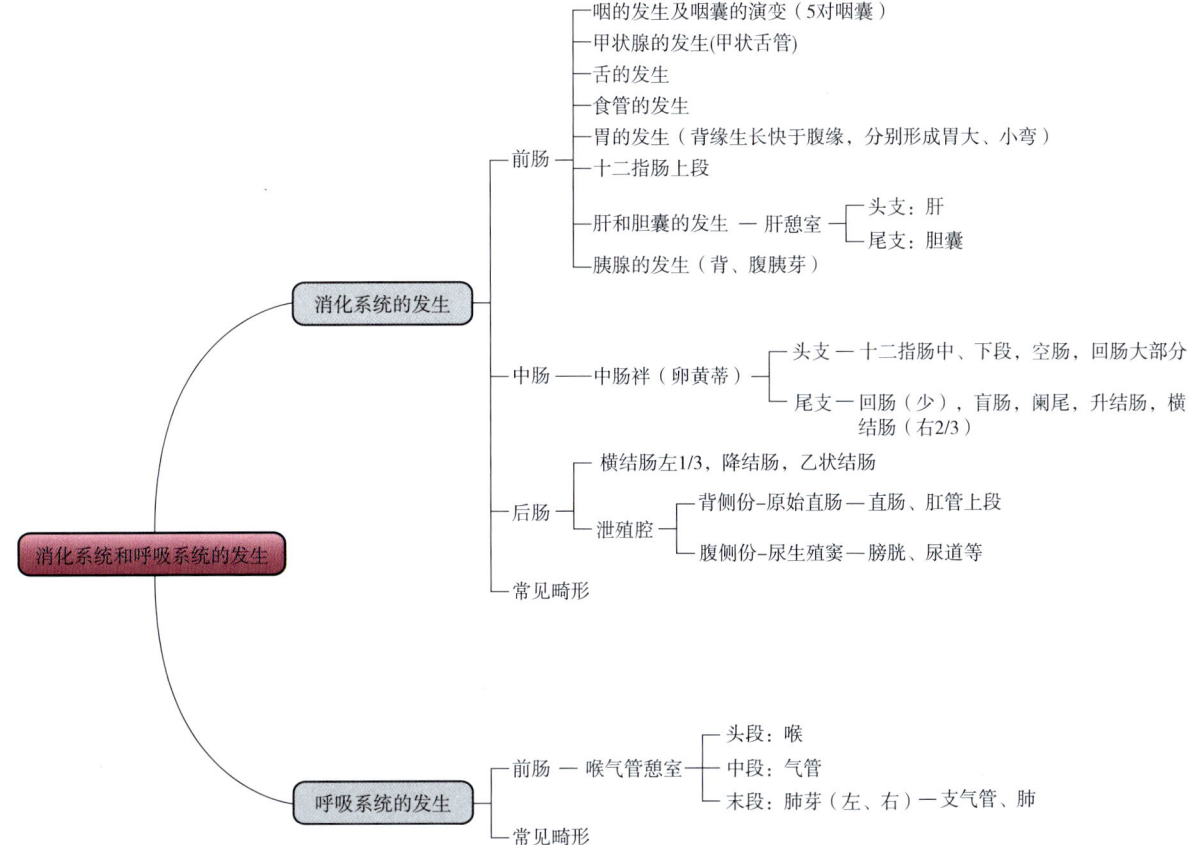

人胚第 3~4 周，随着圆柱状胚体的形成，卵黄囊顶部的内胚层被卷入胚体内，形成一条头尾方向封闭的原始消化管（primitive gut）。其头端为口咽膜，尾端为泄殖腔膜，在第 4 周和第 8 周，口咽膜和泄殖腔膜相继破裂，原始消化管与外界相通。原始消化管的头段称为前肠（foregut）；中段称为中肠（midgut），与卵黄囊相连；尾段称为后肠（hindgut），与尿囊相连。前肠主要分化为咽、食管、胃、十二指肠的上段、肝、胆、胰、呼吸系统、胸腺、甲状腺、甲状旁腺等器官；中肠主要分化为从十二指肠中段至横结肠右 2/3 部的肠管；后肠主要分化为从横结肠左 1/3 部至肛管上段的肠管，膀胱及尿道的大部分（图 22-1）。

原始消化管内胚层分化形成消化系统和呼吸系统的黏膜上皮、腺上皮和肺泡上皮，而结缔组织、肌组织、血管内皮和间皮均来自中胚层。

一、消化系统的发生

微课 22-1
概述与咽囊的演变

（一）咽的发生及咽囊的演变

前肠头端膨大为左右宽、背腹扁、头端粗、尾端细的漏斗状部分，称原始咽，其侧壁有 5 对囊

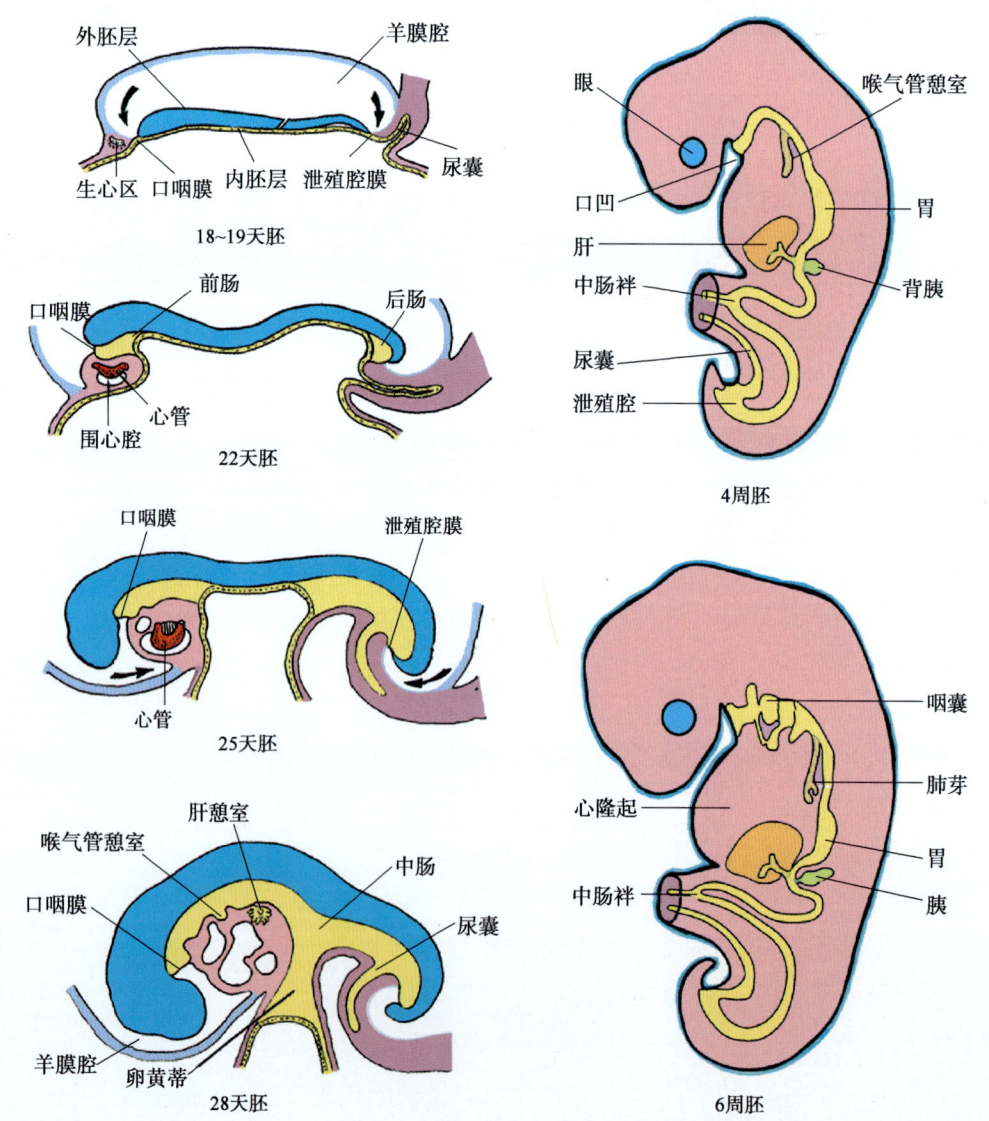

图 22-1 原始消化管的形成与分化

状的突起，称咽囊（pharyngeal pouch）（图22-2）。随着胚胎发育，咽囊将演变为一些重要器官。第1对咽囊：内侧份伸长，形成咽鼓管；外侧份膨大，形成中耳鼓室，其外侧的鳃膜形成鼓膜，第1鳃沟形成外耳道。第2对咽囊：与来自第2鳃膜和第1、2鳃弓的中胚层组织共同形成腭扁桃体，其内胚层主要分化为扁桃体表面上皮。第3对咽囊：腹侧份上皮细胞增生，形成一对向尾侧生长的细胞索，其尾段在胸骨背侧合并，形成胸腺；背侧份上皮细胞增生并随胸腺迁移至甲状腺背侧，形成下一对甲状旁腺。第4对咽囊：腹侧份退化；背侧份上皮细胞增生并迁移至甲状腺背侧，形成上一对甲状旁腺。第5对咽囊：形成一小团细胞，称后鳃体。后鳃体的细胞将迁入甲状腺，分化为滤泡旁细胞。但也有人认为，滤泡旁细胞由迁移来的神经嵴细胞分化而成。

（二）甲状腺的发生

人胚第4周初，在原始咽底壁正中线，相当于第1对咽囊的平面上，上皮细胞增生，形成一伸向尾侧的盲管，称为甲状舌管（thyroglossal duct），即甲状腺原基。甲状舌管沿胚颈部正中向下延伸至未来的气管前方。第7周时，甲状舌管的上段退化消失，其起始段的开口仍残留一浅凹，称为盲孔（foramen cecum）；末端向两侧逐渐膨大，形成左、右两个甲状腺侧叶和峡部（图22-2）。第10周时，甲状腺原基中开始出现甲状腺滤泡；第13周初，甲状腺即开始有内分泌功能。

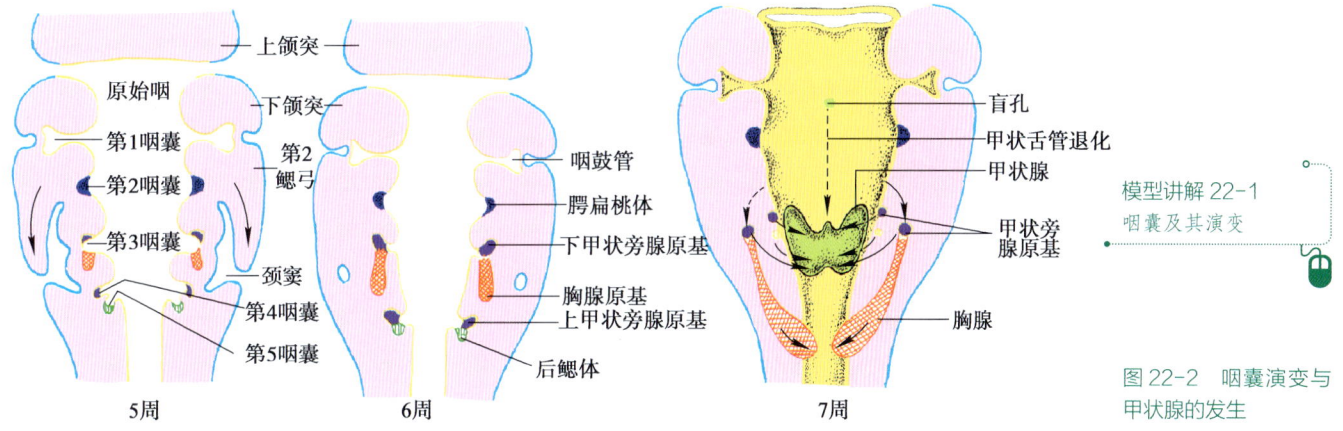

图22-2 咽囊演变与甲状腺的发生

（三）舌的发生

人胚第4周末，两下颌突的内侧面形成3个隆起，前方左、右一对较大的隆起，称为侧舌隆起（lateral lingual swelling）；后方正中一个较小的隆起，称为奇结节（tuberculum impar）。侧舌隆起生长迅速，并在中线愈合，形成舌体；奇结节生长缓慢，仅形成位于盲孔前方舌体的一小部分。第2、3、4对鳃弓腹内侧部的间充质增生，形成一凸向咽腔的隆起，称为联合突（copula），其前部发育为舌根，后部发育为会厌。舌根与舌体的愈合线为一条"V"形的界沟（图22-3）。舌的表面上皮来自咽壁内胚层，舌内的结缔组织来自原始咽周围的间充质，舌肌则主要由头端体节的生肌节细胞迁移分化而成。

（四）食管的发生

食管由原始咽尾端的一段原始消化管分化形成。人胚第4周时，食管很短，随着颈的出现和心、肺的下降而迅速增长。食管腔面的内胚层最初分化为单层的表面上皮，后增生为复层，使管腔狭窄甚至一度闭锁。第8周，过度增生的上皮细胞凋亡，食管腔又重新出现，表面上皮仍保持为复层。上皮周围的间充质分化为食管壁的结缔组织和肌组织。

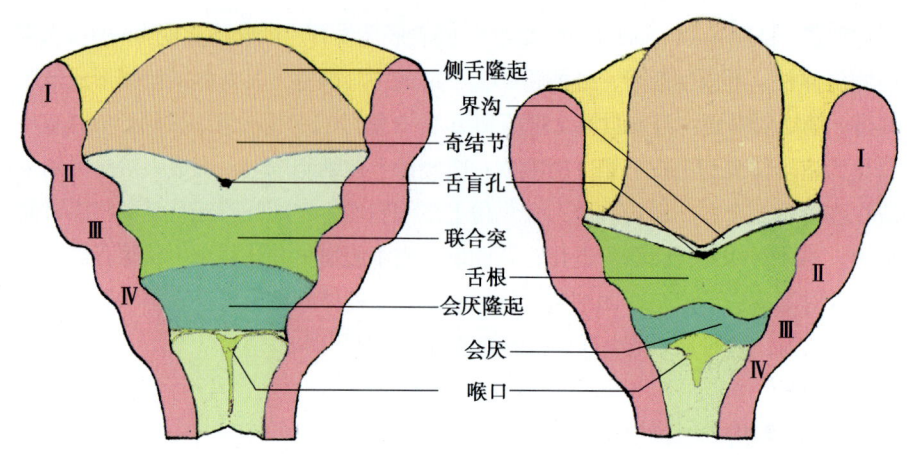

图 22-3 舌的发生

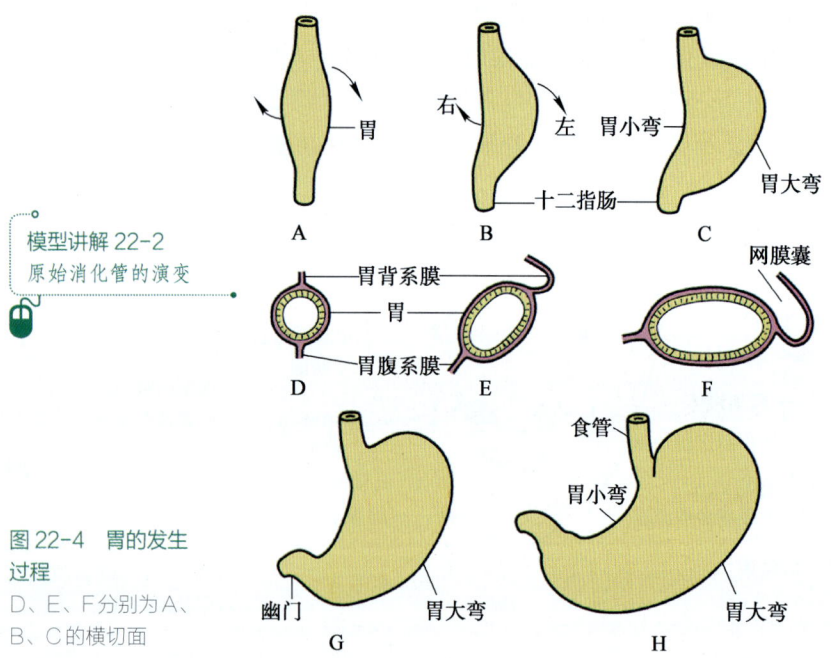

图 22-4 胃的发生过程

D、E、F 分别为 A、B、C 的横切面

模型讲解 22-2
原始消化管的演变

微课 22-2
肠的发生

（五）胃的发生

人胚第 4~5 周时，食管尾端的前肠呈梭形膨大，为胃的原基，与体壁间以背、腹系膜相连。胃背侧缘生长迅速，形成胃大弯；腹侧缘生长缓慢，形成胃小弯。胃大弯的头端膨起，形成胃底。由于其背系膜生长较快，形成突向左侧的网膜囊，致使胃沿胚体纵轴向右旋转 90°，胃大弯由背侧转向左侧，胃小弯由腹侧转向右侧。后由于肝的增大，使胃的头端被推向左侧，尾端因十二指肠贴于腹后壁而固定。因此，胃即由原来的垂直位变为左上右下的斜行位（图 22-4）。

（六）肠的发生

肠发生于前肠的尾段、中肠和后肠。人胚第 4 周时，肠为一条与胚体长轴平行的直管，以背系膜连于腹后壁，而肠的腹系膜则很早就退化消失。第 5 周时，由于肠的生长速度快于胚体，致使肠管形成一凸向腹侧的"U"形袢状结构，称为中肠袢（midgut loop）（图 22-5A）。中肠袢的顶端连于卵黄管，卵黄管以上的肠袢为头支，卵黄管以下的肠袢为尾支。肠系膜上动脉走行于中肠袢的中轴部（图 22-5A）。尾支近卵黄管处有一突起，称为盲肠突（caecal swelling），是大肠和小肠的分界，也是盲肠和阑尾的原基（图 22-5B）。

人胚第 6 周，由于中肠袢生长迅速，加之肝、肾的发育长大，使腹腔容积相对变小，暂时不能容纳全部肠袢，致使中肠袢突入脐带中的胚外体腔，即脐腔（umbilical coelom），形成生理性脐疝。中肠袢在脐腔内继续生长，同时以肠系膜上动脉为轴，逆时针方向（从胚腹面观）旋转 90°，中肠袢则由矢状位转为水平位，头支转向右侧，尾支转向左侧。第 10 周，腹腔容积增大，肠袢退回腹腔，脐腔随之闭锁。中肠袢退回腹腔的过程中，头支在前，尾支在后，同时，逆时针再旋转 180°（图 22-5B）。这样，肠袢共旋转了 270°，头支逐渐转至腹腔左下方，形成空肠和回肠的大部分，占据腹腔的中部（图 22-5C）；尾支转至右上方，形成回肠的末段和横结肠的右 2/3。盲肠突近端膨大形成盲肠，位于腹腔右上方，紧邻肝右叶，以后下降至右髂窝，升结肠随之形成（图 22-5D）。盲肠突远端狭窄部分则形成阑尾（图 22-5D）。原来位于腹腔内的后肠被推向左侧，形成横结肠的左 1/3 和降结肠，降结肠的尾端移向中线，形成乙状结肠。

（七）直肠的发生与泄殖腔的分隔

后肠末段的膨大部分称为泄殖腔（cloaca），其腹侧与尿囊相连，末端以泄殖腔膜封闭。人胚第 6~7 周，尿囊与后肠间的间充质增生，形成一镰状隔膜突入泄殖腔，称为尿直肠隔（urorectal septum）。尿直肠隔向尾端生长并与泄殖腔膜相连，将泄殖腔分隔为腹侧的尿生殖窦（urogenital sinus）与背侧的原始直肠。前者主要发育为膀胱和尿道，后者发育为直肠和肛管上段。泄殖腔膜也被分为腹侧的尿生殖膜（urogenital membrane）和背侧的肛膜（anal membrane）两部分。肛膜的外方为一浅凹，称为肛凹。第 8 周，肛膜破裂，肛凹加深，变成肛管下段。肛管上段上皮来自内胚层，下段上皮来自外胚层，两者之间以齿状线（dentate line）分界（图 22-6）。

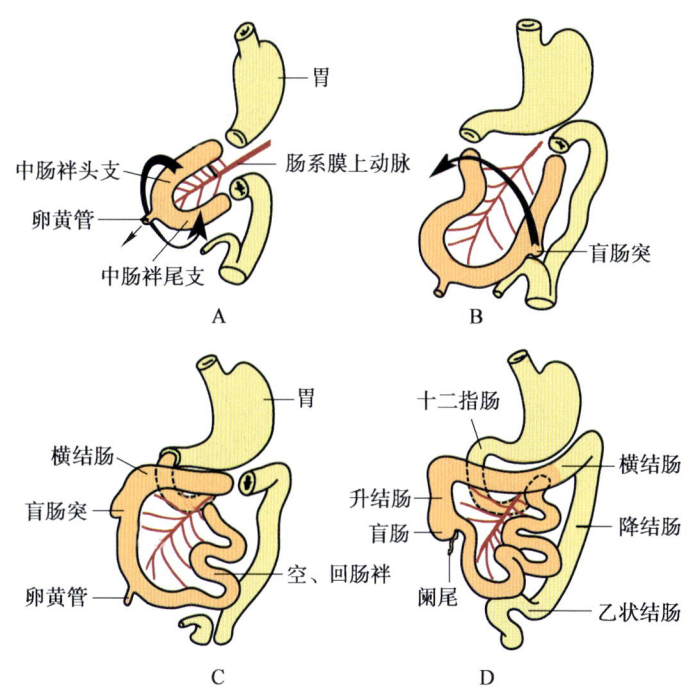

图 22-5　肠的发生与中肠袢的旋转过程

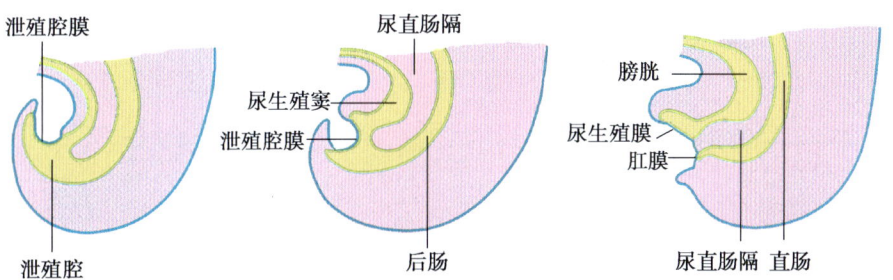

图 22-6　泄殖腔的分隔

（八）肝和胆的发生

人胚第 4 周，前肠末端腹侧壁的内胚层细胞增生，形成一囊状突起，称为肝憩室（hepatic diverticulum）。肝憩室生长迅速并伸入原始横隔（primitive septum transversum）的间充质内。肝憩室末端膨大，分为头、尾两支。头支是形成肝的原基，生长迅速，形成树枝状分支，近端分化为肝管和小叶间胆管，末端发育形成网状的肝细胞索，肝索叠加形成肝板。肝周围的原始横隔间充质分化为肝巨噬细胞、结缔组织和肝被膜。走行在原始横隔内的卵黄静脉和脐静脉也反复分支并相互吻合，在肝细胞索间形成毛细血管网，即肝血窦。第 5~6 周，肝索内的肝细胞间出现原始胆小管；第 9 周中央静脉逐渐形成，肝板与肝血窦围绕中央静脉形成肝小叶。第 2 个月，肝细胞之间胆小管形成，第 3 个月开始分泌胆汁。

人胚第 6 周时，造血干细胞从卵黄囊壁迁入肝，在肝血窦内外形成大量原始血细胞集落并开始造血。第 4~6 个月时，肝细胞的造血功能十分旺盛，以红细胞为主，也产生少量粒细胞和巨核细胞。出生前，肝基本停止造血。

胎儿期，肝细胞的功能很活跃，在早期就开始合成并分泌多种血浆蛋白和大量甲胎蛋白（α-fetal protein，α-FP/AFP）。后期肝α-FP合成功能逐渐减弱，出生后不久即停止合成。

肝憩室尾支较小，其远端扩大，发育为胆囊；近端细长，发育为胆囊管。肝憩室根部则发育为胆总管。胆总管最初开口于十二指肠的腹侧壁，后因十二指肠壁的不均等生长以及十二指肠的转位，胆总管的开口逐渐移到背侧（图22-7）。

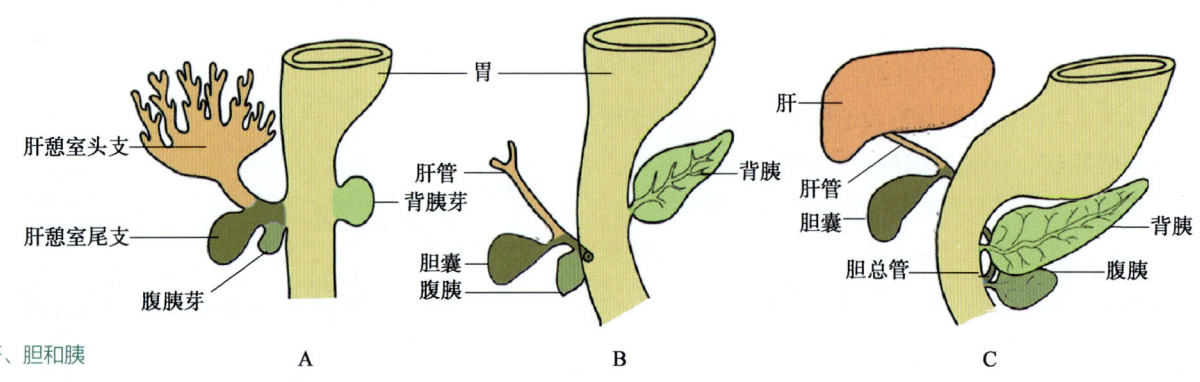

图22-7 肝、胆和胰的发生过程

（九）胰腺的发生

人胚第4周末，前肠尾端肝憩室基部的内胚层细胞增生向腹侧突出，形成腹胰芽（ventral pancreatic bud）；十二指肠背侧壁的内胚层细胞向外突出，形成背胰芽（dorsal pancreatic bud）。背胰芽的位置略高，并大于腹胰芽。背、腹胰芽的上皮增生形成细胞索，细胞索反复分支，形成各级导管和其末端的腺泡。部分上皮细胞从细胞索脱离，分化为胰岛。由于胃和十二指肠的转位以及肠壁的不均等生长，背胰与腹胰融合，形成单一的胰腺。背胰形成胰头的上份、胰体和胰尾，腹胰形成胰头的下份。腹胰管与背胰管融合形成主胰导管，与胆总管汇合后，共同开口于十二指肠大乳头（图22-7）。

（十）常见畸形

知识拓展22-1
先天性消化管畸形现状及其影响因素

1. 甲状舌管囊肿（thyroglossal cyst） 是由于甲状舌管未完全退化，残存的上皮细胞分化为黏液性细胞，分泌的黏液聚集在甲状舌管内形成的小囊肿，位于舌与甲状腺之间。

2. 消化管狭窄或闭锁 主要见于食管和十二指肠。在消化管的发生过程中，管壁上皮细胞曾一度过度增生，使某段管腔出现狭窄或闭锁。之后，过度增生的细胞发生凋亡，闭锁或狭窄的管腔随之恢复正常。若过度增生的细胞不发生凋亡，就会导致此段管腔闭锁或狭窄（图22-8）。

3. 回肠憩室与脐瘘（umbilical fistula） 均由于卵黄管退化异常所致。若卵黄管近端退化不全，导致距回盲部40~50 cm处的回肠壁上残留一指状盲管连于回肠，称为回肠憩

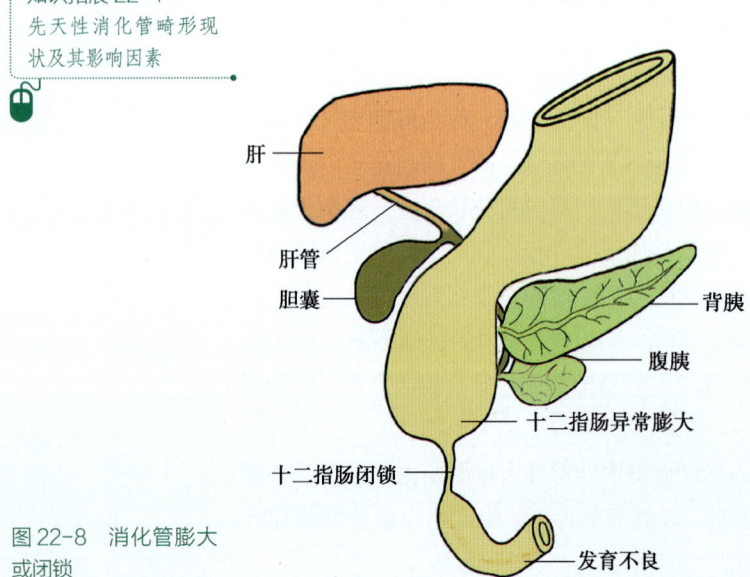

图22-8 消化管膨大或闭锁

室，又称为麦克尔憩室（Meckel diverticulum）。回肠憩室畸形一般无临床症状，有时可发生肠扭转或肠梗阻。若卵黄管未闭锁，回肠与脐之间残留一瘘管，腹内压增高时，肠内容物可通过瘘管从脐部溢出，则称为脐瘘（图22-9）。

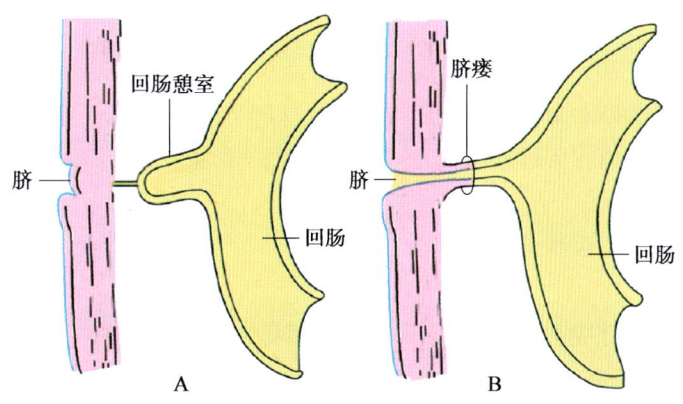

图22-9　回肠憩室与脐瘘
A. 回肠憩室　B. 脐瘘

4. 先天性巨结肠（congenital megacolon）　多见于乙状结肠。由于神经嵴细胞未能迁移至结肠壁内，使肠壁副交感神经节细胞缺如，肠壁收缩无力，肠腔内容物不能很好地排出，而致肠管扩大。

5. 肠袢转位异常（abnormal rotation of the intestinal loop）　在肠发生过程中，中肠袢从脐腔退回腹腔时，应发生逆时针方向旋转180°。若未发生旋转，或转位不全，或反向转位，就会发生各种各样的消化管异位，并常伴有肝、脾、胰或心、肺的异位。

6. 先天性脐疝（congenital umbilical hernia）　是由于脐腔未闭所致（图22-10）。脐腔残留一孔与腹腔相通，当腹内压增高时，肠管便从脐部膨出，有时会形成嵌顿疝。

7. 肛门狭窄和闭锁　当泄殖腔分隔时，因尿直肠隔偏于背侧，导致直肠下段和肛管变窄，称为肛门狭窄。由于肛膜未破或肛凹未能与直肠相通所引起的畸形，称为肛门闭锁。常伴有直肠阴道瘘或直肠尿道瘘（图22-11）。

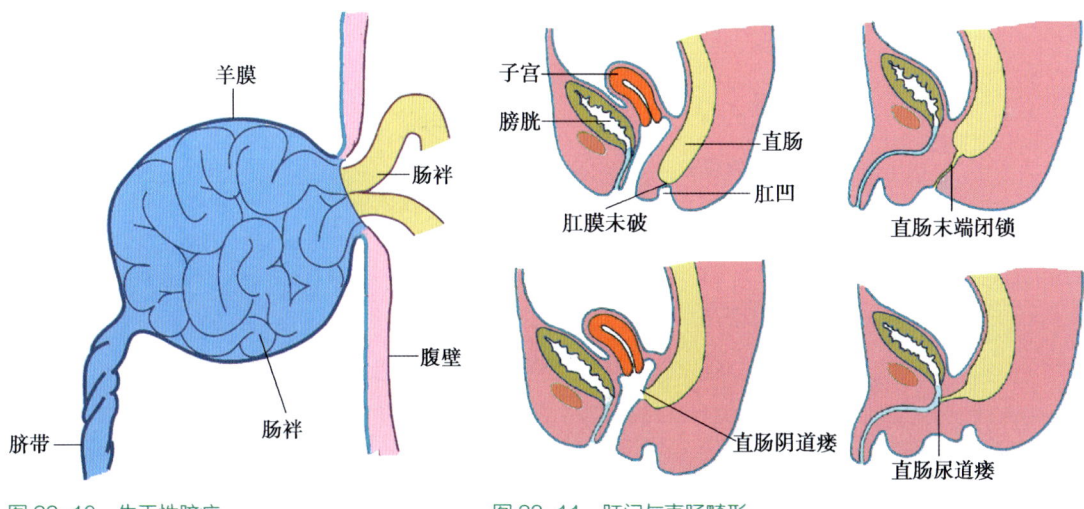

图22-10　先天性脐疝

图22-11　肛门与直肠畸形

8. 环状胰（anular pancreas）　由于腹胰移位及腹、背胰异常融合，形成环绕十二指肠降部的环形胰腺，称为环状胰（图22-12），有时可压迫十二指肠和胆总管，甚至造成十二指肠梗阻。

9. 肝分叶异常　有肝左叶发育不全、肝异常分叶及缺少方叶等。或可出现肝异常增生，如肝右叶向下伸出一舌状叶（Riedel lobe），它可粘连于结肠右曲，

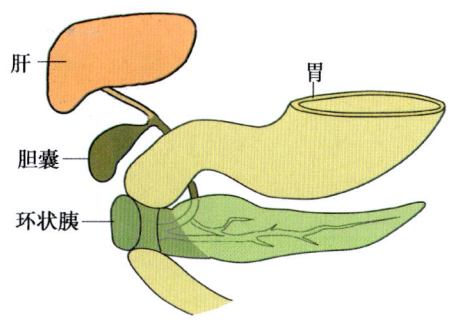

图22-12　环状胰

也可伸达脐部或右髂嵴，临床上易被误诊为肿瘤或肾下垂。肝分叶异常一般不影响肝功能。

10. 双胆囊（double gallbladder） 由于发生了 2 个肝憩室，导致出现 2 个胆囊和 2 条胆囊管，称为双胆囊。2 条胆囊管可分别开口于胆总管，也可合并成 1 个开口。有的双胆囊共有 1 个颈部或共有 1 条胆囊管。还有的胆囊虽然外形正常，但有纵隔将其内部分隔为两腔而成为双胆囊。

二、呼吸系统的发生

呼吸系统的鼻腔、鼻窦和鼻咽部上皮源于外胚层，而喉、气管、支气管和肺泡上皮均源于原始咽底壁的内胚层，呼吸系统的平滑肌、软骨和结缔组织等源于中胚层。

（一）喉、气管和肺的发生

人胚第 4 周初，原始咽的尾端底壁正中出现一纵行浅沟，称为喉气管沟（laryngotracheal groove）。喉气管沟逐渐加深，并从尾端向头端逐渐愈合，在食管的腹侧形成一盲囊，称为喉气管憩室（laryngotracheal diverticulum），它是喉、气管、支气管和肺发生的原基。喉气管憩室与食管间的间充质形成气管食管隔（tracheoesophageal septum）。

喉气管憩室上端发育为喉；中段发育为气管；末端膨大分为左、右两支，称为肺芽（lung bud），是主支气管和肺的原基。喉的软骨、肌组织和结缔组织来自第 4、6 对鳃弓处的间充质。人胚第 6 周时，气管和支气管的黏膜上皮从单层柱状逐渐转变为复层柱状，并出现纤毛细胞。至第 14 周，部分黏膜上皮转变为假复层纤毛柱状上皮。肺芽反复分支，形成肺内支气管树。第 6 个月末气管分支达 17 级，呼吸部也初步形成，但肺泡数量较少（图 22-13）。第 7 个月时，肺

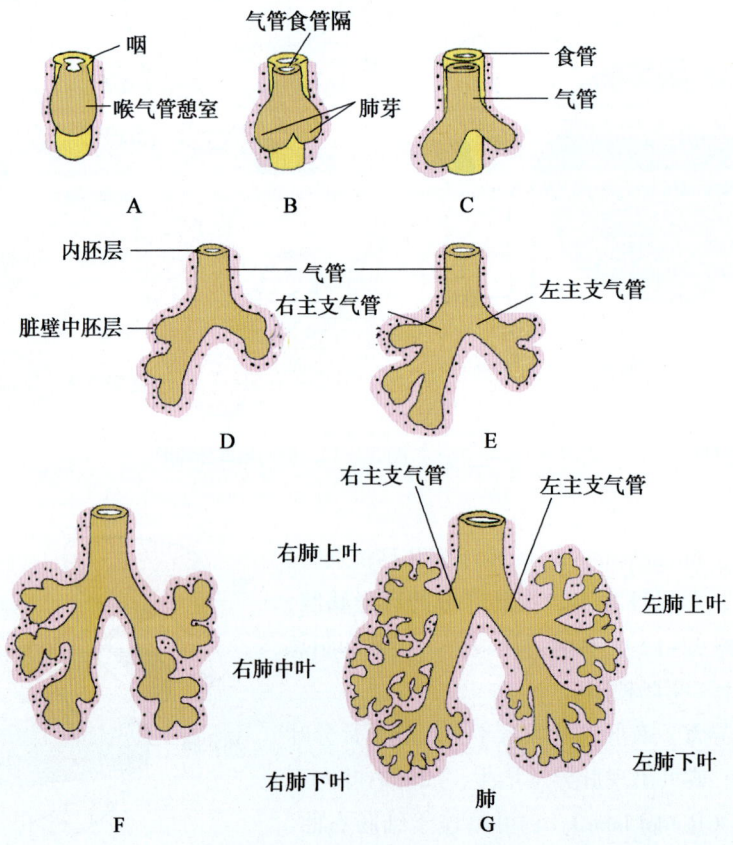

模型讲解 22-3
呼吸系统的发生

图 22-13 呼吸系统的发生过程
A—D. 人胚第 4 周
E. 人胚第 5 周
F. 人胚第 6 周
G. 人胚第 8 周

泡数量增多，分化出现Ⅱ型肺泡细胞，并分泌表面活性物质。此时，肺泡内毛细血管也很丰富，因此 7 个月的早产儿能够存活。胎儿早期阶段，肺内间质较多，肺泡较少；至胎儿发育后期，肺间质逐渐减少，肺泡逐渐增多。出生时，新生儿的肺泡总数约是成人的 1/6，而出生后的 10 年内，肺仍在继续发育，肺泡的数量仍在不断增多。

知识拓展 22-2
"巴掌公主"的故事

（二）常见畸形

1. 气管狭窄或闭锁　气管在发生过程中曾因上皮过度增生而使管腔闭塞，而后过度增生的上皮细胞凋亡，管腔再现。如果这一过程发育异常，就会出现喉、气管狭窄或闭锁。

2. 气管食管瘘　由于气管食管隔发育不良，使气管与食管分隔不完全，两者之间有瘘管相连，称为气管食管瘘（tracheoesophageal fistula）（图 22-14）。

3. 透明膜病　由于Ⅱ型肺泡细胞分化不良，不能产生足够的表面活性物质，致使肺泡表面张力增大。胎儿出生后，因肺泡不能随呼吸运动扩张而出现呼吸困难。显微镜下显示，肺泡萎缩，间质水肿，肺泡上皮表面覆盖一层透明状血浆蛋白膜，故称为透明膜病（hyaline membrane disease）。该病多见于早产儿，尤其是妊娠 28 周前的早产儿。

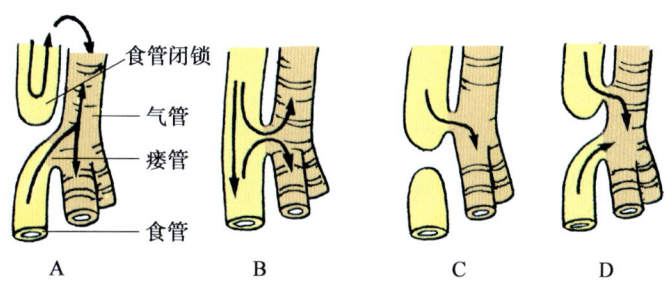

图 22-14　气管食管瘘

（肖　玲　孔　力）

思考题

1. 简述中肠袢的演变过程。
2. 男性患者，因转移性右上腹痛 1 天入院。查体：T 38.5℃，右上腹压痛、反跳痛及肌紧张。血常规显示 WBC 11.9×10^9/L。术后确诊为异位急性阑尾炎。试从发育的角度分析阑尾异位发生的原因。

数字课程学习……

本章小结　　自测题　　教学 PPT

第二十三章
泌尿系统和生殖系统的发生

关键词

尿生殖嵴（urogenital ridge） 生殖腺嵴（gonadal ridge）

中肾嵴（mesonephric ridge） 前肾（pronephros） 中肾（mesonephros）

后肾（metanephros） 尿生殖窦（urogenital sinus） 输尿管芽（ureteric bud）

生后肾原基（metanephrogenic blastema） 初级性索（primary sex cord）

次级性索（secondary sex cord） 中肾管（mesonephric duct）

中肾旁管（paramesonephric duct） 多囊肾（polycystic kidney）

泌尿系统和生殖系统分别发挥排泄代谢废物、产生生殖细胞和繁育后代的功能。系统内各器官的原基均源自间介中胚层。间介中胚层是如何发育演变形成泌尿系统与生殖系统的器官的？哪些因素会影响器官的发育而导致先天畸形？本章将围绕上述问题进行系统阐述。

思维导图

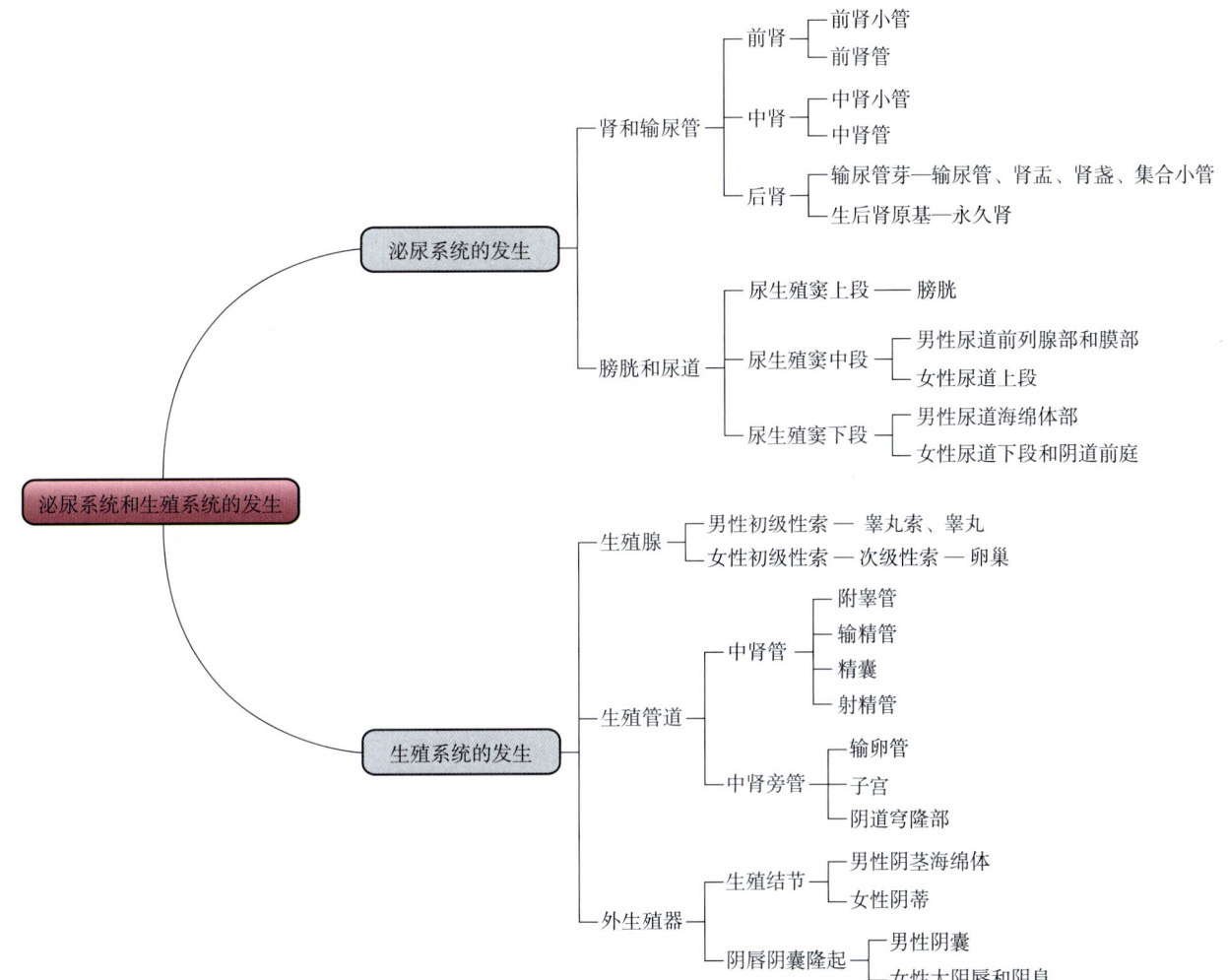

一、泌尿系统的发生

人胚第4周初,间介中胚层头段呈节段性生长,称生肾节,为前肾原基;尾段不分节,称生肾索。第4周末,生肾索增生,形成左、右对称的一对纵行隆起,称尿生殖嵴(urogenital ridge),为中肾、后肾、生殖腺及泌尿和生殖管道的原基。而后,尿生殖嵴上出现一纵沟,将其分为内侧的生殖腺嵴(gonadal ridge)和外侧的中肾嵴(mesonephric ridge)(图23-1)。

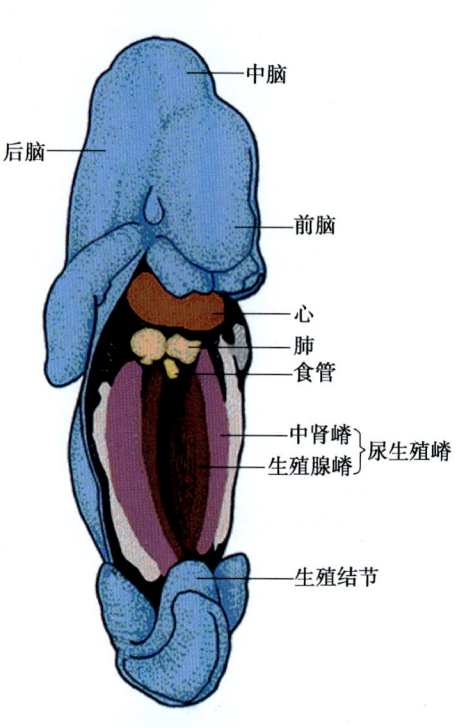

图23-1 中肾嵴与生殖腺嵴发生模式图

(一)肾和输尿管的发生

肾的发生分三个阶段,即从胚体头端至尾端先后形成前肾、中肾和后肾(图23-2)。

1. 前肾(pronephros) 人胚第4周初,在生肾节内,从头至尾先后形成7~10对横行的细胞索。之后细胞索形成中空的小管,称前肾小管(pronephric tubule)。前肾小管内侧端开口于胚内体腔,外侧端与纵行走向的前肾管(pronephric duct)相通。第4周末,前肾小管退化,前肾管大部分保留并向尾部延伸。

2. 中肾(mesonephros) 人胚第4周末,前肾管向尾部延伸,改称中肾管(mesonephric duct)。与此同时,在生肾索和之后形成的中肾嵴内,先后出现约80对横行小管,称中肾小管(mesonephric tubule)。中肾小管起初短小,后逐渐变长并弯曲。其内侧端膨大并凹陷成双层囊,包绕来自背主动脉的毛细血管球,形成肾小体;其外侧端通入纵行的中肾管。中肾管继续向尾端延伸,从背外侧通入泄殖腔。中肾可能只有短暂产生少量尿液的功能。第8周末,除中肾管和尾端少数中肾小管保留外,余部皆退化。

3. 后肾(metanephros) 由输尿管芽(ureteric bud)和生后肾原基(metanephrogenic blastema)发育而成,形成人体的永久肾。人胚第5周初,中肾管尾侧段近泄殖腔处,向背外侧头端伸出一盲管,称输尿管芽。输尿管芽伸入中肾嵴尾端的中胚层组织中。输尿管芽反复分支,逐渐演变成输尿管、肾盂、肾盏和集合小管。生后肾原基由输尿管芽诱导中肾嵴尾端的中胚层组织分化而成。生后肾原基的外周部分演变为肾被膜,输尿管芽末端诱导邻近的生后肾原基形成细胞团,继而细胞团中空演化成"S"形肾小管,

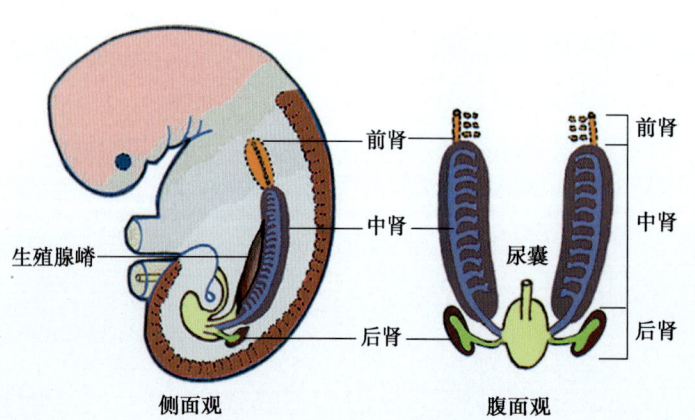

图23-2 前肾、中肾和后肾的发生模式图

一端与集合小管的盲端通连，一端膨大凹陷形成肾小囊。肾小囊包绕来自背主动脉分支的血管球形成肾小体。肾小管进一步伸长发育成为肾小管各段（图 23-3）。

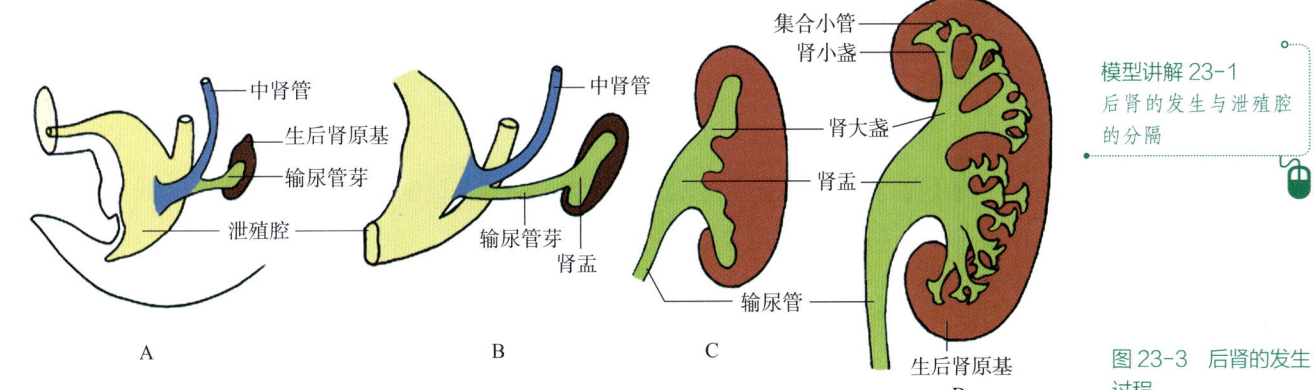

图 23-3 后肾的发生过程

人胚胎第 3 个月时，后肾开始产生尿液，成为羊水的来源之一。后肾的原始位置较低，位于盆腔。以后随着胎儿的生长和输尿管芽的伸展，肾上升至腰部并且发生转位，肾门由朝向腹侧转向内侧。

（二）膀胱和尿道的发生

人胚第 4~7 周，尿直肠隔将泄殖腔分隔为背侧的原始直肠和腹侧的尿生殖窦，泄殖腔膜也被分隔为背侧的肛膜和腹侧的尿生殖膜。尿生殖窦上段膨大发育成膀胱；中段在女性形成尿道上段，在男性形成尿道前列腺部和膜部；下段在女性形成尿道下段和阴道前庭，在男性形成尿道海绵体部。

随着膀胱的发育，输尿管开口以下的中肾管合并入膀胱。因此，中肾管和输尿管便各自开口于膀胱。此后随着生殖腺的发育，中肾管下移并离开膀胱，形成附睾管、输精管、精囊和射精管。

（三）主要畸形

1. 多囊肾（polycystic kidney） 因集合小管与肾小管未接通或集合小管发育异常，导致肾单位产生的尿液积聚在肾小管内，出现许多大小不等的囊泡，称多囊肾（图 23-4）。囊泡可压迫周

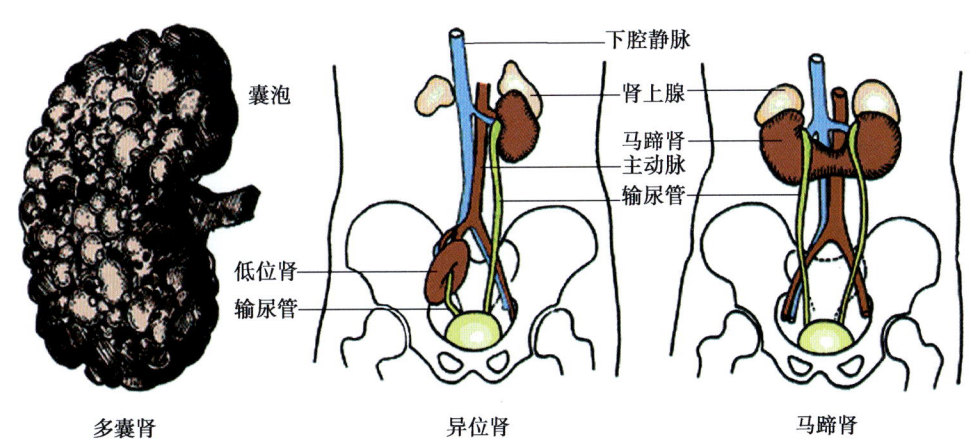

图 23-4 常见的肾先天畸形

围正常的肾组织，使其萎缩和功能下降。

2. 异位肾（ectopic kidney） 肾在上升过程中受阻，未能达到正常的解剖学位置，称异位肾（图23-4）。

3. 马蹄肾（horseshoe kidney） 肾在上升过程中，受阻于肠系膜下动脉根部，两肾下端相互融合呈马蹄形（图23-4）。

知识拓展 23-1
单侧肾缺如

4. 肾缺如（renal agenesis） 在肾的发生过程中，若中肾管未长出输尿管芽，或输尿管芽未能诱导形成生后肾原基，肾将不能发育，称肾缺如。

5. 双输尿管（double ureter） 输尿管芽过早分支或同侧发生两个输尿管芽，可形成双输尿管。双输尿管可诱导同侧生后肾原基形成两个肾。

6. 脐尿瘘（urachal fistula） 膀胱顶端与脐尿管相通，以后脐尿管闭锁形成脐中韧带。若脐尿管不闭锁，出生后腹压升高时，尿液从脐部漏出，称脐尿瘘。

7. 膀胱外翻（extrophy of bladder） 因尿生殖窦与表面外胚层之间未出现间充质，使膀胱壁和脐下腹壁之间无肌肉形成，致表皮和膀胱壁破裂，膀胱黏膜外翻。

二、生殖系统的发生

微课 23-2
生殖系统的发生

胚胎早期两性生殖系统的发生过程相似，分为性未分化期和性分化期两个阶段。生殖腺和生殖管道于第7周开始分化，外生殖器第9周始见分化，至第12周能够分辨。

（一）生殖腺的发生及演变

生殖腺来自生殖腺嵴表面的体腔上皮、上皮深面的间充质和迁入的原始生殖细胞（图23-5）。

1. 未分化性腺的发生 人胚第5周，生殖腺嵴的表面上皮向深部增生，形成初级性索（primary sex cord）。第6周，卵黄囊的原始生殖细胞迁入初级性索（图23-6）。此时的生殖腺不能区分睾丸或卵巢，故称未分化性腺。性腺的分化取决于原始生殖细胞所含的性染色体。在Y染色体短臂上有 *SRY* 基因（sex-determining region of Y chromosome），该基因可表达睾丸决定因子（testis determination factor，TDF），TDF使未分化性腺向睾丸方向分化；若无 *SRY* 基因，未分化性腺则向卵巢方向分化。

2. 睾丸的发生 人胚第7周时，在TDF的诱导下，初级性索与表面上皮分离，向深部增生，形成许多细长弯曲的生精小管索（seminiferous cord），后演化为生精小管和睾丸网。生精小管内

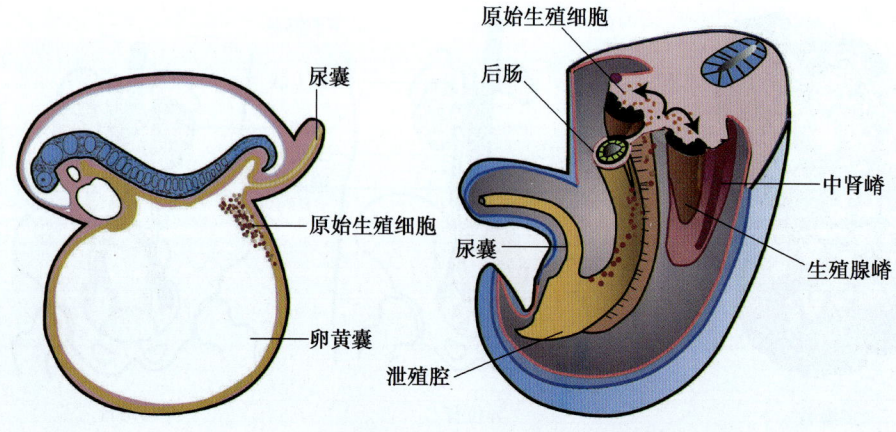

图 23-5 原始生殖细胞迁移示意图

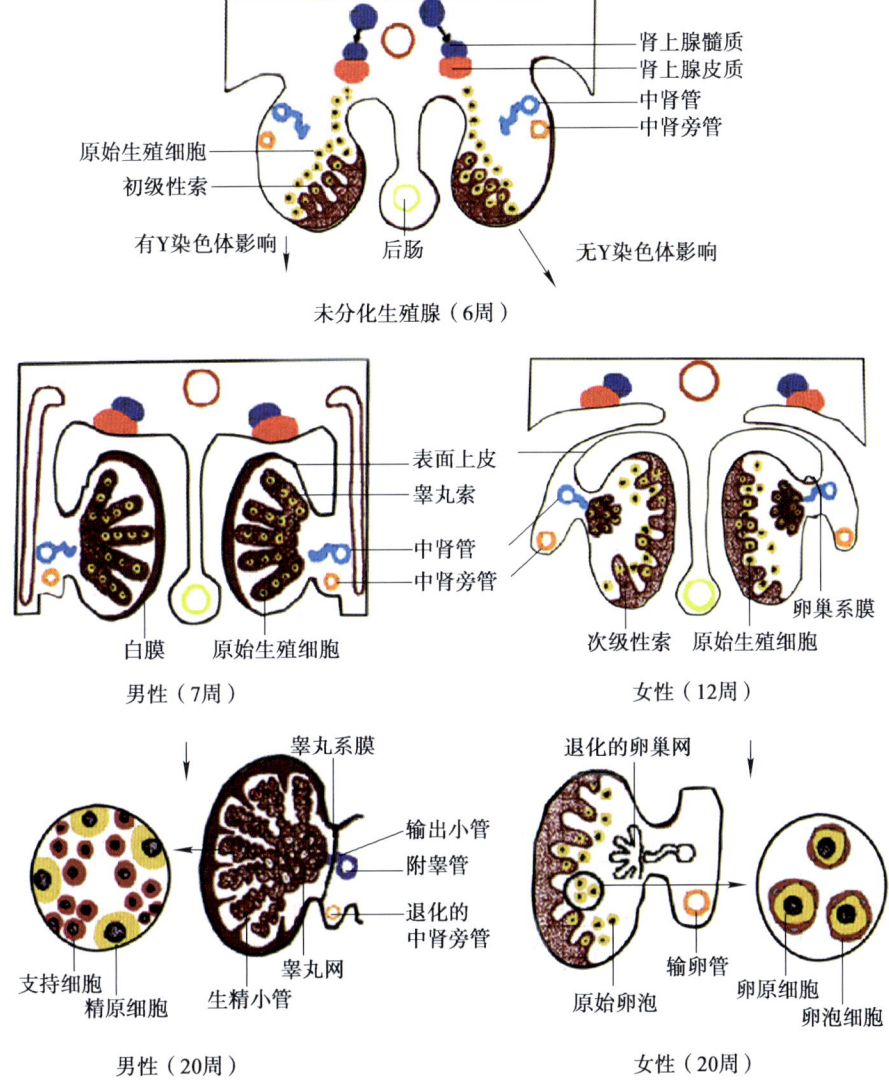

图 23-6 生殖腺的发生与分化模式图

的精原细胞来自迁入的原始生殖细胞，支持细胞来自初级性索上皮。生精小管之间的间充质分化为睾丸间质和睾丸间质细胞，后者分泌雄激素（图 23-6）。

3. 卵巢的发生　若迁入的原始生殖细胞的性染色体是 XX，性腺则自然向卵巢分化（图 23-6）。人胚第 10 周时，初级性索退化成为卵巢髓质。此后，未分化性腺的表面上皮再次向深部增殖，形成次级性索（secondary sex cord），又称皮质索。第 16 周时，次级性索断裂，形成许多原始卵泡，中央的卵原细胞来自原始生殖细胞，周围的卵泡细胞来自次级性索上皮。胎儿出生时，卵巢中有 100 万～200 万个原始卵泡，其中的卵原细胞已经分化为初级卵母细胞，并停留在第一次减数分裂前期。

4. 睾丸和卵巢的下降　生殖腺最初位于腹后壁上部，后期突入腹腔，由头端厚而短的系带悬吊于体腔腰部；此外，在生殖腺尾端与阴唇阴囊隆起间有一条索状韧带，称引带（gubernaculum）。随着胚体生长变长，头端的系带退化消失，引带相对缩短并牵拉生殖腺下降。人胚第 3 个月时，卵巢停留在骨盆缘下方；第 7～8 个月，睾丸与包绕它的双层腹膜（形成鞘突）经腹股沟管下降至阴囊，鞘突形成鞘膜腔。出生前后，鞘膜腔与腹膜腔之间的通道逐渐闭合。

（二）生殖管道的发生与演变

男性生殖管道主要来自中肾管，女性来自中肾旁管。

1. **未分化期** 人胚第 6 周时，男性、女性胚胎均有两套生殖管道，即一对中肾管和一对中肾旁管（图 23-7）。中肾旁管（paramesonephric duct）又称 Müllerian 管，由中肾嵴体腔上皮凹陷后闭合而成。其上段纵行于中肾管外侧，起始部呈漏斗形开口于腹腔；中段向内弯曲越过中肾管腹面，达中肾管内侧；左、右中肾旁管下段在中线合并，突入尿生殖窦背侧壁，在窦腔内形成一隆起，称窦结节（sinus tubercle）。中肾管开口于窦结节的两侧（图 23-8）。

2. **男性生殖管道的分化** 生殖腺分化为睾丸后，支持细胞分泌的抗中肾旁管激素使中肾旁管退化；睾丸间质细胞分泌的雄激素使与睾丸相连的十几条中肾小管发育为附睾的输出小管；中肾管头段增长弯曲形成附睾管；中、下段形成输精管，尾端成为精囊和射精管（图 23-7）。

3. **女性生殖管道的分化** 生殖腺分化为卵巢后，中肾管因缺乏雄激素而大部分退化。中肾旁管因无抗中肾旁管激素的抑制作用而继续发育。其上段和中段形成输卵管；下段左、右两侧在中线融合，形成子宫及阴道穹隆部。窦结节增生并延长为阴道板，并于人胚第 5 个月时演化为阴道（图 23-8）。

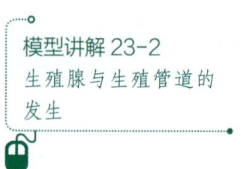
模型讲解 23-2
生殖腺与生殖管道的发生

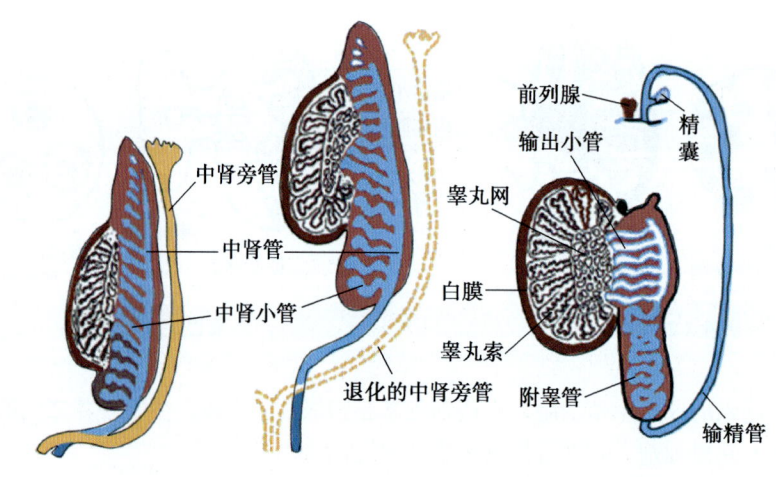

图 23-7 男性生殖腺与生殖管道的演变

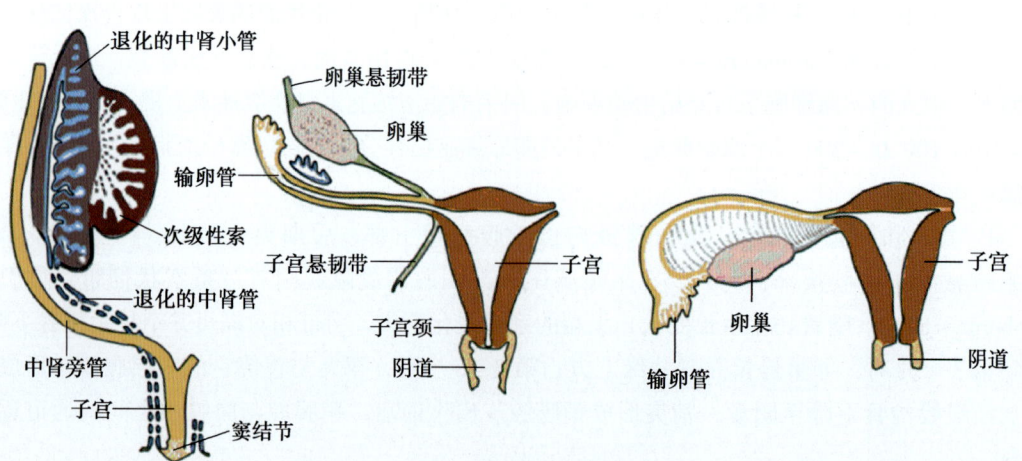

图 23-8 女性生殖管道的演变

（三）外生殖器的发生

外生殖器来自原条的间充质细胞，晚于生殖腺的发生。

1. **未分化期** 人胚第 3 周，原条的间充质细胞迁移至泄殖腔膜周围，形成头尾走向的两条弧形泄殖腔褶。第 6 周，尿直肠隔将泄殖腔褶分隔为腹侧的尿生殖褶和背侧的肛褶。尿生殖褶之间的凹陷为尿生殖沟，沟底为尿生殖膜，于第 9 周破裂。尿生殖褶的头端隆起、靠拢、愈合为生殖结节；同时，左、右尿生殖褶的外侧细胞增生，形成一对大的纵行隆起，称阴唇阴囊隆起。

2. **男性外生殖器的分化** 在睾丸间质细胞分泌的雄激素的作用下，生殖结节增长、增粗，形成阴茎海绵体；左、右尿生殖褶内侧细胞向生殖结节方向生长、靠拢，并在腹侧愈合，形成尿道海绵体；左、右阴唇阴囊隆起向尾端迁移，于中线愈合，形成阴囊。

3. **女性外生殖器的分化** 无睾丸间质细胞雄激素的作用，生殖结节增大为阴蒂；左、右尿生殖褶发育为小阴唇；两侧阴唇阴囊隆起增大隆起，形成大阴唇，其头端合并为阴阜，尾端亦合并。尿生殖沟扩展参与形成阴道前庭。

（四）主要畸形

1. **隐睾（cryptochidism）** 若睾丸未下降至阴囊，停留在腹腔或腹股沟处，称隐睾（图 23-9）。

知识拓展 23-2
隐睾的危害

2. **先天性腹股沟疝（congenital inguinal hernia）** 若鞘膜腔与腹腔间的通道未闭合或闭合不全，当腹压增高时肠管可突入鞘膜腔，形成先天性腹股沟疝（图 23-9）。

3. **尿道下裂** 若左、右尿生殖褶未完全闭合，导致阴茎腹侧另有尿道开口，称尿道下裂。

4. **双子宫和双角子宫** 因左、右中肾旁管下段未融合，且分别发育成子宫，称双子宫，常伴有双阴道。若仅中肾旁管下段的上半部分未融合，则形成双角子宫（图 23-9）。

5. **阴道闭锁** 因窦结节未形成阴道板，或形成阴道板后未形成管道所致。有的是因为处女膜未穿通，外观见不到阴道。

6. **两性畸形** 由性分化异常导致的性别畸形，患者的外生殖器介于男女之间。根据生殖腺的性别，两性畸形可分为三种：①真两性畸形：患者既有睾丸，又有卵巢，核型为 46，XX/46，XY 嵌合型，极罕见，原因不明；②男性假两性畸形：生殖腺为睾丸，核型为 46，XY，因雄激素分泌不足导致外生殖器向女性方向不完全分化；③女性假两性畸形：生殖腺为卵巢，核型为 46，XX，因肾上腺分泌过多的雄激素，使外生殖器向男性方向不完全分化。

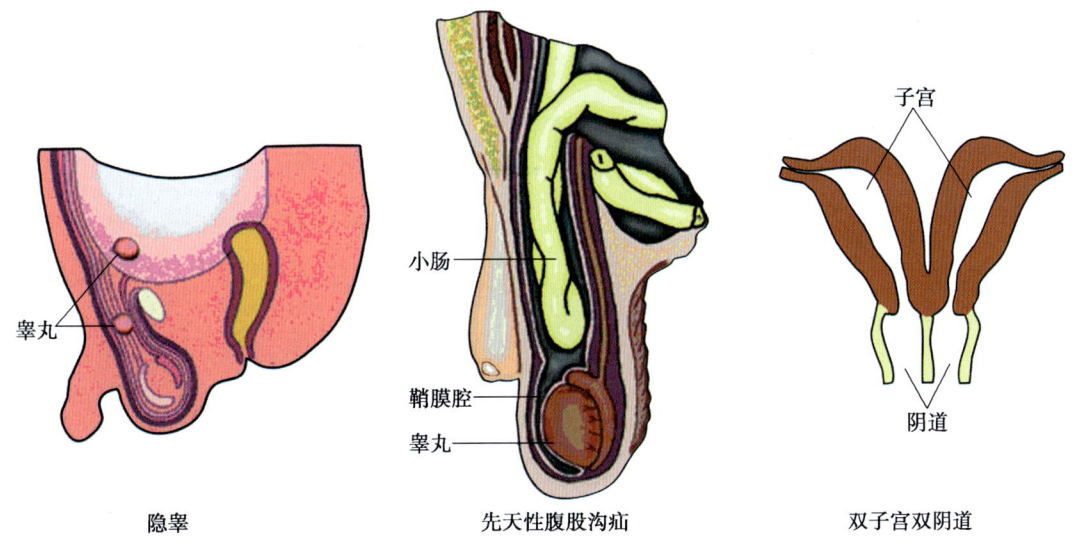

图 23-9　生殖系统先天畸形模式图

7. 雄激素不敏感综合征（androgen insensitivity syndrome） 患者的生殖腺为睾丸，核型为46，XY，可分泌雄激素，但体细胞与中肾管细胞缺乏雄激素受体，生殖管道与外生殖器均不能向男性方向发育。睾丸支持细胞产生的抗中肾旁管激素使中肾旁管也不能发育为输卵管和子宫。外生殖器向女性方向分化，青春期后出现女性第二性征。

（王秀丽　钟树志）

思考题

1. 结合所学胚胎学和组织学知识，试分析多囊肾病变可能累及的肾组织学结构及可能出现的临床症状。
2. 结合所学胚胎学知识，试分析导致小儿两性畸形的原因。

数字课程学习……

本章小结　　自测题　　教学PPT

第二十四章
心血管系统的发生

关键词

血岛（blood island） 生心板（cardiogenic plate） 心内膜垫（endocardial cushion） 第一房间隔（septum primum） 第一房间孔（foramen primum） 第二房间孔（foramen secundum） 第二房间隔（septum secundum） 卵圆孔（foramen ovale） 室间隔肌部（muscular part of interventricular septum） 室间孔（interventricular foramen） 球嵴（bulbar ridge） 主动脉肺动脉隔（aorticopulmonary septum） 房间隔缺损（atrial septal defect） 室间隔缺损（ventricular septal defect） 法洛四联症（tetralogy of Fallot）

心血管系统在人胚第3周初开始发生，由中胚层分化而来，约在第3周末开始血液循环。胚胎早期形成的心血管左右对称，经过生长、合并、新生和萎缩等改建过程逐渐演变为非对称的心血管布局，因此，心血管系统是胚胎中功能活动最早、先天畸形较多的一个系统。

思维导图

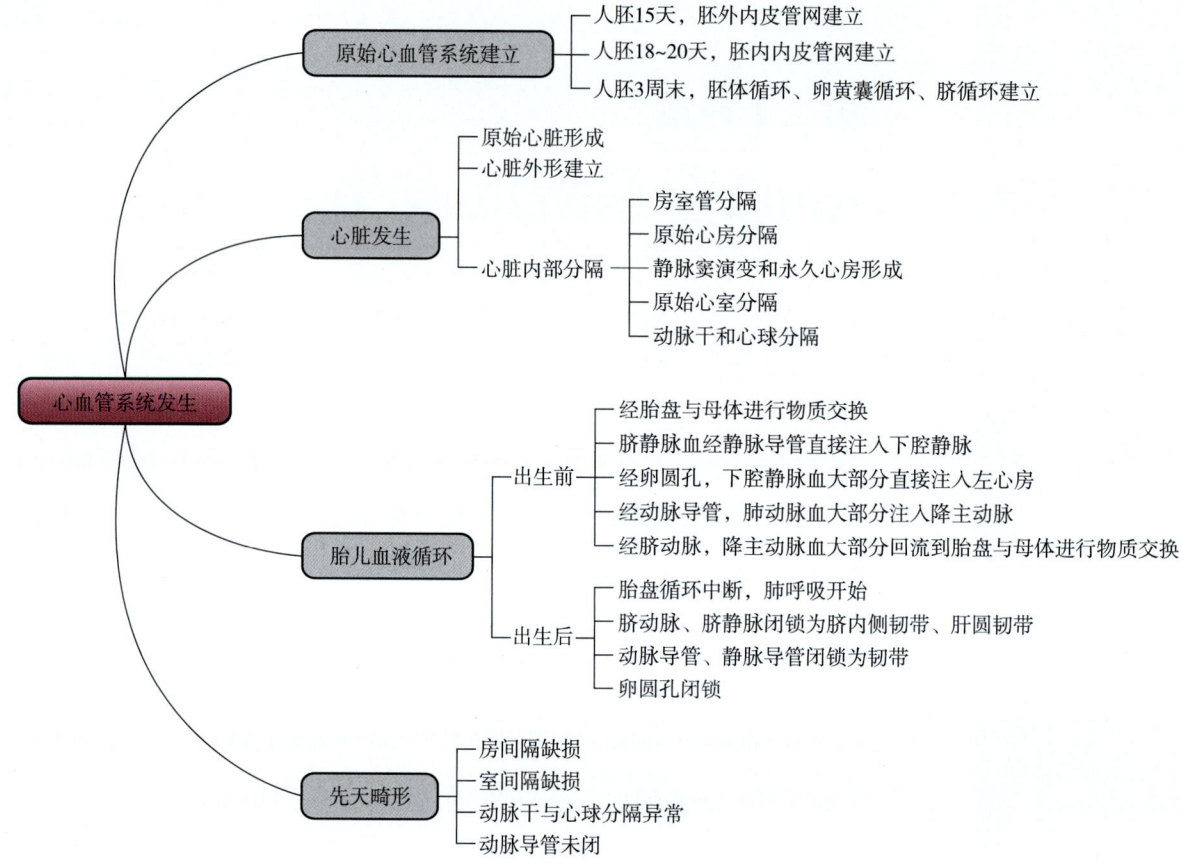

一、原始心血管系统的建立

人胚第 15~16 天，卵黄囊壁上的胚外中胚层的间充质细胞聚集成团，称血岛（blood island）。血岛中央的细胞游离分化为原始血细胞，即造血干细胞；血岛周边的细胞分化为扁平的内皮细胞，内皮细胞围成内皮管，即原始血管。内皮管以出芽方式延伸，与相邻内皮管融合通连，形成胚外内皮管网（图 24-1）。

人胚第 18~20 天，胚体内间充质细胞以出现裂隙的方式围成内皮管，相邻内皮管相互通连，形成胚内内皮管网。胚内与胚外内皮管网经体蒂彼此相连，造血干细胞进入胚体内，建立胚胎早期的血液循环（图 24-2）。第 3 周末，胚体内外已形成胚体循环、卵黄囊循环和脐循环通路，通路彼此连通，原始心血管系统建立。此时，血管在结构上分不出动脉与静脉，根据血管将来的归属以及与心脏发生的关系而命名。

原始心血管系统左右对称，其组成包括：

心管：1 对，位于前肠腹侧，人胚第 4 周时，左、右心管合并为 1 条。

动脉：腹主动脉（abdominal aorta）位于前肠腹侧，开始为 1 对，连于 2 条原始心管，左、右心管合并时，2 条腹主动脉也融合成动脉囊（aortic sac）。背主动脉（dorsal aorta）1 对，位于原始肠管背侧，以后从咽至尾端合并为 1 条，沿途发出分支营养胚体各部。从腹侧发出数对卵黄动脉（vitelline artery）分布于卵黄囊；尿囊动脉（allantoic artery）1 对，以后演变为脐动脉（umbilical artery），经体蒂分布于绒毛膜；若干对节间动脉，分布于胚体；6 对弓动脉（aortic arch），穿行于相应的鳃弓内。

静脉：在动脉发生的同时，胚体内出现 3 对主要静脉，收集早期胚胎不同部位回流的血液。

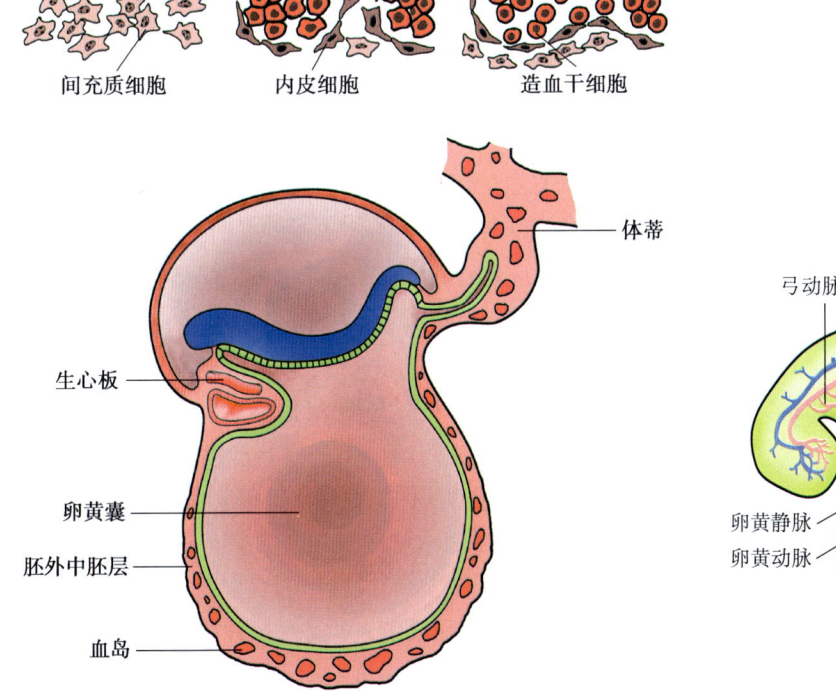

图 24-1 血岛和血管的形成

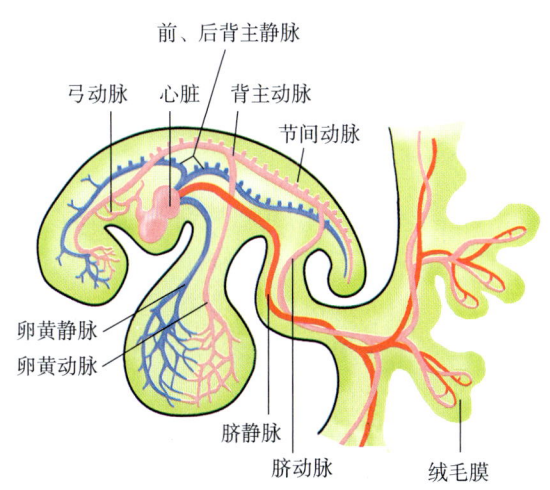

图 24-2 原始心血管系统（人胚第 4 周）

前主静脉（anterior cardinal vein）1对，收集上半身血液；后主静脉（posterior cardinal vein）1对，收集下半身血液；两侧的前、后主静脉分别汇合成左、右总主静脉（common cardinal vein），分别开口于心管尾端静脉窦的左、右角。卵黄静脉胚体其余部位的血流，在回流入心脏前合并成总主静脉。卵黄静脉（vitelline vein）和脐静脉（umbilical vein）各1对，分别来自卵黄囊和绒毛膜，均汇入静脉窦。

二、心脏的发生

（一）原始心脏的形成

人胚第18~19天，口咽膜头端生心区的中胚层出现围心腔（pericardial coelom）。围心腔腹侧的中胚层细胞增殖形成两条细胞索，称生心板（cardiogenic plate），板的中央逐渐变空，形成一对心管（cardiac tube）。随着胚胎头褶的形成，围心腔和生心索由口咽膜的头侧转至咽腹侧，原来在围心腔腹侧的心管则转至它的背侧。由于胚胎发生侧褶，使一对心管向中线靠拢，约在第22天合并成一条心管（图24-3）。同时，围心腔不断扩大并向心管背侧扩展，使心管背侧与前肠腹侧之间的间充质变窄，形成心背系膜（dorsal mesocardium），将心管悬连于围心腔背侧壁，围心腔发育为心包腔。心背系膜的中部很快退化消失，形成一个左右交通的孔道，即心包横窦。心背系膜仅在头、尾端存留。当心管融合和陷入心包腔时，其周围的间充质逐渐密集，将分化为心内膜的内皮下层、心肌膜和心外膜（图24-4）。

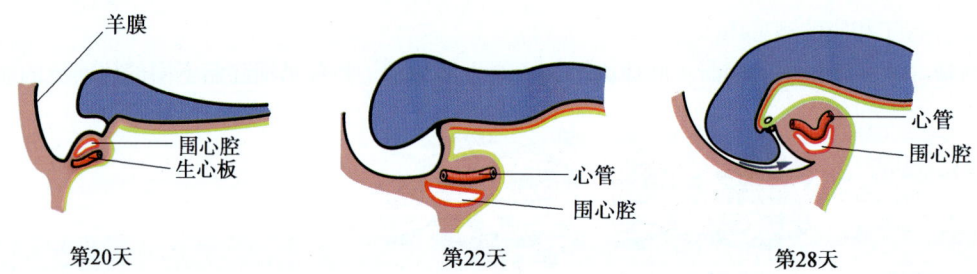

图24-3 原始心脏的位置变化（人胚头段纵切面）

（二）心脏外形的建立

由于心背系膜退化消失，心管头、尾端分别与动、静脉连接固定于心包腔，其余部分游离在心包腔内。由于各段生长速度不同，心管先后出现4个膨大，由头端至尾端依次为心球（bulbus cordis）、心室、心房和静脉窦（sinus venosus）。心房和静脉窦早期位于原始横隔内。心球的远侧份较细长，称动脉干（truncus arteriosus），前端连接动脉囊（aortic sac），为弓动脉的起始部（图24-5）。

由于心管两端固定，而心管的发育较心包腔快，心球和心室首先形成"U"形弯曲，称球室袢（bulboventricular loop），凸向右、前和尾侧。不久，心房渐渐离开原始横隔，移至心室头端背侧偏左。继而静脉窦也从原始横隔内游离出来，位于心房的背面尾侧，以窦房孔与心房相通。此时的心脏外形如"S"形。心房由于受前面心球和后面食管的限制，向左、右方向扩展，膨出于动脉干两侧。此后，心房扩大，房室沟加深，房室之间形成狭窄的房室管（atrioventricular canal）。心球则可分为三段，远侧段细长，为动脉干；中段较膨大；近侧段并入心室，成为原始右心室。原来的心室成为原始左心室，左、右心室之间的表面出现室间沟。至此，心脏已初具成体心脏的外形，但内部仍未完全分隔。

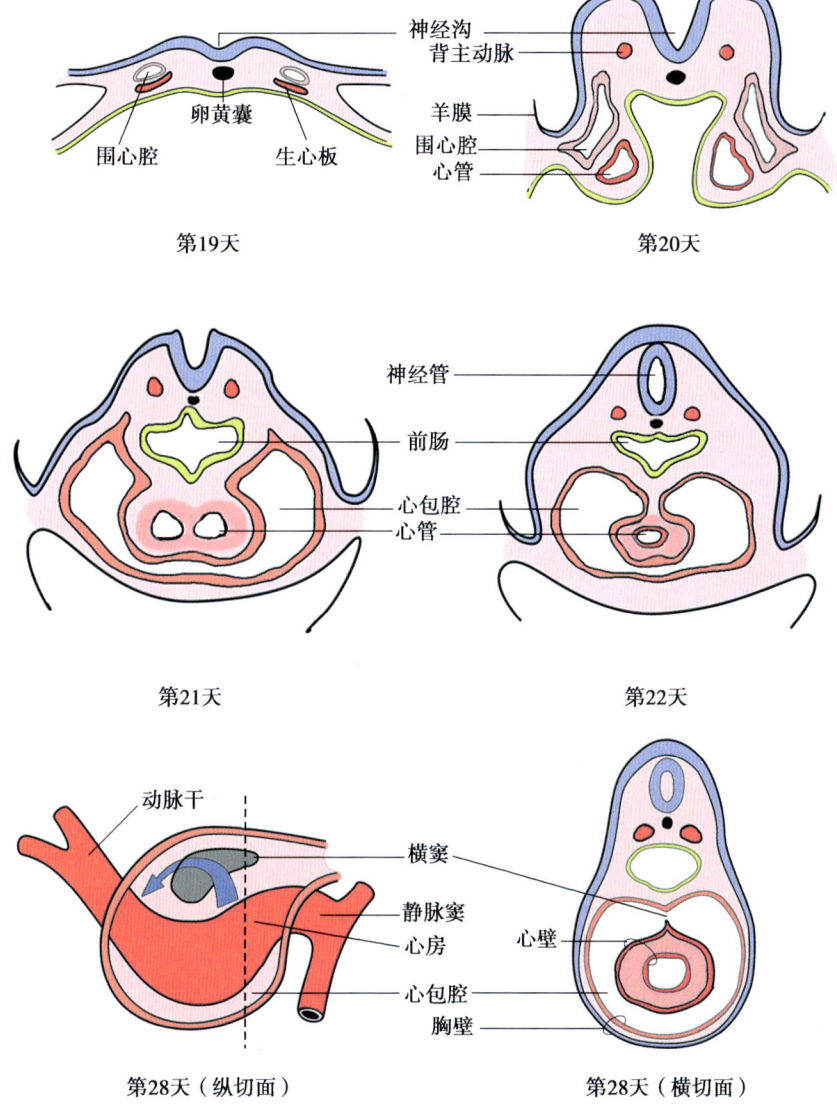

图 24-4 原始心脏的发生

（三）心脏内部的分隔

人胚第 4~7 周，心脏内部发生分隔，各部的分隔同时进行（图 24-6）。

1. 房室管的分隔　心房与心室之间原以狭窄的房室管通连。此后，房室管背侧壁和腹侧壁心内膜下组织增厚，形成背、腹心内膜垫（endocardial cushion）。两个心内膜垫彼此相对生长，相互融合，将房室管分隔成左、右房室孔。围绕房室孔处的间充质局部增厚向腔内隆起，右侧形成三尖瓣，左侧形成二尖瓣。

2. 原始心房的分隔　第 4 周末，在心房的头端背侧正中线上，出现一镰状隔膜，称第一房间隔（septum primum）。此隔沿心房背侧及腹侧壁向心内膜垫方向生长，在其游离缘和心内膜垫之间暂留的通道，称第一房间孔（foramen primum）。此孔逐渐变小，最后由心内膜垫组织向上凸起，与第一房间隔游离缘融合而封闭。在第一房间孔闭合之前，第一房间隔上部的中央变薄而穿孔，若干小孔融合成一个大孔，称第二房间孔（foramen secundum）。

人胚第 5 周末，在第一房间隔的右侧，从心房头端腹侧壁再长出一个弓形或半月形的隔，称第二房间隔（septum secundum）。此隔较厚，向心内膜垫方向生长，其前、后缘与心内膜垫接触

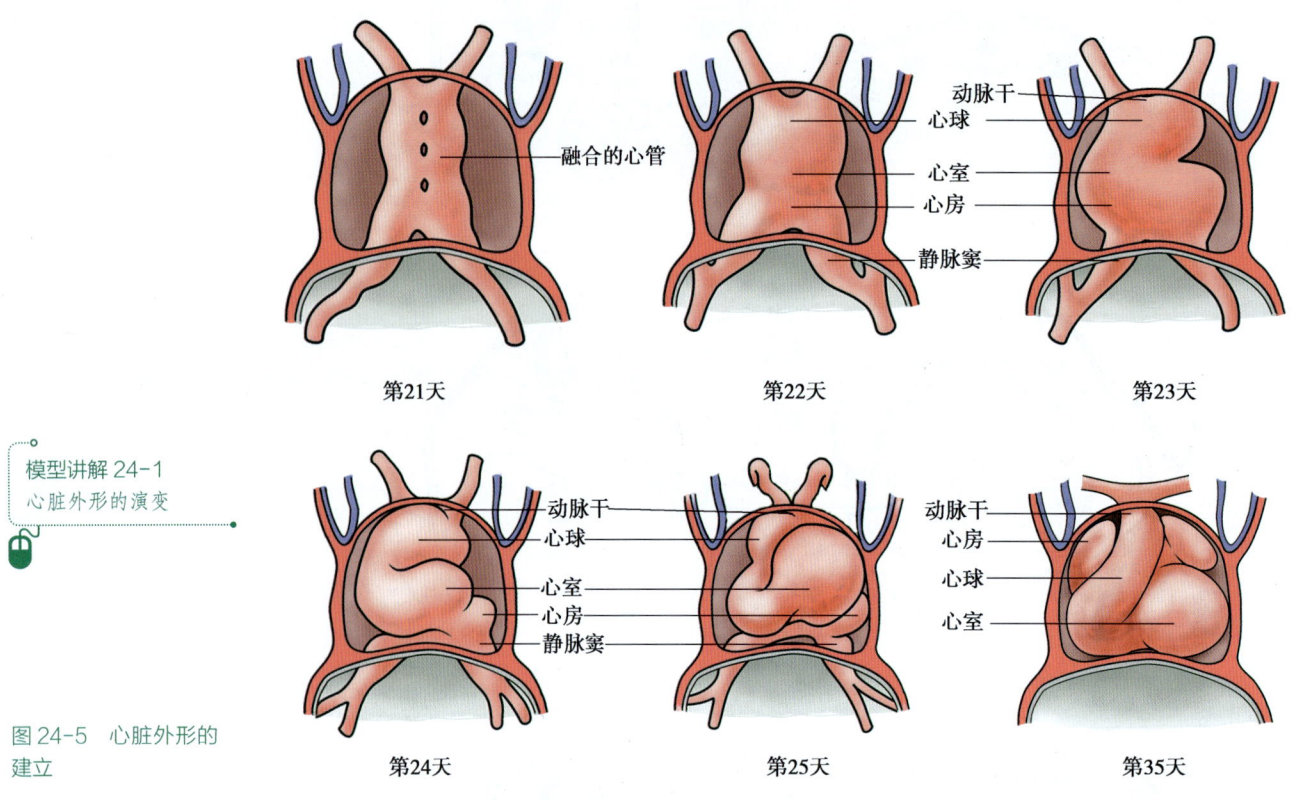

模型讲解 24-1
心脏外形的演变

图 24-5 心脏外形的建立

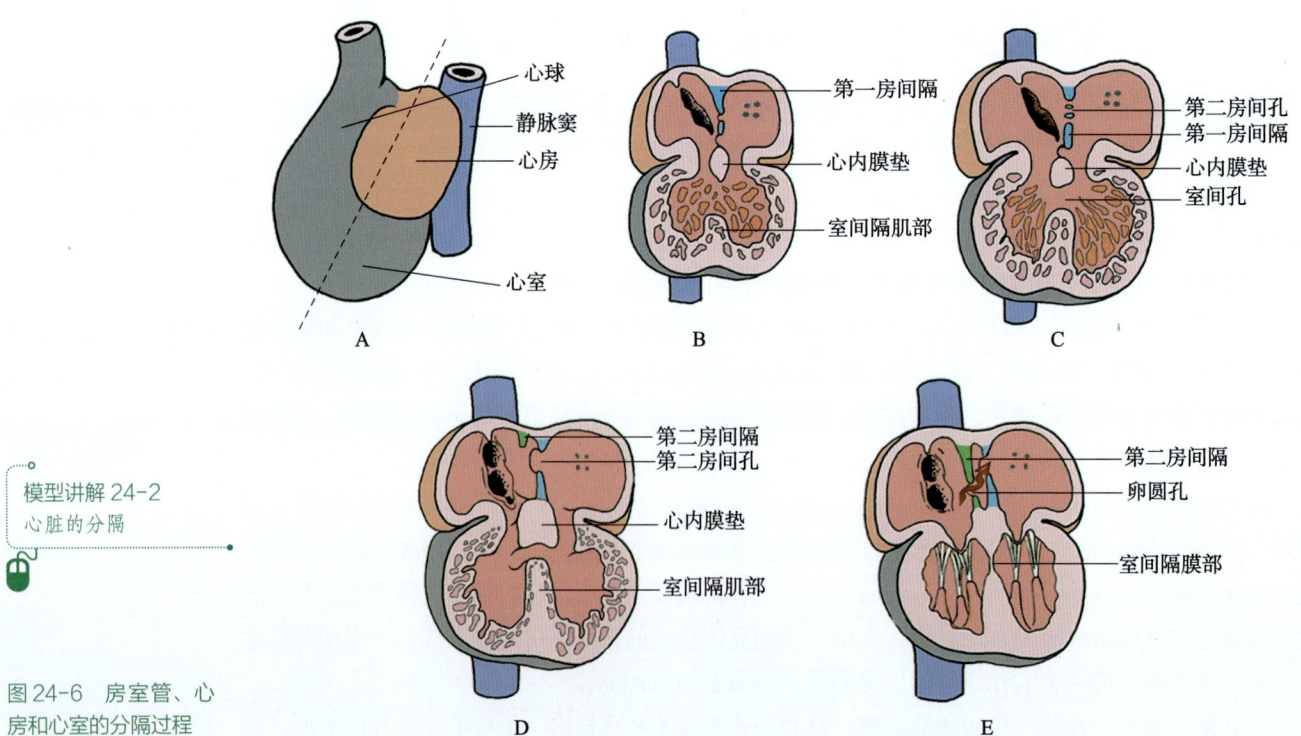

模型讲解 24-2
心脏的分隔

图 24-6 房室管、心房和心室的分隔过程

时，下方留有一个卵圆形的孔，称卵圆孔（foramen ovale）。卵圆孔的位置比第二房间孔稍低，覆盖于卵圆孔左侧的部分第一房间隔，称卵圆孔瓣（valve of foramen ovale）。出生前，由于卵圆孔瓣的存在，当心房舒张时，只允许右心房的血液流入左心房。出生后，肺循环开始，左心房压力增大，致使两个房间隔紧贴并逐渐愈合形成一个完整的隔，卵圆孔关闭，左、右心房完全分隔。

3. 静脉窦的演变和永久性左、右心房的形成　静脉窦位于原始心房尾端的背面，分为左、右两个角，其与左、右总主静脉、脐静脉和卵黄静脉通连。原来左、右角对称，以后由于汇入左、右角的血管演变不同，大量血液流入右角，右角逐渐变大，窦房孔也移向右侧；左角萎缩，其远侧段成为左心房斜静脉的根部，近侧段成为冠状窦（图24-7）。

人胚第7~8周，原始右心房扩展快，致静脉窦右角被吸收并入右心房，成为永久性右心房的光滑部，原始右心房成为右心耳。原始左心房最初只有一条肺静脉在第一房间隔的左侧通入，此静脉分出左、右属支，各支再分为两支。当原始心房扩展时，肺静脉根部及其左、右属支被吸收并入左心房，结果使4条肺静脉直接开口于左心房。由肺静脉参与形成的部分为永久性左心房的光滑部，原始左心房则成为左心耳。

4. 原始心室的分隔　人胚第4周末，心尖处心室壁组织向心室腔内凸起形成一较厚的半月形肌性嵴，称室间隔肌部（muscular part of interventricular septum）。此隔向心内膜垫方向生长，上缘凹陷，与心内膜垫之间留有一孔，称室间孔（interventricular foramen），使左、右心室相通。第7周末，心球内形成纵嵴，即球嵴（见后述），对向生长融合，同时向下延伸，分别与室间隔肌部的前、后缘融合，关闭室间孔上部的大部分；室间孔其余部分由心内膜垫封闭，形成室间隔膜部（membranous part of interventricular septum）。室间孔封闭后，肺动脉干与右心室相通，主动脉与左心室相通，左、右心室完全分隔。

5. 动脉干和心球的分隔　人胚第5周，心球远段的动脉干和心球内膜下组织局部增厚，形成一对向下延伸的螺旋状纵嵴，分别称左、右动脉干嵴（truncal ridge）和左、右球嵴

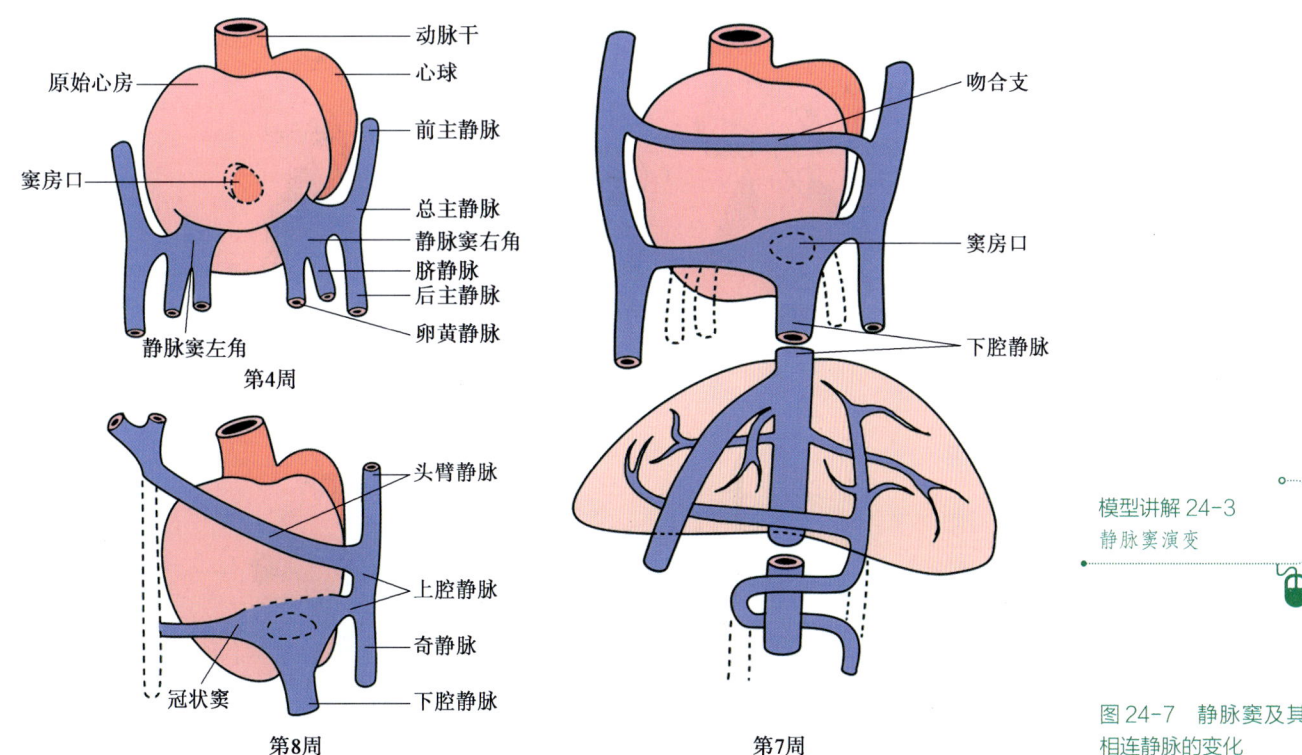

图24-7　静脉窦及其相连静脉的变化

（bulbar ridge）。它们在中线融合，形成螺旋状走行的隔，称主动脉肺动脉隔（aortico-pulmonary septum），将动脉干和心球分隔成为两条互相缠绕的管道，一为升主动脉，通入左心室；一为肺动脉干，通入右心室。主动脉和肺动脉起始处的内膜下组织增厚，形成三个半月瓣（图24-8，图24-9）。

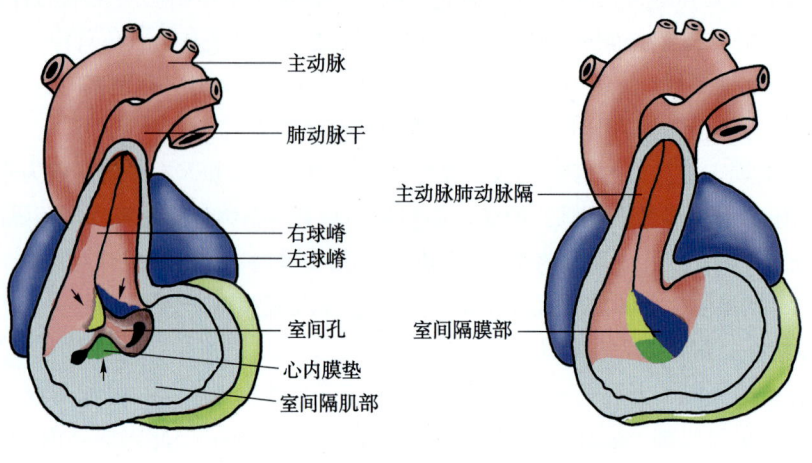

图24-8 室间隔膜部的形成及室间孔封闭

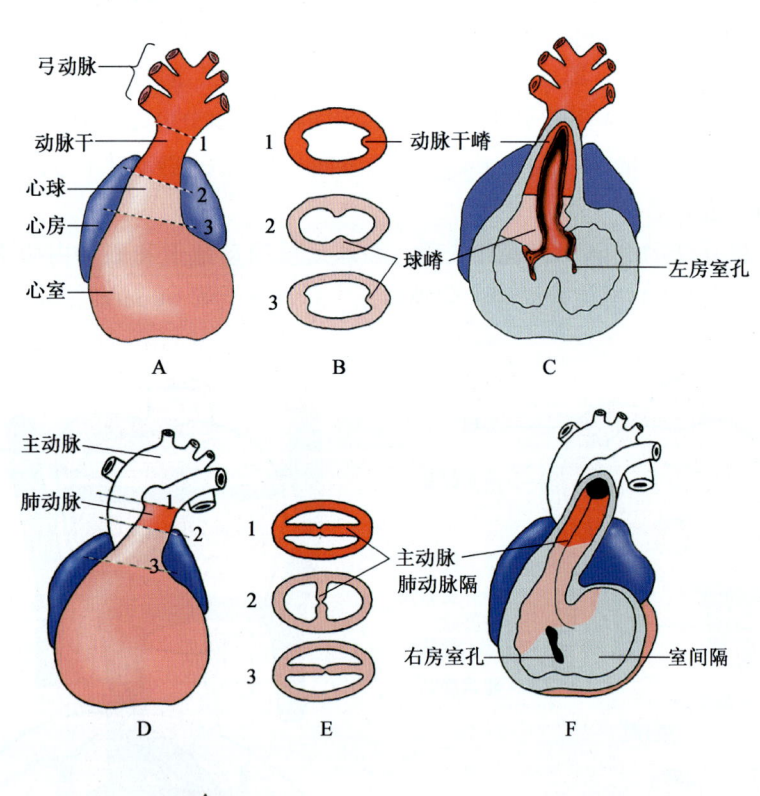

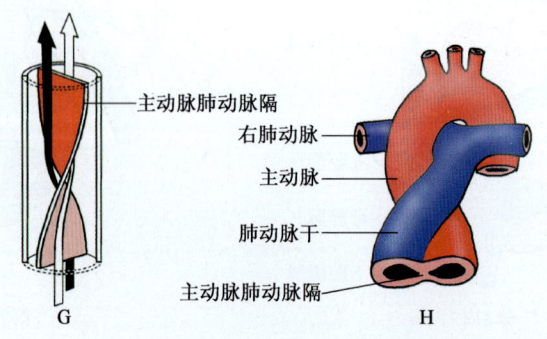

图24-9 动脉干与心球分隔
A、D. 心脏正面观 B、E. 心球和动脉干横切面 C、F. 心脏冠状剖面 G. 主动脉肺动脉隔的形成 H. 心球和动脉干分隔后形成主动脉和肺动脉干

三、胎儿的血液循环及出生后变化

（一）胎儿血液循环的途径

来自胎盘的含氧量高和营养物质丰富的血液，由脐静脉进入胎体。大部分血液经静脉导管进入下腔静脉，小部分经肝静脉至下腔静脉。下腔静脉还收集从下肢、腹腔和盆腔器官来的静脉血。下腔静脉的血液进入右心房后，大部分直接经卵圆孔进入左心房（图24-10）。左心房的血液流入左心室，大部分经主动脉弓及其三大分支分布到头、颈和上肢，供应胎儿头部发育所需的氧气和营养；小部分流入降主动脉。

从头、颈和上肢回流的静脉血经上腔静脉进入右心房，与下腔静脉来的小部分血液混合后经右心室进入肺动脉。大部分血液经动脉导管注入降主动脉，少部分血液进入尚无呼吸功能的肺。降主动脉的血液少部分经分支分布到盆腔、腹腔器官和下肢，大部分经由脐动脉运送至胎盘，进行气体和物质交换，再由脐静脉返回胎儿体内。

从上述循环途径可知，脐静脉来的动脉血，在不同部位与静脉血发生不同程度的混合，但含氧量高的血液和含氧量低的血液还是分流的，心脏和脑等重要器官能得到富有营养和含氧量高的血液供给。这与胎儿血液循环系统有静脉导管、卵圆孔、动脉导管和脐动脉、脐静脉等结构特点有关。

微课 24-1 胎儿的血液循环及出生后变化

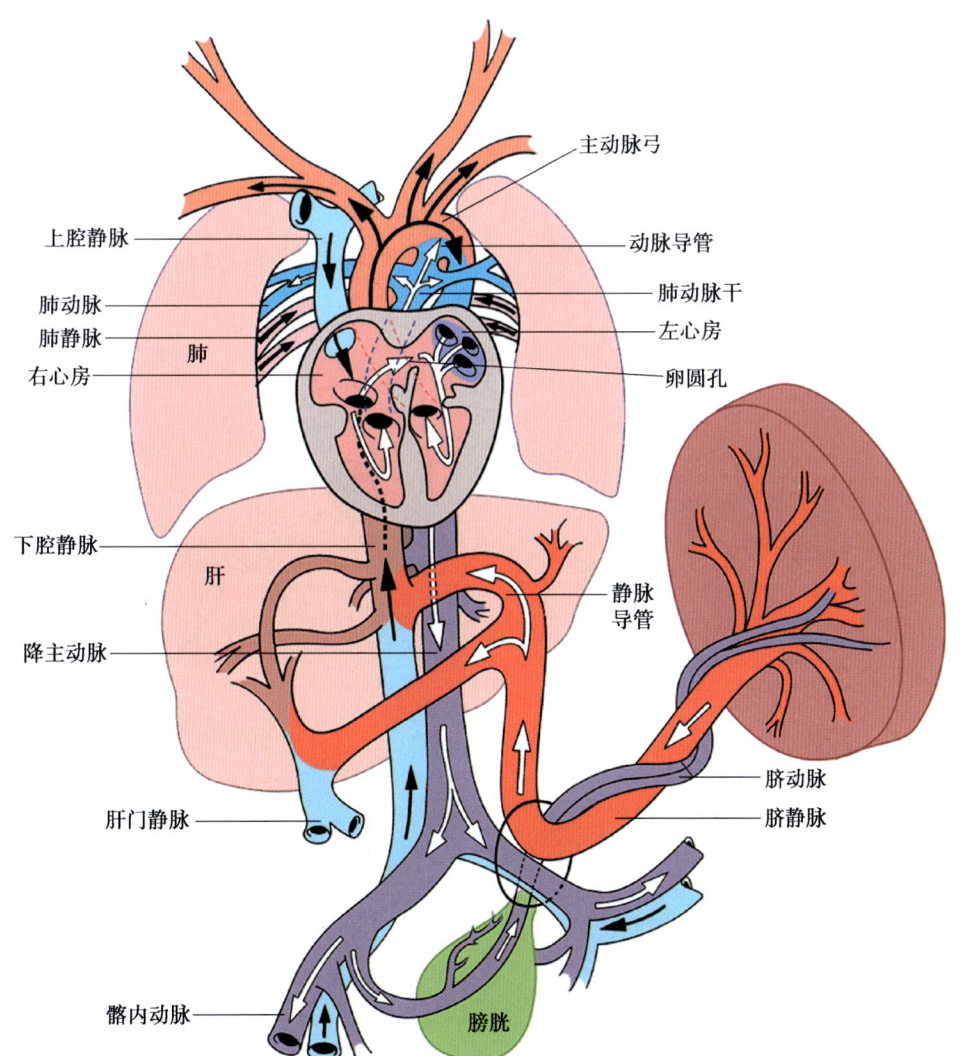

图 24-10 胎儿血液循环模式图

（二）胎儿出生后血液循环的改变

胎儿出生后由于胎盘血供中断，新生儿肺开始呼吸，胎儿血液循环发生以下重要改变。

1. 脐动脉远侧段、脐静脉和静脉导管闭锁，分别形成脐内侧韧带、肝圆韧带和静脉韧带。

2. 由于肺开始呼吸，肺动脉的血流大量进入肺。动脉导管平滑肌收缩，内膜增生，动脉导管完全闭锁，成为动脉韧带。

3. 胎儿出生后，脐静脉闭锁，从下腔静脉注入右心房的血液减少，右心房压力降低，同时肺开始呼吸，大量血液回流入左心房，左心房压力增高，使卵圆孔瓣与第二房间隔相贴，卵圆孔功能性关闭。出生后约1年，卵圆孔瓣与第二房间隔完全融合，卵圆孔完全关闭。约有25%的人的卵圆孔未达到完全关闭。

四、心脏的先天畸形

1. 房间隔缺损（atrial septal defect） 最常见的为卵圆孔未闭。可由以下原因产生：卵圆孔瓣穿孔；第一房间隔过度吸收，不能遮盖卵圆孔；第二房间隔发育不全，卵圆孔过大，第一房间隔难以遮盖卵圆孔；心内膜垫发育不良，第一房间隔不能与心内膜垫愈合而留有一孔（图24-11）。

2. 室间隔缺损（ventricular septal defect） 较常见的是膜性室间隔缺损，常由于心内膜垫或球嵴组织发育不良，不能与室间隔肌部融合所致；室间隔肌部缺损较少见，是由于心肌膜组织形成时过度吸收，造成室间隔肌部出现孔道，使左、右心室相通。

3. 动脉干和心球分隔异常

（1）主动脉狭窄（aorta stenosis）或肺动脉狭窄（pulmonary artery stenosis） 由于动脉干和心

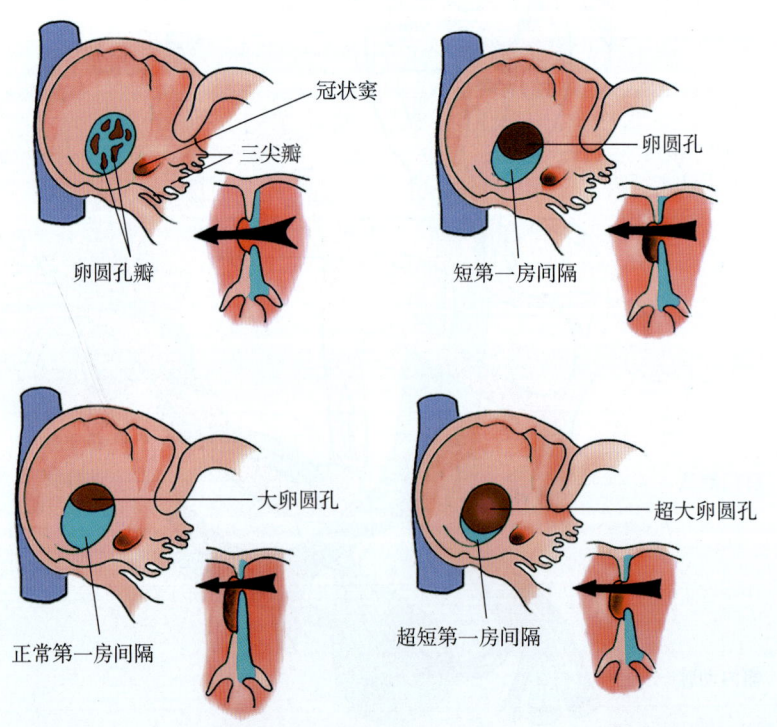

图24-11 房间隔缺损

球分隔不均，形成一侧动脉粗大，另一侧动脉狭小，即主动脉狭窄或肺动脉狭窄。主动脉肺动脉隔常不与室间隔成一直线生长，故易造成室间隔膜部缺损（图 24-12）。

（2）法洛四联症（tetralogy of Fallot） 主要原因是主动脉肺动脉隔偏位，致使肺动脉狭窄、室间隔缺损、主动脉骑跨和右心室肥大（图 24-13）。

（3）主动脉和肺动脉错位 原因在于动脉干和心动脉球分隔时，主动脉肺动脉隔不呈螺旋方向，而形成直隔，致使主动脉位于肺动脉前方，由右心室发出，肺动脉干由左心室发出。常伴有隔缺损或动脉导管开放，使肺循环和体循环之间出现多处直接交通（图 24-12）。

（4）动脉导管未闭 多见于女性。发生原因可能是由于出生后的动脉导管壁肌组织不能收缩，致使肺动脉和主动脉保持相通状态（图 24-12）。

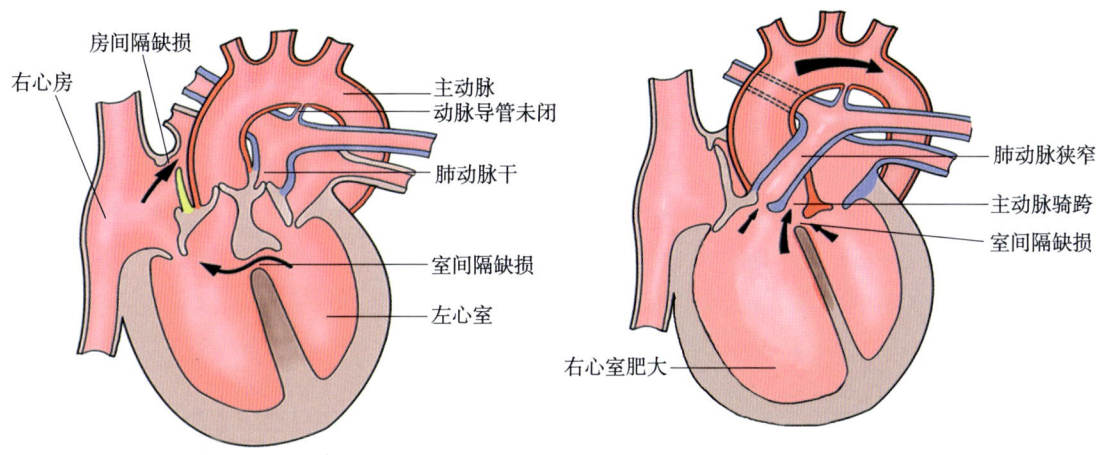

图 24-12 主动脉和肺动脉错位　　　　　　　图 24-13 法洛四联症

（孔　力　韩　晶）

思考题

1. 试述胎儿血液循环的特点及出生后的变化，若变化异常可能出现哪些先天畸形？
2. 法洛四联症患儿常在剧烈活动时出现明显的发绀、蹲踞位等临床表现，结合法洛四联症的病理成因分析这些临床表现产生的原因。

数字课程学习……

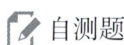 本章小结　　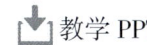 自测题　　📥 教学PPT

第二十五章
神经系统、眼和耳的发生

关键词

神经管（neural tube） 神经嵴（neural crest） 脑泡（cerebral vesicle）
小脑板（cerebellar plate） 特克囊（Rathke pouch） 神经垂体芽
（neurophypophyseal bud） 神经管缺陷（neural tube defect） 脑积水
（hydrocephalus） 视泡（optic vesicle） 听泡（otic vesicle）

神经系统起源于神经外胚层分化而来的神经管和神经嵴。神经管主要演变为脑、脊髓、神经垂体、松果体和视网膜等，神经嵴主要演化为神经节、周围神经和肾上腺髓质等。

眼球来自前脑向外膨出的左、右一对视泡，眼睑和泪腺来自眼球前方与角膜上皮毗邻的表面外胚层形成的上、下两个皱褶。

耳分为内耳、中耳和外耳。内耳来自头部表面外胚层形成的耳板，中耳来自内胚层形成的第1对咽囊，外耳来自第1鳃沟及围绕鳃沟的6个耳结节。

思维导图

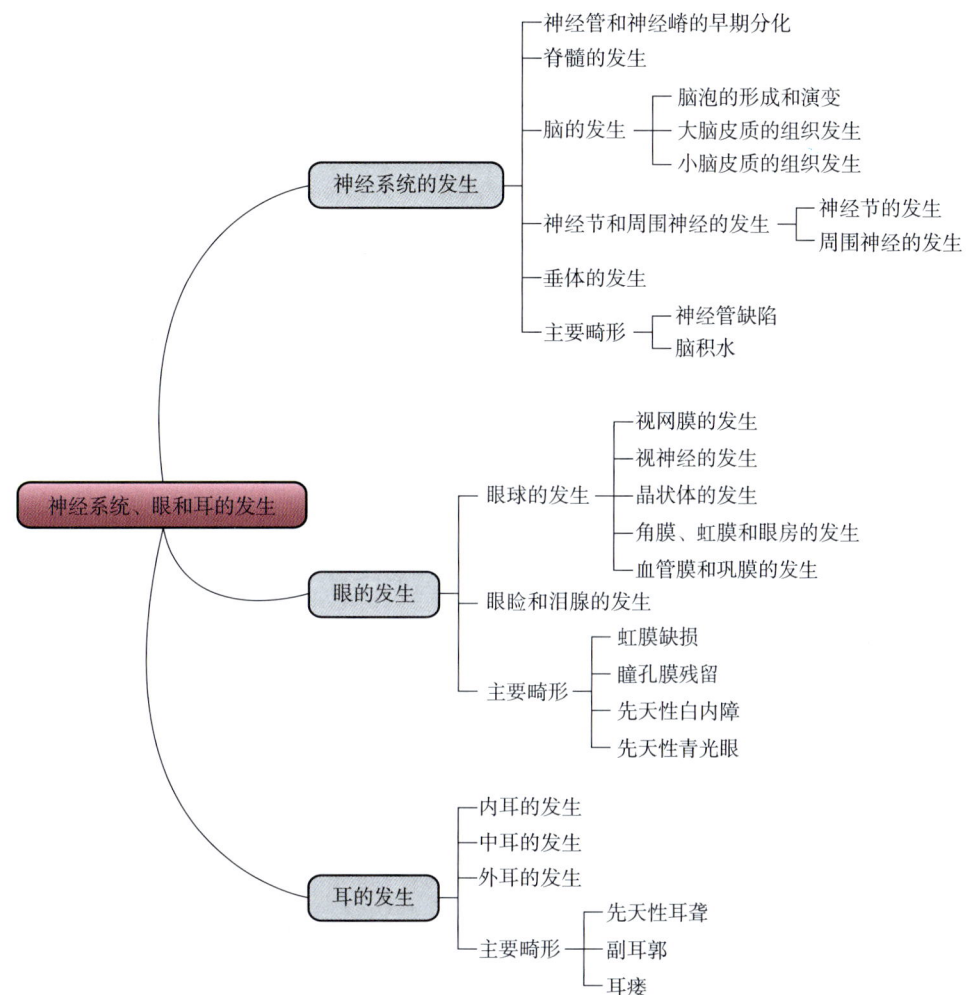

一、神经系统的发生

（一）神经管和神经嵴的早期分化

人胚第3周初，脊索诱导其背侧中线处的神经外胚层形成神经管。在神经管形成过程中，神经褶边缘的一些神经外胚层细胞在神经管背外侧形成左、右两条细胞索，称神经嵴。

神经管壁的上皮为假复层柱状，称神经上皮（neuroepithelium）。神经上皮外面的基膜较厚，称外界膜；神经上皮内表面也有一层膜，称内界膜。神经上皮细胞不断分裂增殖，并有许多细胞迁移至神经上皮的外周，在此形成一层新的细胞层，称套层（mantle layer），迁移并组成套层的细胞先后分化为成神经细胞（neuroblast）和成神经胶质细胞（glioblast）。此时原位余下的神经上皮停止分化，形成单层立方或矮柱状细胞，称室管膜层（ependymal layer）。套层内的成神经细胞起初为无突起的圆形细胞，称无极成神经细胞。随后无极成神经细胞向神经上皮侧和套层外周各发出一个突起，成为双极成神经细胞。伸向套层外周的突起在套层外形成一层新的、细胞稀少的结构，称边缘层（marginal layer）。至此，神经管由腔面向外表面分为三层：室管膜层、套层和边缘层（图25-1）。以后双极成神经细胞朝向神经上皮侧的突起退化消失，而伸向边缘层的突起迅速增长，形成原始轴突，成为单极成神经细胞。单极成神经细胞胞体又发出若干短突起，形成原始树突，成为多极成神经细胞（图25-2）。多极成神经细胞进一步生长发育，分化为各种神经细胞。

神经胶质细胞的发生、分化与成神经细胞的分化同步进行。先由成神经胶质细胞分化为各类胶质细胞的前体细胞，即成星形胶质细胞和成少突胶质细胞，前者以后分化为原浆性和纤维性星形胶质细胞，后者分化为少突胶质细胞，并有部分细胞进入边缘层。小胶质细胞的发生较晚，来源于血液单核细胞（图25-2）。

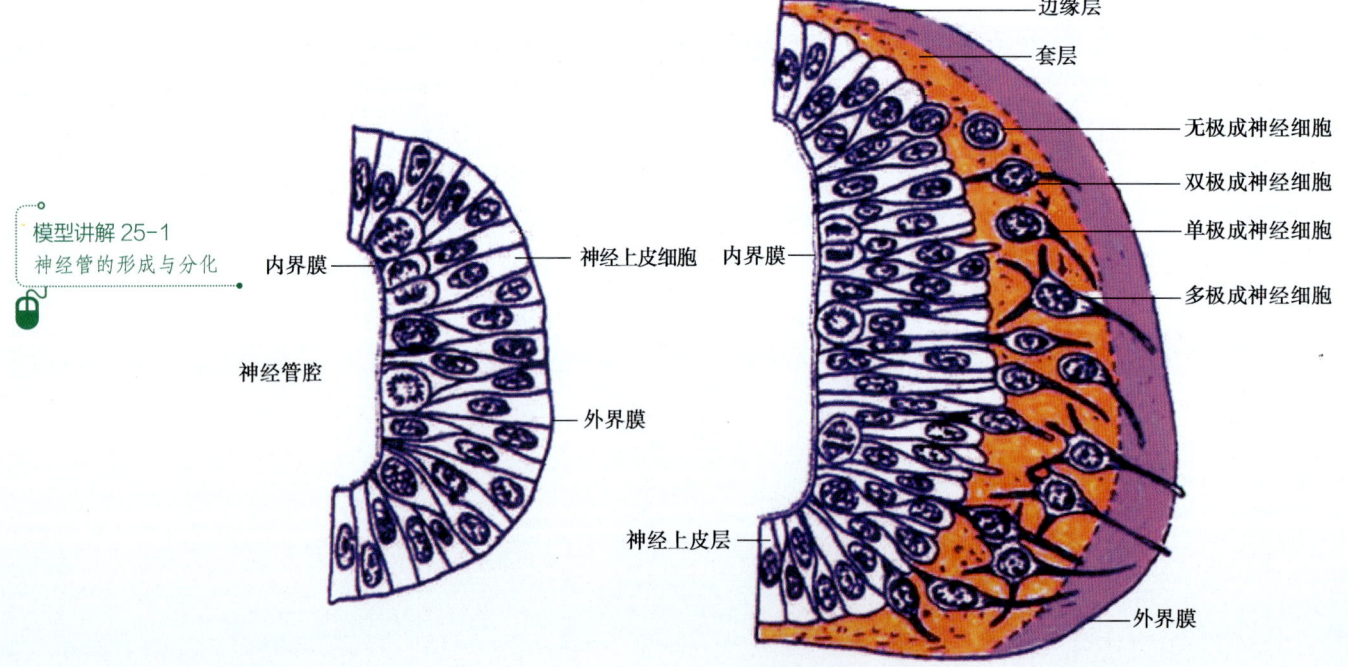

图25-1 神经管上皮的早期分化

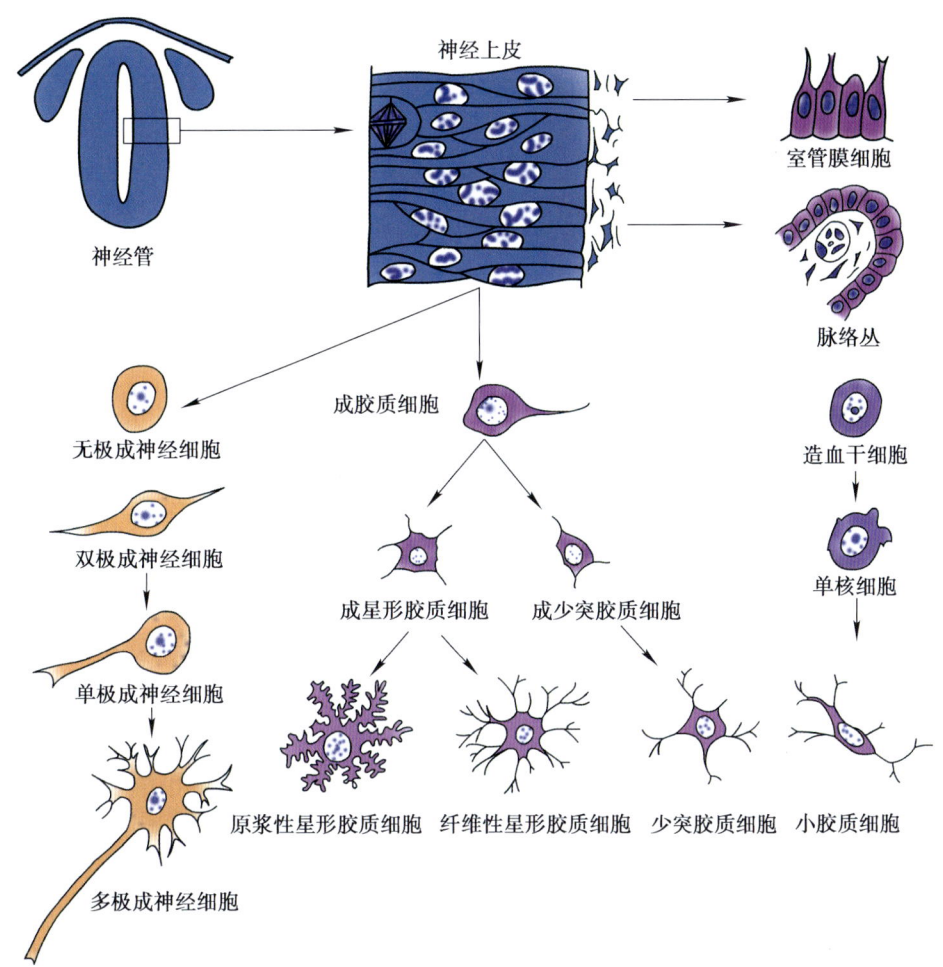

图 25-2 神经上皮细胞的分化

在神经细胞发生和分化的过程中，最终分化存留的神经细胞数量远远少于其最初产生的神经细胞，大量的神经细胞发生凋亡。这是因为神经细胞之间互相建立联系是一个非常复杂精细的过程，如果神经细胞最终不能与靶细胞建立连接或处于异常部位，都可能发生凋亡。神经细胞的靶细胞可产生多种神经营养因子，如神经生长因子、成纤维细胞生长因子、表皮生长因子等，神经细胞的存活及其突起的形成主要受这些因子的调控。大量神经细胞的凋亡与它们不能获得靶细胞释放的神经营养因子密切相关；此外，也与它们未能与其他神经细胞形成足够的突触联系相关。

（二）脊髓的发生

神经管的后段分化为脊髓。在发育过程中，脊髓基本上保持神经管的三层结构，其中边缘层分化为脊髓的白质，套层分化为脊髓的灰质，室管膜层分化为室管膜，其管腔演化为脊髓中央管。

脊髓发育的过程是：套层中成神经细胞和成神经胶质细胞不断分化增殖，致使神经管左、右两侧壁迅速增厚。腹侧份增厚形成左、右两个基板（basal plate），背侧份增厚形成左、右两个翼板（alar plate）。由于基板和翼板的增厚，在两者之间的神经管内表面出现了左、右两条纵沟，称界沟（sulcus limitans）。神经管的顶壁和底壁则变薄、变窄，只有一层室管膜细胞，分别形成背侧的顶板（roof plate）和腹侧的底板（floor plate）（图 25-3）。

微课 25-1 脊髓的发生

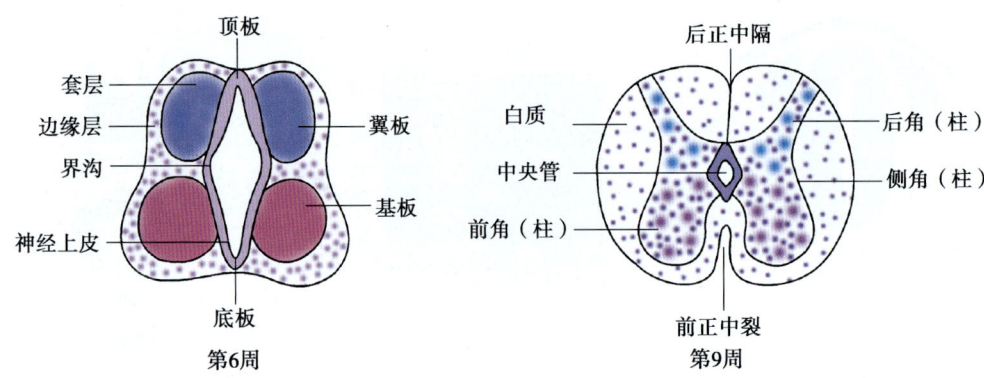

图 25-3 脊髓的发生

由于成神经细胞和成神经胶质细胞不断增殖，数量增多，左、右两个基板向腹侧突出，致使左、右两基板之间，脊髓的腹侧外表面正中形成一条纵沟，称前正中裂。同时，左、右两个翼板也增大，但主要是向内侧推移、靠拢，致使神经管管腔的背侧份消失，左、右两翼板在中线处愈合，形成一隔膜，称后正中隔。在背侧外表面正中线上也形成一条纵行的浅沟，称后正中沟。在上述变化过程中，顶板渐趋消失，底板则形成前正中裂的底。

基板内的细胞增生、分化形成脊髓灰质的前角（前柱），其中的成神经细胞分化为躯体运动神经元，主要支配骨骼肌。翼板形成脊髓灰质的后角（后柱），其中的成神经细胞分化为中间神经元，主要接受传入神经的信号。在胸段和腰段，若干成神经细胞于基板和翼板之间聚集，形成脊髓灰质的侧角（侧柱），其内的成神经细胞分化为内脏运动神经元。边缘层由于灰质内神经细胞突起的伸入和神经胶质细胞的不断增殖而逐渐增厚；还有脊神经节细胞伸入脊髓的中枢突以及脊髓内部的联络纤维，致使边缘层内细胞突起的数量不断增加，发育为脊髓的白质。神经管周围的间充质则分化成脊膜。至此，脊髓发育形成，在其横切面上，脊髓灰质的形状颇似蝴蝶状，周围被脊髓白质所包围。

人胚第3个月之前，脊髓与脊柱长度相等，其下端可达脊柱的尾骨。此时，脊神经的起始处与它们相对应的椎间孔处于同一平面。第3个月后，脊柱和硬脊膜的生长比脊髓快，前者逐渐超越脊髓向尾端延伸，脊髓的位置相对上移。至出生前，脊髓尾端与第3腰椎平齐，仅以终丝与尾骨相连。节段分布的脊神经均在胚胎早期形成，并从相对应节段的椎间孔穿出。当脊髓位置相对上移后，脊髓颈段以下的脊神经根便依次向尾侧斜行，穿过其对应的椎间孔离开椎管。而腰、骶和尾段的脊神经根则在椎管内垂直下行，与终丝共同组成马尾（图25-4）。

（三）脑的发生

微课 25-2
脑的发生

1. 脑泡的形成和演变　脑由神经管的头段分化、演变而来。人胚第4周末，神经管头段形成三个膨大的脑泡（cerebral vesicle），由头至尾依次称为前脑泡、中脑泡和菱脑泡。至第5周时，前脑泡的头端向两侧膨大，形成左、右端脑（telencephalon），以后演变为左、右大脑半球；而前脑泡的尾端则发育成间脑。中脑泡演变为中脑。菱脑泡发育为头侧的后脑（metencephalon）和尾侧的末脑（myelencephalon）；后脑又演变为脑桥和小脑，末脑演变为延髓。在中脑和后脑交界处有一缩窄区域，称脑峡。

模型讲解 25-2
脑的发生

随着脑泡的发育和演变，神经管的管腔也逐渐演变为各部位的脑室。前脑泡腔演变为左、右侧脑室和间脑中的第三脑室；中脑泡腔小，形成狭窄的中脑导水管；菱脑泡腔宽大，演变为第四脑室。

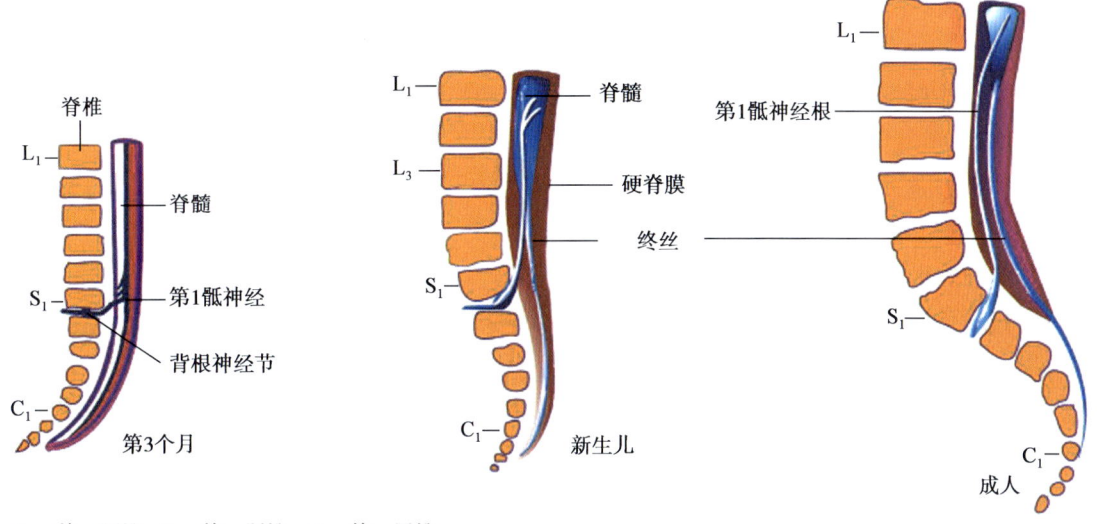

L_1：第一腰椎　S_1：第一骶椎　C_1：第一尾椎

图 25-4　脊髓发育与脊柱的关系

在上述脑泡发育过程中，由于脑的各部发育不均衡，脑部先后出现了几个不同方向的弯曲。首先出现的是凸向背侧的头曲（或中脑曲）和颈曲，头曲在中脑处，颈曲在末脑与脊髓之间。之后，又出现了凸向腹侧的端脑曲和脑桥曲，端脑曲在端脑，脑桥曲在脑桥处（图 25-5）。

脑泡壁的演变与脊髓相似，但更为复杂。其神经上皮细胞增殖并向外侧迁移，分化为成神经细胞和成神经胶质细胞，形成套层。套层在增厚的同时，也形成翼板（背侧）和基板（腹侧）。

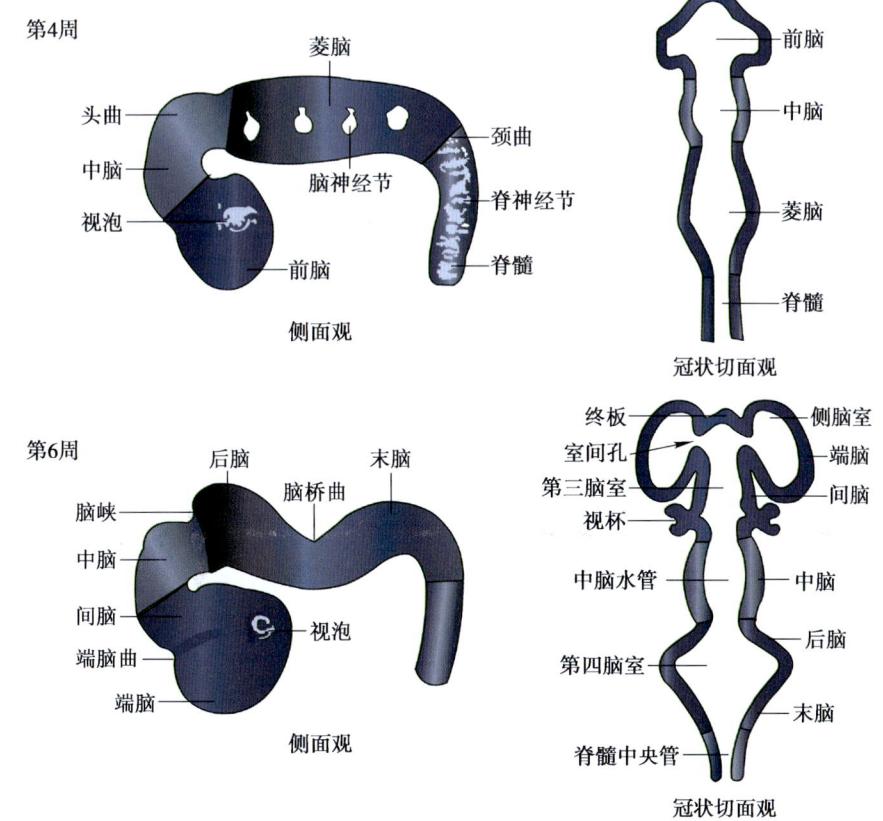

图 25-5　脑泡的发生和演变

端脑和间脑的套层大部分形成翼板，基板甚小。端脑套层中的大部分细胞都迁移至外表面，形成大脑皮质；小部分细胞聚集成团，形成神经核。中脑、后脑和末脑套层中的细胞多聚集成细胞柱或细胞团，形成各种神经核。翼板中的神经核多为感觉中继核，基板中的神经核多为运动核（图25-6）。

2. **大脑皮质的组织发生** 大脑皮质由端脑套层的成神经细胞迁移和分化形成。人类大脑皮质的发生过程重演了脑皮质的种系发生过程。其发生分为三个阶段，最早出现古皮质，然后出现旧皮质，最后出现新皮质。最早出现的皮质结构是海马和齿状回，相当于种系发生中的古皮质，与嗅觉传导有关。人胚第7周时，大量成神经细胞聚集在纹状体的外侧并分化增殖，形成梨状皮质，相当于种系发生中的旧皮质，也与嗅觉传导有关。旧皮质形成后不久，神经上皮细胞分裂增殖，分期分批地迁移至表层，并分化为神经细胞，形成了新皮质，构成了大脑皮质中出现最晚、面积最大的部分（图25-6）。由于端脑套层的成神经细胞是分期分批地产生和迁移，因而大脑皮质中的神经细胞呈层状排列。越早产生和迁移的细胞，其所处的位置越深；越晚产生和迁移的细胞，其所处的位置越表浅，即越靠近皮质表层。至胎儿出生时，新皮质已形成6层结构。古皮质和旧皮质的分层无一定规律，有的分为三层，有的则分层不明显。

3. **小脑皮质的组织发生** 小脑起源于后脑两侧翼板背侧部的菱唇。后脑壁的结构也与脊髓相似。菱唇位于菱形窝上方的两侧，呈厚嵴。在后脑尾端处菱唇分离较远，至头端时逐渐向中线靠近。随着脑桥曲变明显，人胚至第8周，左、右两菱唇增厚，变为横位并逐渐在中线融合，突入第四脑室腔，形成小脑板（cerebellar plate），为小脑发生的原基。第12周，小脑板的两侧部分更向外突出，形成小脑半球；小脑板的中部变细，形成小脑蚓（cerebellar vermis）。第16周，小脑表面出现横裂，从小脑蚓分出了小结，从小脑半球分出了绒球。第8周时，小脑板由神经上

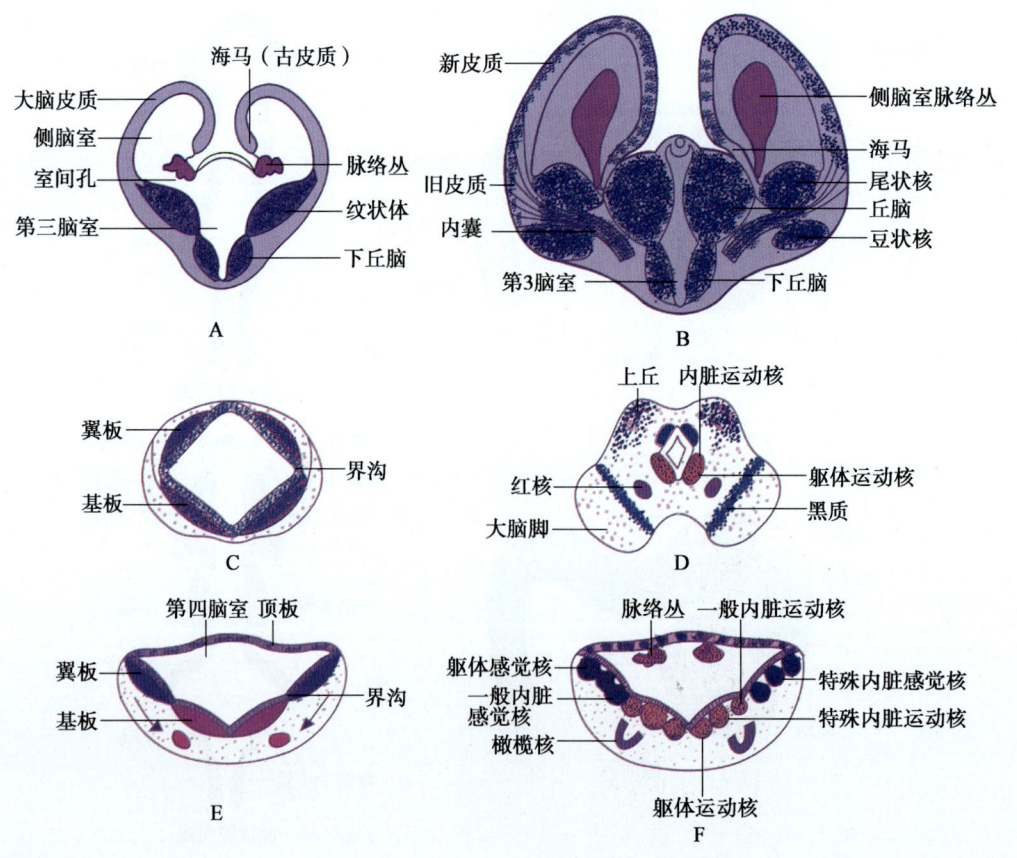

图25-6 脑的各部分化
A、B. 端脑和间脑（冠状切面） C、D. 中脑（横切面） E、F. 末脑（横切面） A、C、E. 第7周 B、D、F. 第10周

皮、套层和边缘层组成。第10~12周时，室管膜层的神经上皮细胞增殖并经套层迁移至小脑板的外表面，形成外颗粒层（external granular layer）。该层细胞仍保持分裂增殖的能力，在小脑表面形成细胞增殖区，使小脑表面迅速扩大并产生皱褶，形成小脑叶片。至第6个月时，套层靠外侧的成神经细胞分化为浦肯野细胞和高尔基细胞，构成浦肯野细胞层；套层靠内侧的成神经细胞则聚集成团，分化为小脑白质中的核团，如齿状核、球状核等。外颗粒层细胞开始分化出不同类型的细胞，一部分细胞向内迁移，分化为颗粒细胞，位居浦肯野细胞层内面，构成内颗粒层，后改称颗粒层。外颗粒层因为大量细胞迁移而变得稀少，存留的细胞分化为篮状细胞和星形细胞；浦肯野细胞的树突和内颗粒层细胞的轴突也伸入其间，共同参与构成分子层（图25-7）。

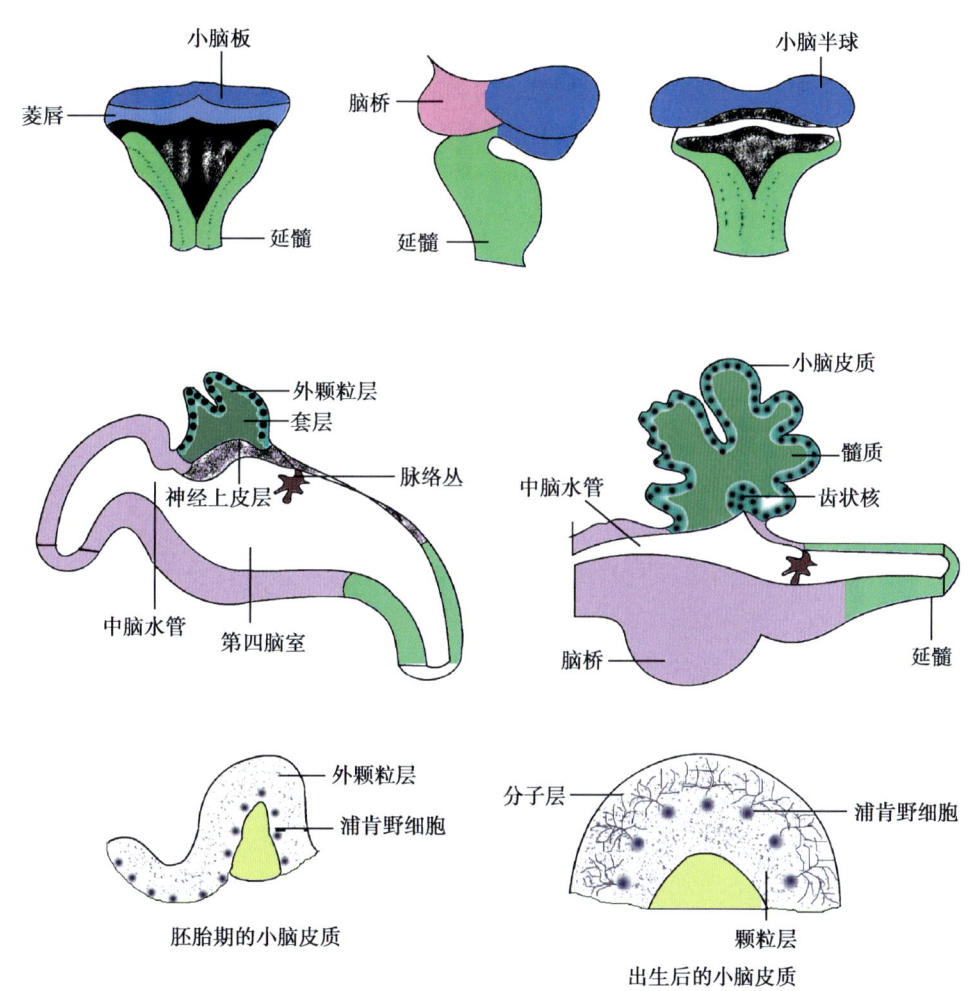

图25-7　小脑的发生

（四）神经节和周围神经的发生

1. 神经节的发生　神经节起源于神经嵴。神经嵴细胞向两侧迁移，分列于神经管的背外侧，并聚集成细胞团，分化为脑神经和脊神经节。这些神经节均属感觉神经节。神经嵴细胞首先分化为成神经细胞和卫星细胞，成神经细胞再分化为感觉神经元。成神经细胞分化为感觉神经元时，先从胞体发出两个突起，分别为中央突和周围突，形成双极神经元。后因细胞体的不均等生长，使两突起的起始部逐渐靠拢、融合，变为假单极神经元。卫星细胞是神经胶质细胞，包绕在神经元胞体的周围。神经节周围的间充质分化为结缔组织被膜。

胸、腰段神经嵴的部分细胞于胚胎第5周时迁移至主动脉的背外侧，形成两列节段性排列的神经节。这些神经节借纵行的交感神经纤维彼此相连，形成两条纵行的交感链，称为交感神经节或椎旁神经节。节内的部分细胞向主动脉腹侧迁移，形成主动脉前交感神经节或椎前神经节。还有部分细胞迁移至心、肺、胃肠道的附近或在这些器官内形成交感神经节。这些神经节中的神经嵴细胞分化为多极的交感神经节细胞和卫星细胞。节外的间充质分化为结缔组织被膜。另外，还有部分神经嵴细胞迁移入肾上腺原基，分化为肾上腺髓质嗜铬细胞和少量交感神经节细胞。

有关副交感神经节的起源尚有争议，有人认为，副交感神经节中的神经细胞来自神经管的成神经细胞，也有人认为来自脑神经节中的成神经细胞。

2. 周围神经的发生　周围神经包括感觉神经纤维和运动神经纤维，神经纤维是由神经细胞的突起和施万细胞共同构成的。感觉神经纤维中的突起是感觉神经节细胞的周围突；躯体运动神经纤维中的突起是脑干及脊髓灰质前角运动神经元的轴突；内脏运动神经节前纤维中的突起是脑干内脏运动核和脊髓灰质侧角中神经元的轴突，节后纤维中的突起则是自主神经节内节细胞的轴突。施万细胞也由神经嵴细胞分化而成，并随神经元的轴突延长而同步增殖和迁移。在有髓神经纤维，轴突和与其同步发育的施万细胞相贴，该处即凹陷形成一条纵沟，轴突陷入沟内，沟两侧的施万细胞膜贴合形成轴突系膜，轴突系膜不断增长并卷绕轴突，在轴突外周形成由多层施万细胞胞膜包绕而成的髓鞘，髓鞘随轴突的延长呈节段状。在无髓神经纤维，一个施万细胞可有多条轴突与之相贴，并形成多条深沟包裹轴突，但不形成髓鞘。

（五）垂体的发生

垂体包括腺垂体和神经垂体，分别来自两个原基。人胚第4周，口凹顶部的外胚层上皮向背侧深部凹陷，形成一囊状突起，称拉特克囊（Rathke pouch）；拉特克囊是腺垂体的原基。随后，间脑底部的神经外胚层向腹侧朝拉特克囊方向形成一漏斗状突起，即神经垂体芽（neurophypophyseal bud），是神经垂体的原基。随拉特克囊和神经垂体芽逐渐增长，两者逐渐靠近。第2个月末，拉特克囊的根部退化消失，其远端增大并与神经垂体芽相贴，形成腺垂体。神经垂体芽的远端膨大，形成神经垂体；其起始部变细，形成漏斗柄。拉特克囊前壁的细胞生长迅速，逐渐增厚，形成腺垂体的远侧部；拉特克囊后壁的细胞生长缓慢，形成中间部。由远侧部再向上长出一结节状突起包绕漏斗柄，形成结节部。囊腔大部分消失，仅残留小的裂隙。此裂隙偶尔下延，于咽的顶壁内形成咽垂体（图25-8）。腺垂体内细胞增殖分化出多种腺细胞，有重要的内分泌功能；神经垂体主要由神经纤维和神经胶质细胞组成。

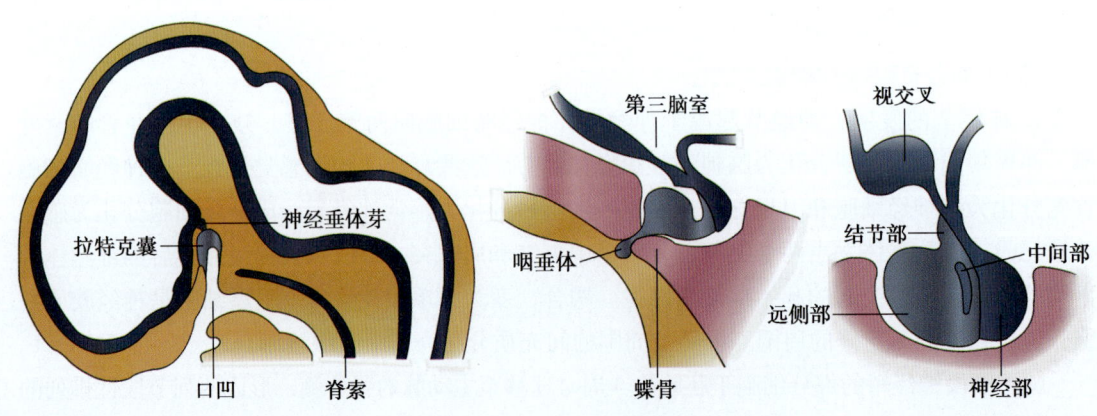

图25-8　垂体的发生

（六）主要畸形

1. 神经管缺陷（neural tube defect，NTD） 由于神经管闭合不全所引起的一类先天畸形，主要表现是脑和脊髓发育的异常，并常伴有颅骨和脊柱的异常。

人胚第4周末，神经沟应完全闭合形成神经管，前、后神经孔亦应完全闭合。若失去脊索的诱导作用或受到环境致畸因子的影响，前、后神经孔就不能正常闭合，从而影响脑和脊髓的正常发育。如果前神经孔未闭，就会形成无脑畸形；后神经孔未闭，则会形成脊髓裂。无脑畸形常伴有颅顶骨发育不全，称露脑（exencephaly）；由于颅骨的发育不全，也可出现脑膜膨出和脑膜脑膨出（meningoencephalocele），如果脑室也随之膨出，称积水性脑膜脑膨出（meningohydroencephalocele）（图25-9）。

脊髓裂常伴有相应节段的脊柱裂（spina bifida），多见于腰骶部，其严重程度也不同。轻度脊柱裂称隐性脊柱裂，仅有几个椎弓未在中线愈合，留有一小裂隙，脊髓、脊膜和神经根无异常，大多无明显症状，仅在体检时见患者局部皮肤表面常有一小撮毛发。中度脊柱裂比较多见，在患处常形成一个大小不等的皮肤囊袋。如果囊袋中仅有脊膜和脑脊液，称脊膜膨出（meningocele）；如果囊袋中既有脊膜和脑脊液，又有脊髓和神经根，则称脊髓脊膜膨出（meningomyelocele）（图25-10）。

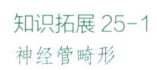

知识拓展25-1
神经管畸形

2. 脑积水（hydrocephalus） 比较多见，是颅内脑脊液异常增多的先天畸形。多因脑室系统发育障碍、脑脊液的生成和吸收失去平衡所致，以中脑水管和室间孔狭窄或闭锁最常

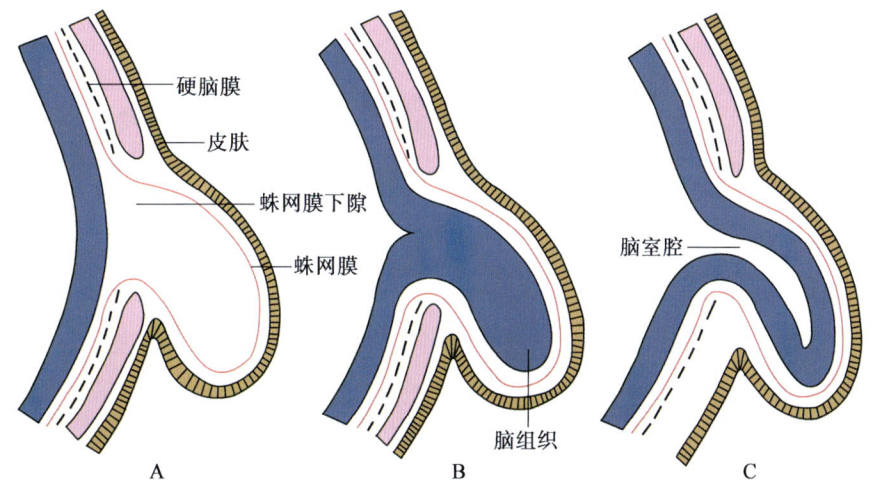

图25-9 脑部畸形
A. 脑膜膨出 B. 脑膜脑膨出 C. 积水性脑膜脑膨出

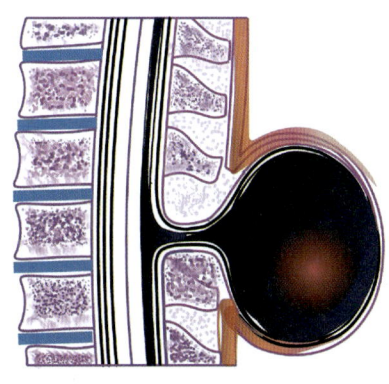

脊膜膨出　　　　脊髓脊膜膨出　　　　图25-10 脊柱裂

见。由于脑脊液循环障碍，致使脑室或蛛网膜下隙内积存大量液体，前者称脑内积水（internal hydrocephalus），后者称脑外积水（external hydrocephalus）。主要表现为颅脑明显扩大，颅骨和脑组织变薄，颅缝增宽。

二、眼的发生

（一）眼球的发生

人胚第 4 周，伴随着神经管的前端闭合形成前脑，前脑向左、右膨出两个囊泡，称视泡（optic vesicle）（图 25-5）。视泡近端逐渐变细，称视柄（optic stalk），与前脑分化成的间脑相连。视泡远端膨大，与体表外胚层贴近，然后逐渐内陷形成双层杯状结构，称视杯（optic cup），分为内、外两层，两层之间有一狭窄的视泡腔。与此同时，受视泡的诱导，其外侧的表面外胚层增生变厚，形成晶状体板（lens placode）。随后晶状体板陷入视杯内，并渐与表面外胚层脱离，发育成晶状体泡（lens vesicle）（图 25-11）。视杯与晶状体泡之间的间充质发育成为玻璃体。由视杯、视柄、晶状体泡及它们周围的间充质进一步分化发育，形成眼的各部分。

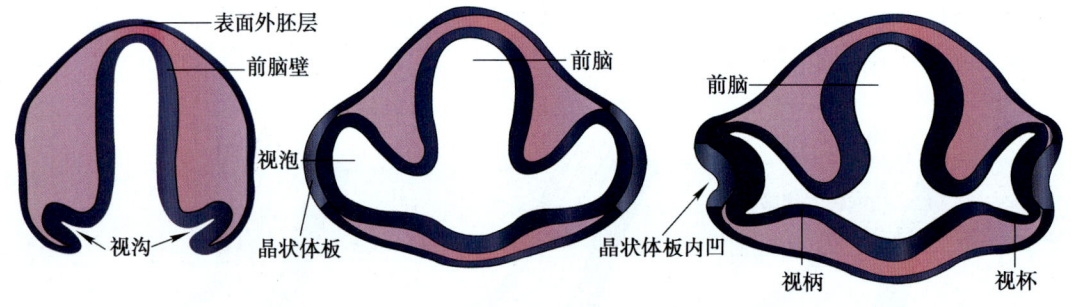

图 25-11 视杯与晶状体的发生

1. **视网膜的发生**　视网膜由视杯内、外两层共同分化形成。外层分化为色素上皮层；内层增厚，自人胚第 6 周起，先后分化出视网膜内的节细胞、视锥细胞、无长突细胞、水平细胞、视杆细胞和双极细胞。视杯两层之间的视泡腔变窄并最终消失，两层上皮直接相贴，构成视网膜视部，组织学上将其分为 10 层。在视杯口边缘部，内层上皮不增厚，与外层分化的色素上皮相贴，并向晶状体泡与角膜之间、视杯口边周缘增厚的间充质表面延伸，形成视网膜盲部，即睫状体与虹膜的上皮。

知识拓展 25-2 视网膜脱离

2. **视神经的发生**　人胚第 5 周，视杯及视柄下方向内凹陷，形成一条纵沟，称脉络膜裂（choroid fissure）。脉络膜裂内含间充质和玻璃体动、静脉，为玻璃体和晶状体的发育提供营养，玻璃体动脉还发出分支营养视网膜。在晶状体后方，随血管进入的间充质形成纤维网，网眼中填充胶质，纤维网和胶质共同构成玻璃体。脉络膜裂于第 7 周闭合，玻璃体动、静脉穿过玻璃体的一段退化，并遗留一残迹，称玻璃体管。玻璃体动、静脉的近段则成为视网膜中央动、静脉。视柄与视杯相连，也分内、外两层。随着视网膜的发育分化，节细胞的轴突向视柄内层聚集，视柄内层逐渐增厚，并与外层融合。视柄的内、外层细胞演变为星形胶质细胞和少突胶质细胞，并与节细胞轴突混杂在一起，于是视柄发育为视神经（图 25-12）。

3. **晶状体的发生**　晶状体由晶状体泡演变而成。最初的晶状体泡由单层上皮组成。晶状体泡前壁的立方形细胞分化为晶状体上皮；后壁的高柱状细胞逐渐向前壁方向伸长，形成初级晶状体纤维。晶状体泡腔逐渐缩小，直至消失，晶状体变为实体结构（图 25-13，图 25-14）。此后，晶状体赤道区的上皮细胞不断增生、变长，形成次级晶状体纤维。原有的初级晶状体纤维及其胞核逐渐退化形成晶状体核。由于新的晶状体纤维逐层添加到晶状体核的周围，晶状体及晶状体核逐渐增大。此过程持续终身，但随年龄的增长而速度减慢。

4. 角膜、虹膜和眼房的发生 在晶状体泡的诱导下，其前方的表面外胚层分化为角膜上皮，角膜上皮下方的间充质分化为角膜其余各层。在晶状体泡与角膜上皮之间充填的间充质内出现一个腔隙，即前房。晶状体前面、视杯口边缘的间充质分化形成一层膜，周边部厚，以后形成虹膜基质；中央部薄，形成瞳孔膜（pupillary membrane），封闭视杯口。虹膜与睫状体形成后，虹膜、睫状体与晶状体之间形成后房。出生前瞳孔膜被吸收，前、后眼房经瞳孔相连通（图25-14）。

5. 血管膜和巩膜的发生 人胚第6~7周，视杯周围的间充质分为内、外两层。内层富含血管和色素细胞，分化成眼球壁的血管膜。血管膜大部分贴在视网膜外面，即为脉络膜；贴在视杯口边缘部的间充质则分化为虹膜基质和睫状体的主体。外层较致密，含大量胶原纤维，分化为巩膜。脉络膜和巩膜分别与视神经周围的软脑膜和硬脑膜相连续（图25-14）。

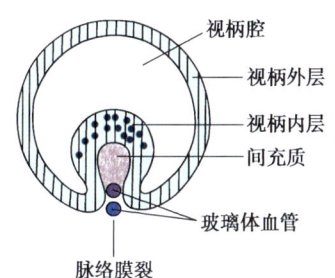
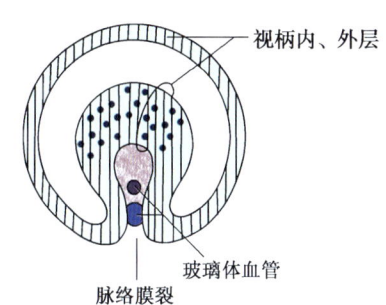
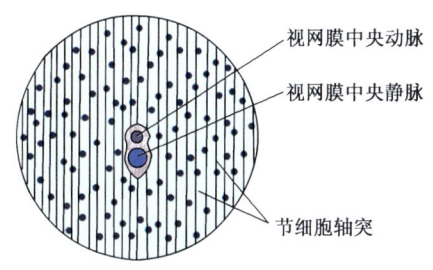

图25-12 视神经的发生（视柄横切面）

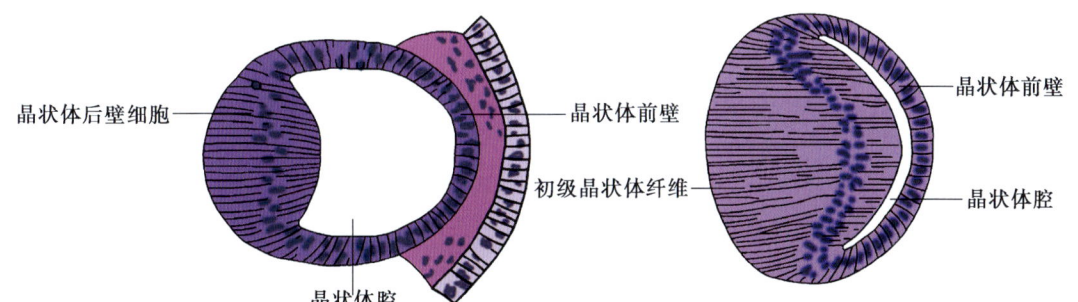

图25-13 晶状体纤维的发育

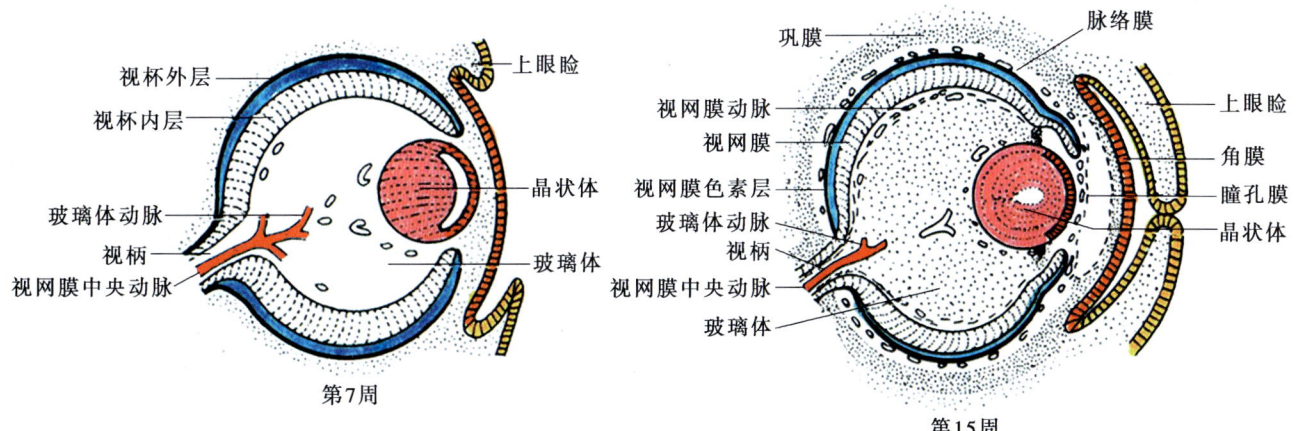

图25-14 眼球与眼睑的发生

(二)眼睑和泪腺的发生

人胚第 7 周时,眼球前方与角膜上皮毗邻的表面外胚层形成上、下两个皱褶,即为上、下眼睑的原基。皱褶处反折到眼睑内面的表面外胚层分化为结膜上皮,为复层柱状上皮,与角膜上皮相延续。眼睑外面的表面外胚层分化为表皮。皱褶内的间充质则分化为眼睑的其他结构。第 10 周时,上、下眼睑的边缘是互相融合的(图 25-14),至第 7 或第 8 个月时才重新张开。上眼睑外面的表面外胚层上皮下陷至间充质内形成泪腺,至出生后 6 周才开始分泌泪液。

(三)眼的常见畸形

1. 虹膜裂(coloboma of iris) 是指脉络膜裂在虹膜处未完全闭合,造成虹膜下方缺损,致使圆形的瞳孔呈钥匙孔样。此种畸形严重者可延伸到睫状体、视网膜和视神经,并常伴有眼的其他异常。

2. 瞳孔膜存留(persistent pupillary membrane) 因瞳孔膜吸收不完全所致。正常情况下,瞳孔膜在出生前就已经消失,如出生前吸收不完全,则在晶状体前瞳孔处有薄膜或蛛网状细丝残留。出生后可随年龄增长而逐渐吸收,若影响视力,可手术摘除。

3. 先天性白内障(congenital cataract) 出生前晶状体即不透明,或出生后 1 年内发生的晶状体混浊,均列为先天性白内障。多为遗传性,也可因母体在妊娠早期感染风疹、单纯疱疹、麻疹病毒等,或应用某些抗生素、糖皮质激素等药物,或暴露于 X 线等引起,也可能与母体甲状腺功能减退、营养不良和维生素缺乏有关。

4. 先天性青光眼(congenital glaucoma) 是由于巩膜静脉窦或小梁网发育异常所致。患儿房水回流受阻,眼压增高,眼球膨大,角膜突出,严重者可导致失明。因眼球增大,故又称牛眼。发病机制尚不清楚,疑属于常染色体隐性遗传病。

三、耳的发生

耳分为内耳、中耳和外耳。内耳来自头部表面外胚层形成的耳板,中耳来自内胚层形成的第 1 对咽囊,外耳来自第 1 鳃沟及围绕鳃沟的 6 个耳结节。

(一)内耳的发生

人胚第 4 周初,菱脑诱导其两侧的表面外胚层,使之增厚,形成听板(otic placode);听板向其下方间充质内陷,形成听窝(otic pit);听窝最终闭合并与表面外胚层分离,形成一对囊状的听泡(otic vesicle)(图 25-15)。听泡将演变为内耳膜迷路。其起初为梨形,以后向背腹方向延伸增大,形成背侧的前庭囊和腹侧的耳蜗囊,并在背内侧长出一小囊管,即内淋巴管。前庭囊演变为 3 个膜半规管和椭圆囊的上皮,耳蜗囊形成球囊和膜蜗管的上皮(图 25-16)。第 3 个月时,膜迷路周围的间充质分化成一个软骨性囊,包绕膜迷路。约在第 5 个月时,软骨性囊骨化成骨迷路。于是膜迷路完全被套在骨迷路内,两者之间仅隔以狭窄的外淋巴间隙。

(二)中耳的发生

人胚第 9 周时,第 1 咽囊向背外侧扩伸,远侧盲端膨大形成管鼓隐窝,近端细窄形成咽鼓管。管鼓隐窝上方的间充质形成 3 个听小骨原基。第 6 个月时,3 个听小骨原基先后骨化成为 3

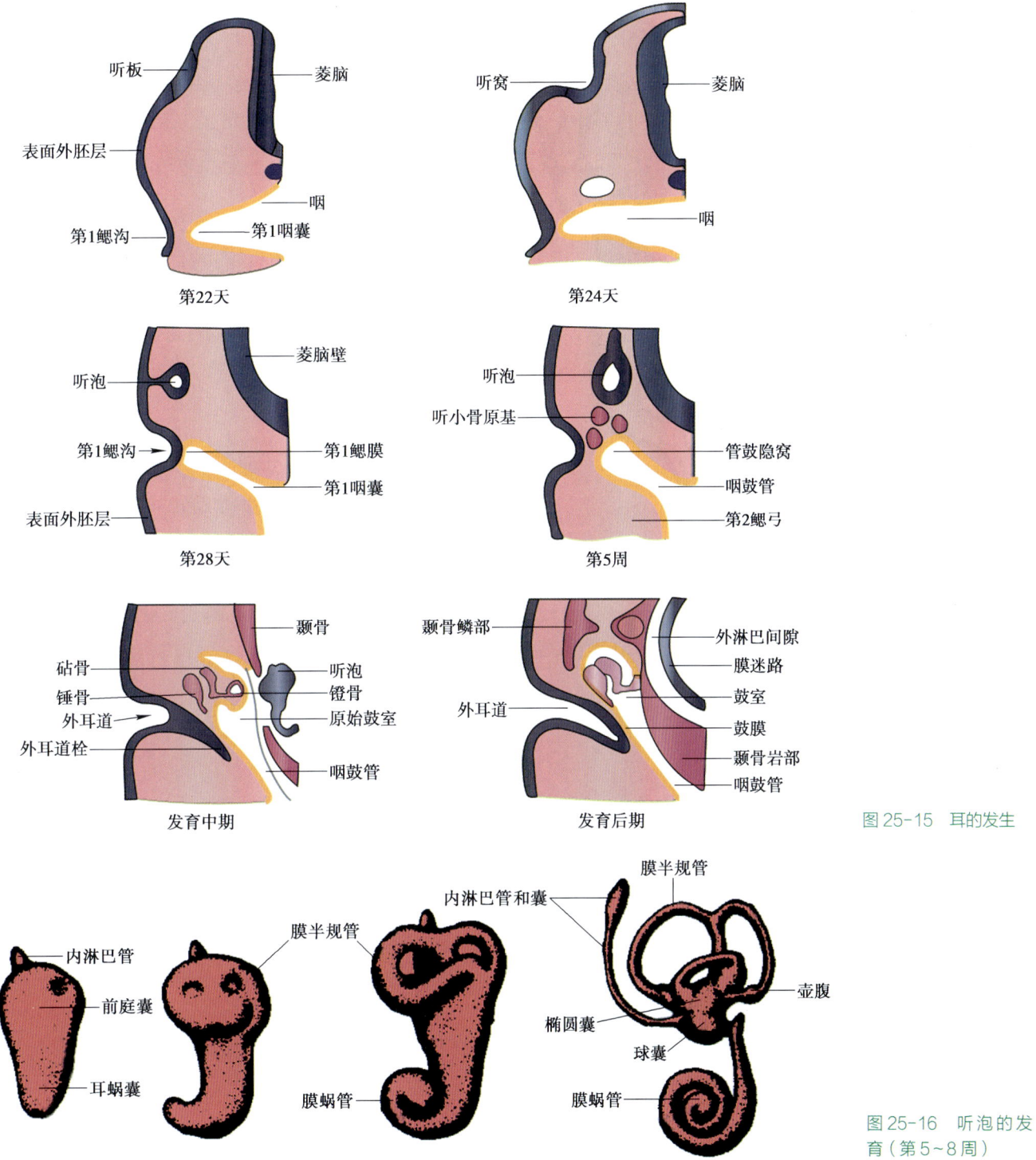

图 25-15 耳的发生

图 25-16 听泡的发育（第 5~8 周）

块听小骨。同时，管鼓隐窝末端扩大形成原始鼓室，听小骨周围的结缔组织被吸收而形成腔隙，与原始鼓室共同构成鼓室，听小骨位于其内。管鼓隐窝顶部的内胚层与第 1 鳃沟底部的外胚层相贴，分别形成鼓膜内、外上皮，两者之间的间充质形成鼓膜的结缔组织（图 25-15）。

（三）外耳的发生

外耳道由第 1 鳃沟演变形成。人胎第 2 个月末，第 1 鳃沟向内深陷，形成漏斗状管道，以后

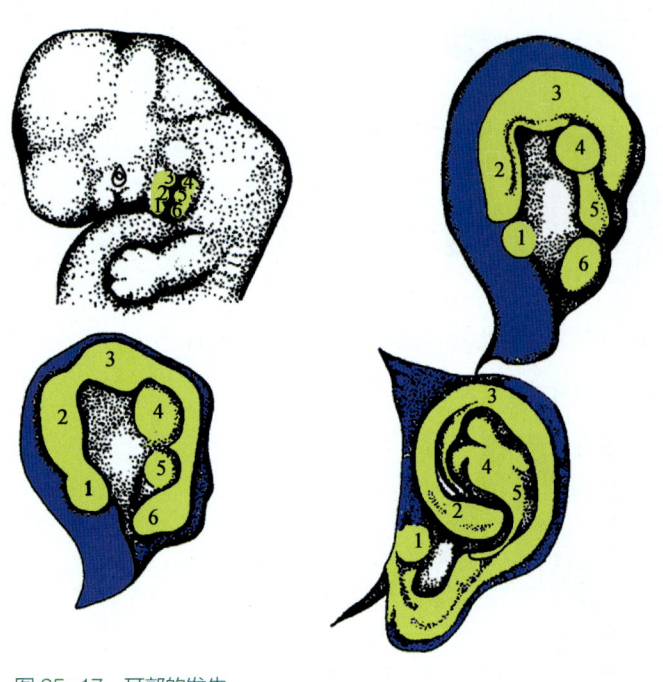

图 25-17 耳郭的发生
1~6. 示结节状隆起（耳丘）

演变成外耳道外侧段。管道的底部外胚层细胞增生形成一上皮细胞板，称外耳道栓。第 7 个月时，外耳道栓内部的细胞退化吸收，形成管腔，成为外耳道的内侧段。第 6 周时，第 1 鳃沟周围的间充质增生，形成 6 个结节状隆起，称耳丘（auricular hillock）。后来这些耳丘围绕在外耳道口，演变成耳郭（图 25-17）。

（四）主要畸形

1. 先天性耳聋（congenital deafness） 有遗传性和非遗传性两类。前者属常染色体隐性遗传，由程度不同的内耳发育不全、耳蜗神经发育不良、听小骨发育缺陷及外耳道闭锁所致。后者与药物中毒、感染和新生儿溶血性黄疸等因素有关。

2. 副耳郭（accessory auricle） 又称耳郭附件，常见于耳屏前方，可发生于单侧或双侧，多由耳丘发生过多所致。

3. 耳瘘（ear fistula） 常见于耳屏前方，可能因第 1 鳃沟的背部闭合不全，或第 1、2 鳃弓发生的耳丘融合不良所致，形成皮肤性盲管继续下延，并和鼓室相通，可挤压出白色乳酪状液体，易感染。

（漆　智）

思考题
1. 神经管是如何分化为脊髓的？
2. 视网膜是如何形成的？视网膜脱离主要发生在什么部位？

数字课程学习……

本章小结　　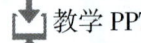自测题　　教学 PPT

主要参考文献

［1］韩芳. 组织学与胚胎学 [M]. 4 版. 北京：高等教育出版社，2022.
［2］成令忠. 现代组织学 [M]. 上海：上海科学技术出版社，2003.
［3］刘厚奇. 医学发育生物学 [M]. 北京：科学出版社，2012.
［4］YOUNG B. Funtional Histology [M]. 4 th ed. Toronto: Churchill Livingstone, 2000.
［5］William K. Ovalle.NETTER`S Essential Histology [M]. Philadephia: Elsevier Inc, 2008.
［6］Luiz Carlos JUNQUEIRA. Basic Histology [M]. 11 th ed. New York: The McGraw-Hill Compsnird Inc, 2005.

中英文名词对照索引

郑重声明

高等教育出版社依法对本书享有专有出版权。任何未经许可的复制、销售行为均违反《中华人民共和国著作权法》，其行为人将承担相应的民事责任和行政责任；构成犯罪的，将被依法追究刑事责任。为了维护市场秩序，保护读者的合法权益，避免读者误用盗版书造成不良后果，我社将配合行政执法部门和司法机关对违法犯罪的单位和个人进行严厉打击。社会各界人士如发现上述侵权行为，希望及时举报，我社将奖励举报有功人员。

反盗版举报电话　（010）58581999　58582371
反盗版举报邮箱　dd@hep.com.cn
通信地址　北京市西城区德外大街4号　高等教育出版社知识产权与法律事务部
邮政编码　100120

读者意见反馈

为收集对教材的意见建议，进一步完善教材编写并做好服务工作，读者可将对本教材的意见建议通过如下渠道反馈至我社。

咨询电话　400-810-0598
反馈邮箱　gjdzfwb@pub.hep.cn
通信地址　北京市朝阳区惠新东街4号富盛大厦1座　高等教育出版社总编辑办公室
邮政编码　100029

防伪查询说明

用户购书后刮开封底防伪涂层，使用手机微信等软件扫描二维码，会跳转至防伪查询网页，获得所购图书详细信息。

防伪客服电话　（010）58582300